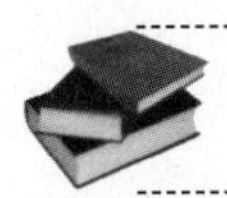

全国辅助生殖技术规范化培训教材

辅助生殖男性技术

主　编　陈振文

副主编　范立青　文任乾　黄学峰　沙家豪

编　者（按姓氏笔画排序）

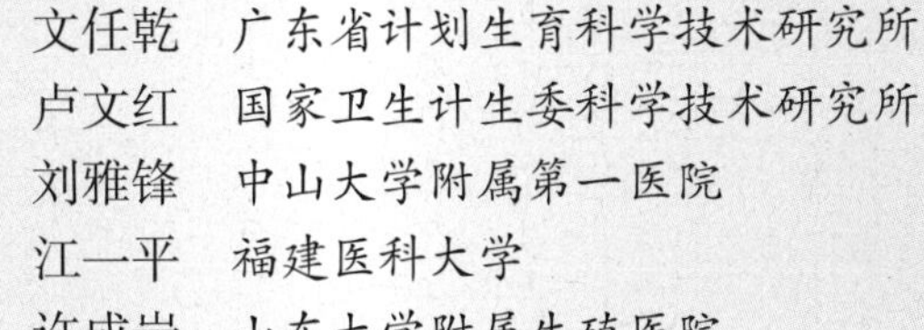

文任乾　广东省计划生育科学技术研究所
卢文红　国家卫生计生委科学技术研究所
刘雅锋　中山大学附属第一医院
江一平　福建医科大学
许成岩　山东大学附属生殖医院
李宏军　北京协和医院
沙家豪　南京医科大学
陈振文　国家卫生计生委科学技术研究所
范立青　中南大学生殖与干细胞工程研究所
赵永平　北京大学人民医院
姚康寿　浙江省计划生育科学技术研究所
徐　晨　上海交通大学医学院
黄学锋　温州医科大学附属第一医院
崔毓桂　江苏省人民医院
滕晓明　同济大学附属第一妇婴保健院

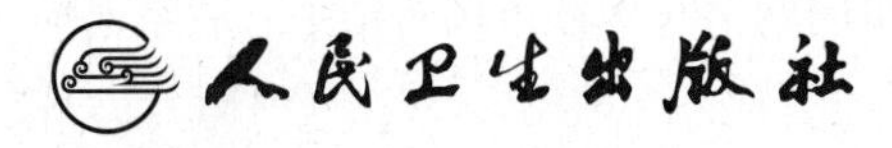

图书在版编目（CIP）数据

辅助生殖男性技术 / 陈振文主编 . —北京：人民卫生出版社，2016

全国辅助生殖技术规范化培训教材

ISBN 978-7-117-23614-0

Ⅰ. ①辅… Ⅱ. ①陈… Ⅲ. ①试管婴儿 – 技术 – 技术培训 – 教材 Ⅳ. ① R321

中国版本图书馆 CIP 数据核字（2016）第 257044 号

辅助生殖男性技术

主　　编：陈振文
出版发行：人民卫生出版社（中继线 010-59780011）
地　　址：北京市朝阳区潘家园南里 19 号
邮　　编：100021
E - mail：pmph @ pmph.com
购书热线：010-59787592　010-59787584　010-65264830
印　　刷：三河市潮河印业有限公司
经　　销：新华书店
开　　本：787 × 1092　1/16　　印张：19
字　　数：474 千字
版　　次：2016 年 12 月第 1 版　2018 年 8 月第 1 版第 2 次印刷
标准书号：ISBN 978-7-117-23614-0/R · 23615
定　　价：108.00 元

“全国辅助生殖技术规范化培训教材”教材建设专家评审委员会名单

顾　　　问：卢光琇　庄广伦

主任委员：周灿权　乔　杰

副主任委员：于修成　陈子江　黄国宁　黄荷凤　孙莹璞

委　　　员（按姓氏笔画排序）

文任乾　冯　云　曲文玉　朱桂金　全　松　刘　平

刘嘉茵　孙海翔　李尚为　何方方　沙家豪　张云山

张学红　陈振文　范立青　周从容　姚元庆　徐艳文

黄元华　黄学峰　曹云霞

秘　　　书：曲春晓　刘东云

序　一

1978年，Edwards和Steptoe合作结出了全球首例试管婴儿在英国诞生的硕果；1988年，在张丽珠教授带领的研究小组的努力下，在北京大学附属第三医院成功诞生了我国首例试管婴儿，相比全球首例，我们晚了10年；1992年，应用单精子卵胞浆注射技术的全球首例ICSI试管婴儿诞生于比利时，1996年，中国首例ICSI试管婴儿诞生于广州中山医科大学附属第一医院，这一次，我们只晚了4年；2000年，应用种植前遗传学诊断技术的中国首例PGD试管婴儿在广州中山大学附属第一医院顺利降生。至此，辅助生殖核心技术在中国已得到了全面实践。我国辅助生殖技术的发展迅速，从无到有，从落后到接轨，进而赶超。1992全国从南至北不足5家生殖中心，到1998年迅猛突增170家，至目前达350多家。每年完成IVF/ICSI周期数不下20万，临床妊娠率达到40%~50%，如此庞大数量，足以号称“试管婴儿”大国。

今天，数以万计不孕夫妇借助辅助生殖技术获得子代，完满家庭。辅助生殖技术成为医疗常规应用，受到广大人民群众的信赖，它靠的是什么？是安全、高效；是重视科学发展与监督管理。辅助生殖技术是新兴的生命科学，比其他学科更重视生命伦理道德、法律行为，更加人性化，专注患者最大利益，其向前发展使得管理与技术提高同样重要。全国辅助生殖同仁一路前行，一批优秀的中青年辅助生殖专家成长起来。2010年，中华医学会生殖医学分会设立生殖医学伦理与管理学组、生殖医学临床学组、精子库技术学组和生殖医学实验室学组，以更好地细化技术的常规学习与管理。辅助生殖技术从最初的探索实践，如今已成为重要的专科。这26年间，辅助生殖技术从业人员呈级数增长，越来越多新增生殖中心、青年医师需要接受培训。

因此，人民卫生出版社联合中华医学会生殖医学分会，邀请全国优秀辅助生殖专家、教授，领衔编写了这套辅助生殖技术规范化培训教材。本套教材包括五册，分别是《全国辅助生殖技术规范化培训教材——辅助生殖临床技术》、《全国辅助生殖技术规范化培训教材——辅助生殖实验室技术》、《全国辅助生殖技术规范化培训教材——辅助生殖男性技术》、《全国辅助生殖技术规范化培训教材——辅助生殖护理技术》、《全国辅助生殖技术规范化培训教材——辅助生殖的伦理与管理》，全套教材强调基础理论、基本知识、基本技能，编写体现思想性、科学性、先进性、启发性、适用性，供进入生殖专业学习的研究生、进修医生和生殖专业低年资医生培训使用。

本套教材从我国的实情出发，结合已形成的行业准则与规范，反映了我国近26年来辅助生殖技术的发展，对我国辅助生殖技术的专科发展必将做出里程碑式的贡献。我谨对本书的著者及编辑者致以深切的谢意，希望它能对我国辅助生殖技术的进一步规范化发展发挥重要作用，培养出更多的卓越生殖专科医师。

作为本套教材的顾问，看到曾经是我的同事及学生将我们多年来探索的经验如此简练规范地总结，心中的成就感丝毫不切于编著者。特作序以推荐介绍。

庄广伦

二〇一四年一月十六日

序　二

“理想的书籍，是智慧的钥匙”。回顾30多年来从事人类辅助生殖技术的经历，我对此感触非常深刻。

作为国内第一批从事人类辅助生殖技术的探索者，我感受到人类辅助生殖技术的每一个前进的脚步都充满艰辛。而如果没有权威的书籍作为专业指导，人类辅助生殖技术的发展不但缓慢，而且会盲目无序。回顾起来，1978年第一例试管婴儿在英国诞生不久，我们即开始了人类辅助生殖技术的研究。那时，文革刚结束，国内对于辅助生殖技术一片空白。我们要开展相关研究，连相关的书籍、相关的文献也无法找到。20世纪80年代我到美国耶鲁大学去学习体外受精技术时，我不但向老师们学习操作技术，也在图书馆查阅相关的基础知识，这些理论知识对于我们后来试管婴儿的成功起了非常重要的作用。为了让国内同行介绍辅助生殖技术及其进展情况，我国生殖医学的开创者卢惠霖教授1980年着手《人类生殖与生殖工程》一书的写作，他多方收集资料，1986年，融合了我们自己实践经验的著作《人类生殖与生殖工程》正式出版，这本书得到许多同行的肯定，让我感觉到一本好书，对于一项科研与临床工作的开展，确实能起到巨大的指导与推动作用。

90年代以来，各地的生殖中心如雨后春笋般出现，曾一度出现了一些混乱无序的发展状况。针对这一现象，原卫生部2001年及时颁布了《人类辅助生殖技术管理办法》和《人类精子库管理办法》，及相关的实施细则，在卫生行政部门的强力介入下，我国的辅助生殖技术步入了规范发展的轨道。随后，成立了中华医学会生殖医学分会。通过学会的组织，将国内的生殖医学同仁组成了一个大家庭。各种生殖技术培训班的举办，一大批辅助生殖技术领域的专业书籍相继出版，大大推动了国内辅助生殖技术的发展。

进入新世纪的10多年，是人类辅助生殖技术的迅猛发展期，也是国内辅助生殖技术水平与国际接轨的时期。中国人类辅助生殖技术的提高与规范化管理，与原卫生部及各省市卫生厅、中华医学会、中华医学会生殖医学分会多年来坚持不懈的努力是分不开的，也是国内一大批生殖医学专家长期不懈地传授经验、推广新技术的结果。2009年，原卫生部、中华医学会组织专家们编写的“临床操作规范丛书”和“临床诊疗指南丛书”中的《辅助生殖技术与精子库分册》，作为我国第一部辅助生殖技术与精子库技术的操作规范与诊疗指南，对于规范各级各类从业或管理人员、单位的医疗及工作行为起了相当大的作用，并成为广大不孕症家庭提供优质生殖服务的主要参考书籍。

迄今为止，近5年时间过去了，辅助生殖技术又进入了新的发展时期，原有的技术不断完善，新的技术不断产生，诸如囊胚培养、单囊胚移植、全基因组筛查、全基因组测序等原来比较陌生的新技术将逐步成为辅助生殖技术领域的主流技术。而同时，辅助生殖技术治疗深入人心，越来越多的不孕症夫妇需求最新的辅助生殖技术成果进行助孕治疗，而我国的生殖医学中心不断地发展壮大，各中心的水平之间还存在相当程度的差距，如何迅速缩短差距、提高全国生殖中心的诊疗水平成为迫切的需要。这需要我们更新思想，更新知识，因此，在原有的基础上，编著"全国辅助生殖技术规范化培训教材"非常有必要。经过一年多的努力，全国优秀的生殖医学专家们在中华医学会生殖医学分会的组织下，在人民卫生出版社的支持下，编写完成了一整套的辅助生殖技术规范化培训教材。我读了以后，深感这套教材具有全、新、精、准的特点。全，是这套书包括了5个分册，基本包括了辅助生殖技术的全部内容；新，是这套教材反映了最新的科研成果。精和准，是这套教材文字精练而内容准确，确实可以作为开展辅助生殖技术规范化培训的教材使用。

作为本套教材的顾问，我见证了这套书的筹备与如期完成，对于各位专家在百忙之中，能如此一丝不苟地写作、不遗余力地推广，也感到十分欣慰。因此，我十分乐意为此书作序，我相信这套书是辅助生殖技术规范化培训的理想教材。建议从事辅助生殖技术领域的医务人员，包括是那些辅助生殖技术领域的初入门者，以及在这一领域工作了几十年的专家们，都认真阅读这套书籍，为提高我国辅助生殖技术诊疗水平，更好地为广大患者服务做出新的贡献。

卢光琇

二〇一四年一月二十四日

序 三

“合抱之木，生于毫末；九尺之台，起于垒土。”我深感先贤的意味深长。

在我们脚踏的这片神奇的土地，在我们遨游的这个辉煌的时空，奇迹常常悄然而至。尽管它曾是舶来之物，但在历经35载的辛勤培育后，我国以辅助生殖技术为重要内容的生殖医学已在不经意间成为合抱之木而屹立于世界之林。记得在一次国际研讨会中，一位资深的国际学者由衷地感叹道：中国究竟发生了什么！他惊讶于我们的辅助生殖技术那令人难以置信的临床成功率。只要比对严肃刊物里的中外数据，谁都会深以为然。其实，这位学者所言只是豹中一斑，君不见近年来我国生殖医学相关领域里雨后春笋般的原创成果？我认为它们已汇聚成强大的推动力，促进了中国辅助生殖技术的不断发展。遥想30多年前，我国生殖医学的开拓者们掬起一株幼芽，在这片当时生殖医学还十分贫瘠的土地上不辞辛劳、精耕细作。我国的人类辅助生殖技术历经曲折的发展过程，目前已日臻成熟，形成了较为完整的涵盖基础理论、科学研究、临床应用及其管理的综合体系。站在巨人肩膀上，回首曲折道路时，每一个为之洒过汗水的人，都会油然而生无比的欣慰和自豪！其实，我们真是幸福的，因为我们拥抱了生殖医学；但我们也会因此而“痛苦”，因为我们从来没有歇止过对之不断完美的追求，因为我们以构筑这座瑰丽的巅峰为穷已一生的事业。生殖医学人唯有怀揣信念，一路前行。

众所周知，与总人口规模相应，中国育龄人口基数庞大，有资料提示不孕症发病率较高，需求推动辅助生殖技术经过了一个高速发展的阶段，辅助生殖技术的服务范围得到大幅度的拓宽。目前，全国每年完成数十万个辅助生殖技术治疗周期。诚然，至少在很多地区这似乎仍然不能完全满足患者对技术的需求。可以预期，发展的趋势仍将继续。高速发展产生的不平衡以及水平的参差不齐与继续发展的需求的叠加，令辅助生殖技术的人才培养和专业人员技术水平的提高凸显为亟待解决的问题，但是它又是整个技术体系进一步完善和有序发展的重要基础。我们更期盼这个领域上瓜瓞绵绵，人才辈出，引领我国生殖医学在整体上赶上乃至超越国际水平。诚如九尺之台，起于垒土，基础培训在这一过程中却殊为关键！

虽然我国已经出版了一些生殖医学或辅助生殖技术相关的专著，但真正瞄向基础培训的优秀教材少见。有鉴于此，在国家卫生和计划生育委员会（前卫生部）的大力支持下，人民卫生出版社联合中华医学会生殖医学分会，从 2011 年即开始策划出版一套适用教材，旨在凝练领域的新理念，指导辅助生殖技术的实践，夯实从业人员的基本理论、基础知识和基本技能，为我国生殖医学的整体发展奠定实质性的基础。出版社和中华医学会生殖医学分会及其四个学组集中了我国生殖医学领域富有理论知识、实践和教学经验的专家，大家通力合作，在编写过程中投入了极大的热情与辛劳，使本套丛书得以与读者见面。编者们希望展现一个全面的技术系统，力求体现辅助生殖技术的基础、临床、操作常规、技术管理以及生殖医学特有的诊治理念，注重教材的科学性、实用性，为辅助生殖技术的应用提供直接的参考。希望这套丛书对于包括生殖医学专业研究生、生殖医学进修医生、生殖医学相关从业人员在内的读者的尽快成长带来实质性的帮助。

任何专业著述的付梓，都伴随着一路探索的艰辛和几许成功的喜悦，它是集体才智的结晶和团队协作的成果。尽管如此，遗珠之憾和点据之失乃至局限性在所难免，希冀各方读者不吝赐教并予以指正。

谨向为本丛书作出辛勤贡献的业内同仁、向鼎力支持的编辑、出版单位以及关注本丛书的每一位读者一并致谢！

中华医学会第二届生殖医学分会主任委员　**周灿权**

中华医学会第三届生殖医学分会主任委员　**乔　杰**

二〇一四年一月十六日

前　言

《辅助生殖男性技术》是全国辅助生殖技术规范化培训教材之一，在人民卫生出版社的大力支持下，由中华医学会生殖医学分会人类精子库管理学组组织编写。全书共五章，三十一节，主要包括：男性生殖医学基础，男性不育的病因学、临床检查、诊断和治疗及人类精子库。

男性生殖医学是专门研究男性特有的生殖生理和病理的一门学科，主要内容包括男性的生殖调节和男性不育的临床诊疗和研究。男性生殖包括精子的发生、发育、成熟、排放和输送至女性生殖道，还包括精卵的相互识别、融合、受精、形成胚胎一系列复杂的生理变化的过程。它是由解剖学、生理学、组织胚胎学、生物化学、免疫学等基础学科和泌尿科、男科、显微外科等临床学科有机结合的一门新兴的学科。

目前，全国已经有数百家生殖医学中心，辅助生殖男性技术就是男科医师应用上述基础理论在临床的具体实践。它涵盖了男性不育的规范检查和正确诊断；了解并结合对女方生育力的评估制订相应的治疗策略；治疗前还应对所采用的辅助生殖技术安全性进行评估以期减少风险；诊疗中要正确使用手术治疗和创伤性取样；对男性实验室质量控制体系进行监督检查以确保实验数据更接近于真值；临床实践中还应依据循证医学方法进行研究，不断地总结经验提高诊疗水平。

至今，全国已经建立了 20 余家人类精子库，人类精子库技术是男性生殖医学的组成部分，也是开展辅助生殖男性技术必不可少的重要技术，精子库的核心技术是精子的超低温冷冻技术和精子库管理。

在教材编写过程中，我们组织了在临床以及精子库工作第一线有经验的专家参与编写，尽量使内容适用于男性临床和精子库工作的需要。卢文红教授和张欣宗教授做了大量编排和整理工作，特表谢意。

本书可作为辅助生殖各类专业人员、研究生、本科生、进修生及相关管理人员的培训教材及参考资料。本书出版之际，恳切希望广大读者在阅读过程中不吝赐教，欢迎发送邮件至邮箱 renweifuer@pmph.com，或扫描封底二维码，关注“人卫妇产”，对我们的工作予以批评指正。

陈振文

二〇一六年七月十五日

目 录

第一章

男性生殖医学基础篇

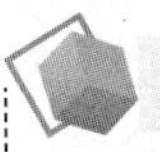

本章要点

1. 生精小管是精子发生的场所，小管上皮由支持细胞和各级生精细胞构成。支持细胞之间形成紧密连接，作为血-睾屏障的主要成分将单倍体生精细胞隔离于生精上皮内舱，使生精过程免受躯体免疫系统攻击。此外，支持细胞还分泌雄激素结合蛋白等来哺育、调控精子发生。生精小管之间的间质里存在间质细胞，主要功能是分泌雄激素来支持精子发生。

2. 附睾由输出小管和附睾管组成。接受睾丸输送来的精子并转运至附睾管。附睾管为一条极度蟠曲的管道，精子在运转中获得了前向运动能力并具备受精的潜能，完成了生理上的成熟。

3. 男性附属腺主要包括精囊和前列腺。精囊的分泌液构成了射出精液量的70%，前列腺的分泌液约占10%，射出精液凝固后又会逐渐液化。

4. 精子从穿越子宫颈黏液开始，在女性生殖道内逐步具备与卵受精的能力，此变化称“获能”。受精是精子与卵子相互作用形成受精卵的过程，包括三大阶段：①精子穿越卵丘细胞层；②精子穿越透明带；③精子与卵母细胞融合。狭义的受精指精子与卵母细胞的融合。

第一节　男性生殖系统的解剖组织学和生殖生理学

男性生殖系统（male reproductive system）由睾丸、生殖管道、附属腺及外生殖器组成。生殖管道包括附睾、输精管、射精管和尿道；附属腺有精囊、尿道球腺和前列腺；外生殖器为阴茎和阴囊。

一、睾丸

睾丸（testis）是男性生殖腺，能产生精子和分泌雄激素（主要是睾酮），它在男性性分化、青春期发育、维持生育和性功能等方面具有重要作用。

（一）睾丸结构概述

1. 睾丸的形态　睾丸左右各一，卵圆形，包裹于阴囊内。阴囊皮肤富含温度感受器，可对周围环境温度的变化产生反应而调节皮肤内平滑肌的舒缩状态，进而改变阴囊表面积而影响散热，以此调节睾丸的温度。

睾丸体积随年龄变化而改变。新生儿的睾丸体积相对较大，出生后至性成熟期前，睾丸体积增长较慢；性成熟期睾丸迅速发育、长大和成熟；老年时逐渐萎缩变小。成人的睾丸长约4.5cm，宽约2.5cm，厚约3.0cm，重约12g。睾丸体积存在一定的个体差异，其大小主要取决于生精小管的长度和数量，而不在于生精小管的直径大小和间质成分的多少。正常情况下，睾丸体积的大小与所产生的精子数密切相关，与性交频率也有一定的关系。

2. 睾丸的组织结构 睾丸为实质性器官，表面覆以被膜，支持和容纳睾丸实质。

（1）睾丸被膜：被膜由鞘膜脏层、白膜（tunica albuginea）和血管膜三层组成。最外层的鞘膜脏层是浆膜，与衬在阴囊内表面的鞘膜壁层围成一很窄的鞘膜腔，腔内含有少量液体，有润滑作用，能减少睾丸活动时两层鞘膜间的摩擦。中间一层的白膜坚韧而呈白色，为致密结缔组织，在睾丸后缘增厚形成睾丸纵隔（mediastinum testis）。最内侧的血管膜是疏松结缔组织层，富含血管，与睾丸实质紧密相连，并深入到生精小管间，难以分离。睾丸被膜有支持和容纳睾丸实质的作用；此外，被膜的收缩和舒张对睾丸实质起按摩或泵的作用，使睾丸内压增加，促进睾丸内的精子向附睾排放。

（2）睾丸实质：睾丸纵隔的结缔组织呈放射状伸入睾丸实质，形成睾丸小隔（septula testis），将睾丸实质分成约250个睾丸小叶（lobuli testis）。睾丸小叶呈长锥体形，大小不等，其底部朝向外周的白膜，尖端指向睾丸纵隔。每个睾丸小叶含有1~4条弯曲细长的生精小管（seminiferous tubule），生精小管之间为结缔组织构成的睾丸间质。生精小管从睾丸小叶底部逐渐向睾丸纵隔方向前进，其中途可分支或互相吻合，相邻小叶内的生精小管也可穿通睾丸小隔而互相连接。生精小管在接近睾丸纵隔处变为短而直的直精小管（tubule rectus）。直精小管进入睾丸纵隔后反复分支、吻合，形成大小不整的网状管道，称为睾丸网（rete testis）。由睾丸网的后上部又发出大约12~15条细管，离开睾丸进入附睾头，这些细管称为输出小管（efferent duct）（图1-1）。

成人的生精小管长短不一，平均长30~70cm，最长可达150cm。生精小管直径150~250μm，中央为管腔，壁厚60~80μm，主要由生精上皮（spermatogenic epithelium）组成。生精上皮由支持细胞和5~8层不同发育阶段生精细胞（spermatogenic cell）组成，上皮下的基膜明显，基膜外侧有胶原纤维和一些梭形的肌样细胞（myoid cell），肌样细胞收缩时有助于精子的排出（图1-2）。

睾丸间质为疏松结缔组织，富含血管和淋巴管。人睾丸间质约占睾丸体积的34%。间质内除有通常的结缔组织细胞外，还有一种间质细胞（interstitial cell），又称Leydig细胞（图1-2）。

直精小管全长约1cm，管径小于生精小管，管壁上皮由单层支持细胞构成，无生精细胞。睾丸网的管腔大而不规则，衬有单层立方上皮。生精小管产生的精子经直精小管和睾丸网出睾丸进入附睾。

3. 睾丸的血管和神经 睾丸分前、后两缘，前缘游离，后缘和上端有附睾贴附，睾丸的血管和神经经后缘出入。

（1）睾丸的血管：睾丸的血液供应主要来自于睾丸动脉，还有一小部分输精管动脉和提睾肌动脉等的分支。与动脉伴行的睾丸静脉形成发达的蔓状静脉丛，位于阴囊皮下，因此返回的静脉血温度接近阴囊表面的温度。静脉丛逐渐归并为数条静脉，最后成为一条

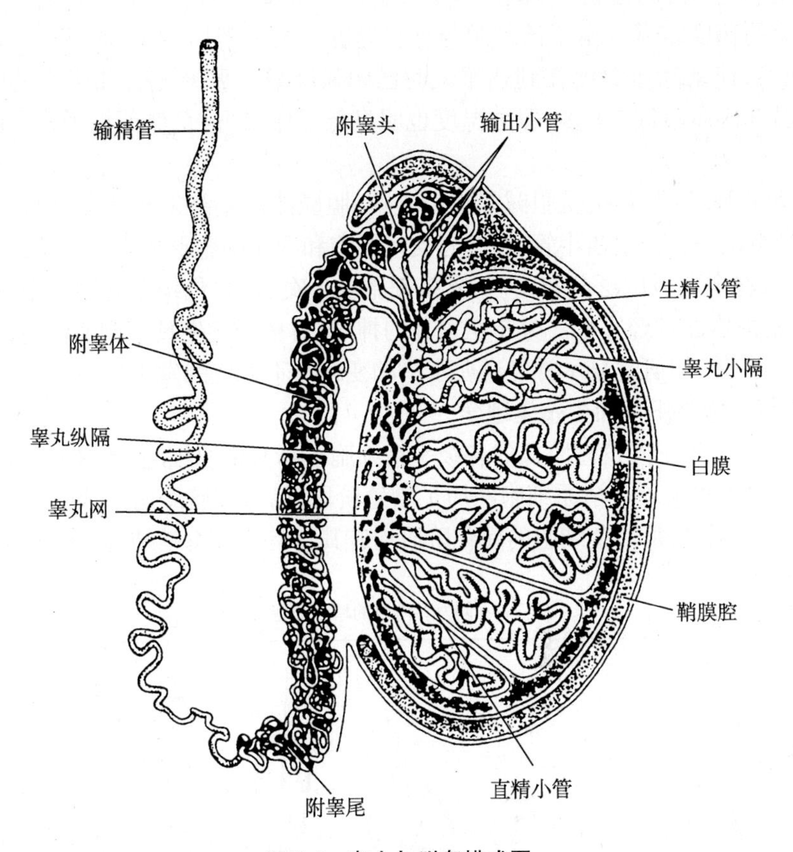

图 1-1　睾丸与附睾模式图

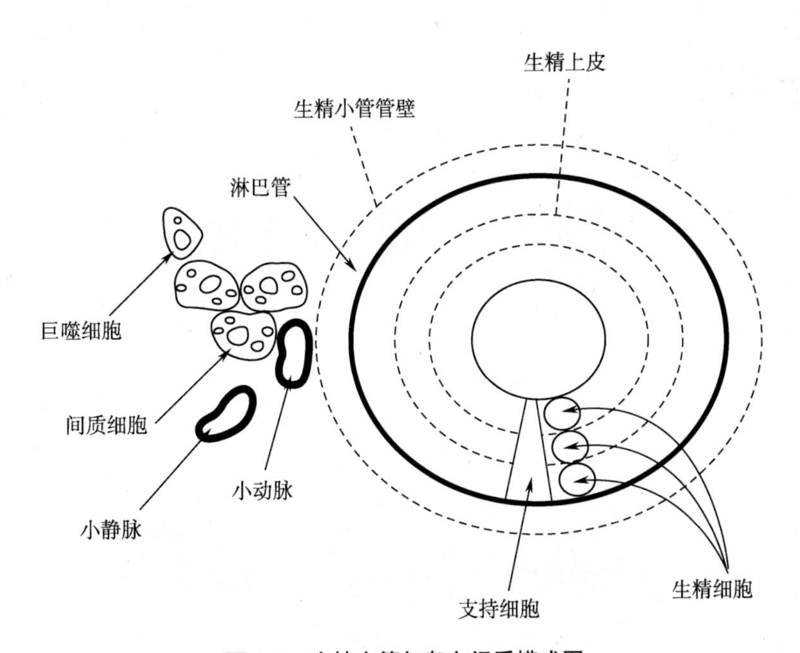

图 1-2　生精小管与睾丸间质模式图

睾丸静脉，左侧进入左肾静脉，右侧注入下腔静脉。形成睾丸动脉的精索内动脉的行程长而弯曲，血流的速度缓慢。由于该动脉与蔓状静脉丛关系密切，血流通过精索动脉时发生逆行性热交换，使动脉血温度在到达睾丸时已明显降低。睾丸血管和阴囊结构的这些特点，使阴囊温度比体温低3℃多，睾丸温度也明显低于体温，这是保证精子发生的重要条件之一。

（2）睾丸的神经：睾丸接受胆碱能神经支配，胆碱能神经终末在睾丸分布广泛，包括白膜、间质结缔组织、血管、生精小管壁，并与支持细胞和间质细胞形成突触连接。去甲肾上腺素能神经终末在睾丸也广泛分布，它与支持细胞发生突触，并包绕睾丸网内小管。此外，睾丸还接受丰富的肽能神经支配。分布至睾丸的神经，对精子发生具有调节作用，虽然其作用方式目前尚不清楚，但研究显示神经递质水平的变化与不育症的发生相关。

（二）生精细胞组织学和生殖生理学

生精上皮中处于不同发育阶段的各级生精细胞包括有精原细胞、初级精母细胞、次级精母细胞、精子细胞和精子。精原细胞经历了增殖阶段，精母细胞经历了成熟分裂阶段，精子细胞经历了变形阶段，每一个细胞的变化阶段均有其特有的形态学结构（图1-3）。

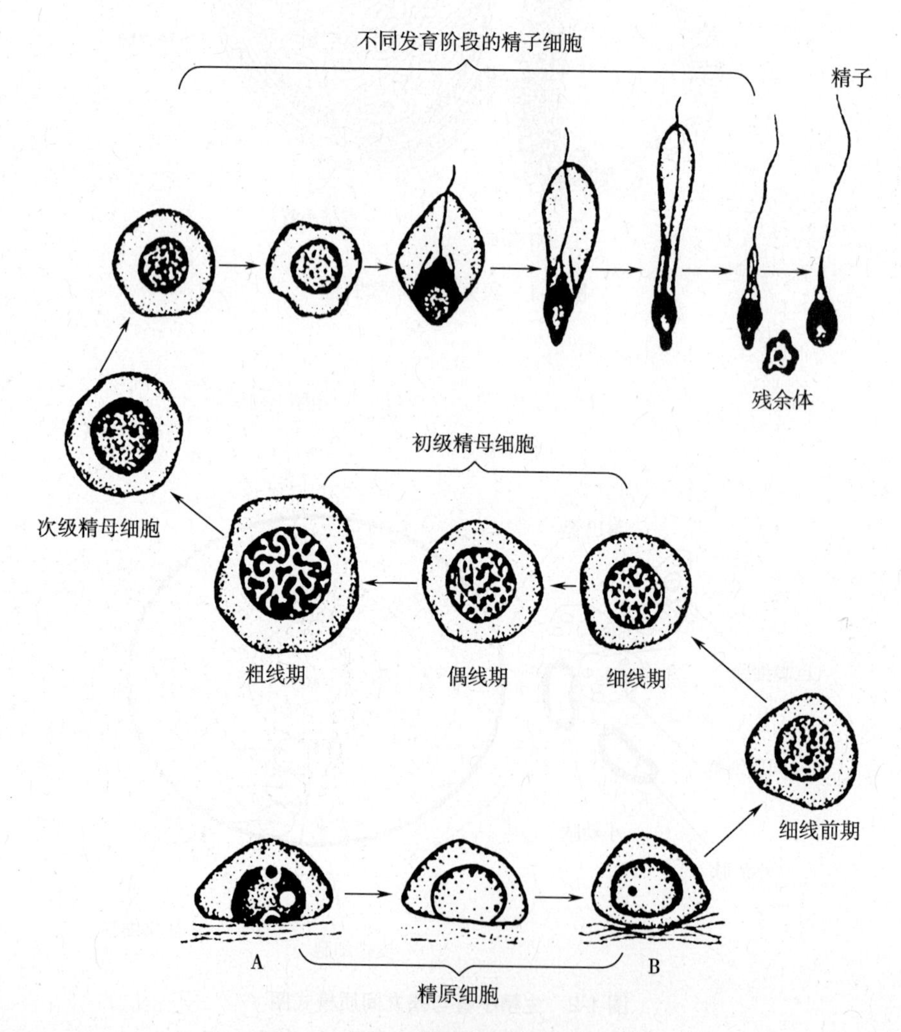

图1-3　各级生精细胞形态学结构特征

1. **精原细胞**(spermatogonia)　紧贴生精上皮基膜，是成熟睾丸中最幼稚的生精细胞。精原细胞的胞体呈球状，直径约12μm，胞质着色较浅，胞核呈圆形或卵圆形。根据精原细胞核的形态、大小，染色质的致密度，核仁的位置和数量，胞质中有无糖原等特点，可将精原细胞分为三种类型：暗A型精原细胞(type A dark spermatogonia，Ad)、亮A型精原细胞(type A pale spermatogonia，Ap)和B型精原细胞(type B spermatogonia)。

Ad型精原细胞核为圆形和卵圆形，核染色质深染，有1~2个核仁，核中常见大而浅染的核泡；胞质内有糖原、微管及由很多小管组成的Lubarsch晶体，线粒体常成堆分布。Ap型精原细胞核多呈卵圆形，核染色质细密，浅染，有1~2个核仁附在核膜上；胞质中无糖原和微管，也无Lubarsch晶体，线粒体单个或成双存在，相互间有致密物质相连。B型精原细胞的核为卵圆形，核膜上附有较粗的染色质颗粒，核仁位于核中央；胞质内线粒体散在分布；此时，整个细胞与基膜的接触逐渐减小，常呈狭长的胞质突起与基膜接触。

Ad型精原细胞是生精细胞中的干细胞，经过不断地分类增殖，一部分Ad型精原细胞继续作为干细胞，另一部分分化为Ap型精原细胞，再分化为B型精原细胞。B型精原细胞分裂生成初级精母细胞。

2. **初级精母细胞**(primary spermatocyte)　由B型精原细胞分裂形成的初级精母细胞处于分裂间期，称细线前期精母细胞，其结构特点与B型精原细胞相似。这类细胞体积较大，胞质丰富，直径约18μm，位于精原细胞近腔侧，可为复层。间期的初级精母细胞停留时间很短，立即进入分裂期，此时的初级精母细胞内细胞器增多，高尔基复合体发达，线粒体逐渐变成泡状线粒体，胞质密度高于精原细胞。由于分裂前期较长，达22天，所以在切片上可以看到大量处于分裂前期各阶段的初级精母细胞，根据它们的细胞核和染色体形态特征的不同，可分为细线期、偶线期、粗线期、双线期和终变期(详见本章第二节)。

3. **次级精母细胞**(secondary spermatocyte)　初级精母细胞完成第一次减数分裂，形成两个体积较小的次级精母细胞。次级精母细胞更靠近管腔，直径约12μm，具有均质状的圆形核，染色质呈细网状，并有一些大而深染的环形块。由于次级精母细胞存在的时期短，在切片上较不易见到。

4. **精子细胞**(spermatid)　次级精母细胞完成第二次减数分裂，形成圆形的精子细胞。精子细胞位于近管腔处，直径约8μm，核圆形，染色质致密，着色较深；胞质中有弥散的线粒体，高尔基复合体位于核旁。精子细胞通过核的浓缩和核蛋白转型、顶体形成、鞭毛形成和多余胞质的丢失，转变为精子。

5. **精子**(spermatozoon)　人精子形似蝌蚪，长约60μm，分为头、尾两部。头部正面观呈卵圆形，侧面观呈梨形，长约5μm。头部主要有一个染色质高度浓缩的细胞核，其中常有大小不等的核泡。细胞核的前2/3区域被顶体(acrosome)覆盖，其贴近核膜的部分称顶体内膜，贴近细胞膜的部分称顶体外膜。顶体是由单位膜包裹的囊泡状溶酶体，内含多种水解酶，如顶体蛋白酶、透明质酸酶、酸性磷酸酶等。顶体尾侧的细胞质浓缩，特化为一薄层环状的致密带，紧贴细胞膜下，称为顶体后环。在顶体后环的尾部，精子的细胞膜与核膜紧密相贴，构成核后环。在核的后极上有一浅窝，称为植入窝(图1-4)。在受精时，精子释放顶体酶，分解卵子外周的放射冠与透明带，进入卵子内。

尾部是精子的运动装置，长约55μm，可分为颈段、中段、主段和末段四部分。颈段长仅0.5μm，紧接精子头部，其内主要是中心粒，由中心粒发出9+2排列的微管，构成精子尾部中心的轴丝，一直延伸至末段。中段长约5~7μm，中央为轴丝，轴丝外侧有9根纵行外周致密纤维，外侧再包有一圈线粒体鞘，为尾部摆动提供能量。主段最长，约 45μm，由轴丝、外周致密纤维和包裹两者的高度特化的纤维鞘组成，无线粒体鞘。末段短，仅有轴丝（图 1-4）。

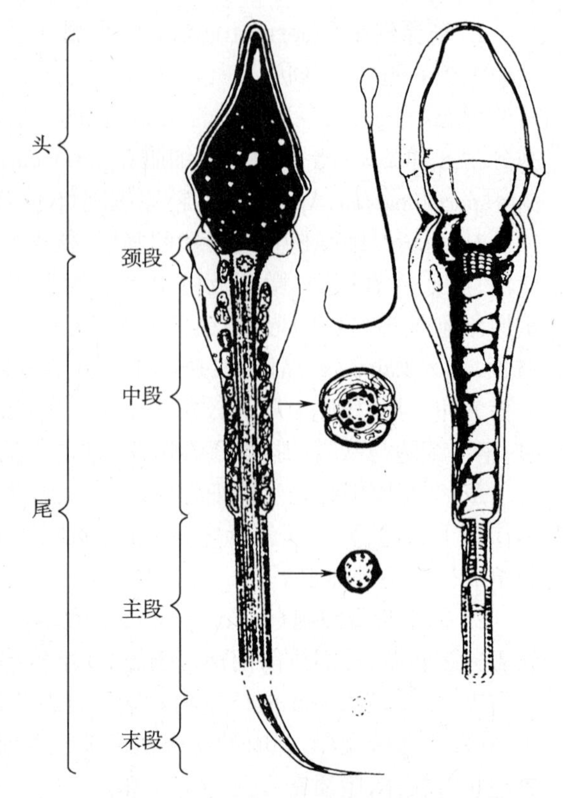

图 1-4 人精子形态结构模式图

（三）支持细胞组织学和生殖生理学

1. 支持细胞的结构 支持细胞（supporting cell）又称 Sertoli 细胞。青春期前的支持细胞为未成熟型，细胞形态为立方形或柱状，核卵圆形，凹陷较少而浅，核仁为致密体或网状，胞质内内质网较少，相邻细胞间无连接复合体。进入青春期后，支持细胞发生一系列成熟变化，包括停止分裂，芳香化酶减少，FSH 受体增多，出现合成 ABP 的能力等，转变为成熟型支持细胞。

成人睾丸中，由于支持细胞形状复杂，在光镜下受显微镜分辨能力的限制，因而不能看清楚其细胞的轮廓，但可见其细胞核呈三角形或不规则，染色浅，核仁明显。电镜下观察，支持细胞呈不规则锥体形，基底部紧贴基膜，顶部伸达管腔，侧面和腔面有许多不规则凹陷，其内镶嵌着各级生精细胞。支持细胞核大，平均约 9μm×12μm，核表面有一至数个较深的凹陷，核孔多，核质均质状，异染色质稀疏，核仁发达。人的支持细胞核仁由三部分组成，形成核仁复合体：中心部分是由排列在密度较低的均质性中心区周围的典型核仁丝组成，另外是两个相邻、染色较深的由细小颗粒状物质构成的团块，称核旁小体。

支持细胞胞质的电子密度较高，含有各种细胞器：①胞质内含有大量细长形的线粒体，基质致密，其纵轴常与细胞纵轴相平行；②高尔基复合体发达，位于核附近，由平行的池及小囊泡组成；③粗面内质网主要分布在细胞基底部，常呈管状；④滑面内质网丰富，在细胞基底部，滑面内质网可形成膜性同心圆系统，围绕于脂滴周围，这可能是其分泌类固醇激素的证据。在围绕精子头的细胞顶部胞质中，滑面内质网平行排列，形成表面小池，可能与精子的排放有关；⑤溶酶体系统的组成成分多样化，从膜性球形初级溶酶体到多种形状的致密次级溶酶体和不规则形脂褐素的聚集体，其内容物为异质性很强而密度不同的球形或颗粒状物质，发达的溶酶体系统与支持细胞降解和处理精子残余胞质的功能相关；⑥细胞质中还含有微丝和微管成分，微丝的直径约为 3.5nm，呈单根或束状分布，成束的微丝与细胞的长轴平行排列。在 Sertoli 细胞顶部凹陷的深处有一些平行的微丝束，这些微丝束环行于细胞膜内面和内质网池之间的薄层胞质。由于这些微丝是在精子细胞核浓缩的过程中在此区域形成的，因而可能是维持精子细胞附着于支持细胞的一种特殊装置。微管的直径约为 26~30nm，在周围胞质及顶端胞质区较多，顶端胞质区的微管分布间隔整齐，并与细胞长轴平行。微丝和微管是支持细胞的骨架，生精细胞在生精上皮中逐步上升和精子的排放，取决于支持细胞形状主动改变，而胞质内微丝和微管就是这些胞质运动的基础（图 1-5）。

支持细胞的顶端胞质中常可见精子残余体,在基底部胞质中含有脂滴、糖原等内含物。脂滴的含量和支持细胞的功能状态有关,在精子排放后,脂滴含量增多,这可能是从吞噬的残余体转化而来,随后脂滴逐渐减少。

相邻的支持细胞膜间隙为15~20nm,并以2种方式形成连接:①相邻支持细胞侧面近基底部的胞膜形成紧密连接,将支持细胞间隙分隔为基底室(basal compartment)和近腔室(adluminal compartment)两部分。基底室位于生精上皮基膜和支持细胞紧密连接之间,内有精原细胞和细线前期精母细胞;近腔室位于紧密连接上方,内有较晚期初级精母细胞、次级精母细胞、精子细胞和精子。②在某些区域,细胞的间隙仅为2nm,形成缝隙连接,建立起支持细胞间低电阻的信息传递通路,信息传递使相邻的支持细胞活动同步,精子发生周期可能依赖于这些电耦联。

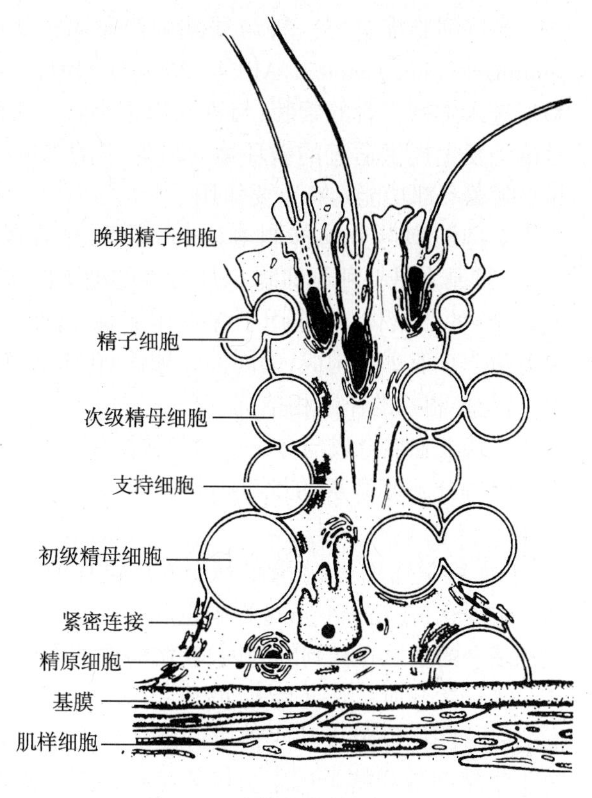

图 1-5　支持细胞的组织结构

2. **支持细胞的功能**　支持细胞有多方面功能,在精子发生过程中发挥重要作用。

(1)对生精细胞的支持、营养作用:在生精上皮中,支持细胞对各级生精细胞起支架作用,支持细胞形态和位置的改变可影响生精上皮的构成,影响生精细胞的排列规律。

生精上皮内没有毛细血管,基底室中的生精细胞可直接从生精小管外获得营养物质,而近腔室内生精细胞的营养必须通过支持细胞有选择的转运才能获得。支持细胞还能供给生精细胞成熟过程所需的能源,如乳酸盐、丙酮酸盐等,它们是支持细胞在FSH作用下生成的。此外,在精子发生的不同时期,支持细胞的核孔数目也有明显的变化,在大鼠精子发生的XIII-XIV-I期,支持细胞核孔数为10.8个/$\mu m^2 \pm 0.60$,而在精子发生的IX-XII,其核孔数仅为8.25个/$\mu m^2 \pm 0.63$,推测在精子发生的不同阶段需要支持细胞的不同代谢。

(2)帮助生精细胞运送和精子释放:当细线前期的初级精母细胞由基底室进入近腔室时,支持细胞紧密连接两侧的微丝束发生收缩,如同拉链一样开启细胞之间的连接;生精细胞进入后,其下方形成新的连接,上方的连接逐步开启,最后生精细胞进入近腔室。

精子释放入管腔,也是支持细胞顶端胞质主动运动的结果,与细胞中的微丝、微管收缩有关。也有研究认为是激素引起支持细胞抑制水分的排出,使其顶端胞质膨胀,造成精子细胞存在的凹窝消失,因而晚期的精子被释放入管腔中。

(3)分泌功能:支持细胞能够分泌液体进入生精小管的管腔中,组成睾丸液。如果结扎动物的睾丸输出小管,则支持细胞所分泌的液体不能排出,导致睾丸迅速肿胀,体积变大,重量加重。分泌液中蛋白含量较少,氯化物和钾的浓度高于血浆,并富含肌醇和谷氨酸盐。支持细胞分泌的液体帮助将精子从睾丸经直精小管、睾丸网输送到附睾的输出小管。

支持细胞能分泌一种与睾酮和双氢睾酮具有高亲和力的蛋白，称为雄激素结合蛋白(androgen binding protein，ABP)。20% 的 ABP 由支持细胞直接分泌进入基底部的血液循环，80% 进入生精小管的管腔，与进入生精小管的雄激素结合，提高生精上皮内的雄激素浓度，为精子发生提供适宜的微环境。另外，高浓度的 ABP 随睾丸液流向附睾，这对附睾功能尤其是附睾头部功能具有重要作用。

支持细胞可分泌抑制素(inhibin)和激活素(activin)，调节腺垂体远侧部合成和分泌 FSH。抑制素是一种可抑制 FSH 活性的糖蛋白，为含有一个 α 亚单位和一个 β 亚单位(αβA 或 αβB)的二聚体，它作用于腺垂体细胞，抑制 FSH 的分泌，但对 LH 的分泌无影响。激活素由两个 β 亚单位构成，为同源二聚体(βA/βA，βB/βB)或异源二聚体(βA/βB)，不含 α 亚单位，其与抑制素的作用相拮抗。

支持细胞能合成与分泌少量类固醇激素，主要是雌激素，对精子发生具有一定的调节作用。支持分泌雌激素的量与年龄有关，幼年和老年者分泌得较多，青春期和性成熟期分泌较少。

(4) 吞噬作用：在正常的精子发生过程中，大多数的生精细胞在不同发育阶段发生细胞凋亡和退化，在精子变形过程中也脱落胞质残余体，支持细胞在生理情况下将这些死亡的细胞和残余的胞质吞噬到细胞内，在溶酶体的作用下进行分解。

(5) 参与血 - 睾屏障的形成：生精小管与血液之间存在着血 - 睾屏障(blood-testis barrier，BTB)，可阻止某些物质进出生精上皮，形成并维持有利于精子发生的微环境，还能防止生精细胞和精子抗原与机体免疫系统接触而诱发自体免疫反应。支持细胞间的紧密连接是血 - 睾屏障中最为重要的组成成分，是屏障中最不易通过的结构(详见血 - 睾屏障部分)。

(四) 间质的细胞组织学和生殖生理学

在疏松结缔组织构成的睾丸间质中，有一种重要的间质细胞(interstitial cell)，又称 Leydig 细胞。Leydig 细胞呈多角形或球形，胞体较大，直径约为 15~20μm，核圆居中，胞质嗜酸性强，胞质内含丰富的滑面内质网、管状嵴线粒体和脂滴。滑面内质网和线粒体内富含类固醇生成酶。

睾丸 Leydig 细胞的主要功能是合成、分泌雄激素(androgen)，包括睾酮(testosterone，T)、雄烯二酮、双氢睾酮等。血液中的睾酮有 90% 以上是由 Leydig 细胞分泌的，其余的由肾上腺皮质网状带细胞分泌的脱氢表雄酮、雄烯二酮转化而成。Leydig 细胞合成和分泌雄激素，主要受腺垂体远侧部分泌的间质细胞刺激素(interstitial cell stimulating hormone，ICSH)即黄体生成素(LH)和催乳素的调节，Leydig 细胞膜上存在间质细胞刺激素受体，而该受体基因的表达受催乳素的诱导。

Leydig 细胞胞质中的滑面内质网含有丰富的胆固醇酯酶，由血中摄取的脂肪酸和胆固醇在胆固醇酯酶的作用下形成酯化胆固醇并储存在胞质内的脂滴中。脂滴周围含有可溶性酯酶，在酯酶的作用下，脂滴中的胆固醇酯可释放出游离的胆固醇作为合成类固醇的原料。合成雄激素功能活跃的 Leydig 细胞利用脂滴中的物质比较快，脂滴减少，体积变小；反之，合成雄激素功能不活跃的 Leydig 细胞，脂滴多，体积也大。因此，脂滴的多少，在一定程度上可作为衡量 Leydig 细胞功能的一个形态学指标。

在间质细胞刺激素作用下，Leydig 细胞内含有的类固醇生成快速调节蛋白(steroidogenic acute regulatory protein，StARP)使胆固醇快速转运至线粒体内膜，经线粒体酶的作用转化为孕烯醇酮(pregnenolone),孕烯醇酮在滑面内质网酶的作用下再转化为睾酮,继而进入血液和淋巴循环。

自青春期开始,Leydig 细胞功能活跃,分泌睾酮启动和维持精子发生,促进外生殖器和性腺的发育与成熟,激发男性第二性征的发育,维持性功能。成年期,睾酮分泌稳定,以维持精子发生、男性第二性征和性功能。睾酮还能促进蛋白质合成、骨骺融合,并刺激骨髓造血。此外,雄激素对机体免疫功能有调节作用。

Leydig 细胞能分泌少量的雌激素,近期发现它还能合成和分泌多种生长因子和生物活性物质,参与睾丸功能的局部调节。

(五)血 - 睾屏障

人体的重要脏器都有巧妙的保护机制,如大脑有血 - 脑屏障,防止细菌等异物进入,睾丸也是如此。1950 年,科学家伯鲁恩在给哺乳动物皮下注射二氨基吖啶染料后,发现大多数器官的细胞均能摄取染料而呈现荧光,但生精小管的荧光却很弱。因此,他推测睾丸中存在一种类似血 - 脑屏障的结构,能选择性地阻止血液中某些物质进入生精小管内。

1. 血 - 睾屏障的结构 血 - 睾屏障(blood-testis barrier,BTB)存在于生精小管与睾丸间质的血管之间,由以下几部分组成:①毛细血管内皮及基膜;②间质的结缔组织;③生精上皮基膜;④支持细胞间的紧密连接(sertoli cells tight junctions,TJs)。其中,具有周期性重建作用的 TJs 是构成血 - 睾屏障的最为重要的组成成分,是屏障中最不易通过的结构。

2. 血 - 睾屏障的功能 血 - 睾屏障的一个重要功能,其形成并维持了有利于精子发生的微环境。由于血 - 睾屏障的存在,生精小管的管腔具有与间质不同的微环境;同时,由于紧密连接的分隔,使近腔室环境不同于基底室。间质血浆和淋巴中某些物质可以通过内皮管壁及生精小管的基膜,进入基底室,与其中的生精细胞相接触,但不能通过紧密连接而进入近腔室,从而保证近腔室内精母细胞的减数分裂和精子的形成在一个十分稳定的微环境中进行,以避免外界有害物质的干扰。另一方面,血 - 睾屏障还是一道有效的免疫屏障。精母细胞在减数分裂产生单倍体细胞及正在变形的精子细胞均具有特异的自身抗原,血 - 睾屏障的存在,使得精母细胞和精子抗原不能与体内的免疫系统接触,因而可避免生精细胞自身免疫反应发生。在睾丸炎时,血 - 睾屏障被破坏,血液进入近腔室和生精小管的管腔,机体对精子的抗原产生自身致敏而产生抗精子抗体。

血 - 睾屏障对血液中各种物质的通透性选择性很强。来自间质血管的扩散性物质,可以穿过生精小管壁与基底室的生殖细胞接触,但并不一定能进入近腔室。紧密连接构成了一个渗透屏障,可阻止大分子物质和若干离子向近腔室的被动弥散,对维持和稳定近腔室的微环境有十分重要的作用。对于血 - 睾屏障,一些大分子物质如清蛋白、铁蛋白和 r 球蛋白等不能通过,而营养物质如氨基酸、碳水化合物、脂肪酸等则较易通过,类固醇激素也能通过血 - 睾屏障。

3. 紧密连接的分子组成 支持细胞紧密连接(sertoli cells tight junctions,TJs)组成,定位于生精上皮靠近基底部。支持细胞紧密连接的构成成分中包含三种经典跨膜蛋白:Claudins,Occludin,连接黏着分子(junctional adhesion molecules,JAMs)家族。

Occludin 分子量为 65kDa,是最早明确的定位于 TJs 的跨膜蛋白,由四个跨膜结构、一长羧基末端及一短氨基末端构成。研究显示,高表达 Occludin 可增高上皮跨膜电阻,使 TJs 连接得更加紧密;而通过转化生长因子 β3(transforming growth factor β3,TGF-β3)降低离体培养的支持细胞 Occludin 表达,则 TJs 的屏障遭到破坏。应用基因敲除技术制作的 Occludin-/- 转基因小鼠研究发现，其早期睾丸发育未有影响，支持细胞紧密连接的形态无显著改变；但成年小鼠睾丸生精小管直径减小，成熟精子缺乏。上述研究证实，Occludin对于支持细胞紧密连接功能及精子发生过程具有重要作用。

Claudins也是定位于TJs的经典跨膜蛋白，但氨基酸构成及空间结构与Occludin存在显著差异。已知的Claudins家族成员多于20种，其中Claudin-11，又称少突胶质细胞特异蛋白(oligodendrocyte specific protein，OSP)，高表达于血-睾屏障和血-脑屏障。在Claudin-11-/-基因敲除小鼠体内，血-睾屏障和血-脑屏障均未形成；雄性Claudin-11敲除小鼠睾丸生精小管内仅见支持细胞和精原细胞。上述研究提示，Claudin-11在紧密连接的结构和功能维持中同样具有重要作用。

JAMs为TJS中另外一种常见的经典跨膜蛋白，现在已知的三种JAMs中，除JAM-C定位于长形精子细胞头部外，JAM-A和JAM-B均定位于支持细胞紧密连接内。研究显示，JAMs在细胞迁移中发挥作用，其在精原细胞穿越血-睾屏障进入近腔室过程中的作用需要进一步明确。

二、精子发生

(一) 精子发生过程

从精原干细胞(spermatogonia type A stem cell)形成高度分化和特异的精子是一个极其复杂的细胞分化过程，由精原干细胞的增殖分化、精母细胞的减数分裂和精子形成3个阶段组成。增殖分化是指精原干细胞通过有丝分裂形成了大量的生精细胞；减数分裂包括染色体配对和遗传重组，并形成单倍体的细胞；精子形成是通过独特的形态学转化过程，使一个球形精子细胞变成一个种属特异、形状特异的精子。在睾丸中，精子产生的数量为300~600个/(克睾丸·秒)。

1. 有丝分裂增殖 在青春期睾丸，处于分裂间期的生精细胞被启动进入周而复始的有丝分裂(mitosis)，这些细胞称为精原干细胞或A型精原细胞，它们在增殖过程中形成了两种精原细胞：一种是与精原干细胞完全相同的细胞；一种是正在分化的精原细胞。A型精原细胞分化显示出混合的细胞型，包括A0、A1、A2、A3和A4型精原细胞，但不清楚在这些种类的A型精原细胞中究竟哪种细胞与原始的精原干细胞相同。目前，对于精原干细胞的更新和分化提出了几种模式，其中被广泛接受的模式是：在生精小管的基底室，A0型精原细胞是一种储备型的细胞，这些细胞分裂缓慢，在睾丸损伤后，这种细胞能加快分裂。A1~A4型精原细胞是更新精原干细胞，以维持生育能力，经数次有丝分裂形成同源的姐妹细胞群。其间分裂的次数和产生的细胞群数目视种属而定。如大鼠在42小时内进行了6次分裂，理论上应产生64个细胞，但由于许多细胞发生凋亡，实际增殖的细胞数较低。大鼠A1型精原细胞的前3次有丝分裂，形成A1~A4型(type A1~A4)精原细胞，第4次的分裂形成中间型精原细胞(type intermediate spermatogonia)，第5次及以后的分裂形成B型(type B)精原细胞(图1-6)。一旦精原细胞进入中间型和B型，实际上就进入了形成精子的分化之路，这些细胞分裂分化的程序不再可逆，此时的精原细胞不能再回到干细胞。B型精原细胞分裂形成初级精母细胞。在精子发生的有丝分裂增殖的过程中，有丝分裂的精原细胞均位于睾丸的基底室。

将A型精原细胞根据形态学特征分成的暗A型精原细胞(type A dark spermatogonia，Ad)和亮A型精原细胞(type A pale spermatogonia，Ap)中，Ap型精原细胞是更新干细胞，而

Ad 型精原细胞是否为 Ap 型精原细胞的前身以及是否有储备干细胞存在，尚没有明确结论。有研究显示，在猴和人类精子发生的过程中，处于细胞分裂周期 S 期的 Ap 型精原细胞能特异表达一种特有的标志蛋白，称为增殖细胞核抗原(proliferating cell-nuclear antigen，PCNA)。在成年灵长类支持细胞和 Ad 型精原细胞不表达 PCNA，提示成年灵长类睾丸支持细胞不发生分裂，而 Ad 型精原细胞是处于静止期的细胞。在未成熟的罗猴睾丸，FSH 和 hCG 刺激 Ap 型精原细胞增殖，同时也增强其表达 PCNA，提示这些精原细胞具有增殖的活性。此外，激素也作用于 Ad 型精原细胞，使其增殖，但这些细胞极少表达 PCNA，支持了 Ap 型精原细胞起源于 Ad 型精原细胞的推论。

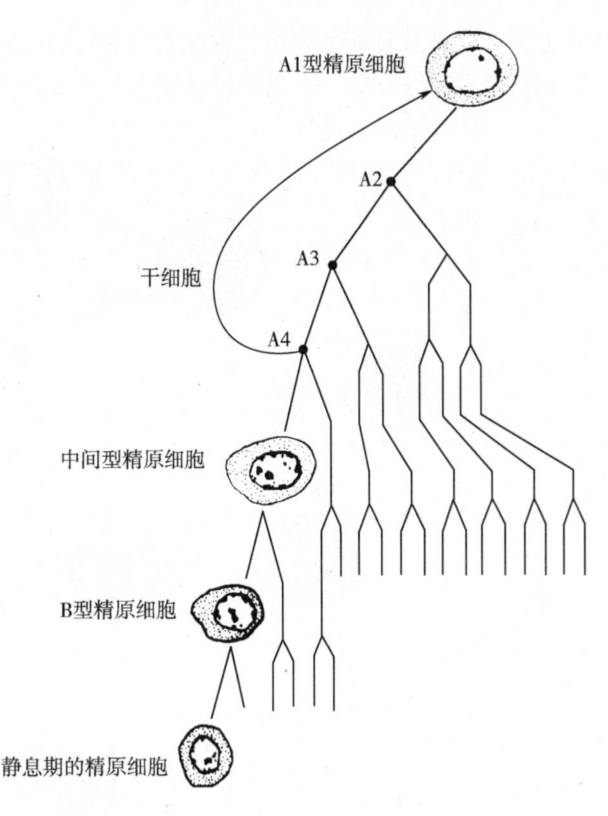

图 1-6 大鼠精子发生谱系中有丝分裂相的细胞

2. **减数分裂** 减数分裂(meiosis)起始于细线前期的初级精母细胞，这一时期的男性生殖细胞进行最后的半保留 DNA 复制，作为减数分裂的早前期，此时细胞的染色体呈细线状，仅性染色体形成致密的异固缩小体。随着细线期(leptotene)和偶线期(zygotene)精母细胞从生精小管的基底室通过支持细胞的紧密连接进入近腔室，初级精母细胞的核形态发生明显的变化。在细线期，虽 DNA 已复制，但染色体看不到两条姐妹染色单体，染色体丝折叠成珠状，形成染色粒(chromomere)。随着染色体的进一步折叠，染色粒越来越大，数目也越来越少，减数分裂进入偶线期。在偶线期，同源染色体配对，称为染色体联会。染色体配对是高度特异的，配对的同源染色体不互相融合，其间有 0.15~0.32nm 的间隙，间隙中主要成分是蛋白质，形成联会复合体。联会复合体除帮助稳定同源染色体配对，更重要的是帮助同源染色体小片段之间的交换和重组。联会复合体是减数分裂细胞中一个高度保守的结构，自然界存在的生命万物中，无论是水中霉菌，还是人类都需要有效的联会，这是父源和母源染色体基因互换和重组的一个特异结构。进入粗线期(pachytene)的精母细胞，染色体进一步折叠，每条染色体出现两条染色单体，各自有自己的着丝点。此时，在同源染色单体之间能发生某些片段的断裂和交换(crossing over)，这一现象能在光镜下看到，称为交叉(chiasma)现象，也是染色体基因互换和重组的基础。在双线期(diplotene)时，同源染色体开始分离，但在交叉的部位仍连在一起。在终变期(diakinesis)，核仁消失，交叉数目明显减少，同源染色体只有端部在一起。由终变期进入减数分裂的中期、后期和末期，每一个初级精母细胞分成为两个次级精母细胞。每一个细胞中容纳单倍体染色体数，每一个染色体由两条染色单体组成，两条染色单体靠着丝点处相连。

第一次减数分裂完成后，经过短暂的间期(有时此期并不存在)，染色体不再进行复制即进入第二次减数分裂。在第二次减数分裂时，两条染色单体在着丝点处分开，各自移向细胞两端，在较短的时间里，次级精母细胞即分裂成为早期的精子细胞（图 1-7）。

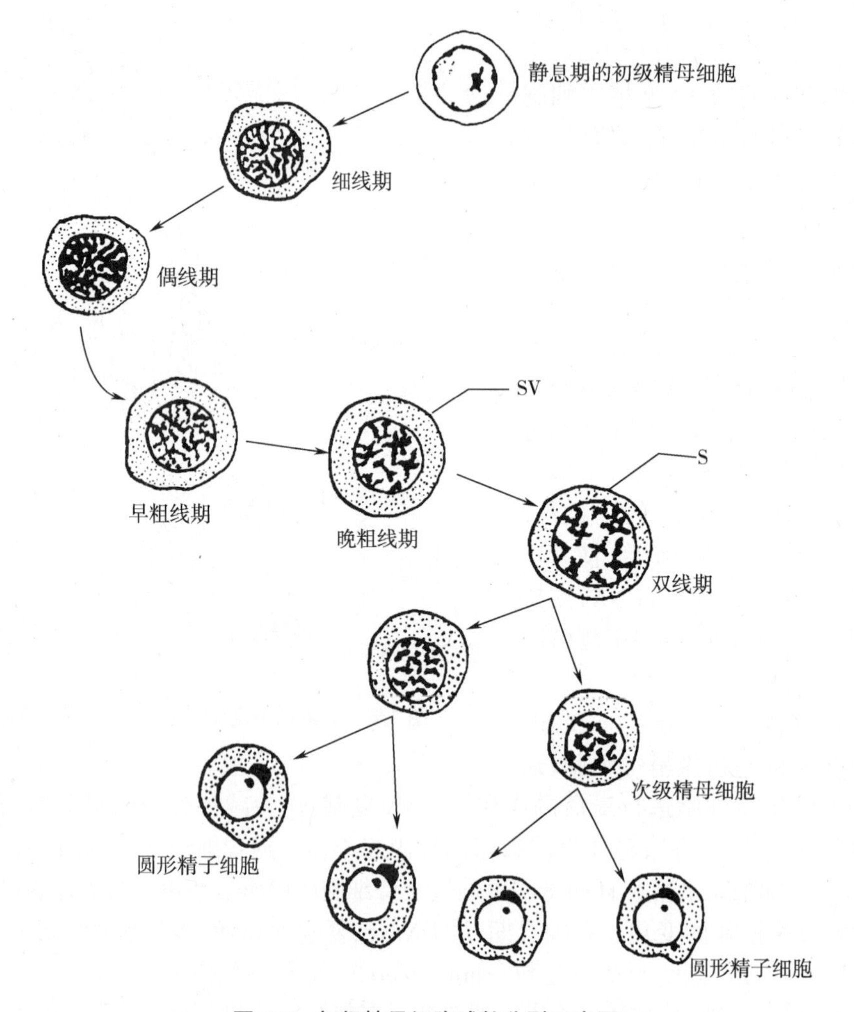

图 1-7　初级精母细胞减数分裂示意图

减数分裂是一个极其复杂的过程，需要许多新的结构蛋白和酶的参与，它们对染色体的排列、断裂、重组和修复等具有重要的意义。如 Rad51 是与人类同源的作用于基因重组的细菌重组蛋白；ATM 相关基因是预防 DNA 损伤的基因家族的一员；泛素耦联修复酶（ubiquitin conjugating repair enzyme）参与蛋白质转化；另外还有减数分裂特异性的 DNA 双链断裂酶、DNA 重组蛋白及减数分裂特异的热休克蛋白等。

3. **精子形成**　在精子形成（spermiogenesis）过程中，精子细胞发生了非常显著的形态学变化，包括：细胞核高度浓缩；高尔基复合体囊泡融合成一个大的顶体囊泡，覆盖于精子细胞核大部分的表面，形成顶体；中心粒迁移到细胞核的尾侧，远端中心粒分化形成精子尾部中轴的轴丝；线粒体集中在鞭毛起始部，形成线粒体鞘；多余的胞质形成残余体而弃之（图 1-8）。

（1）细胞核浓缩：在精子发生过程中，生精细胞的核染色体组成及结构在精原细胞向精母细胞、精子细胞及精子的发育过程中发生了极大的变化，其间以核小体组蛋白为基础的结

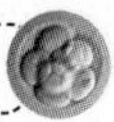

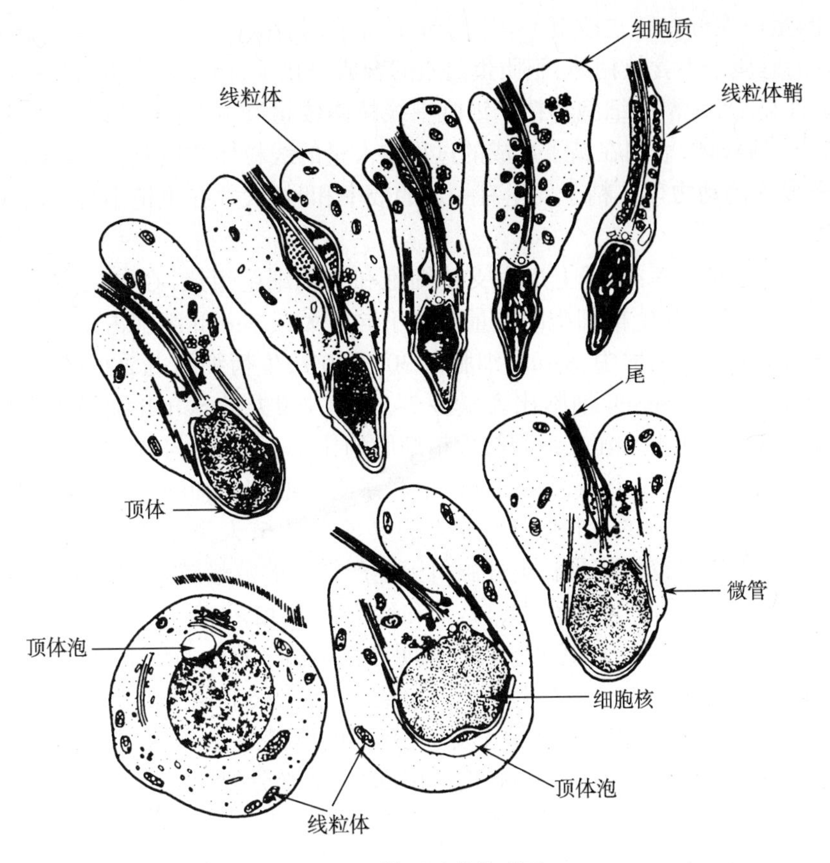

图 1-8　精子形成模式图

构逐步被排列紧密的鱼精蛋白代替，通过一系列的变化，形成新的染色质重组。研究显示，鼠睾丸精原细胞表达睾丸特异的组蛋白 H_3；细线前期精母细胞表达组蛋白 tH_2A 和 tH_2B；粗线期精母细胞表达组蛋白 H_1t；减数分裂后的精子细胞特异表达组蛋白 H_2B；精子细胞变形过程中，通过蛋白质转化，鱼精蛋白替代核小体上的组蛋白。在鼠和人类，鱼精蛋白有 P1 和 P2（protamines 1 and 2）两种。

鱼精蛋白能中和 DNA 电荷，降低 DNA 分子间的静电排斥作用，并通过二硫键的交联形成致密的细胞核。此外，鱼精蛋白与 DNA 之间的联系导致染色质形成层层折叠的结构，使精子细胞核高度浓缩，其 DNA 至少比有丝分裂染色体多六次折叠。在精子细胞的基因组发生浓缩时，其转录活性消失，但仍有蛋白质的合成，精子细胞中 mRNA 的贮存以便用于翻译。组蛋白向鱼精蛋白转化过程的异常可导致不孕或胚胎早期夭折。

（2）顶体形成：在精子形成早期，胞质内含有大量的高尔基复合体。随着精子形成过程的开始，高尔基复合体产生圆形的前顶体囊泡，囊泡内含有致密的前顶体颗粒。随后前顶体囊泡逐渐融合形成一个大的顶体囊泡。随着精子细胞核的浓缩变长，顶体囊泡成为扁平状，覆盖在细胞核的表面，由顶部向尾部逐渐包绕精子细胞核的大半部，形成顶体（acrosome）。

（3）线粒体鞘形成：在精子细胞形态变化中，较为明显的是细胞能量供应器——线粒体的改变。在精子形成刚刚开始的时候，精子细胞中的线粒体形态已完全不同于精原细胞或体细胞的线粒体形态，此时的线粒体嵴贴附在线粒体膜的周围，其间为弥散的和空泡化的基质。当线粒体组成精子尾部线粒体鞘时，线粒体的形态为“月牙状”。随着线粒体结构的改变，线粒体的蛋白成分也随之改变。在精子形成完成时，精子细胞多余的胞质已被除去，在留下的很少的胞质中不含核糖体，胞质蛋白质的合成停止了，但线粒体蛋白质的合成仍在继续。形态统计显示，在精母细胞和精子细胞中线粒体数超过 10^3 个 / 细胞，但每个精子中段仅容纳约 75 个线粒体，表明在精子形成的过程中大量的线粒体被遗弃。

4. 精子发生的动力学 精子发生有一定的效率和时程，并在生精小管内形成特定的生精上皮周期。

（1）精子发生的效率：生精上皮由支持细胞和生精细胞组成，在灵长类和大鼠的生精上皮中，其 Sertoli 细胞和生精细胞的数量明显不同。大鼠 Sertoli 细胞占 10%~20%，生精细胞占 50%~80%；在人类和猴中，Sertoli 细胞占 30%~40%，生精细胞占 20%~60%。根据单位体积计数，灵长类睾丸 Sertoli 细胞比大鼠多 2~5 倍，人睾丸的 Sertoli 细胞密度高于大鼠 2 倍。在不同种属的睾丸中 Sertoli 细胞与生精细胞的比率不同，使得各种属睾丸 Sertoli 细胞的工作负担不同，而与每一个 Sertoli 细胞发生联系的长形精子细胞的数量也不同。大鼠长形精子细胞与 Sertoli 细胞的比值为 10，非人类灵长类是 6，人类是 4。生精细胞密度较低和 Sertoli 细胞工作负担较低使灵长类性腺每天生产精子的数量较低，大鼠每天产生精子数为 $(10\text{~}24)\times10^6$/ 克睾丸，仓鼠、兔、牛、马、羊和猪均大于 12×10^6/ 克睾丸，非人类灵长类为 4×10^6/ 克睾丸，人类为 $(3\text{~}7)\times10^6$/ 克睾丸，表明灵长类精子发生的效率较低。

（2）精子发生的时程：精子发生包括有丝分裂、减数分裂和精子形成等一系列复杂的步骤，完成这些步骤需要几周的时间。精子发生的动力学研究需要借助一些特殊的物质，这些物质能够进入到细胞内并能掺入到细胞增殖周期中，细胞分裂后通过对这些物质的观察评估早期的生精细胞。目前最常用的是溴脱氧尿苷（bromodeoxyuridine，Brdu），在细胞增殖周期的 S 期，Brdu 能被掺入 DNA 中，并能非常容易地被免疫组化所显示。通过渐进的 Brdu 标记的生殖细胞分裂，能测定精子发生周期的时程。包括人类在内的各种动物，从进入第一次减数分裂到精子释放称为精子发生的时程，各种属间精子发生的时程是不同的（表 1-1）。

表 1-1　几种动物和人精子发生的时程和周期数

种属	时程（天）	周期数
小鼠	34.5	4
大鼠	48	4
兔	47~51.8	4.5
牛	54	4
人	64	4
羊	40	4
猪	32	4

从表 1-1 可见，种属的不同，其精子发生的时程不同。在同一个种属内，整个精子发生过程中的细胞发育速率是恒定的。同一种属的所有 A 型精原细胞用同样的时间完成发生的过程。激素或各种外界的有害物能够影响到精子发生，但不能改变精子发生的速率。

（3）精子发生的规律：在一个 A 型精原细胞有丝分裂增殖时，产生新的 A 型精原细胞作为干细胞而保留，这些新的干细胞在几天的静息周期后又将进入新一轮有丝分裂的增殖过程，并又保留下一些新的干细胞。在相同的种属，所有 A 型精原细胞的静息周期的时间是恒定的，每个种属具有其自身特异的静息周期时间。

大鼠相邻两批A型精原细胞进入精子发生周期的间隔时程为12天，即大鼠A型精原细胞静息周期为12天，占整个精子发生时程的1/4，因此在同一时间必然出现4批精原细胞各自在4个不同的精子发生的时程中。最早被启动分裂的细胞其位置不断被随后分裂的细胞所取代，向管腔迁移。随着一批A型精原细胞开始分裂，前面3批细胞在朝向精子发生的过程中处于3个不同周期，因此在大鼠，每一个A型精原细胞从启动分裂到精子形成共有4个周期，每一个周期表示一种细胞类型，称为精子发生周期（spermatogenic cycle）。各种属间精子发生周期数不同（见表1-1）。

如果在青春期所有的A型精原细胞都准确地在同一时间开始有丝分裂和产生精子，而增殖的干细胞经过一定的静息周期后再进入精子发生，这势必造成脉冲式释放精子，导致男性不育。实际上，青春期A型精原细胞是随机启动进入有丝分裂的，尽管不同的细胞其发育的速率和周期均是恒定的，但其进入精子发生的时间被错开，使精子释放连续进行。

（4）生精上皮周期：相邻的两批A型精原细胞进入精子发生的间隔是恒定的，并且，在精子发生过程中，细胞增殖分化的速率也是恒定的，因此同一周期中，所有的细胞发育均是平行的，无论在何种生精小管的横切面，细胞的排列都具有其特征。在大鼠，精子发生的周期间隔为12天，当一个新的A型精原细胞经过12天、6次的有丝分裂进入减数分裂时，上一批细胞又经过了12天完成了减数分裂，成为早期的精子细胞。由于精子细胞变形成为精子的过程需要12天，因此进入有丝分裂的细胞不仅与进入减数分裂的细胞同处，而且也与开始变形的精子细胞同处。在这12天的时程中，处在4个周期中的所有细胞组成明确的和容易辨认的14个特殊的细胞组合称为期（stage）。这种特殊细胞组合随时都在变化，在12天中连续出现14个阶段，然后便出现一次重复。

在人类，与生精细胞很有规则排列的啮齿类动物不同，生精小管的横断面上，可以辨别出界限清楚的6个期，但并不是每个期都占满生精小管的整个横断面，可识别的细胞组合只占据生精小管上皮较小的楔形区域（图1-9）。这一现象并不意味着人类的精子发生周期和细胞发育的速率调控机制不同于其他种属，这似乎显示人类精子发生过程中，单个细胞群并列的空间较小。

沿生精小管的纵轴，精子发生的形态学结构具有明显的特征。在青春期，生精小管纵轴的中央处的A型精原细胞最先被启动进入有丝分裂增殖，产生第一个精子发生周期。与此同时，激活物沿生精小管纵轴向两端缓慢伸展，进行性地启动A型精原细胞产生第二个精子发生周期，第三个精子发生周期在整个生精小管的纵轴上形成精子发生波（spermatogenic wave）。

（二）精子发生过程中下丘脑-垂体-睾丸轴的调控

下丘脑-垂体-睾丸轴是男性生殖功能的重要调控系统，这种调控是一种复杂的信息传递和反馈调节。下丘脑、垂体与睾丸在功能上密切联系，相互调节，使精子发生成为严格有序、协调统一的过程。

1. 下丘脑水平对精子发生的调控 下丘脑能分泌特定的物质，参与精子发生的调控。

（1）GnRH：下丘脑合成和分泌促性腺激素释放激素（gonadotropin-releasing hormone，GnRH），它是中枢神经系统作用于生殖功能的最重要因素。研究证实，无论是GnRH的合成、储存、释放或作用过程出现异常，都会部分或完全地影响性腺的功能。

GnRH以一系列脉冲的方式被释放入血，经血流运送至垂体前叶，与促性腺激素细胞膜表面的特异受体结合，启动了第二信使系统肌醇三磷酸而出现三种反应：首先在数分钟内储

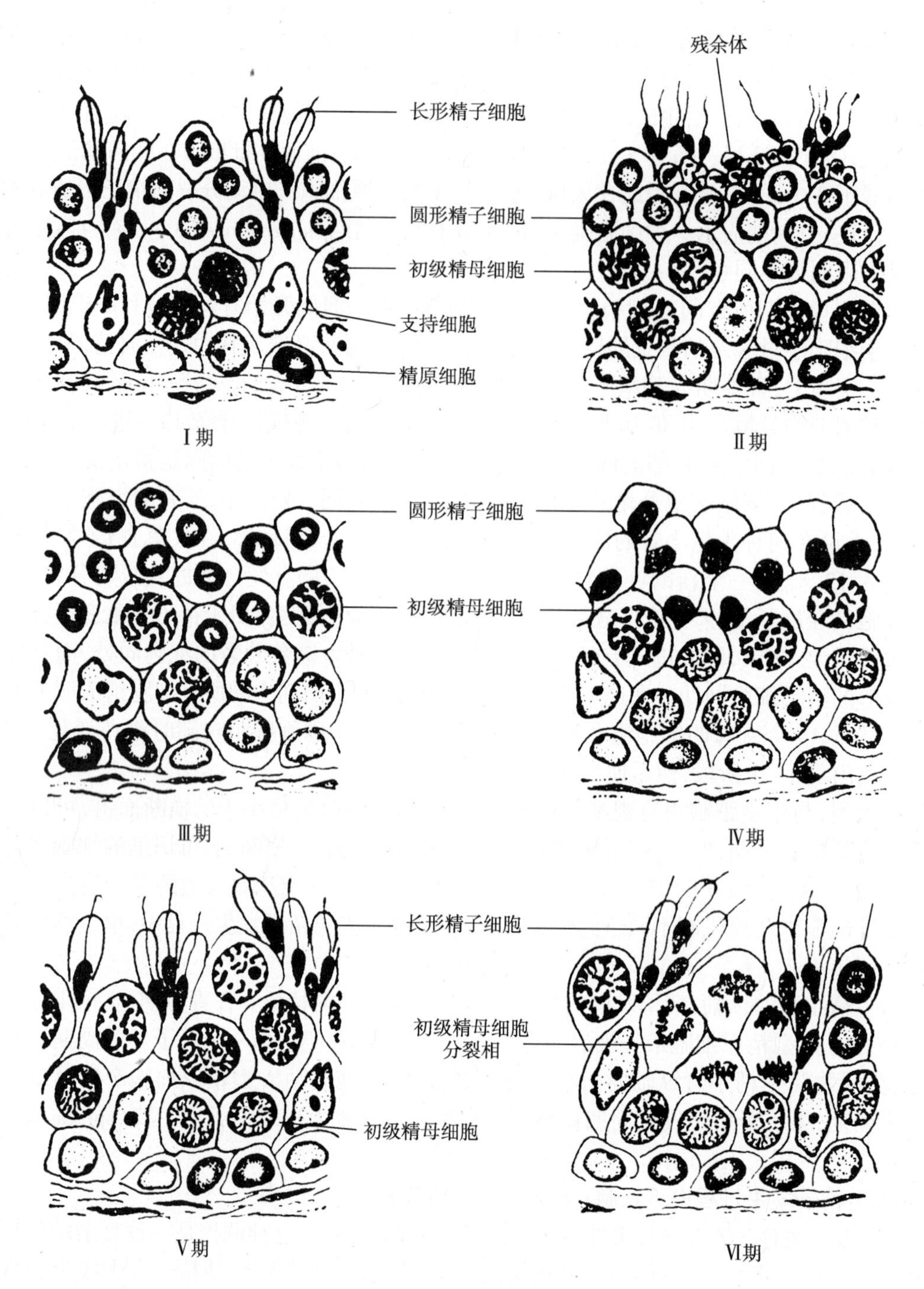

图 1-9　人生精小管的六种不同细胞组合

存的卵泡刺激素(follicule-stimulating hormone,FSH)和黄体生成素(luteinizing hormone,LH)先释放,持续约 30~60 分钟。随着第二次 GnRH 峰的到来,分泌反应要强于第一次反应(释放储存),称为 GnRH 的自予激(self-priming)作用。GnRH 的持续作用可以引起 LH 的释放和小的分泌颗粒的显著减少。其次,经过数小时或数天后,促性腺激素细胞又开始合成分泌颗粒。第三,经过几天后,GnRH 又与促性腺激素细胞继续结合以维持它的分泌状态。

GnRH 与受体结合后,部分 GnRH- 受体复合物保留在质膜上,而其他的则经过包被小窝进入脂质结构中发生降解或经过其他多肽的处理后进入胞质。如果 GnRH 长期作用使受体被持续占领将引起垂体中 LH 和 FSH 的含量和分泌减少，即促性腺激素的脱敏现象。临床上早期连续性注射 GnRH 或改用 GnRH 激动剂后，反而引起 GnRH 明显减少，甚至抑制精子发生。

（2）PACAP：垂体腺苷酸环化酶激活肽（pituitary adenylate cyclase activiting poly-peptide，PACAP）是下丘脑大细胞性神经系统（如视上核和室旁核）分泌的一种神经肽。PACAP 的受体有两种类型，Ⅰ型受体为 PACAP 的特异受体，主要分布在下丘脑、垂体、睾丸、附睾和肾上腺等部位；Ⅱ型受体为 PACAP 和血管活性肠肽（VIP）共同受体，主要分布于肺、肝等组织。

PACAP 对精子发生的调控表现在两个方面：①PACAP 通过其在下丘脑 - 垂体 - 睾丸轴中广泛分布的Ⅰ型受体，激活腺苷酸环化酶的活性，具有促垂体激素的作用；②睾丸的 PACAP 含量丰富，而且其受体广泛分布于支持细胞和生精细胞，提示 PACAP 可能直接调控睾丸的功能，在精子发生过程中发挥重要的调节作用。

2. **垂体水平对精子发生的调控**　垂体水平调节睾丸功能主要是通过分泌促性腺激素 FSH 和 LH 来进行。LH 和 FSH 是一类具有化学信使作用的蛋白激素，通过其在睾丸内的特异受体将激素信息传递到细胞内，促进细胞的活动。

（1）FSH：研究显示，FSH 对精子发生具有下列调节作用：①诱导动物和人精子发生的启动或始发；②引起去垂体大鼠与冬眠动物精子发生的再启动；③与睾酮一起参与维持性成熟灵长类的精子发生，保持精子发生在数量与质量上的正常。

FSH 对精子发生的调节作用是通过支持细胞介导的。FSH 与支持细胞膜表面的受体结合，激活腺苷酸环化酶，该酶以 ATP 为底物产生 cAMP，使 cAMP 水平增高，进而激活蛋白激酶，导致细胞内一些蛋白质磷酸化，在 30~60 分钟后，细胞内 mRNA 和 rRNA 的水平明显提高，支持细胞合成和分泌种类繁多、性质与功能各异的活性物质，这些物质直接或间接参与精子发生过程。FSH 的部分作用可能是通过其刺激支持细胞中雄激素受体间接实现的。

（2）LH：LH 对精子发生的调控是通过影响睾丸间质细胞的功能而实现的。在 LH 脉冲式释放的生理刺激下，睾丸间质细胞合成与分泌睾酮，进而调控精子发生（详见“3. 性腺水平对精子发生的调控”部分）。虽然 LH 脉冲式释放对维持间质细胞的功能极为重要，但睾酮的释放特点并无明显的脉冲波动。

LH 与间质细胞膜表面的受体结合，通过增大胞质内第二信使 cAMP 的浓度而将信号传递进细胞，促进细胞的活动，合成和分泌睾酮。间质细胞膜上的 LH 受体基因表达产物具有多样性，现已分离鉴定出至少四种不同的 LH 受体 mRNA，并编码出不同大小的受体蛋白。此外还有 13 种变异型（结构上残缺不全）的受体蛋白。这些缩短的或结构残缺不全的 LH 受体蛋白的功能不清，但已知某些变异型受体蛋白只能同 hCG 结合而不与 LH 发生反应。另外，全分子长的 LH 受体蛋白能同缩短的受体蛋白相互作用，产生一种新的重组 LH 受体蛋白，其对 hCG 有更高的亲和力和结合能力，并能更强地刺激第二信使的产生，而有更高的合成与释放雄激素的生物效应。

（3）泌乳素：泌乳素细胞均匀分布在垂体前叶，已有 4 种不同的泌乳素分泌细胞被发现，泌乳素以分泌颗粒形式储存于细胞中，呈脉冲式分泌，这与下丘脑控制泌乳素分泌的激素也是以脉冲式释放有关。在男性，泌乳素能增加 LH 受体的数量，使 LH 作用于间质细胞发挥促激素生成作用。

3. **性腺水平对精子发生的调控**　睾丸间质细胞合成分泌雄激素（主要是睾酮），睾丸内正常的睾酮水平是保证精子发生的基本条件。

（1）睾酮在精子发生中的作用：睾酮释放后，一部分被选择性输送到睾丸的生精小管中，与生精小管Sertoli细胞内的雄激素受体结合及管腔中的雄激素结合蛋白结合，促使精子发生。

睾酮对精子发生调节作用的主要证据是：①临床上睾酮缺乏的患者或雄激素受体突变的患者表现为原发性无精子或精子发生完全停止；②在垂体切除的大鼠，其睾丸体积小于正常，精子生成减少，精子发生被阻断在初级精母细胞阶段；Leydig细胞大量减少，睾酮水平低下，睾酮依赖的附属性腺如前列腺和精囊腺退化，当垂体切除后，给予大剂量的睾酮，精子发生将继续进行，附属性腺也没有明显退化。③睾丸女性化（testicular feminized，Tfm）小鼠由于其Leydig细胞内17α-羟化酶的活性低下，使其合成睾酮的能力明显降低；同时，该小鼠编码雄激素受体的基因在第1112位有一个碱基缺失，其雄激素依赖组织因缺乏雄激素受体而对雄激素完全不敏感。结果Tfm小鼠睾丸体积仅为正常小鼠睾丸的1/10，精子发生严重障碍，表明睾酮在调控精子发生的过程具有重要作用。睾酮对精子发生的调节机制目前仍不十分清楚，目前主要的观点认为，睾酮是通过睾丸两种主要细胞——支持细胞和管周细胞内的雄激素受体间接地调节精子发生。

（2）睾丸负反馈的调节作用：睾酮除直接在睾丸内通过对支持细胞及管周细胞的作用而调控生精过程以外，其还能负反馈调节下丘脑-垂体的分泌，通过影响GnRH及垂体促性腺激素LH和FSH的水平，形成影响精子发生的循环调节通路。

睾酮是由LH刺激睾丸中Leydig细胞所分泌的，反过来，睾酮又是调节LH分泌的主要激素。研究发现，免疫中和恒河猴的睾酮可以导致血中LH浓度升高，而在所有被阉割的动物中，给予睾酮则引起LH浓度的陡然下降。睾酮的负反馈作用主要是降低LH峰的频率，其幅度也有一些改变。由于FSH和LH脉冲式释放是由相似的GnRH分泌所控制，所以睾酮负反馈部位是在下丘脑。

睾酮也能改变垂体对GnRH的反应性，下丘脑和垂体同时受控睾酮的负反馈作用。这两个部位都有大量的雄激素受体，在阉割后的雄性大鼠的下丘脑基底正中的弓状核周围注射睾酮可以使血中LH的浓度明显降低；至少在噬齿动物中，不管从周围血还是从下丘脑给予5α-双氢睾酮，都能对LH的分泌起着一定的调节作用，这表明睾酮的代谢物除了在周围血发挥作用外，还可能参与负反馈调节。

除了睾酮对下丘脑-垂体的负反馈调节作用外，睾丸支持细胞分泌的抑制素可以通过负反馈调节垂体分泌FSH，研究表明支持细胞分泌的睾丸抑制素与生精过程的完成有关。

（三）精子发生过程中的局部调控

睾丸的精子生成受到睾丸局部调节机制的影响，包括睾丸不同细胞之间的相互作用以及生长因子的调节作用。

1. 支持细胞在精子发生中的作用 睾丸支持细胞对精子发生的调控表现在多方面。

（1）机械作用：Sertoli细胞从生精小管的基底部一直延伸至顶部，为精原细胞的有丝分裂、精母细胞的减数分裂和精子细胞变形成为精子提供场所。Sertoli细胞同时还能通过胞质间桥与由同一精原细胞分化而来的生精细胞保持联系。Sertoli细胞在其基底部有紧密连接，这是一个基本的机械作用，对血-睾屏障的形成及构建一个独特的生精细胞发育的微环境至关重要。

在Sertoli细胞和生精细胞之间也存在着特殊的机械作用。Sertoli细胞中朝向精母细胞和精子细胞顶体的内质网膜的嵴是平整的，这些结构被普遍认为是连接装置。另一种 Sertoli 细胞和生精细胞之间的机械作用称为管球复合体（tubulobulbar complex），是成熟期精子细胞头部的胞膜呈狭窄的管状突起陷入邻近的 Sertoli 细胞膜中。在显微镜下可以观察到 Sertoli 细胞和生精细胞之间是直接接触的，这种物理性接触是细胞间的黏着。参与同 Sertoli 细胞机械作用的生精细胞膜蛋白已经被鉴别出，并且 Sertoli 细胞分泌的特殊的蛋白质也参与这一过程。

生精细胞发育的连续性和生精上皮周期性都表明 Sertoli 细胞和生精细胞间作用是动态的，并且随着组织构型的快速变化而改变。最初的组织构型变化是早期精母细胞从基底室通过紧密连接转移至近腔室。组织构型改变需要 Sertoli 细胞所合成的纤维蛋白溶酶原激活剂和其他的蛋白酶，这些物质能引导精母细胞的迁移、连接复合体的断裂和成熟精子释放进入生精小管腔中。

（2）营养作用：上一节已提到，由于血 - 睾屏障的存在导致 Sertoli 细胞必须为生精细胞提供不可缺少的营养，Sertoli 细胞的一个重要功能就是将必需的营养物质从血浆中运输到生精细胞，这对生精细胞的生存和代谢至关重要。

许多小分子量可溶性的营养成分可通过 Sertoli 细胞间的机械连接或细胞分泌直接转运，但是大量的物质由于溶解度小及活跃的化学特性，需要由结合蛋白来转运，研究显示 Sertoli 细胞能合成许多不同的转运蛋白，向生精细胞转运各种营养物质：①Sertoli 能合成转铁蛋白，它通过受体介导作用将铁离子转运至细胞中（粗线期精母细胞有高浓度的转铁蛋白受体），用于维持细胞色素的功能和呼吸作用；②Sertoli 细胞合成铜蓝蛋白，它将铜离子结合并运至细胞中以满足某些辅酶的需要；③Sertoli 细胞还能将维生素转运至生精细胞，叶酸结合蛋白和生物素结合蛋白是最早发现的由 Sertoli 细胞合成的转运维生素结合蛋白，对睾丸功能和生精过程很重要的维生素是维生素 A 和类维生素 A，在 Sertoli 细胞和生精细胞中已经发现有类维生素 A 结合蛋白；④生精细胞大量增殖需要更多的 Sertoli 细胞转运的脂质前体和一些特殊的脂肪酸，脂质也是由特殊的结合蛋白来转运。虽然由 Sertoli 细胞合成的用于脂质转运的蛋白还没有全部被发现，但目前已找到了主要由 Sertoli 细胞分泌的一种特殊的脂质结合蛋白，称为硫酸糖蛋白 1（SGP-1）。

（3）调节作用：Sertoli 细胞对生精细胞的调节作用是通过旁分泌因子和局部的营养因子来进行的。Sertoli 细胞和生精细胞共同培养能促进生精细胞内 RNA 和 DNA 的合成，刺激生精细胞表面抗原的出现和维持谷胱甘肽的生成，Sertoli 细胞分泌的一系列因子可能介导这种调节作用。目前已知的一些因子，如胰岛素样生长因子、表皮生长因子、成纤维细胞生长因子、转化生长因子和神经生长因子等，参与了精子发生中的细胞增殖、减数分裂和分化的局部调节。

2. 管周细胞的作用 管周细胞构成生精小管的完整性并可能参与小管的收缩。在睾丸发育早期就形成管周细胞层，而只有在青春期早期由于雄激素的作用肌样细胞才开始分化。

管周细胞对精子发生的作用还体现在它与 Sertoli 细胞间的相互作用：①Sertoli 细胞和管周细胞共同形成细胞外基质，而细胞外基质构成生精小管的完整性并且帮助维持血 - 睾屏障；②管周细胞和 Sertoli 细胞之间的机械作用能促进和维持 Sertoli 细胞的极性和顶端分泌的特性；③管周细胞可能调节 Sertoli 细胞的功能，如它能增加 Sertoli 细胞的 ABP 产量，刺激人 Sertoli 细胞合成转铁蛋白，改变 Sertoli 细胞的组织化学特性等。

（四）精子发生过程中的细胞凋亡

细胞凋亡（apoptosis）又称为程序性细胞死亡（programmed cell death，PCD），是多细胞有机体为调控机体发育，维护内环境稳定，而由基因控制的细胞主动死亡过程，这个过程几乎贯穿于机体各个组织的生理或病理活动当中，调节各器官组织的功能，它和细胞产生一样都是机体自然的生理过程。通过细胞凋亡，可以清除体内多余衰老的细胞以保持细胞在数量、形态和功能上的平衡状态。

1990 年，Regand 首次认识到睾丸生精过程中存在生精细胞的变性退化，所产生的精子数目比理论值要减少 25%~75%。此后的一系列实验都显示生精细胞的退化具有与体细胞凋亡相似的形态及生化特征，因此证实生精细胞的这种退化即为生精细胞的凋亡。目前认为，精子数量一方面取决于生精细胞的增殖分化，另一方面可能取决于生精细胞的凋亡，因此正常的精子发生依赖于生精细胞的分裂分化和生精细胞凋亡之间的平衡。

1. 生精细胞的自发凋亡 精子发生过程中生精细胞的凋亡是一个连续、动态的过程，目前发现在各种哺乳动物正常精子发生中均发生明显的生精细胞凋亡。

（1）触发因素：研究显示，自发性生精细胞凋亡的触发因素可能有：①细胞在分裂增殖通过检查点时接到死亡信号；②细胞对有限生存因子的争夺；③细胞 DNA 重组中的错配或染色体错配。

（2）阶段性：研究显示，不同物种自发凋亡的生精细胞类型有所不同。在大鼠和仓鼠中，主要是一些分化的精原细胞（特别是 A 型精原细胞）和精母细胞自发凋亡；小鼠中主要是精母细胞发生凋亡；人类的生精细胞自发凋亡在各发育阶段都有发生。

正常精原细胞特别是 A 型精原细胞的凋亡是导致精子实际产生数目少于预测值的主要原因，研究显示大鼠 A 型精原细胞在发育过程中有 50% 发生退变。Blanlo-Rodsiguez 等研究发现精原细胞凋亡主要发生在大鼠生精上皮的 A_2 和 A_3 细胞，没有检测到 A_1 和 B 型精原细胞的凋亡；另外，Fotedar 等发现凋亡的精原细胞都死于细胞周期的 G_2 期。这些研究似乎提示精原细胞的退变在其有丝分裂的高峰时出现，凋亡的触发可能与 G_2-M 期检查点有关。

凋亡过程广泛存在于精母细胞的减数分裂过程中。研究发现正常大鼠睾丸中前细线期、合线期、粗线期精母细胞均有凋亡发生。①对于前细线期的精母细胞，其减数分裂前的 DNA 合成还在进行，细胞在通过 S 期前后的检查点时均可能接到死亡信号；②进入细线期的精母细胞逐渐从曲精小管的近基底膜端向管腔端移动，这时支持细胞与生殖细胞数量的平衡对于精母细胞的分化非常重要，此外，一些局部因素（如两者对有限的“生存因子”的争夺）也参与调节精母细胞的凋亡过程，以通过凋亡达到最佳的生精细胞和支持细胞的数量平衡；③粗线期精母细胞的凋亡在其所经历的所有生精上皮时期都有可能被触发，粗线期是减数分裂中基因重组的时期，该期的凋亡精母细胞由于其配对染色体中染色质的特殊分布而缺乏其他凋亡细胞所具有的典型的形态学特征；④进入减数分裂后发生染色体错误配对的精母细胞也要通过凋亡而被清除。

精子细胞的凋亡可见于精子形成的第 1~ 5 、7、10、11 和 19 步。精子作为单倍体细胞，任何基因信息的拷贝对它都很关键，在精子成熟的每个阶段均可能因为局部或外源性因素的作用而触发凋亡。但是，由于精子细胞位于曲精小管靠近管腔的部位，不易受外环境的影响，加上对基因异常细胞的清除多在减数分裂后就已进行，因此精子细胞的凋亡水平较低。

（3）意义：目前认为，生精细胞自发凋亡的生理意义可能有以下两点：①与 Sertoli 细胞数目相关。Sertoli 细胞是生精上皮中唯一与生殖细胞接触的细胞，从生精小管基底部到管

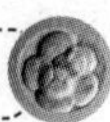

腔部,Sertoli 细胞的复杂结构为精子发生的各个阶段提供了结构和生理上的支持。对 Sertoli 细胞的三维结构研究表明,一个 Sertoli 细胞可同时与 47 个不同分化阶段的生精细胞接触,它控制着精子发生的微环境。因此推测生精细胞可能通过自发凋亡,使其数目与 Sertoli 细胞数相适应。②生精细胞自发凋亡还可能与其分化异常相关。由于哺乳动物的精子产生受到质量控制系统的严格监控,因此精子发生很可能通过自发凋亡消除受损伤的或染色体异常的生精细胞,保证雄性遗传物质的准确传递。

2. **生精细胞的诱发凋亡**　精子发生受到许多内、外源性致病因素(如射线、高温、创伤等)的影响。当男性处在各种致病因素的刺激下,其正常的生精细胞会发生突变,诱发凋亡上升,甚至导致精子发生中断,从而引起男性不育的多种病理表现。研究发现,生精细胞凋亡除在正常精子发生中自发进行外,还可以被多种调节性信号诱发产生。目前已知的诱导信号包括:去除促性腺激素和睾酮的支持、化学药物和睾丸毒素处理、温度、辐射、睾丸急性缺血再充血等。

3. **生精细胞凋亡的基因调控**　生精细胞的凋亡是由多因素所诱导和调控的。目前研究得较多的调节生精细胞凋亡的因素有生殖激素的调控,Sertoli 细胞和 Leydig 细胞的调控以及基因调控。其中从基因水平阐述凋亡的发生发展最能反映其内在反应机制。近年来的研究已陆续揭示出一些与生精细胞凋亡相关的基因,它们通常以两种方式参与生精细胞凋亡的调节:调节凋亡过程或在凋亡细胞中表达。

(1) *Fas* 基因:*Fas* 基因的编码产物是可传递死亡信号的受体,即 Fas(也称为 CD95 或 Apo-1),它属于 TNF 受体家族成员,可结合 TNF 类配体 FasL。FasL 通过与其受体 Fas 结合,可直接启动细胞凋亡信号途径,称为死亡受体介导的凋亡通路。

研究发现,睾丸内生精上皮表达高水平的 FasL,Fas 主要在精母细胞、精子细胞和支持细胞表达。现已有多种证据表明 Fas/FasL 信号系统启动生精细胞的凋亡:①在混合培养的支持细胞和生精细胞中加入 FasL 的反义核苷酸(阻断 FasL 的翻译),能明显观察到生精细胞凋亡数目的减少;加入 Fas 抗体后,生精细胞凋亡水平也降低;②Fas 和 FasL 的 mRNA 表达量随动物年龄的不同而不同,大鼠在 16~33 天最多,此时刚好是大鼠生精细胞凋亡的高峰期;③加入模拟 FasL 功能的 Fas 激动剂 Jo22,生精细胞的数目大大减少;④在环境内分泌干扰物 MEHP 等一些有害化合物引起的睾丸损伤中,随着生精细胞凋亡数目的增多,Fas 和 FasL 的表达量也相应提高并逐渐达到峰值。

近年研究发现,Fas/FasL 系统也以少量可溶性形式(sFas)存在于精浆,且 sFas 浓度与精子浓度相关。Fujisawa 等检测到正常人精浆中 sFas 浓度明显高于患少精子症男性精浆中的 sFas 浓度,提示精浆中 sFas 在一定程度上能够阻止 Fas/FasL 系统所诱导的生精细胞凋亡。

(2) *Bcl-2* 基因家族:根据编码蛋白的结构域差异,目前已分离鉴定到的 18 个 *Bcl-2*(B-cell lymphoma/leukemia-2,*Bcl-2*)基因家族成员可分为 3 个亚家族,它们在凋亡调控中有不同的功能:①*Bcl-2* 亚家族:抑制细胞凋亡的发生,该家族成员在结构上拥有保守的 BH1~BH4 的结构域和跨膜区,包括 *Bcl-2*、*Bcl-XL*、*Bcl-W* 和 *Mcl-1* 等;②*Bax* 亚家族:促进细胞凋亡,该家族成员在结构上缺乏 BH_4 结构域,只含 BH_1~BH_3,也拥有跨膜区,包括 *Bax*、*Bak*、*Bok*;③BH_3 亚家族:促进细胞凋亡,结构上仅具有 1 个保守的 BH_3 同源结构域,包括 *Bik*、*Blk*、*Bad* 和 *Bid* 等。在研究 Bcl-2 家族各蛋白成员在细胞凋亡中的作用时发现,它们可能是通过改变线粒体通透性进而影响蛋白酶激活因子(线粒体内细胞色素 C 和 AIF)的释放而调节凋亡的。

目前3个亚家族的Bcl-2蛋白在生精细胞凋亡中的作用均有研究：①Bcl-2亚家族：研究发现Bcl-W蛋白在精原细胞、初级精母细胞、次级精母细胞以及支持细胞中都有表达，*Bcl-W*基因敲除的小鼠上述四类细胞大量凋亡；在成人睾丸中，Bcl-XL蛋白的表达与初级精母细胞的凋亡率呈负相关，提示它调节初级精母细胞的凋亡；Bcl-2蛋白在正常人睾丸精子细胞中表达强，而在最易发生凋亡的精原细胞和精母细胞中则很少表达，这间接提示了Bcl-2的抑凋亡作用，它可能在特定的时期（如各种诱发因素作用下）才被启动而发挥作用。②Bax亚家族：Bax蛋白和Bak蛋白共同存在于精原细胞、初级精母细胞、次级精母细胞以及支持细胞中，通过Bax/Bcl-W、Bak/Bcl-W两者的比例变化调节这几种生精细胞的凋亡，在各种导致睾丸生精细胞凋亡的病理条件下，都可检测到上述两者比值升高；Bok蛋白在未成年大鼠睾丸中表达较成年大鼠高，它可能与精原细胞及分裂前的精母细胞在生理条件下的大量凋亡密切相关。③BH_3亚家族：目前只在精原细胞及支持细胞中发现Bad蛋白存在，但其作用机制尚不清楚。

（3）*p53*基因：p53蛋白是一个转录因子，它在正常细胞内浓度很低或以不具转录因子活性的休眠形式存在；当细胞接到上游信号或在一些上游事件刺激下（如化疗药物的作用、UV照射引起DNA损伤等），p53水平迅速增加而被激活，从而介导细胞周期停滞及细胞凋亡两个下游事件。目前，p53的作用已在多条凋亡信号通路中被发现，它常处于不同通路的交叉点，可能是细胞凋亡途径中最关键的调控因子之一。

研究表明，p53可能参与了生精细胞自发性凋亡的调控。实验显示p53–/–小鼠中生精细胞自发性凋亡的程度比正常小鼠低，因而导致不正常精子的含量增加。由此推测p53能诱导精子发生过程中一些异常生精细胞发生自发性凋亡。进一步研究显示p53的这个调控作用可能是通过上调Bax的表达而实现的。在睾丸正常精子发生过程中，p53很可能是参与精子产生的质量控制系统，它能减少缺陷的生精细胞，保证雄性配子的遗传稳定性。

近年来研究显示，p53也参与调控由损伤所诱发的生精细胞凋亡。首先p53可能参与热压下生精细胞凋亡的调控，推测隐睾诱发的生精细胞凋亡可通过p53依赖的途径和独立于p53的途径进行，p53依赖的生精细胞凋亡可能与DNA受损相关，而独立于p53的生精细胞凋亡可能由其他因子介导，与其他形式的生殖细胞损害相关。此外，Kilinc等发现p53与精索静脉曲张引起的生精细胞的凋亡也有着密切的关系，他们通过小鼠睾丸的精索静脉曲张模型，发现p53在该模型小鼠睾丸内的表达强度明显高于正常对照组和假手术组。

（4）*Hsp70*基因家族：热休克时可以诱使*Hsp70*基因的表达而限制细胞凋亡。目前在小鼠体内已发现7种热休克蛋白，其中Hsp70-2和Hsc70 t只在精子发生、热刺激条件下诱导表达于各级生精细胞。在小鼠、大鼠和人的睾丸生精细胞中均已发现*Hsp70-2*基因的存在。*Hsc70 t*与*Hsp70-2*在氨基酸序列上有71%的同源性，但它只在小鼠睾丸单倍体精子细胞中表达。还有一些与生精过程有关的*Hsp70*基因家族成员，如Hsp737在减数分裂和减数分裂后的生精细胞中热诱导表达。

（5）*c-Kit*基因：c-Kit是一种受体酪氨酸激酶，属于血小板源生长因子受体家族，调控血细胞生成及生殖细胞发育。目前研究发现c-Kit能通过调控线粒体功能和细胞的氧化还原状态抑制p53诱导的细胞凋亡。

c-Kit在小鼠的A型、中间型和B型精原细胞表达，给小鼠注射c-Kit的拮抗型抗体ACK2后，精母细胞和精原细胞的凋亡程度明显增加。人睾丸内，c-Kit主要在间质细胞和A型精原细胞表达，在精子成熟受阻的患者睾丸中，间质细胞和A型精原细胞的c-Kit表达水平降低，而它们的凋亡程度升高。这些结果表明，c-Kit 能抑制生精细胞的凋亡。

此外，*c-myc*、*CREM*、孤儿受体 TR_2 和 TR_3 等等，越来越多的生精细胞凋亡相关基因已经或正在被报道和研究。所有这些都表明，生精细胞凋亡是个相当复杂的过程，涉及多种基因表达产物的调控，它们或呈平行关系，或呈级联关系发挥功能。随着参与凋亡调控的基因群的扩大，必然会加速阐明细胞凋亡这个由基因控制的细胞自主死亡过程的内在机制。

三、附睾

附睾（epididymis）由输出小管（efferent duct）和附睾管（epididymal duct）组成，具有重吸收和分泌功能：将流入的睾网液进行重吸收，并分泌甘油磷酸胆碱、糖蛋白、胆固醇与唾液酸等，为精子成熟、贮存和处理等提供适宜的内环境。

（一）附睾结构概述

1. 附睾的大体结构 附睾为一对细长扁平的器官，位于睾丸的后上方，睾丸后缘的外侧部，两者借由输出小管相通连。附睾与睾丸一起系于精索下端。附睾内侧为输精管。

附睾分为头（caput）、体（corpus）和尾（cauda）三部分。附睾上端膨大而钝圆，称附睾头，盖于睾丸上端。下端尖细，为附睾尾，凭借结缔组织和鞘膜相连，转向后上方，移行于输精管。头、尾之间的部分为附睾体，呈圆柱形，与睾丸后缘借疏松结缔组织相连。附睾体的外侧面与睾丸之间的纵行浆膜腔隙，称为附睾窦。

2. 附睾的神经支配 主要来源于肾丛。附睾的交感神经支配不多，位于附睾上皮的基膜外侧，不进入上皮细胞之间，形成一个稀疏的管周丛，大多数神经终止于血管。在附睾尾，肾上腺素能末梢深入结缔组织，止于平滑肌纤维。接近输精管时，交感神经支配逐渐增加，在输精管末端有胆碱能神经。

收缩细胞的结构与交感神经的支配说明输出小管与附睾管一起蠕动，而附睾尾与输精管可间歇性收缩，在射精时尤为明显。

3. 血管

（1）动脉：人附睾近端由睾丸动脉的上下分支供应，附睾远端则由来自输精管动脉的血液供应，其分支与附睾头端血管吻合。输精管动脉与提睾肌动脉可作为侧支的来源。输出小管尤其是其头端有致密的毛细血管床。附睾管各段的结构虽有差别，微血管供应却相似，与输出小管相比，毛细血管床较疏松，结构较整齐。

（2）静脉：附睾体部与尾部的静脉互相连接形成附睾边缘静脉，头部静脉直接汇入蔓状静脉丛，有时可与附睾边缘静脉相通，或直接汇入附睾边缘静脉。附睾边缘静脉还可与提睾肌静脉以及输精管静脉相通，最后成为附睾静脉，通入蔓状静脉丛。蔓状静脉丛向上汇集成精索内静脉，左侧汇入肾静脉，右侧直接注入下腔静脉。

（3）淋巴管：睾丸和附睾的淋巴管形成浅深两丛。浅淋巴管丛位于睾丸固有鞘膜脏层内面；深淋巴管丛位于睾丸和附睾实质内，集成 4~8 条淋巴管，在精索内伴睾丸血管上升，入腰淋巴结。睾丸的淋巴液通过附睾的头部与尾部排出，这个直接通路可能具有重要生理意义，部分睾丸激素可以通过该途径直接到达附睾。

（二）附睾的组织结构

附睾的被膜由三层结构组成，最外层是鞘膜，中间层为厚而坚韧的白膜，最内一层为血管膜。附睾由输出小管和附睾管组成（图 1-10）。

1. **输出小管**　位于睾丸后上方，共有10~15条，一端连于睾丸网，另一端通入附睾管。输出小管的管壁内衬纤毛柱状上皮，由柱状无纤毛细胞和纤毛细胞相间排列构成，故管腔不规则，管周由薄层环行平滑肌围绕。高柱状细胞的游离面有大量纤毛和少量微绒毛，称纤毛细胞。纤毛向附睾管方向摆动，推动管腔内液体和精子向附睾管方向移动。低柱状细胞的游离面没有纤毛，称无纤毛细胞。无纤毛细胞较多，游离面有少量微绒毛，细胞核位于基底部，胞质内有丰富的小泡，还可见较多的溶酶体样致密颗粒和多泡体。粗面内质网和线粒体较丰富，相邻细胞近腔面有紧密连接。纤毛细胞基底部较窄而顶部较宽，细胞核比较靠近游离面，胞质中细胞器不如无纤毛细胞发达。输出小管可对管腔中液态的和固态的物质进行重吸收。

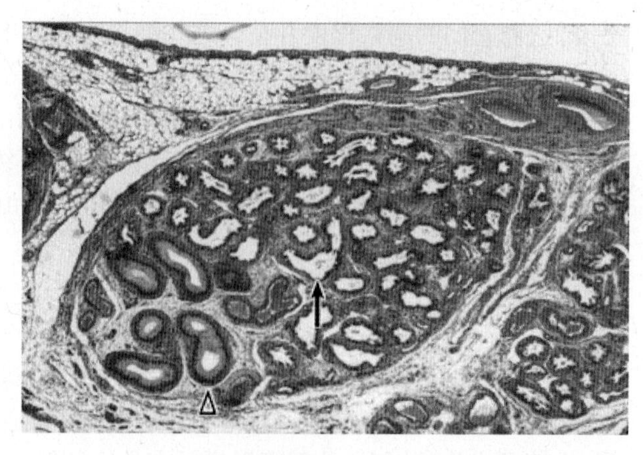

图1-10　附睾头部(人)HE染色(3.3×2)

输出小管(↑)管腔不规则；附睾管(Δ)管腔规则。

引自《组织学彩色图鉴》(图16-007A)，人民卫生出版社，2000

2. **附睾管**　附睾管为一条极度蟠曲的管道，长4~6m，直径约为0.5mm。近端与输出小管相连，远端与输精管相连。管腔规则，腔内充满精子和分泌物。附睾管的管腔整齐，上皮较厚，属假复层纤毛柱状上皮，纤毛长但不运动，又称静止纤毛。附睾管上皮由主细胞(principal cell)、基细胞(basal cell)、顶细胞(apical cell)、狭窄细胞(narrow cell)、亮细胞(clear cell)和晕细胞(halo cell)六种细胞组成(图1-11)。附睾管各段所含的上述细胞的比例不尽相同，表现出分布上的区域性差异。

(1)主细胞：分布于附睾管各段，数目较多，占所有附睾细胞的65%~80%，其形态结构有较明显的区域性差异。起始段主细胞形态高而窄，游离面仅有少量微绒毛，胞质中有线粒

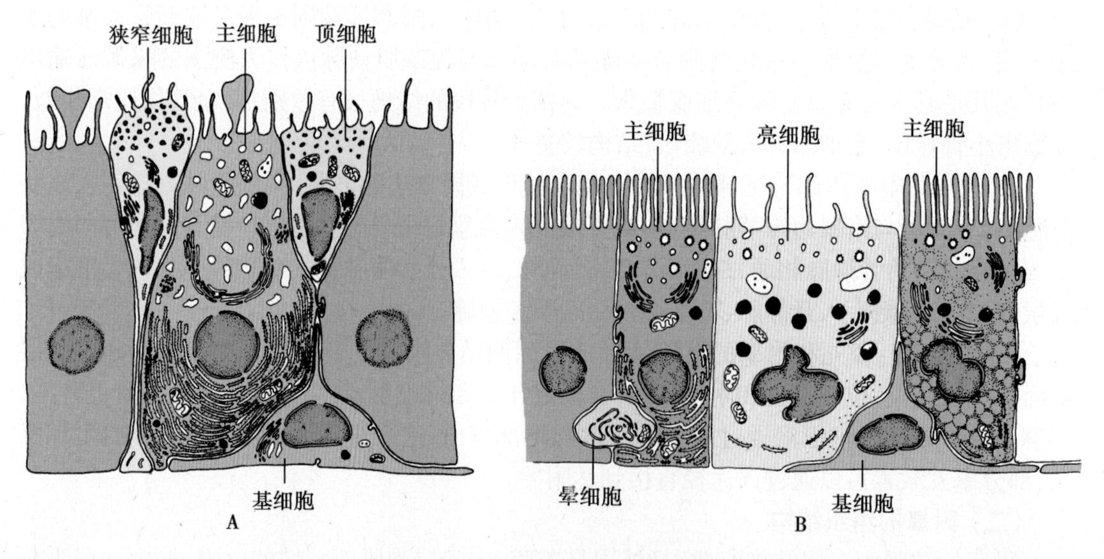

图1-11　人附睾上皮细胞模式图

A. 附睾起始部上皮细胞组成；B. 附睾头部和体部上皮细胞组成

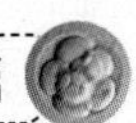

体、溶酶体、糖原、微丝、微管以及顶部小管、有被小窝和有被小泡。细胞核呈长圆形，常见凹陷。核上区高尔基复合体较发达，核下区有丰富的粗面内质网、多聚核糖体。附睾体部至尾部主细胞逐渐变矮，管腔渐大，基底部足突与基膜相接触。细胞游离面微绒毛多而长，细胞顶区高尔基复合体发达。体部主细胞胞质内见丰富脂滴，头尾部的主细胞含脂滴较少。主细胞有很强的吞饮功能、重吸收功能和分泌功能。相邻主细胞的近腔面有紧密连接。

（2）基细胞：分布于附睾管各段，位于相邻主细胞基底部之间。细胞呈锥体形，基底部与基膜有较大接触面，细胞的顶部被其他细胞覆盖而不露于腔面，但有时候其细胞突起可达到腔面。基细胞与主细胞之间有许多桥粒，基细胞核为卵圆形，染色质呈细颗粒状，核内有时可见内容物。细胞器很少，有粗面内质网、高尔基复合体、线粒体及少量脂滴。人附睾管的上皮主要由主细胞和基细胞组成。

（3）顶细胞：多见于附睾起始部和中间部位。细胞狭长，顶部稍宽，游离面有少量微绒毛，基底面不与基膜接触。顶部胞质内含有大量线粒体。顶细胞与主细胞的比例约为 1∶5。除了可以内吞管腔物质之外，顶细胞的其他功能尚不明了。

（4）狭窄细胞：多见于附睾起始部分，也可见于附睾其他部位。细胞呈高柱状，较其他细胞窄。核长而致密，近细胞游离面。游离面有少量短的微绒毛，顶部胞质有丰富的小泡和多泡体，线粒体丰富。基底部窄，贴于基膜上。狭窄细胞的数量较少，与主细胞的比例约为 1∶29。狭窄细胞可借其细胞形态而与顶细胞相区别。

（5）亮细胞：存在于附睾头部、体部和尾部。细胞顶部胞质内充满大小不等的囊泡和空泡、有被小窝、顶部小管、溶酶体和致密颗粒。细胞核位于靠近基底部，圆形，浅染，核仁明显。游离面有少量微绒毛。亮细胞有很强的吞饮功能，可内吞当精子成熟时脱落的胞质残余体及某些管腔内的蛋白质。

（6）晕细胞：多见于尾部，位于主细胞之间。细胞体积小，光镜下见该细胞胞质有一圈透亮的环状区域，故称晕细胞。晕细胞位于上皮基底部，胞质内有致密的核心颗粒。目前认为晕细胞是附睾上皮内的 T 辅助细胞、T 细胞毒细胞和巨噬细胞。晕细胞可能参与附睾局部的免疫屏障，能阻止精子抗原与循环血液的接触。

附睾管的上皮基膜外侧有薄层平滑肌围绕，并从管道的头端至尾端逐渐增厚，肌层的收缩有助于管腔内的精子向输精管方面缓慢移动。管壁外为富含血管的疏松结缔组织。

（三）附睾生殖生理学

1. 附睾上皮的功能

（1）吸收功能：睾丸支持细胞产生大量的睾网液，大约有 95% 的睾网液被附睾重吸收，输出小管和附睾起始段是附睾重吸收的最主要区域，上述区域上皮的主细胞具有与重吸收相关的结构特征，如细胞顶部存在大量的小囊、小泡、多泡体以及参与蛋白质重吸收的顶浆小管等。它们是附睾重吸收的结构基础，附睾尾部的主细胞中上述结构较少，说明附睾尾部的吸收功能不及附睾的头部和体部。内吞是附睾上皮细胞的一个重要吸收方式，包括很多由受体介导的特殊物质的吸收，被吸收物质在溶酶体内的降解和重新利用。

（2）分泌功能：附睾管道上皮细胞（主要是主细胞）有旺盛的分泌功能，主要有局浆分泌和顶浆分泌两种方式。上皮细胞能向管腔中分泌：①离子：如 Cl^-、HCO_3^-、K^+；②有机小分子：如 H_2O、肌醇、唾液酸（sialic acid）和甘油磷酸胆碱（glycerophosphoryl choline，GPC），附睾主细胞能分泌肌醇，故附睾中肌醇浓度很高，附睾各段上皮细胞都能合成、分泌甘油磷酸胆碱和唾液酸，从头部至尾部，两者含量逐渐升高；③蛋白质：大量研究揭示，附睾上皮细胞能合成分泌数十种蛋白质和多肽，如与精子运动发育相关的前向运动蛋白、酸性附睾糖蛋白、制动素等；多种酶，如 SOD、α- 糖苷酶、谷胱甘肽过氧化物酶、糖基转移酶、γ- 谷氨酰转移酶等等。此外，附睾管上皮细胞能表达 5α- 还原酶，它能将睾酮（T）转变为双氢睾酮（DHT）。DHT 是附睾功能的主要调控激素。

（3）浓缩功能：卡尼汀（肉毒碱）由肝细胞合成，卡尼汀为脂肪酸氧化辅助因子。附睾头部远端和附睾体部的上皮细胞能摄取血中的卡尼汀并转运至附睾管腔内，使附睾液内的卡尼汀浓度由头部至尾部逐渐增高，并远高于血浆水平。附睾精子可主动摄取附睾液的卡尼汀使其积聚于精子内，因此从附睾头部至尾部，精子内卡尼汀含量逐渐增加。

（4）保护功能：附睾上皮可防止精子免受氧自由基及其他外在因素的破坏，主要有两种保护方式，第一种是通过分泌相关的酶（如谷胱甘肽 S- 转移酶、γ- 谷氨酰转肽酶等）来调节谷胱甘肽的水平及其结合能力，从而改变氧自由基的形成，甚至达到消除氧自由基的目的；第二种方式与免疫作用有关，主细胞之间形成的血 - 附睾屏障为管腔内的精子提供了一个特殊的环境，避免精子受到免疫系统的攻击，同时晕细胞作为分布于附睾各部上皮内的 T 辅助细胞、T 细胞毒细胞和巨噬细胞，是保护附睾上皮的免疫屏障的重要组成成分。

（5）附睾管腔微环境的调节功能：附睾上皮中存在大量的生理转运系统，从而维持并调控附睾管腔内特殊的液体微环境，该微环境将有利于精子在附睾内的成熟。附睾上皮细胞 Na^+ 通道开放，重吸收 Na^+ 并驱动水的吸收，而 K^+ 分泌至附睾腔中，故此，附睾液中的 K^+/Na^+ 值由头至尾逐渐升高。睾网液进入附睾后，水分被大量吸收，同时 pH 值下降。睾网液与血浆等渗，而附睾液为高渗。

2. 附睾内环境对精子的作用生精小管产生的精子经直精小管、睾丸网进入附睾。精子在附睾内停留 8~17 天，并经历一系列成熟变化，才能获得运动能力，达到功能上的成熟。这不仅依赖于雄激素的存在，而且与附睾上皮细胞分泌的卡尼汀、甘油磷酸胆碱和唾液酸等密切相关。附睾的功能异常会影响精子的成熟，从而导致不育。

（1）精子的运送：人精子由睾丸进入附睾后，在附睾中停留约 12 天。睾丸内的精子没有成熟，无运动能力，它们将依靠以下三个因素进入附睾，并被运送至输精管：①附睾头部吸收大量的水分，睾网液流入附睾，将精子带到附睾；②依靠输出小管纤毛上皮的纤毛运动，将精子向下方推送；③附睾管壁依赖雄激素的作用，进行自动节律性收缩。

精子在附睾尾部存在的时间多于其在头部和体部的时间。

（2）精子的成熟：精子在附睾内获得了运动和受精能力。附睾管腔液体环境对精子的成熟和储存十分重要，对附睾上皮细胞分泌和重吸收功能的精确调控，使精子能在成熟发育的每一阶段都处于最适宜的微环境中。附睾管内的特定液体环境在精子获得运动能力的过程中发挥主动作用。精子在附睾中移行过程中，精子膜发生修饰性变化，膜通透性、膜荷电性、膜凝集素受体、膜脂的成分和比例、膜蛋白质等均发生改变。

（3）精子的贮存：附睾尾部是主要的精子储存场所。有研究表明，生殖管道中精子的 50%~80% 位于此处，而其中的 50% 的精子可在射精中射出。附睾尾部管腔液成分与其他部位存在显著不同，这可能与精子储存有关。若精子长期存在于附睾尾部，将引起精子的老化。

（4）过剩精子的处理：存在于附睾管中的衰老或死亡的精子可能被附睾上皮细胞以及管腔内的巨噬细胞所吞噬。被吞噬的精子形成胞质颗粒，该颗粒与脂褐素类似。

3. 影响附睾功能的因素

（1）雄激素：雄激素调节附睾上皮的吸收和分泌功能。附睾所依赖的雄激素主要是二氢睾酮。许多附睾基因的表达受雄激素（主要是 DHT）的调控。如动物去势后，*B/C*、*D/E* 和 *GPX* 基因转录产物 mRNA 迅速减少；补充睾酮后，上述基因 mRNA 能恢复去势前水平，表明上述基因转录依赖于雄激素调控。SGP/2 在附睾头部表达不受雄激素的调节，但在附睾体、尾部的表达则受雄激素的调控。

（2）雌激素：雌激素通过下丘脑 - 垂体 - 睾丸轴反馈调节 LH 分泌，抑制睾酮生成，进而调控附睾功能。研究表明，雌激素对附睾起始段及头部重吸收功能可能有直接调控作用，其主要依据有：①在附睾起始段及头部中的雌激素浓度要高于血浆雌激素数 10 倍，上皮细胞富含雌激素受体；②附睾起始段及头部的精子含有高活性的 P_{450} 芳香化酶，它能将附睾液中的雄激素转化为雌激素；③雌激素受体基因敲除的小鼠，其附睾起始段及头部重吸收睾网液发生障碍。

（3）附睾分泌蛋白：附睾上皮细胞能向附睾腔内分泌多种特异性蛋白质，这些蛋白质基因转录与表达具有显著的区域性差别。这种区域性的基因表达反映了不同基因功能的差异。如在附睾头部表达的基因可能主要与精子早期成熟有关，而在附睾尾部特异性表达的基因则有可能参与精子晚期成熟及精子贮存时的功能维持。已知很多附睾上皮细胞特异性表达的基因，但对这些基因及其表达产物的具体功能，目前尚不明了。

（4）精子：精子对附睾功能具有调节作用。精子含有血管紧张素转换酶，能将附睾上皮细胞分泌的血管紧张素Ⅰ转化为血管紧张素Ⅱ；血管紧张素Ⅱ对附睾上皮细胞重吸收 Na^+、Cl^- 有重要的调节作用。雌激素调节其实也涉及精子的作用。有意义的是，附睾管道的腔内精子过量和（或）异常，能激活附睾上皮细胞以及巨噬细胞吞噬精子的能力。

（四）血 - 附睾屏障

附睾管腔内的环境对于精子的成熟至关重要，血 - 附睾屏障（blood-epididymis barrier）是维持附睾内环境稳定的重要因素之一。这一屏障的结构基础是附睾上皮相邻主细胞之间的紧密连接。构成不同区域血 - 附睾屏障的连接复合体组成具有较大差异。如在大鼠的附睾起始区域，主细胞之间的紧密连接广泛分布，几乎没有桥粒；而附睾的其他区域中主细胞之间的紧密连接减少，桥粒数量逐渐增加。

附睾不同部位的生理功能存在差异，而且存在不同的基因表达。生化研究证明，附睾管管腔内的液体成分与附睾组织液成分存在明显不同。在附睾管的不同区域，一些无机离子和有机物的浓度也有差异，证明附睾管上皮有生理屏障作用。附睾管上皮细胞可通过不同的转运机制，选择性地转运不同物质。通过易化扩散，D- 葡萄糖从血液经过上皮细胞转运到附睾管管腔内，而肌醇和 L- 卡尼汀的转运是通过主动运输完成。附睾管上皮细胞基底面通过受体介导的内吞，将组织液中的脂蛋白运至细胞内，再降解为甘油磷酸胆碱和其他相关的化学分子。一些免疫球蛋白也是以受体介导的内吞方式进入附睾管管腔内。糖、氨基酸、类固醇等在附睾内的通透有区域性差异，有些分子的通透则无明显的区域性差异。

四、输精管

（一）输精管结构概述

输精管（vas deference）为输送精子的管道。在附睾尾处，附睾管急转向上进入精索内，遂移行为输精管。输精管出腹股沟管腹环后进入盆腔，延至膀胱底部与精囊腺排泄管汇合而成射精管。人输精管全长，左侧平均 31.24cm，右侧平均 31.12cm，自然状态下外径为（2.02 ± 0.23）mm，内径为 0.20~0.85mm。输精管行程长而复杂，按其行程的解剖部位，可以分为四段：睾丸部、精索部、腹股沟部和盆腔部。睾丸部是输精管起始段，较迂曲，沿睾丸后缘及附睾内侧上升，在附睾头的高度进入精索。精索部走行于精索内，稍显迂曲，其上出阴囊至腹股沟皮下环。此段位置表浅，管壁厚，管腔小，肌性丰富，活体易于触摸，呈坚实圆索状，是输精管结扎易施行部位。腹股沟部为腹股沟管内的一段，至腹环穿出，连接盆腔部。盆腔部是最长的一段，沿骨盆侧壁向后下方，再转向内，跨过输尿管末端形成梭形膨大，称为输精管壶腹，至膀胱底在精囊腺内侧，两侧输精管末端并列到达前列腺底，与精囊腺排泄管汇合成射精管。输精管壶腹有一定的储存精子功能，其内膜分支多，也具有活跃的分泌功能。

精索是自睾丸上端至腹股沟管腹环处左右各一条的条索状结构，全长11.5~15cm，直径约0.5cm，体表易触摸到。精索外包被精索被膜，被膜内含有一层不连续的提睾肌。当机体受到寒冷、惊恐等强烈刺激时，提睾肌收缩，提升精索和睾丸。输精管走行于精索后内侧，伴行的还有出入睾丸的血管、淋巴管、神经等，如睾丸动脉、输精管动脉、输精管静脉、蔓状静脉丛、输精管神经丛等；蔓状静脉丛围绕在睾丸动脉外周。这些结构周围充填疏松结缔组织。精索内结构为睾丸、附睾和输精管提供血液循环、淋巴回流和神经支配，保护睾丸免受损害，使精索静脉维持通畅的回流，保证睾丸具有34~35℃左右的低于体温的生精环境。若精索静脉血液淤积（多见于左侧），可导致睾丸内部温度升高、缺氧、CO_2积聚，睾丸新陈代谢受阻。随着精索静脉回流受阻，还可出现附睾淤积症。

（二）输精管生殖生理学

输精管的管壁厚，管壁由黏膜、肌层和外膜构成。黏膜表面形成多条纵行皱襞，黏膜又分为上皮层和固有膜层，上皮为假复层纤毛柱状上皮，上皮外有基膜。上皮细胞主要由主细胞和基细胞构成，主细胞细而高，亦有长微绒毛（静纤毛），但较附睾管的上皮主细胞短。胞质内含吞饮泡、多泡体、粗面内质网、线粒体、脂褐素颗粒等，核上区可见高尔基复合体。核形状不规则，常染色质丰富，核仁大。基细胞呈低锥形，细胞器少，当上皮破损时，有生理性补充功能。固有膜为一层富含弹性纤维的细密结缔组织，有较多毛细血管。肌层厚，约1.0~1.5mm，由内纵、中环、外纵三层平滑肌构成。内层肌较薄，呈散在小束，中层肌最厚。输精管平滑肌有节律性收缩，收缩的程度和频率自起始端向下逐渐增强，射精时平滑肌出现协调的激射性收缩波。输精管的节律性收缩受肾上腺素能神经、NO能神经的调节。输精管外膜为疏松结缔组织，含血管和神经，也偶见散在的平滑肌，手术时应注意避免过多伤及血管。输精管壶腹最大的特点是黏膜皱褶高隆，且穿插吻合形成复杂的迷路状，以致断面似反复分支的网状陷窝。壶腹部上皮细胞较矮，大多呈立方形，上皮常下陷呈腺样憩室，肌层薄，管腔大。

（三）射精管

射精管（ejaculatory duct）由输精管的末端与精囊的排泄管汇合而成，位于前列腺底的后方。左右射精管几乎等长，约1.49~2.33cm，中点的横径约0.08~0.43cm。据解剖调查，两侧射精管也有合并后共同一个开口的实例。射精管位于前列腺底的后方，斜穿前列腺实质，开口于尿道前列腺部精阜前列腺小囊的两侧。射精管黏膜具有低皱褶，被覆上皮为单层柱状或为假复层柱状上皮，在接近尿道的开口处变为移行上皮，细胞内含有黄色色素颗粒。固有层的弹性纤维很多，深部富含静脉丛。肌层和外膜与前列腺组织相连续，其肌纤维亦受肾上腺素能神经支配，性高潮时激发肌纤维做同步的节律性强烈收缩，促使精液喷出。

五、精囊

（一）精囊结构概述

精囊（seminal vesicle）又称精囊腺，为一对长椭圆形囊状器官，位于膀胱底部、前列腺上方、输精管壶腹的外侧。中国男子精囊一般长2.11~6.16cm，最大宽径0.56~2.20cm，厚0.25~2.51cm。主要由高度蟠曲的小管构成，其表面高低不平，类似很多结节聚积在一起。管的近端变细，在输精管壶腹的末端聚合成射精管。人精囊与动物不同，并非精子的储存库，平常有少量输精管壶腹的精液可流入精囊内。

精囊管壁从外至内分为：外膜、基膜和黏膜三层结构。黏膜向腔内突起，形成许多复杂而菲薄的皱襞，皱襞常连接吻合，使管腔状如众多憩室，断面颇似蜂窝，使精囊上皮表面积大大增加，有利于腺体的分泌和贮存。黏膜上皮为单层柱状或假复层柱状上皮，一般由柱状细胞和基细胞组成，上皮外有固有膜。柱细胞为上皮的主要细胞，其游离面有少量短小的微绒毛。胞质内有丰富的线粒体和粗面内质网，分泌颗粒存在于高尔基区和顶部胞质。脂色素颗粒在性成熟期出现，是次级溶酶体的解聚残体，随年龄增加而增多。基细胞位于柱状细胞间的基底部，锥形，细胞器不发达，可见少量脂滴及多泡体。在上皮内还可见到淋巴细胞、中性粒细胞、嗜酸性粒细胞和巨噬细胞。基膜较薄，弹性纤维丰富，伸入皱襞内作为支持性成分。固有膜内血管丰富，并富于弹性纤维，肌层较薄。射精时，平滑肌收缩，使精囊的分泌物进入射精管。

（二）精囊生殖生理学

精囊在发育成熟过程中高度依赖男性雄性激素的调控，睾酮刺激精囊分泌活动，精囊中含有丰富的5α-还原酶，可将睾酮转化为双氢睾酮。精囊的分泌活动也受到神经系统及其交感和副交感神经元的功能调控，副交感神经的刺激增加精囊中一氧化氮产生，精囊是产生一氧化氮合成酶的场所，精囊中一氧化氮含量的增加，引起精囊腺体中果糖分泌的增加。在性兴奋时，精囊腺的兴奋性变得极高并发生收缩。射出精液的70%来自精囊腺。精囊的分泌物呈白色或淡黄色，弱碱性，稍黏稠，富含果糖和抗坏血酸，这为射精时的精子提供营养和能源。由于精囊腺和输精管的胚胎起源相同，先天输精管缺如都伴有精囊腺缺如，这可以用来鉴别由于睾丸异常的无精子症与先天性两侧输精管缺如所致的无精子症，因为在后一种情况下精液不含果糖。

精囊分泌物中果糖含量很高（315mg/100ml）。果糖是葡萄糖在精囊中转变而来，它和精囊产生的少量葡萄糖、核糖、山梨醇等可以为精子中段的线粒体代谢，释放的能量供精子运动。但是，精浆中果糖含量并不能精确反映出精囊的功能，因为精囊来源的果糖被大量活动的精子所摄取并代谢，精子计数越高则消耗越多的果糖，一些无精子和少精子症患者精浆果糖浓度偏高。因此，用果糖含量来评价精囊功能时，要用精子计数进行校准。校准后的精液果糖含量如果偏低，常发现在低睾酮水平的男性、精囊炎或者精囊梗阻、逆行射精的患者。

精囊腺含有某些“保护因子”，如蛋白酶抑制剂。这些抑制因子可稳定精子膜和防止释放有活性的顶体酶以保护精子的功能。常用的评价精囊功能的方法，包括测量精囊中特异性分泌蛋白MHS-5和蛋白C抑制剂（PCI），它是一种丝氨酸蛋白激酶抑制剂。精囊缺损患者的诊断也可通过测量精囊分泌的MHS-5来确定；PCI在正常男性精液中浓度较高，精囊不发育或发育不全的患者精浆中PCI的含量明显偏低。精浆中含有丰富的抗氧化的物质，保护精子免除反应氧物质（ROS）损害，包括超氧化物歧化酶、过氧化氢酶、谷胱甘肽过氧化物酶/还原酶、抗坏血酸、尿酸和硫醇等。精囊分泌的抗坏血酸在抗氧化防御机制方面具有重要的作用，保护有获能后的精子免除氧化攻击。抗坏血酸可被铜离子氧化，从而失去保护活性，在吸烟患者或某些病理情况下，精浆中铜离子含量增加，精子容易被氧化损伤，造成不育。

精囊分泌的许多物质具有增强精子运动的功能，它们是钾、重碳酸盐、镁、19-羟前列腺素和泌乳素刺激素。重碳酸盐刺激精子运动的机制是通过作用于精子腺苷酸环化酶系统来增加 cAMP 含量。人类精液中含有大量的由精囊分泌的前列腺素，精囊能分泌前列腺素 PGE、PGB、PGA、PGF 等四大类共 15 种，对于雄性生殖的维持是必要的。PGE 既影响精子生成，还影响精子运动，使精子活动力增加，这与 PGE 刺激细胞内的 cAMP 增多有关。PG 通过调节输精管平滑肌的收缩作用而影响精子运行。与此同时，精囊还分泌抑制精子运动的物质，如精囊分泌抑制精子活动物质（SPMI）的前体，前列腺分泌的蛋白激酶将其分解成更小的肽段，以浓度依赖的方式抑制精子运动，起保护性作用；进入女性生殖道，去除 SPMI，精子可重新恢复活动能力。

精囊对精液凝固功能的作用。射精后的人类精液最初呈凝固状态，主要是由于精囊特异性分泌的凝固蛋白 Semenogelin1，分子量 52kDa，随后该凝固蛋白被前列腺来源的一种糜蛋白酶样蛋白激酶前列腺特异性抗原（PSA）水解，产生许多分子量较小的具有各种各样生物学活性的肽段，这些肽段被发现存在于精子的表面或被精子利用。精囊功能减弱的患者，分泌的凝固蛋白 Semenogelin1 减少，射精后精液无法出现凝固现象，往往造成精子活力的下降，造成不育。精液的黏稠度亦和精囊的功能相关。正常的人精液有一定的黏性，但黏性异常增高，可造成不育。异常高的黏性常与精囊的功能下降有关。

精囊还分泌一些抗原物质，能抑制女性生殖道内的免疫系统对精子和受精胚胎的攻击反应。精囊分泌的抗 IgG-Fc 受体Ⅲ成分能保护精子免除抗体介导的免疫反应或抗体介导的细胞毒反应，精囊中也含有一些滋养层淋巴细胞交叉反应抗原（TLX）。母方对异性 TLX 抗原的识别和接受过程被认为是对异源性胚胎的免疫耐受，精囊释放的 TLX 抗原刺激母体的免疫功能，母方产生针对 Fc-γ 受体的封闭抗体，是成功受孕的关键因素。目前已知精子表面有三种抗原来源于精囊：MHS-5 抗原、乳铁蛋白（80kDa）和 Ferriplan（15kDa）。

精囊其他功能：前列腺提供稳定精子染色质的 Zn^{+}，精囊通过其分泌的蛋白质 Semenoglin（Sg 又被 PSA 水解成许多分子量较小的肽段）在精子表面将 Zn 转运到精子内部，影响着 Zn 在染色质中的含量，调控着精子染色质的稳定性。因此，正常情况下，当精子与卵子结合穿透卵子细胞质的时候，精子的染色质发生去凝集和核的膨胀现象；但如果在精子受孕前提前发生核的膨胀现象往往造成不育。

可见，精囊的正常分泌功能对男性生育非常重要。精囊功能的低下，可影响到精子的运动、精子染色质的稳定性以及对精子的免疫性保护作用。

（三）尿道球腺

尿道球腺（bulbourethral gland）是一对复管泡状腺，长径左侧（0.95 ± 0.20）cm，右侧（0.92 ± 0.23）cm；宽径左侧（0.60 ± 0.13）cm，右侧（0.61 ± 0.14）cm，位于尿道球背侧，部分或全部埋在尿道生殖膈肌内。尿道球腺外包绕着一层结缔组织被膜，腺体分为叶和小叶。每个小叶内有一个小导管，小导管吻合形成导管，再汇合成一个总导管，其长度约 3~4cm，开口于尿道阴茎部。少量肾上腺能神经纤维分布于尿道球腺，主要控制血流和腺组织收缩。腺泡上皮有 2 种类型的腺上皮细胞，其一是含有黏液颗粒的黏液分泌细胞，颗粒染色淡；另一类为分泌蛋白样液的细胞，分泌颗粒较致密。尿道球腺主要分泌唾液酸、甲基氨糖、半乳糖、半乳糖胺、半乳糖醛酸等物质，此外分泌物中还具有 ATP 酶和 5- 核苷酸酶活性。还有碳酸酐酶同工酶Ⅰ、Ⅱ、Ⅲ，这些酶可调节二碳酸盐的浓度，从而调节精浆 pH。尿道球腺分泌物是精液的组成部分，最初射出的精液主要是尿道球腺的分泌物，其功能是润滑尿道，且有刺激精子活动的作用。

六、前列腺

（一）前列腺结构概述

前列腺（prostate）是最大的男性附性腺，质坚实，色淡红稍带灰白，外形呈“倒栗子”形，上宽下尖。上端宽大，稍凹陷，接膀胱底部，称为底部。前部紧包尿道起始部，后部有左右射精管在前列腺内汇入尿道。前列腺下端稍细尖，背面与直肠邻近，故经直肠可触及。前列腺的前后径 1.46~3.94cm，底的横径 2.99~5.30cm，由底至尖的垂直径 1.48~4.58cm，重量 9.21~31.80g，老年时逐渐退化。前列腺外周包裹一层结缔组织和平滑肌构成的被膜，被膜分外、中、内三层，外层富含血管，中层纤维丰富，内层则含平滑肌；被膜伸入腺体实质内，将其分成数叶，并形成腺组织周围的基质。1921 年，Loowsly 将前列腺分为前、中、后、左、右五个叶，前叶为尿道与侧叶之间的狭小区，腺泡少。中叶又称前列腺峡，呈楔形，位于尿道后面，老年人往往中叶肥大顶起尿道后壁导致排尿困难。后叶位于射精管后面，直肠指检摸到的就是后叶。左右侧叶范围大，发生肥大时从两侧压迫尿道，出现尿潴留。1968 年，McNeal 提出将前列腺分为前纤维肌肉间质区、移行区、中央区和周围区。如果按照腺泡环绕尿道的分布，则可分为黏膜腺区、黏膜下腺区、主腺区三个区域。前列腺的血液供应主要来自膀胱下动脉及直肠会阴动脉分支，进入腺体后分为内外两组，内组为尿道组，有临床意义；外组为被膜组。前列腺的淋巴管与膀胱、直肠及精囊腺的淋巴管有交通，上行注入髂内淋巴结或骶淋巴结。前列腺癌有可能借此途径传播至骶骨或腰椎，形成骨转移。而其神经来自膀胱丛，传入纤维则伴随盆内脏神经，至 2、3、4 骶神经后根，进入脊髓。

前列腺的组织结构：前列腺实质由 30~50 个形态、大小不一的复管泡状腺组成，最后汇成 16~32 条导管开口于尿道前列腺部精阜两侧及前列腺窦底的黏膜表面。腺体以尿道为中心排列成内、中、外三个环形区带。内层区域为黏膜腺，位于尿道周围。中层区域为黏膜下腺。黏膜腺和黏膜下腺较小，受雌激素调控。外层区域为主腺，是前列腺的主要组成成分，体积最大，受雄激素的控制。老年时，雄激素分泌减少，主腺组织逐渐萎缩。但受雌激素影响黏膜腺和黏膜下腺反而增生肥大，压迫尿道，导致尿潴留，尤其黏膜腺可出现结节性增生。前列腺癌多见于主腺区，而主腺是受雄激素调控，故前列腺癌时可以选用去势疗法。腺泡上皮和导管均为单层柱状或假复层柱状上皮，管腔形态不规则，管腔中有许多分泌物。有些浓缩形成呈同心圆状的板层小体，即前列腺凝固体，有的已钙化，则为前列腺结石。结石的数量与年龄成正比。前列腺的腺导管也是单层柱状上皮或假复层柱状上皮。腺上皮的形态及功能与雄激素水平有关。在腺体发育不良或炎症时，如引起前列腺导管狭窄则可致前列腺囊肿。

腺上皮一般由主细胞、基细胞及少量特殊类型上皮细胞组成。

主细胞为柱状或矮柱状细胞，高者可达 12μm，顶端有微绒毛，核圆或椭圆形，长轴与细胞长轴一致，位于基底部，有核膜凹陷，核仁明显。胞质的核上区有发达的高尔基复合体、分泌小泡及粗面内质网；核周及核下区则可见大量粗面内质网。胞质中含大小不一的分泌颗粒及少量溶酶体,分泌泡和溶酶体内显示有酸性磷酸酶(ACP),是精浆中 ACP 主要来源。分泌泡 ACP 的合成和分泌受激素调控,在雄激素刺激下分泌量增加。在分化较好的前列腺上皮癌细胞中 ACP 活性明显增高,而分化差的癌细胞中的 ACP 活性低。氨基肽酶和非特异性酯酶主要分布于主细胞核上区及顶部。6- 葡萄糖醛酸酶分布于主细胞胞质中,在前列腺癌变时细胞内该酶活性明显降低,其活性与前列腺内锌的浓度有关。锌是前列腺上皮中重要的金属原子,特别是前列腺侧叶和后叶的上皮细胞中分布最多。

基细胞数量较少,为主细胞的 1/2。细胞呈多边形,嵌于主细胞之间的基底部。基细胞膜的 ATP 酶与 5′- 核苷酸酶活性很强。细胞内未见分泌颗粒,有吞饮小泡。细胞核大而不规则。基细胞是未分化的干细胞,能分化增殖形成主细胞。前列腺上皮的损伤修复及良性增生都与基细胞增殖有关。恶性肿瘤时,只见异常的分泌细胞,无基细胞,所以认为可能与上皮癌变有关。

特殊类型上皮细胞:在前列腺精阜区,还可见一些特殊类型的上皮细胞,主要有涎黏蛋白细胞、前列腺导管细胞、嗜铬细胞和星形小颗粒细胞。涎黏蛋白细胞有圆形的特殊性膜被分泌颗粒,组织化学显示,颗粒内有神经氨酸蛋白。前列腺导管上皮细胞呈柱状,细胞内有大量粗面内质网、分泌颗粒及溶酶体,核上区有高尔基复合体。位于尿道前列腺部的嗜铬细胞的特殊颗粒内含有 5- 羟色胺、胃动素、P 物质及神经降压素等。星形小颗粒细胞仅见于人前列腺导管开口附近的尿道上皮内,它分泌尿抑胃素(urogastrone),具有强烈抑制胃液分泌的作用。

前列腺的基质主要由结缔组织与平滑肌细胞组成,包绕在腺泡周围,主要起支持作用。成纤维细胞常规则地排列在腺泡基膜下,平行于腺泡长轴,外周是一层平滑肌细胞,排列成篮状。组织化学显示平滑肌细胞内含有高浓度的苹果酸、异柠檬酸、乳糖。此外,平滑肌细胞和成纤维细胞内存在 5α- 还原酶活性,其表达受雄激素调控。该酶活性升高会使 DHT 增高。前列腺基质中富含血管及神经,直接或间接影响前列腺分泌物的形成及腺泡与血液间的物质交换。平滑肌细胞的存在,对腺腔分泌物的排出具有推动的作用。50 岁起基质中成纤维细胞和平滑肌细胞逐渐减少,老年人可能因雄激素缺乏,其平滑肌细胞及成纤维细胞常出现变性解体现象。

(二)前列腺生殖生理学

前列腺既有外分泌功能,也有内分泌功能。前列腺可分泌乳白色稀薄前列腺液,占射出精液量的 1/10~1/3,弱酸性(pH 为 6.5 左右),其中含有多种电解质(如锌、钙)、多种酶类,常见的有酸性磷酸酶、碱性磷酸酶、蛋白水解酶、纤维蛋白酶、乳酸脱氢酶、麦芽糖酶、溶菌酶、氨基肽酶等等,还含有有机化合物,如精胺、亚精胺、腐胺、胆固醇等脂类、柠檬酸盐。前列腺发炎时,前列腺液呈微碱性,pH 可达 7.7。此外,前列腺液可见大小不一的前列腺凝固体,但蛋白质的含量则很低,不含或仅含少量的还原糖。前列腺液内含有较高浓度的蛋白水解酶和纤维蛋白酶,均与精液的液化有关,而且还可使宫颈黏液水解和降低尿道的酸性。若有精液黏度过度或精液不液化,均提示上述酶系统的分泌有缺陷。临床检测精液的蛋白质时,为了避免内源性水解酶可能带给蛋白质变化的干扰,宜在精液液化之前进行测定较好。

1. 锌的分泌 前列腺是人体内含锌量最高的器官之一。人前列腺液含有高浓度的锌,一般为 720mg/100g 干重,精浆中的含锌量为 310mg/100g 干重(2.1nmol/L),约为血锌含量的 100 倍。锌作为人体近百种酶的辅酶,参与多种代谢活动。前列腺上皮细胞中的锌以两种类型存在,一类为结构锌,主要分布于胞质和核仁中;另一类为分泌锌,位于细胞顶部。前列腺分泌的锌与柠檬酸结合成柠檬酸锌的形式存在。柠檬酸锌汇入精液后，大部分锌解离，并与精囊腺分泌的糖蛋白结合。精浆中的锌与蛋白质结合，在精子表面形成保护膜，可延缓精子膜脂质氧化以维持膜结构的稳定性和通透性，使精子有良好的活力。精浆中高浓度的锌对精子顶体反应还有抑制作用。当精子进入女性生殖道后，精液中大量的锌与子宫黏液中的蛋白结合，高锌浓度的环境消失，导致锌对顶体酶的抑制作用被解除，顶体酶因此被激活，从而使精子可以顺利地穿透透明带。前列腺分泌大量的锌对精子的多种功能的发挥起重要作用。一些前列腺功能不良的患者，精子不能从前列腺液中获得足够的锌，从而造成不孕。临床上有时以锌制剂促进患者精子活动度提高，即与此有关。此外，锌为前列腺的抗菌因子，因为锌能抑制革兰阳性菌和革兰阴性菌。患前列腺炎时，前列腺液中的锌浓度降低。在前列腺内注射锌，有助于慢性前列腺炎的治疗。锌在前列腺中可对自身的分泌和雄激素代谢起反馈的调节作用。低浓度的锌可促使睾酮转化成双氢睾酮，而高浓度的锌可抑制该转化过程。

2. **钙的分泌**　精液中钙仅次于钠、钾，大部分由前列腺分泌，其浓度 7mmol/L，约为血钙浓度的 3~4 倍。前列腺液钙浓度达 10mmol/L，然而离子钙的浓度较低，仅为 0.15mmol/L。精液中非离子钙主要以磷酸钙和柠檬酸钙的形式存在。钙对于精子的运动、获能及顶体反应有密切的关系。钙可以影响精子 cAMP 的代谢，并对精子鞭毛轴丝有直接作用，可能是通过直接刺激精子鞭毛的收缩微管装置，参与鞭毛收缩与松弛所需的酶的活性，及增强精子的呼吸，促进精子运动的钙结合蛋白融入精子膜，产生增强精子运动的作用。前列腺炎时，前列腺液钙、镁等浓度下降。

3. **柠檬酸的分泌**　人前列腺中的柠檬酸含量为 480~2688mg/100ml，精浆中约为 376mg/100ml，主要来源于前列腺。柠檬酸是由柠檬酸盐合成酶催化草酰乙酸和乙酰 CoA 合成，其形成受到雄激素、催乳素等因素的调节。这些激素使前列腺细胞及其线粒体锌离子高浓度聚积。柠檬酸可与 Ca^{2+} 结合，形成可溶性复合物，抑制钙盐的沉淀。钙可抑制酸性磷酸酶（ACP）活性，因此柠檬酸有保护 ACP 的作用。柠檬酸具有很强的缓冲功能，使精液维持适宜的 pH 值和渗透压。精液柠檬酸和 ACP 通常被认为是前列腺功能的指标，在炎症损伤时其浓度下降。

4. **酸性磷酸酶的分泌**　前列腺的 ACP 含量是机体组织最高的。前列腺内 ACP 分为两种，其一为溶酶体 ACP，与其他细胞中溶酶体 ACP 相同，可用 β-甘油磷酸钠作为底物；另一种为分泌性 ACP，由前列腺上皮细胞分泌，它是精浆中 ACP 主要来源，其合成和分泌受雄激素调控，可用磷酸胆碱作为底物。前列腺癌细胞常持续分泌 ACP，ACP 可进入基质，使血清 ACP 增高，应用 PAP 作为前列腺癌的标志物已有 40 年历史。一般认为，同时测定 PAP 和 PSA，可提高前列腺癌的检出率和准确性。研究表明，人精浆中富含 ACP，认为它具有免疫抑制作用，它使精子在男、女两性生殖道内的储存、转运与受精中不受自身和异体的免疫反应的损害。

5. **前列腺特异性抗原（PSA）**　前列腺特异性抗原（PSA）是前列腺上皮细胞分泌的一种糖蛋白，分子量为 33~34kDa，半衰期为 3.15 天。在正常前列腺组织中，只有前列腺腺管上皮细胞分泌 PSA。血清 PSA 的清除是通过肝脏。PSA 能使精液中的凝块水解，与男性生育力有关；同时，PSA 也常作为前列腺癌早期诊断的标志物。PSA 是前列腺组织特异性的，但不是前列腺癌特异性的，因此 PSA 存在于正常前列腺组织中、增生的前列腺组织中，亦存在于原发性前列腺癌组织中、转移性前列腺癌组织中；但其他器官、组织缺乏 PSA。血清 PSA 常用RIA方法、ELISA方法测得，血清正常值为<4ng/ml。许多因素都影响PSA的测定值，如良性前列腺增生、前列腺炎、急性尿潴留、前列腺按摩等都可使血清PSA升高，而经尿道前列腺切除手术、前列腺癌根治术、放疗或者内科治疗可使PSA下降；前列腺直肠指诊、膀胱镜检查、经直肠B超检查、穿刺活检均使血清PSA升高，而前列腺炎服用抗生素治疗、前列腺增生和癌的内分泌治疗使PSA下降。因此，血清PSA测定应在前列腺按摩后1周、前列腺直肠指诊、膀胱镜检查、导尿等操作48小时后、射精后24小时、前列腺穿刺后1个月后测定。血清中的PSA以不同的分子形式存在，区分游离PSA与总PSA对鉴别诊断良性前列腺增生与前列腺癌有非常重要意义。测定游离PSA可以提高检测前列腺癌的敏感性和特异性，良性前列腺增生主要通过前列腺的体积增加使PSA水平增高；前列腺癌即使在早期前列腺体积很小时也可使血清PSA明显升高，因此测量血清PSA与前列腺大小的关系，即PSA密度（PSAD）对于前列腺癌诊断亦有所帮助。

前列腺特异膜抗原（PSM）是前列腺组织细胞膜内特异性抗原，正常前列腺及前列腺癌PSM均可呈阳性，但在前列腺癌组织高表达，因此免疫组织化学显示前列腺癌中PSM表达更明显。可以测定前列腺癌组织中的PSM水平，或者在外周血中测得。应用反转录-聚合酶链反应（RT-PCR）法检测前列腺癌患者外周血PSM mRNA，阳性率62.3%，有助于发现临床不能确诊的早期前列腺癌转移灶。免疫组织化学显示，PSM在前列腺癌细胞的淋巴结或骨转移灶中阳性，激素难治性前列腺癌更明显。由于PSM在激素难治性前列腺癌或转移性病灶中高表达，故有望作为前列腺癌靶向治疗的靶蛋白。

6. **多胺的分泌** 前列腺能产生和分泌精胺、亚精胺、腐胺等脂族多胺，其中精胺的含量最高，约为0.5~3.4mg/ml。在精液中，ACP水解磷酸胆碱形成磷酸根离子，与带正电荷的精胺结合，形成精胺磷酸盐结晶。而精胺的合成是在马尿酸脱羧酶催化下由马尿酸脱羧而生成的。精胺在二胺氧化酶作用下产生醛类化合物，精液的特殊气味就是来自于此。多胺具有一定的抗菌作用，其代谢产物对细菌也有毒理作用，但同时也能灭活精子。已经证明，多胺代谢与诱导细胞生长有关，多胺在DNA复制中有作用。

7. **其他分泌功能** 近年发现，前列腺还能分泌多种肽类物质，如促甲状腺激素释放激素、肾上腺皮质激素刺激激素、松弛素、内啡肽、催乳素、抑制素等。这些激素对前列腺的旁分泌调节作用仍不太清楚。

（沙家豪　徐晨　崔毓桂）

第二节　精子解剖生理学

本节介绍精子的形态、结构、基本功能、精子的生理性成熟、受精及其分子细胞生物学机制。精子的形态、结构和基本功能已经阐明，但精子成熟、受精及其机制尚未完全阐明，还是生命科学的研究热点，有关进展将继续涌现。

一、精子的结构与功能

（一）概述

人的精子（sperm，spermatozoon）外形大致像蝌蚪，总长约60μm，最宽处约2.5~3.2μm，包

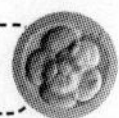

括头和尾两段。精子尾又进一步分为颈段、中段、主段和末段。采用相差显微镜、微分干涉差显微镜或经过各种染色后采用普通显微镜可对精子进行形态观察（图 1-12）。

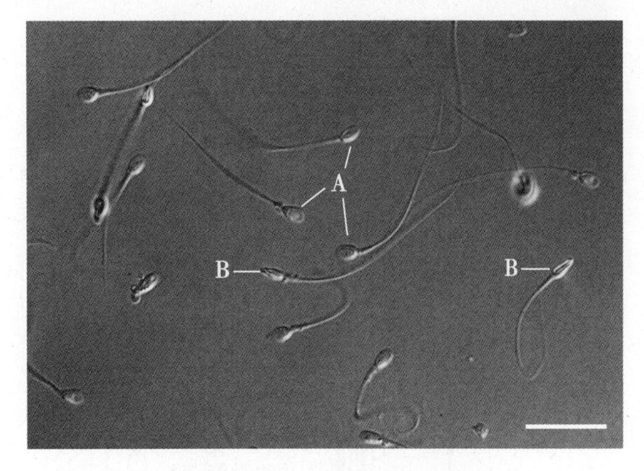

图 1-12　人精子的显微图像
微分干涉差显微镜，×40 物镜，标尺 50μm
A. 人精子正面观，B. 人精子侧面观
（福建医科大学江一平供图）

精子在睾丸里完成形态发生并被释放、运输到附睾里进行功能上的成熟变化，最后在男性射精时随精液排出体外。精液中的精子质量差异较大，并非所有的精子都是正常精子。通常认为，只有那些在体内能够穿越子宫颈黏液，或在体外受精条件下能与卵透明带结合的精子，才是质量正常（具有受精潜能）的精子。根据 WHO 颁布的《人类精液检验与处理实验手册》（第 5 版），正常精子的主要显微形态指标有：头部长 4.1μm（95%CI 3.7-4.7μm），宽 2.8μm（95%CI 2.5-3.2μm），长宽比值为 1.5（95%CI 1.3-1.8）；中段长 4μm（95%CI 3.3-5.2μm），宽 0.6μm（95%CI 0.5-0.7μm）；主段长约 45μm；末段特别细，因而在光学显微镜下往往不易观察和测量。

精子的内部结构需要借助电子显微镜才能细致观察，故也称为精子超微结构（图 1-13）。精子全表面由细胞膜即质膜覆盖，精子头部内主要包含细胞核和顶体，尾部主要包含轴丝和线粒体等细胞器。

精子是单倍体细胞，由初级精母细胞经过 2 次减数分裂演变而成，故精子的染色体组由 22 条常染色体和 1 条性染色体（X 或 Y）组成。含有不同性染色体的精子与卵受精后将形成不同性别的胚胎，因此也可将含有 X 染色体的精子视为雌性精子，含 Y 染色体者视为雄性精子。精子尾部的轴丝是运动性细胞器，在线粒体提供能量下可作剧烈摆动，从而使精子可在液体中活跃泳动，借此使精子主动游向卵子而受精。

（二）精子头部的结构与功能

精子头部正面呈椭圆形，侧面呈扁平梨形，长 3.7~4.7μm、宽 2.5~3.2μm、厚 1~2μm。内含一个染色质十分致密的细胞核和一个顶体及少量细胞质。精子头部的表面投影从前往后可分为 3 个区：①顶体区，也叫顶体帽（acrosomal cap）；②赤道段（equatorial segment）；③顶体后区（post acrosomal area）。顶体区位于精子头的前近 2/3 区域，其内部结构包含位于质膜下方的大部分顶体和细胞核的前端。紧邻顶体区的是赤道段，因其宽度与厚度均居头部的最大尺寸（类似于地球赤道）而得名，顶体的后缘延伸到此区。顶体后区位于头部后端，其表面质膜直接覆盖细胞核，其后缘称为核后环（见图 1-13）。

1. 细胞核　细胞核位于精子头部的中央偏后，形态正面呈椭圆形，侧面呈扁平梨形与精子头的形态一致。细胞核的表面被有核膜，其内为核质，核质内含有核泡（图 1-14）。

精子的核膜与体细胞一样是双层膜系结构，但双层膜的间隔较狭窄，只有 7~10nm，且大部分区域无核孔。顶体后区处的核膜外层与质膜紧贴并在核的后缘形成一环绕的线称核后环（postnuclear ring）。精子变态过程中，核染色质浓缩使核体积缩小，多余的核膜从核后环起向后形成一下垂的皱褶延伸到颈段。皱褶处核膜又与质膜分离，且核膜双层的间隔与体

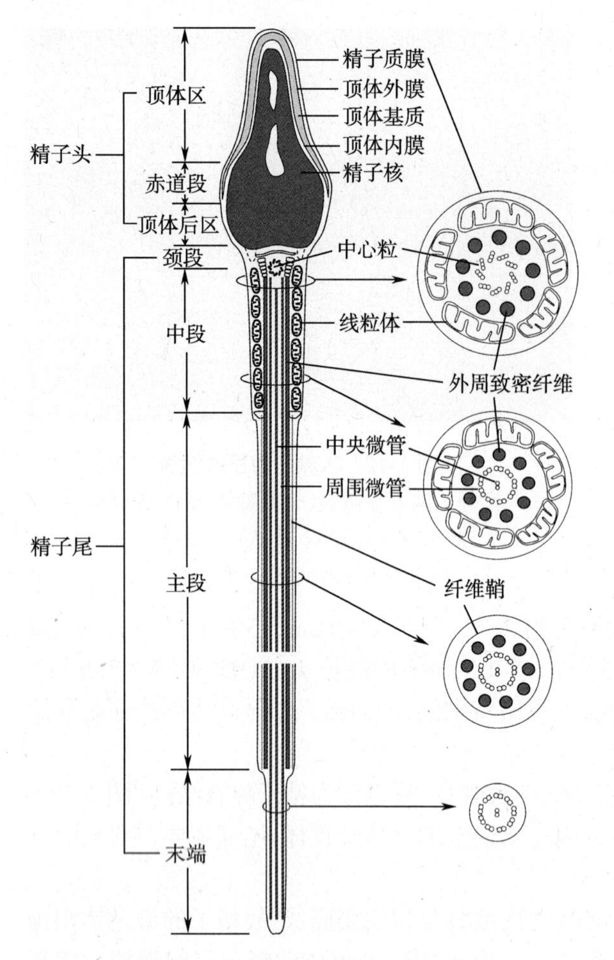

图 1-13 人精子的超微结构模式图（根据透射电子显微镜图像绘制）

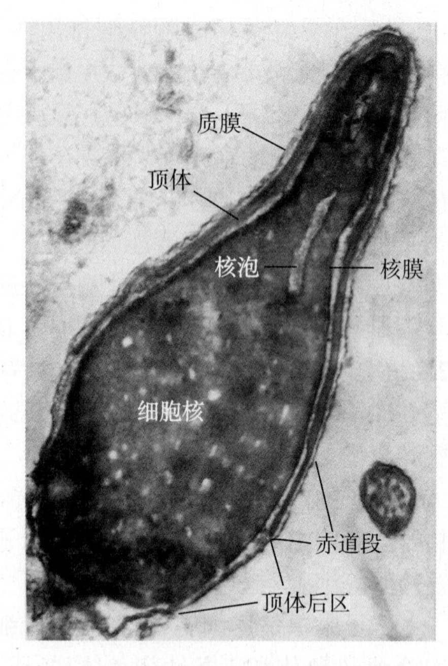

图 1-14 人精子头部的透射电子显微镜图像

（福建医科大学江一平供图）

细胞核一致（40~60nm），有较密集分布的核孔。在核的后极有一浅窝，称植入窝（implantation fossa），与尾部颈段起始端嵌合，以增强头与尾的连接。核膜内层的内侧面有一层由层粘连蛋白 A、B、C 构成的蛋白质网络，称为核板（nuclear lamina），它形成核的骨架结构，既维持精子核的形态，又可固定核质。

核质是高度浓缩的染色质，电镜下呈特别致密的纤维颗粒状。核质特别致密是精子有别于体细胞的突出特点，这使精子细胞核体积缩小，从而有利于精子的运动与穿透。在浓密的核质中常可见不规则的透亮区，称为核泡（nuclear vacuole）。核泡是在染色质浓缩过程中形成的，如果染色体排列发生畸变可能使核泡变得过大，故核泡的大小可作为衡量精子正常与否的标准之一。

精子细胞核特别致密的原因主要是：①精子 DNA 含量仅为体细胞的 1/2，同时由于精子的蛋白质合成功能基本上处于休止状态，故允许染色质高度折叠；②与体细胞的核蛋白主要是组蛋白不同，精子的核蛋白主要是鱼精蛋白，该蛋白与 DNA 的结合更加紧密。

鱼精蛋白（protamine）是精子中特有的，因最早由鱼类精子中分离所得而获名。人精子核内的鱼精蛋白分为 2 类：人鱼精蛋白 1 和鱼精蛋白 2。鱼精蛋白是一种低分子量的碱性蛋白质，富含精氨酸和半胱氨酸。鱼精蛋白借助其精氨酸的正电荷和 DNA 的负电荷相互吸

 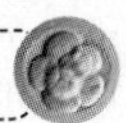

引,与半胱氨酸间的二硫键结合,使核染色质高度浓缩同时抑制了其转录活性,从而使精子的核物质更加稳定。人鱼精蛋白是在精子发生过程中合成的,在精原细胞和精母细胞的核中,DNA 仍主要与组蛋白结合,但随着精子细胞的变态,核内的组蛋白逐渐被鱼精蛋白所替换,这也被视为核的成熟。因而,精子核内鱼精蛋白的量也成为衡量精子成熟程度的一个指标。精子核蛋白的缺乏与不育相关。少精症患者鱼精蛋白含量下降,抗鱼精蛋白抗体可以抑制精子与卵的结合,进一步证明了鱼精蛋白与精子受精能力密切相关。此外,鱼精蛋白还与胚胎发育有关,鱼精蛋白转化障碍可引起胚胎发育异常。

2. **顶体** 顶体(acrosome)呈帽状覆盖于精子核的前 2/3 区域,是精子头内除细胞核外唯一的膜系细胞器,是一个特化的溶酶体。电镜下,顶体的结构由顶体外膜(outer acrosomal membrane,OAM)、顶体内膜(inner acrosomal membrane,IAM)和两膜之间潜在的顶体腔即顶体基质(acrosomal matrix)3 部分组成。顶体外膜与质膜之间有薄层的细胞质称为质膜下间隙(sub-plasma space),顶体内膜与核膜间也有一间隙,约 20nm,称顶体下间隙(sub-acrosomal space)。

顶体内、外膜在顶体后缘相互延续,构成密闭的膜囊。顶体膜上有大量排列成结晶状颗粒的蛋白质,顶体外膜表面有一层由 3 种大分子糖蛋白和一些蛋白质组成的致密结构,其上的糖基化分子有助于膜稳定,可与凝集素结合,并在顶体反应时与质膜融合时发挥作用。

顶体基质呈均质状,电子密度中等,其内含有多种与受精相关的水解酶,如透明质酸酶(hyaluronidase)、顶体蛋白酶(acrosomal protease)、胶原酶样多肽酶、酸性磷酸酶、β-N- 乙酰氨基葡萄糖苷酶、芳基硫酸酯酶 A、磷脂酶、放射冠穿越酶等,总称顶体酶(acrosomal enzyme)系。在这些水解酶中,透明质酸酶和顶体蛋白酶尤为重要,前者在精子穿越卵丘细胞层和放射冠时起水解细胞外基质的作用,后者则主要在精子穿越透明带时水解透明带蛋白,帮助精子进入卵周间隙。顶体酶平时并无活性,只在精子获能并发生顶体反应时才被激活,继而发挥各自作用。因此,通过抑制获能和顶体反应,阻止顶体酶释放可抑制受精。

从空间分布上说,顶体可分为 2 部分:顶体前区和赤道部。前者位于精子的前部,构成顶体的大部分;后者较短、较薄,位于头部最宽的赤道段。紧邻顶体赤道部尾侧的胞质局部浓缩、特化成一薄层环状的致密带,紧贴于质膜下,称顶体后环(postacrosomal ring)。受精时,覆盖于此处的质膜首先与卵的质膜融合,因此,顶体后环是精卵识别部位,若缺乏该环可能导致不育。

顶体的发育与精子的受精能力密切相关,缺乏顶体的圆头精子无受精能力。透明带与精子结合时,也对精子的形态有明显的选择性。顶体前区较大,两侧对称性好且颈段没有畸形的精子,易与透明带结合。

(三)精子尾部的结构与功能

精子尾又称为鞭毛(flagellum),长约 55μm,包括颈段、中段、主段和末段 4 个节段(见图 1-13)。

1. **颈段** 颈段(neck)很短,为精子头、尾相接的结构,故又称连接段(connecting piece)。颈段内部结构主要由小头(capitulum)、节柱(segmented column)及近端中心粒组成。小头是致密纤维样结构,与核后极的植入窝相接触,两者间有狭窄的间隙,借细丝状物质将小头和核膜连接起来。节柱为小头向后延伸形成的节段性柱状体,多根节柱排列成环,其中央包围着近端中心粒。近端中心粒呈横置,紧随其后的远端中心粒演化出轴丝。

2. **中段** 中段(middle piece)位于颈段和主段之间,长 5~7μm,主要由轴丝、外周致密纤维、线粒体鞘和质膜组成。由于线粒体鞘的围绕，导致此段的直径比尾部其他阶段都粗。

(1) 轴丝(axoneme)：前端起始于颈段，向后延伸贯穿整个精子尾。轴丝由周边的9对双联微管和中央2根独立微管组成。中央2根独立微管外包有中央鞘。每对周边双联微管由亚微管A和B组成，其中A亚微管的管型完整，离中轴较近，B亚微管呈"C"字形，以其开口的两端附着于A亚微管。每根亚微管均由螺旋形排列的原丝组成，A亚微管有13根原丝，B亚微管有10~11根原丝，围绕在A管一侧，另有3根原丝与A管共用。每个A亚微管向下一个B亚微管伸出2个动力蛋白臂(dynein arm)：外侧动力蛋白臂(out dynein arm，ODA)和内侧动力蛋白臂(inner dynein arm，IDA)。研究发现，ODA决定精子鞭毛的摆动速率，而IDA则调节鞭毛的摆动节律。

周围双联微管中的A亚微管向中央微管发出丝状的结构，称放射辐(radial spokes)，长80~100nm，将中央微管和双联微管连接起来。放射辐呈杆状，一端连于A亚微管，另一端呈球状，称辐射丝头，指向中央微管。放射辐蛋白能决定精子的运动是以二维还是三维方式。若基因突变导致放射辐缺乏时，精子将失去运动能力。

精子尾摆动的机制主要是"滑动微管模型"，鞭毛的运动不是微管的收缩，而是二联微管的A管和B管的相互滑动、放射辐和中央鞘连接和脱离连续往返运动的结果。二联体臂上的ATP酶能水解ATP，产生能量，供给鞭毛运动。微管结构异常，可导致精子运动功能丧失。例如，不动纤毛综合征(immotile cilia syndrome)就是由动力臂缺失引起精子不能游动，同时体内其他部位的纤毛也不能摆动，患者在不育的同时伴有呼吸道疾病。

(2) 外周致密纤维(outer dense fiber，ODF)：由9根纵行柱状结构围绕轴丝，和轴丝一起组成"9+9+2"结构。ODF头端与颈段的节柱相连，尾侧伸达主段长度的60%处。每根外周致密纤维的内侧与双联微管相邻。不同部位的外周致密纤维也粗细不一，起始段较粗，随精子尾部直径变细而逐渐变细。ODF由富含半胱氨酸的蛋白质组成，蛋白质内含有大量的二硫键，因此较为稳定。ODF的作用主要是构成精子尾的骨架，同时与精子尾部的弹性回缩有关。由于在精子鞭毛近端外周致密纤维较粗，鞭毛摆动时的弯曲振幅较小，随着外周致密纤维逐渐变细，局部抗弯力降低，弯曲振幅也相应增大。因此，外周致密纤维的异常，可导致精子运动方式的改变(如原地打转)。

(3) 线粒体鞘(mitochondrial sheath)：由线粒体呈螺旋形包绕外周致密纤维形成。人精子线粒体鞘为10~12圈，每个精子约含75个线粒体。线粒体的主要功能是为精子运动提供ATP。线粒体数量减少或呼吸酶链缺陷，均可导致精子活力下降。

(4) 终环：位于中段和主段之间，在中段线粒鞘最后一圈的尾侧，质膜返折特化，形成一层致密的板状结构，称终环(terminal ring)。质膜附着于此环上，可防止线粒体在精子运动时向尾端移位。

3. 主段 主段(principle piece)为精子尾部主要组成部分，长约45μm。主段的轴心仍为轴丝，无线粒体鞘，在外周致密纤维的周围包有纤维鞘。纤维鞘(fibrous sheath)由背侧纵柱、腹侧纵柱和连接两者的环形肋柱组成，背侧和腹侧纵柱与精子长轴平行。纤维鞘的功能是调整精子尾部摆动的平面。纤维鞘上还含有三磷酸甘油脱氢酶，为糖酵解酶，与精子的能量产生有关。

4. 末段 末段(end piece)为精子尾部的最后一段，起始部有少量纤维鞘，随着末段的变细，纤维鞘消失，仅由中央的轴丝和外周的质膜组成，末端轴丝周围的双联微管可相互分离，有时在末端的横断面上见到9个环形结构和9个C形结构。

（四）精子质膜的结构与功能

精子细胞膜（质膜）的基本结构和体细胞并无不同，也是脂质双层骨架上镶嵌着各种蛋白质结构。但在大分子构筑角度而言，与体细胞相比，精子的质膜具有高度的独特性，突出体现为：①含有其他体细胞所没有而自身独具的多种特异蛋白质。例如，决定精子前向运动的前向运动蛋白、介导精子与卵膜融合的 Izumo 蛋白和精子特异性钙离子通道蛋白 CatSper 等；②精子不同部位的质膜，其大分子构筑各具个性，质膜的膜脂和蛋白质组成，尤其是膜上蛋白质含量与分布具有高度的时空特异性。例如，Izumo 只出现于顶体反应后精子头的赤道段，CatSper 则定位于精子尾主段质膜。

二、精子的成熟

精子在睾丸中发生时，在形态结构上已基本建构完成，但在生理功能上还有许多不足。精子从睾丸释放并进入附睾，依次在附睾的头、体、尾移行，在移行过程中才逐渐达到生理功能上的完善，具备了前向运动和与卵受精的能力。此过程称为精子成熟（sperm maturation），包括生化精子、结构和功能上的一系列变化。附睾上皮细胞及其分泌的许多物质构成了附睾腔内独特的微环境，这是精子成熟至关重要的条件。

（一）精子生物化学与形态结构的变化

1. 质膜的变化　精子在附睾移行过程中，其质膜首先与附睾上皮及其分泌的附睾液接触，因而率先并逐步发生了一系列深刻变化。

（1）质膜转运能力的改变：质膜的通透性逐渐提高，尤其是主动转运机制显著增强。精子从睾丸网进入附睾时尚无排 Na^+ 能力，随着在附睾中的移行，精子逐步获得排 Na^+ 功能，并可逆浓度梯度摄入 K^+，使细胞内 K^+ 浓度明显高于附睾液内，形成细胞内高 K^+ 低 Na^+ 的状态。精子质膜转运能力的成熟变化，不仅影响到精子内离子浓度的变化，也影响精子内酶的活力。精子成熟后，其质膜摄取某些化合物的能力更强，如利用更多的 6- 磷酸果糖产生乳酸盐。这些变化对附睾内精子运动的启动和维持奠定了基础。

（2）质膜电荷的改变：附睾上皮分泌的唾液酸是一种带强烈负电荷的酸性糖蛋白，为精子表面负电荷的重要来源。精子在附睾的移行中，质膜表面的唾液酸逐渐增多，从而使表面负电荷逐渐升高。所有精子质膜表面均有相同的负电荷，由于电荷同性相斥的作用，阻止了精子间的相互凝集，对维持精子质膜的稳定性，特别是对顶体前区质膜的稳定有重要作用。

（3）质膜表面糖基的改变：凝集素是一种能特异识别糖基并与其可逆性结合，而且可以引起靶细胞凝集的非免疫性球蛋白，故常用凝集素作为特异性分子探针来研究精子质膜糖基的组成。精子质膜表面存在众多凝集素受体。不同种类动物精子质膜糖基种类、分布和变化均有差异，但同一种动物精子质膜的糖基，在附睾成熟过程中发生规律性变化。精子在附睾成熟过程中，精子头部顶体区有些糖基（凝集素受体）减少，有些糖基则增加。附睾内精子成熟过程中质膜糖基的变化，在精子获能和精卵识别中有重要作用。

（4）膜脂成分及膜流动性的改变：由于新成分的插入或原有成分的丢失，精子从附睾头到附睾尾，其膜脂组成和结构发生了显著变化。具体表现为膜脂总量逐渐减少，但胆固醇与磷脂比例和饱和脂肪酸与不饱和脂肪酸的比例却明显增高，这些膜脂成分的改变，使精子质膜流动性下降，稳定性升高。

（5）膜蛋白的改变：精子在附睾内移行过程中，膜蛋白主要发生以下变化：①高分子质量的膜蛋白逐渐丢失而低分子质量蛋白逐渐增多；②膜蛋白低糖基化转化为高糖基化。发生这些变化的主要原因为:①附睾上皮细胞分泌的蛋白质附着、掺入精子质膜内;②附睾糖苷酶、蛋白酶作用于某些精子膜蛋白使其降解,而糖基转移酶使其再度糖基化;③附睾液的微环境使某些原有蛋白质结构发生修饰或分布定位改变。已知发生显著改变的部分重要蛋白质见表 1-2。

表 1-2 附睾精子成熟的相关蛋白

在附睾移行中修饰或重分布的精子蛋白	与精子相互作用的附睾蛋白
Spam1	CRISP1
ADAM22, Adam33, ADAM154, ADAM245	P26h
a-mannosidase	Clusterin13
CE9	HE1, HE2, HE4, HE5, HE12
b-galactosidase	HEL75
Basigin	SPAG11
a-enolase	Eppin
Grp78/Hsp70	Cystatin 11
Endoplasmin	SED1
Phosphatidylethanolamine binding protein	
Lactate dehydrogenase 3	
Testis lipid-binding protein	
Cytokeratin	
b-subunit F1-ATPase	

精子膜蛋白的变化与精子的功能密切相关。精子质膜表面蛋白质重修饰产生的新蛋白质与精子的前向运动、精子表面膜抗原性的变化以及获得受精能力有关。

2. **生物化学的变化** 在精子的附睾移行过程中,细胞内生物化学发生了一系列深刻变化,其中,公认的显著变化有:

(1) 锌含量的变化:精子鞭毛的外周致密纤维形成于精子细胞时期,此时精子细胞大量摄入锌。锌与外周致密纤维蛋白的半胱氨酸硫氢基相连形成复合物,防止硫氢基氧化成二硫键。精子在附睾运行过程中锌含量减少了 60%。

(2) 巯基氧化成二硫键:在精子的附睾移行过程中,最深刻的生物化学改变之一是蛋白质中的巯基(SH)逐渐氧化成二硫键(—S—S—),这相当程度归因于锌的变化。蛋白质巯基的氧化在精子中是普遍的,可见于精子核、顶体下间隙、顶体后区、精子尾中段、鞭毛外周致密显微及纤维鞘、线粒体外膜和质膜等处。巯基转化为二硫键会使所在蛋白质的空间构型发生改变,从而导致精子的结构与功能发生改变。

(3) 卡尼汀的摄取和积聚:卡尼汀(trimethyloxybutyrobetain)是精子重要的能量物质。附睾上皮能从组织液中转运并浓缩卡尼汀,附睾内精子再从附睾液中摄取和积聚卡尼汀,从附睾头部至尾部,精子内卡尼汀浓度逐渐增高。附睾内诱导精子突然出现活动能力的地点与附睾上皮活跃地转运卡尼汀的地点一致,并且附睾液内卡尼汀浓度和精子的活动力平行地增加,提示卡尼汀与精子运动的诱导有密切关系。

(4) 乳酸脱氢酶 -X(lactic dehydrogenase-X, LDH-X)活性逐渐增强。LDH-X 是精子特有

的 LDH 同工酶，该酶的活性增强使线粒体鞘提供能量的功能显著增强。

3. 形态结构的变化

(1) 核的进一步成熟：在睾丸精子发生中鱼精蛋白替换组蛋白的基础上，附睾中精子胞核的 DNA 与鱼精蛋白的结合越来越紧密，这主要归因于巯基氧化为二硫键。从附睾头至附睾尾，精子 DNA 细胞化学染色（如 Feulgen 反应）不断减弱，成为精子是否成熟的重要指标。这并不代表 DNA 量的减少，而是核内鱼精蛋白与 DNA 中的磷酸链结合紧密度的变化。如果用二硫苏糖醇处理附睾尾精子，可使 Feulgen 反应强度得以恢复。

(2) 顶体变化：顶体表面积逐渐缩小，顶体内容物致密度逐渐提高，某些蛋白水解酶的分子结构进行再加工和修饰。

(3) 胞质小滴移行与脱落：在睾丸生成的精子，其胞质小滴还大部分停留于精子头的尾端。在沿附睾管运行过程中，胞质小滴逐渐向末端移动，最后脱落。伴随胞质小滴的移行和脱落，精子的细胞质也进一步减少。如果胞质小滴未能完成移行和脱落，将影响精子的受精能力。若射出精液中存在大量有胞质小滴的精子，可造成男子不育。否则，如能抑制附睾内精子的胞质小滴移行和脱落，能在不影响精子发生、性欲和射精过程的前提下，达到抗生育目的。

(4) 线粒体鞘的成熟发育：刚进入附睾头部的精子，其线粒体常大小不一、基质密度较低，至附睾尾部时，其线粒体大小渐趋一致，基质电子密度增高。

(5) 外周致密纤维和纤维鞘的柔韧化：由于蛋白质巯基氧化为二硫键，使精子尾的外周致密纤维和纤维鞘由坚硬变得柔韧，这一变化又是精子获得运动能力的关键基础。

（二）精子运动能力的获得

精子成熟的标志性变化是获得运动能力。刚离开睾丸的精子绝大部分是不会运动的，在附睾移行过程中才获得了运动能力，特别是快速前向运动的能力。

1. 附睾精子获得运动能力的表现　精子运动的发育过程有种属差异，但精子获得运动能力的总趋势是一致的：从附睾头部取出的精子运动很弱，取自附睾体的精子运动明显增强，而来自附睾尾部的精子运动能力最强，表明了精子运动能力是在附睾的移行过程中获得并逐步发育的。精子在附睾运行过程中所获得的运动能力是一种潜在能力，贮存于附睾中的精子并不进行运动。这是因为附睾液少而黏稠具有物理性的限制作用，而且附睾液内含制动素，使精子处于被抑制的静止状态，这有利于精子储备能量。一旦将附睾内的精子转移到稀释的介质中或者射精后在精液里时（此时附睾液已被稀释），精子就呈现出活跃的前向运动状态。

2. 精子运动能力发育的调控机制　与附睾内精子运动能力获得和发育相关的因素很多，是多种因素共同发挥整体调节作用的结果。其中比较公认和显著的有：

(1) 精子运动性细胞器的成熟变化：随着精子在附睾内移行，精子鞭毛外周致密纤维和纤维鞘的柔韧度逐渐提高，使精子尾的弹性增强，奠定了精子鞭毛强有力运动的基础。

(2) 精子能量系统的发育成熟：精子线粒体的结构与功能在附睾中进一步完善，能量代谢体系的发育与调节逐渐成熟。如乳酸脱氢酶 LDH-X 活性逐渐增强、卡尼汀和 ATP 的逐渐积聚。尤其是卡尼汀起了主要作用。卡尼汀的作用是双向的，浓度低时，乙酰卡尼汀可刺激未动的精子起始运动并可作为精子氧化代谢的底物；浓度高时反而能抑制乙酰卡尼汀的代谢，从而抑制精子的运动。高浓度的卡尼汀还能抑制射出精子的呼吸作用。附睾尾部高浓度的卡尼汀使成熟的、有运动能力的精子处于静息状态，这对精子在附睾尾部的富集和贮存十分有利,同时卡尼汀作为一种能量储备,为射出精子的活跃运动提供了充分的能量保障。

(3) 精子的细胞内信使系统的调控:包括 Ca^{2+}、钙调蛋白、cAMP 等发挥了重要作用。

(4) 附睾液中某些蛋白成分的影响:附睾上皮分泌的某些蛋白质黏附到精子上,对精子运动能力的启动和调节可能起某种重要影响。

(三) 精子受精能力的获得

精子的受精能力是在附睾运行和贮存过程中获得和发育的,是精子成熟的核心。精子的受精能力即精卵相互作用的能力,具体包括以下几个方面:①精子与卵丘颗粒细胞层相互作用的能力;②精子与卵透明带相互作用的能力;③精子与卵母细胞相互作用并与其融合的能力。从睾丸里发生并进入附睾头部的精子只具备潜在的受精能力,但这种能力尚未发育成熟。在附睾的移行过程中,精子的受精能力一方面逐渐发育成熟,一方面又受到抑制而暂时隐蔽起来,使射出精液中已经成熟的精子需要经过获能才能受精。

附睾精子受精能力的获得和发育是一个复杂的过程,涉及许多分子的作用机制,迄今尚未完全阐明。目前较为了解的有:

1. 精子与卵丘颗粒细胞层相互作用的能力 有研究表明,精子在睾丸内发生过程中产生了一种称为 PH-20 的蛋白质,均匀分布于精子整个头部质膜表面,在附睾移行过程中该蛋白的分布发生了变化。至附睾尾段,PH-20 蛋白则主要定位于精子头后部质膜和顶体内膜。PH-20 是糖基磷脂酰肌醇(GPI)锚定的膜蛋白,有透明质酸酶的活性,可分解卵丘细胞间的透明质酸,使卵丘细胞消散,从而使精子得以穿越卵丘细胞层。如果 PH-20 蛋白被透明质酸酶抑制剂或抗氨基端活性部位的抗体封闭,精子就无法穿越卵丘细胞层。因此,PH-20 蛋白在附睾精子质膜上的重新分布和浓度变化,对受精的早期阶段十分重要。

2. 精子与卵透明带相互作用的能力 精子与透明带之间存在复杂而巧妙的相互作用机制。有实验证据表明该能力是在附睾中发育的。如将小鼠和羊附睾头部精子与同种卵细胞孵育,因缺乏对透明带的黏附和识别,均不能固着于透明带,而附睾尾部精子却能较好地固着于透明带。参与人精子与透明带识别、结合的蛋白质有多种,如 P34H、P56 蛋白等。其中,P34H 蛋白由人附睾上皮的主细胞分泌,定位于人精子顶体帽区,最初出现于附睾头部的精子,精子从附睾体到附睾尾的运行中该蛋白逐渐增多,射出的精子则很少,获能后又恢复,顶体反应后消失。P34H 能够介导精子和透明带的结合。部分不育患者 P34H 水平低于正常人,其精子透明带结合率也明显下降。

3. 精子与卵母细胞相互作用并与其融合的能力 精子质膜中多种与精卵识别 - 融合机制相关的蛋白质分子是在附睾中获得或加工的。例如,一种被称为受精素(fertilin)的精子质膜固有蛋白(睾丸来源)即在附睾进行加工成熟。受精素主要由 α 和 β 亚单位构成,α 亚单位在睾丸精子发生过程中被酶切,β 亚基的前体(85kDa)的成熟加工则在附睾内完成,经附睾分泌的蛋白酶水解加工变成 75kDa 的中间体,又进一步裂解成 25~28kDa 的成熟形式,最后定位于成熟精子头部的顶体后区。受精素在精子膜蛋白与次级卵母细胞质膜的融合中起重要作用。

目前,对于精子成熟机制的研究还不充分。近年来,随着分子生物学技术的发展,有一大批附睾特异表达的基因被相继克隆,但大多数基因功能仍不十分清楚,随着对附睾特异表达基因的功能组学的研究,将会发现更多与精子运动能力和受精能力相关的附睾分泌蛋白,有望进一步阐明精子成熟和受精的分子机制。

三、精子获能、顶体反应和受精

（一）概述

广义的概念上说，受精（fertilization）过程包括精子获能、精子顶体反应、精卵相互作用和合子形成四个基本阶段。而狭义上，则仅将受精特指精卵相互作用和合子形成阶段。人精子的受精与所有的哺乳动物相似，上述这些阶段均发生在女/雌性的生殖道里，是一个连贯、有序的过程（图1-15）。

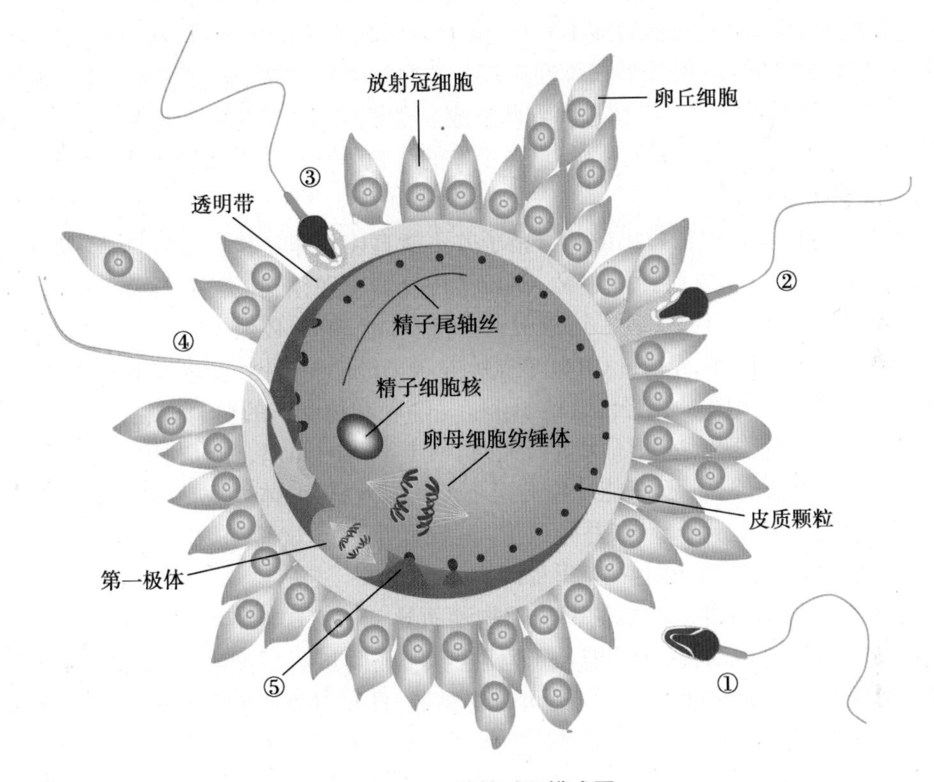

图1-15　受精过程模式图

①完成获能的精子接近卵丘复合体；②精子与卵丘细胞相互作用并产生顶体反应，消散卵丘细胞；③精子与透明带相互作用，发生顶体反应并穿越透明带；④精子与卵母细胞质膜相互作用并融合；⑤卵母细胞产生皮质反应，皮质颗粒胞吐

（改自江一平、成令忠 2002）

哺乳动物交配时，雄性将精液射入雌性生殖道——阴道或子宫（阴道射精型动物如人、兔、猴、牛、绵羊等，子宫射精型动物如马、犬、猪和啮齿动物等）。精液进入阴道或子宫后，精子离开精浆从精液里游出，穿越子宫和输卵管峡部，最后进入输卵管壶腹部与卵受精。在穿越雌性生殖道的过程中，精子受到各种环境因素的作用，经历了一系列被称为"获能"的功能变化，具备了与卵受精的能力。

雌性动物在排卵时所释放的卵冠丘复合体和卵泡液，通过输卵管伞端进入壶腹部。在输卵管壶腹部，已经获能的精子受到卵泡液中某些物质和卵冠丘复合体的作用，产生"顶体反应"，释放顶体内所含的水解酶。卵泡细胞的细胞外基质被水解酶溶解而使卵丘细胞和放射冠解体、消散，暴露出透明带，精子进而可与透明带发生相互作用。

精子与透明带互相识别并结合，同时透明带诱导精子产生顶体反应，使精子释放顶体酶水解局部透明带，形成一个隧道。精子随即进入卵周腔与卵母细胞相接触。接着，精子与卵母细胞相互识别，精子头部质膜与卵母细胞质膜融合，从而使精子的细胞核与细胞质进入卵母细胞。与此同时，卵母细胞发生"皮质反应"，即其表层细胞质中的"皮质颗粒"与细胞膜融合破裂，释放颗粒内物质至卵周腔，进而扩散至透明带。皮质颗粒内容物作用于卵母细胞质膜和透明带后，将使它们的分子结构发生修饰，分别称为"卵膜阻断"和"透明带反应"，从而使其他精子再不能与其结合，保证一个卵子只和一个精子受精。

精子细胞核进入卵母细胞后随即解体，染色质解聚并重新形成雄性原核，与此同时，卵母细胞的中期染色体也解聚并形成雌性原核。两原核互相靠拢、融合形成一个新的二倍体细胞核，从而使卵形成合子。受精过程到此完成。受精后，进入卵母细胞的精子线粒体在随后的卵裂期中被细胞自噬而消失。所以，新个体的线粒体基因全部来源于卵母细胞。

（二）精子获能

1. 概念 雄性动物射精排出的新鲜精子并不能直接与卵受精。1951年，美籍华人科学家张明觉（Chang MC）和奥地利科学家 Austin CR 分别发现，哺乳类精子需首先在雌性生殖道停留一段时间后才能与卵受精。这表明，在受精之前，精子必须先完成一个"获得受精能力"的准备过程。1952年，Austin CR 用获能（capacitation）一词来表达这个新概念，从此开辟了一个全新的研究领域。现已公认，精子获能是哺乳动物受精的普遍现象，也是必经阶段。数十年来，人们对获能现象进行了大量研究，积累了丰富的知识，并可利用人工配制的培养液对精子进行体外获能。由于获能现象的揭示及其深入研究，体外受精技术获得突破，为人类直接观察受精过程奠定了基础，并导致了"试管婴儿"和"试管动物"的诞生。所以，获能的发现在生殖 - 发育生物学史上具有里程碑式的意义。

2. 获能的部位与条件 获能的部位随物种而异。子宫和输卵管峡部都可能是精子获能的部位。子宫射精型动物，其获能从子宫腔开始，而阴道射精型动物（如人）则从精子穿越子宫颈时就开始了获能进程。子宫颈可分泌黏液，具有阻隔精浆和死亡精子的"筛选"作用，只有活动力较强的精子才能穿透黏液进入子宫腔。精子在穿越宫颈黏液过程中可被除去其表面所黏附的精浆物质。随着精子向输卵管的运行，获能逐步进展，当到达输卵管峡部时，获能过程已接近完成。在峡部（主要是峡部黏膜的隐窝里）精子与输卵管上皮相互黏附，后者可能对精子施加某些影响，使获能进程暂时延缓下来。精子便在峡部贮存，待到临排卵时才在某种信号的诱导下，解脱与输卵管的黏附，奔向壶腹部与卵相遇。而进入壶腹部的精子，则已经完成获能并具备了与卵细胞相互作用和产生顶体反应的能力。

精子在雌性生殖道里获能所需的全部条件目前还不完全清楚。大多研究表明，子宫和输卵管上皮以及它们的分泌物都对精子获能有促进作用，而进入输卵管的卵泡液则不仅可促进获能还能诱导顶体反应。但也有学者认为输卵管对获能没有明显作用，还有学者认为获能的机制是子宫里存在某种酶，可分解精子表面附着的获能抑制因子。然而，大量体外实验证明，非生殖道的多种体液和人工配制的含有少量血清或血清白蛋白的平衡盐溶液均可引起精子获能，说明获能的条件特异性并不强。

目前基本公认对获能至关重要的条件如下：①解除精浆影响；②时间：各种动物所需的获能时程不一致；③蛋白质：体内获能时，雌性生殖道中自然存在较高的蛋白浓度，而体外获能时，若培养液缺乏血清蛋白，体外受精就不能成功；④离子浓度及其比例：Ca^{2+}、K^+、Na^+ 和

HCO_3^- 都为获能所必需，尤其是细胞内较高浓度的游离 Ca^{2+}，对获能起着关键的作用。

此外，精子体内获能还受动情周期时相的影响。Smith 和 Yanagimachi 将动情期刚启动不久即进行交配或于排卵时立即交配的雌金黄地鼠，各于交配后每隔 30 分钟即从输卵管中冲出精子并令其与含颗粒细胞的同种卵子进行 IVF。结果，于动情期刚启动即行交配，8 小时后冲出的精子可迅速使卵受精，表明其已完成获能，提早冲出的精子则需额外的培养时间，说明较早交配的精子，要停留到排卵期才能完成获能。而于排卵时立即交配组，其获能时间只要前者的 1/2 即可达同样效果。说明刚排卵后的雌性生殖道环境能加速精子的获能进程。

存在于雌性生殖道内的多种激素或细胞因子对获能具有促进作用，目前已知者有血小板激活因子（platelet activating factor，PAF）、孕酮、肝素和载脂蛋白等。其中，PAF 的促获能作用近年来备受重视。

已发现多种动物精子表面含有 PAF 受体，在雄性生殖道中即能结合 PAF。同时，精子中还含有 PAF 乙酰转移酶（lyso-PAF-acetyltransferase）和 PAF 乙酰水解酶（PAF-acetylhydrolase），前者可激活 PAF，而后者则使 PAF 失活。有报道表明，异常精子的 PAF 在转录水平和分布形态上都发生变化。此外，多项研究证实，包括人和灵长类在内的多种动物，其精子中的 PAF 含量与精子的运动参数和生育力呈正相关关系，在获能过程中添加外源性 PAF 也具有同样效果；采用 PAF 的激活剂或抑制剂可分别促进或抑制精子的获能。在精子获能过程中，去除 PAF 乙酰水解酶可促进 PAF 的合成，同时提高精子的运动功能和受精能力。因此，有些学者甚至将其视为“获能因子”（capacitation factor）的候选者。

3. **“去获能”现象**　不论体内或体外获能，精子所经历的第一个事件就是摆脱精浆的影响。早在 1957 年，张明觉就发现，从输卵管回收的精子（已获能），如果再送回到精浆中则将再度失去受精能力。此即“去获能”（decapacitation）现象，说明精浆中可能含有某种“去获能因子”（decapacitation factor），也说明获能在某种程度上是可逆的。许多学者试图搞清“去获能因子”究竟是什么分子，迄今也已证明，精浆中来源于雄性生殖道不同部位的多种糖蛋白、过氧化物歧化酶等，均具有抑制获能的作用。其他物质也有相似影响，我国学者石其贤等证明，精浆中的胺类尤其是其中的精胺具有很强的“去获能”效应，去除精胺，精子可重新获能。因此，所谓“去获能因子”可能并非某种特定分子，而是精浆中一系列对精子功能有抑制作用的因素的综合效应。去除精浆后，随着抑制的解除，精子逐步激活，也许首先是代谢的激活，继而引起一系列功能变化，最终获得受精能力。

但是，在起抑制获能效应的众多因子中，也许某些或某种因子起着关键性的决定作用。近年来，人们试图通过分离并分析那些在精子获能过程中从精子中释放出来的蛋白质，从中找到对抑制获能起关键作用的物质。有证据表明，人精子中的 PAF 乙酰水解酶就可能是主要的“去获能因子”。

4. **精子在获能中产生的变化**　获能是一个多时相的过程，从宫颈管、子宫到输卵管，各阶段有不同的变化，逐渐积累。获能也是可逆性的过程，精子所发生的变化主要是生物化学和生理功能方面的，除了膜系大分子构筑变化外，基本没有形态结构上的显著改变，一般的显微镜和电子显微镜难以看出获能精子与非获能精子的差别。

（1）质膜变化：在获能过程中，精子质膜的大分子构筑发生了一系列显著变化。主要有以下方面：①质膜表面吸附充分减少、表面糖基受到修饰；②膜脂组成发生改变，主要是胆固醇含量降低，膜流动性增强；③膜蛋白位移、膜蛋白分布和成分重组、镶嵌于膜上的一些酶和离子通道被激活等。这些变化主要有三方面意义:①暴露与某些信号分子(包括游离的信号分子和结合于卵子结构上的信号分子)识别的特殊受体,以便启动细胞内信号转导通路;②提高膜通透性以活化代谢,增强运动;③降低膜稳定性以利于发生顶体反应和精、卵膜融合。

获能中精子质膜的变化可以通过金霉素(chlortetracycline,CTC)荧光染色给以显示。未获能的精子表面均匀地染上CTC,显示黄绿色荧光(F 型);获能后头部荧光集中于顶体区而顶体后区则荧光缺失(B 型);发生顶体反应后顶体区荧光缺失(AR 型,图 1-16)。CTC 染色是迄今唯一用于显示精子获能状态的方法。CTC 是一种常用抗生素,在非极性条件下可与精子质膜上亲 Ca^{2+} 的物质或其他带阳离子的多肽相结合。精子获能过程中 CTC 染色图形的变化,反映了精子质膜分子构筑的变化,可能主要是反映了 Ca^{2+} 结合蛋白,即钙调素的分布变化。

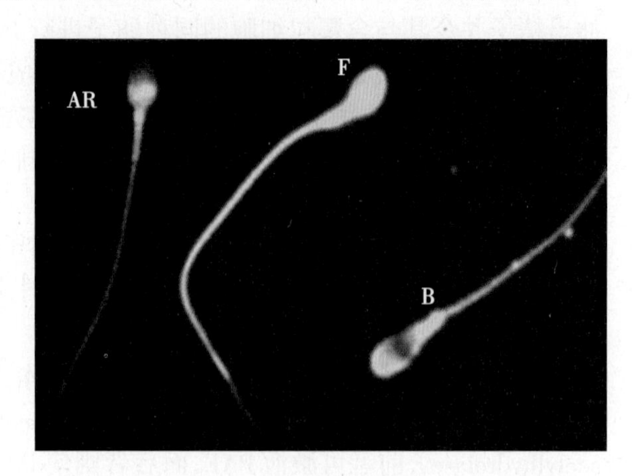

图 1-16 人精子获能与顶体反应的 CTC 染色
F. 未获能精子;B. 获能精子;AR. 顶体反应精子
(福建医科大学江一平供图)

(2) 代谢活化:精子获能时多方面代谢活性明显增强。获能前精子主要靠糖酵解维持较低的能量需求。获能后有氧氧化作用增强,葡萄糖的分解加速,能量的产生和利用加快,以利于精子提高运动能力。同时,氧化作用增强后产生许多活性氧,如过氧化阴离子;膜脂代谢加强,从而使膜系的分子构筑和理、化特性发生改变;离子交换更加频繁,导致膜电位变化,膜系尤其是质膜的稳定性降低;细胞内游离 Ca^{2+} 浓度提高,Ca^{2+} 作为细胞内信使,可以激活多种生化反应;多种酶系被激活,从而引起一系列生化、生理改变。其中,腺苷酸环化酶和磷酸酯酶的激活有着特别重要的意义。前者促使精子内环磷酸腺苷(cAMP)浓度增高,从而激活某些蛋白磷酸化过程;后者提高膜脂代谢速率,产生大量溶血磷脂,从而使膜的可融合性增强。同时,磷脂代谢过程中还可产生二酰甘油,该产物可激活蛋白激酶 C,并通过后者促进获能和诱导顶体反应。

上述变化均可进一步促进获能过程的发展,促使精子逐渐具备产生顶体反应的能力。其中,cAMP 浓度增高起着至关重要的作用。利用磷酸二酯酶抑制剂,如己酮可可碱(pentoxifylline)抑制该酶活性,减少精子内 cAMP 的分解,从而使 cAMP 浓度保持在较高水平,可以加快精子的获能进程,导致精子活动力和对顶体反应诱导剂的敏感性均得到提高。近年来,在部分人类辅助生殖临床实践中,已利用己酮可可碱来改善患者的体外受精效果。

(3) 超激活运动:精子获能过程中,运动能力逐渐增强,运动方式也发生改变。早在1960 年代末期,Yanagimachi 等在对金黄地鼠体外获能研究中发现,刚从雄性生殖道释放出来的精子,在体外获能初期呈活跃的线性前向运动(图 1-17A),随后不久即进入一相对缓和的运动状态,此时精子以头对头方式互相凝集,尾部呈僵硬颤动。约 2 小时之后,精子从凝集团中解脱,说明精子表面特性发生改变,已经完成获能。此时精子开始前所未有地活跃运动,一开始还保持线性的前向运动方式,但很快便出现一种极猛烈的特殊运动,尾部呈现强烈的"鞭打样"摆动,头的运行轨迹呈不规则"8"字形。小鼠等多种啮齿类动物精子的运动变化类似金黄地鼠,而许多哺乳动物和人的精子在获能中并不发生凝集。1980 年以后,许

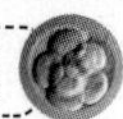

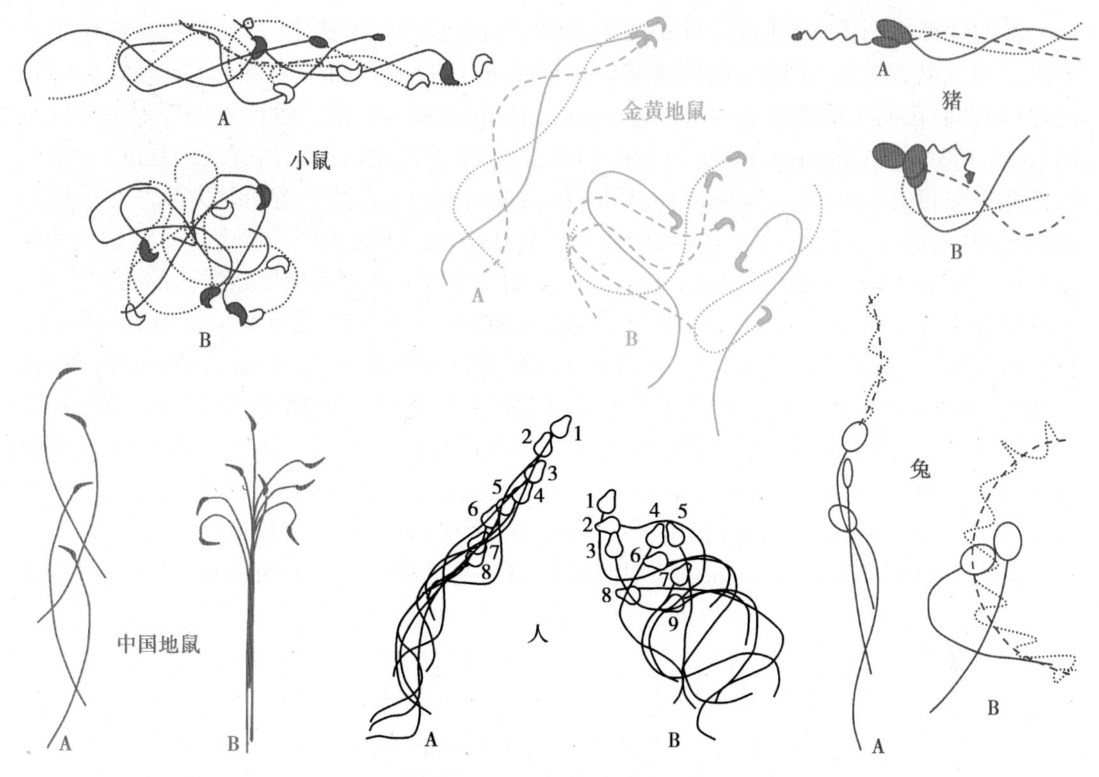

图 1-17　多种精子超激活前后的运动方式模式图（根据 Yanagimachi 改绘）

A. 超激活前的前向运动；B. 超激活运动方式

多研究发现，哺乳动物精子经过获能后，普遍发生运动速度和运动方式的改变，主要特征是：①尾部呈现强烈的“鞭打样”摆动；②头部侧摆显著加大；③运动轨迹偏离线性。这种运动方式称为“超激活”（hyperactivation）。目前已知，超激活是哺乳动物中普遍存在的现象（图1-17），但不同物种精子的超激活表现形式不尽相同，例如人的精子超激活时，其摆动幅度的变化就不如金黄地鼠和小鼠那样激烈。

在超激活运动中，精子头和尾的摆动幅度都急剧增大，导致运动方向变成非直线前行而是大幅度摇摆着泳动，与获能前大不一样。如果将超激活的精子放到黏稠的介质中令其穿越，则精子的运动方式将表现得与超激活之前一样，但穿越黏稠介质的效果显著强于未发生超激活的精子。说明超激活的巨大摆动幅度在黏稠介质中被抵消了，但却使精子得以穿越黏稠的介质。在体模型研究发现，小鼠精子的超激活起始于精子穿越子宫 - 输卵管结合部（UTJ），或从输卵管隐窝上皮挣脱奔向壶腹部的时刻，恰好此段生殖道内的介质黏稠度很高。这些现象表明，超激活可能提供了一种力学的优势，使精子更容易通过输卵管中的黏稠介质并有利于对卵丘颗粒细胞间质的穿越。

近年来研究证实，超激活是由 cAMP 调控的大量 Ca^{2+} 内流引起的。2001 年 Ren D 等首先发现，精子尾部主段存在特异性的依赖于细胞内高 pH 值和化学信号激活的非电压门控 Ca^{2+} 通道 CatSper，正是这种独特的 Ca^{2+} 通道奠定了超激活运动的基础。现在已证明，CatSper 缺陷的小鼠，其精子可有正常的运动能力，但不能产生超激活也不能穿越 UTJ。此外，精子头部质膜上的 Adam 家族分子，主要是其中的 Adam3，可能起某种调控作用。基因敲除研究证明，*Adam3* 基因缺陷的精子，同时失去超激活和识别透明带的功能。

借助计算机图像分析技术，可对精子多项运动参数作快速测定，从而对超激活做定量分析。相关参数包括：①曲线运动速度（curve linear velocity，VCL）：以精子运行轨迹的总长度除以时间（μm/s）；②直线速度（straight line velocity，VSL）：为精子运行起止点距离除以时间（μm/s）；③线性（linearity，LIN）：为 VSL/VCL，表示精子运动轨道偏离直线的程度；④精子头部侧摆幅度（amplitude of lateral head displacement，ALH）：为精子运动时头部左右摇摆宽度的平均值（μm）。此外，还有 DANCEMEAN（ALH×VCL/VSL）和摆动频率等。对这些参数的值加以界定，可构成超激活的标准。Robertson 等提出了界定人精子超激活的两种标准：①Transitional：VCL>80μm/s，LIN>19 且≤34，DENCEMEAN≥17；②Star-spin：VCL>80μm/s，LIN≤19，DENCEMEAN≥17μm。凡符合上述标准者为超激活精子。Burkman 提出了另一种“allHA”标准：LIN≤65，速度≥100μm/s，max ALH（头部侧摆最大幅度）≥7.5μm。Wang 等同时采用以上三种标准对 52 例参加 IVF-ET 男子精液进行分析，发现不论获能与否，三种标准均有高度相关性，其中按 Transitional 标准测定获能 6 小时精子超激活的百分率与 IVF 率呈直接相关，表明超激活图像分析用于判断获能并预测受精前景是有价值的。

（4）趋化性：趋化性（chemotaxis）是指获能精子受某种化学信号的吸引，逆该信号的浓度差而定向运动的特性。过去一度认为，精子的趋化性只存在于天然体外受精的动物如海胆等。这些卵子可释放一种称为“受精素”（fertilin）的化学物质，借以吸引远距离的精子逆浓度差地游向卵子。近十余年的研究证实，人和哺乳动物精子也同样具有趋化性。多种动物的卵丘颗粒细胞会分泌 CCL 型的趋化因子（chemotactic factor），吸引精子朝向卵子做趋化性的超激活运动。近年还发现，卵丘颗粒细胞分泌的孕酮也成为人和兔等动物精子的趋化因子。排卵后，进入输卵管壶腹部的卵丘团会持续性分泌孕酮，并向周围输卵管液扩散形成浓度差。人精子质膜上可能存在两种类型的孕酮受体，分别感受低浓度（pmol 级）和高浓度（mmol 级）的孕酮信号。刚从输卵管峡部上皮解脱下来并做超激活运动的精子，借其低浓度孕酮受体感受到孕酮的浓度梯度信号，从而调整其超激活运动方向而游向卵丘复合体。精子靠近及或进入卵丘团后，则可能借高浓度孕酮受体感受信号并触发顶体反应。

精子超激活和趋化性都发生于获能后期，都需要大量 Ca^{2+} 内流来调控，因此有学者认为他们可能依赖相同的调节机制，但两者孰先孰后抑或同时发生目前尚未阐明。

（5）卵子识别与顶体反应能力的激活：射精后未经获能的精子没有受精能力，具体表现在其既不能与卵子发生互相识别与结合，也不能接受生理性的顶体反应诱导剂（如孕酮、卵泡液和透明带溶解液等）诱导发生顶体反应。经过获能后，精子除了产生前述各种变化外，最重要的效应是能与卵子（主要是透明带）识别并与其结合，同时也可以接受孕酮或透明带溶解液的诱导而产生顶体反应。

超激活、趋化性、识别透明带和可诱导顶体反应四项指标，可视为精子完成获能的功能标志。有趣的是，超激活和透明带识别可能由同一个基因 *ADM3* 调控。

5. 精子获能的分子机制 精子获能的分子机制尚未完全阐明，但目前已知离子通道变化和 cAMP 信号转导途径起了至关重要的作用。许多实验依据表明，在精子开始获能时，首先由于某种未知的原因，造成精子内部的 K^+ 外流，引起质膜静息电位发生变化。这增加了质膜的不稳定性，同时由于白蛋白、转脂蛋白的作用使膜胆固醇脱落，促使部分离子通道开放，导致 Ca^{2+} 和 HCO_3^- 内流，继而激活了质膜上的腺苷酸环化酶，从而使细胞内的 cAMP 水平升高，cAMP 将激活蛋白激酶 A（PKA），后者进一步激活蛋白酪氨酸激酶，同时抑制蛋白磷酸酶，这种双重效应促使多种蛋白质产生磷酸化，为精子完全获能奠定了重要基础（图 1-18）。

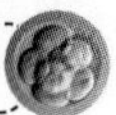

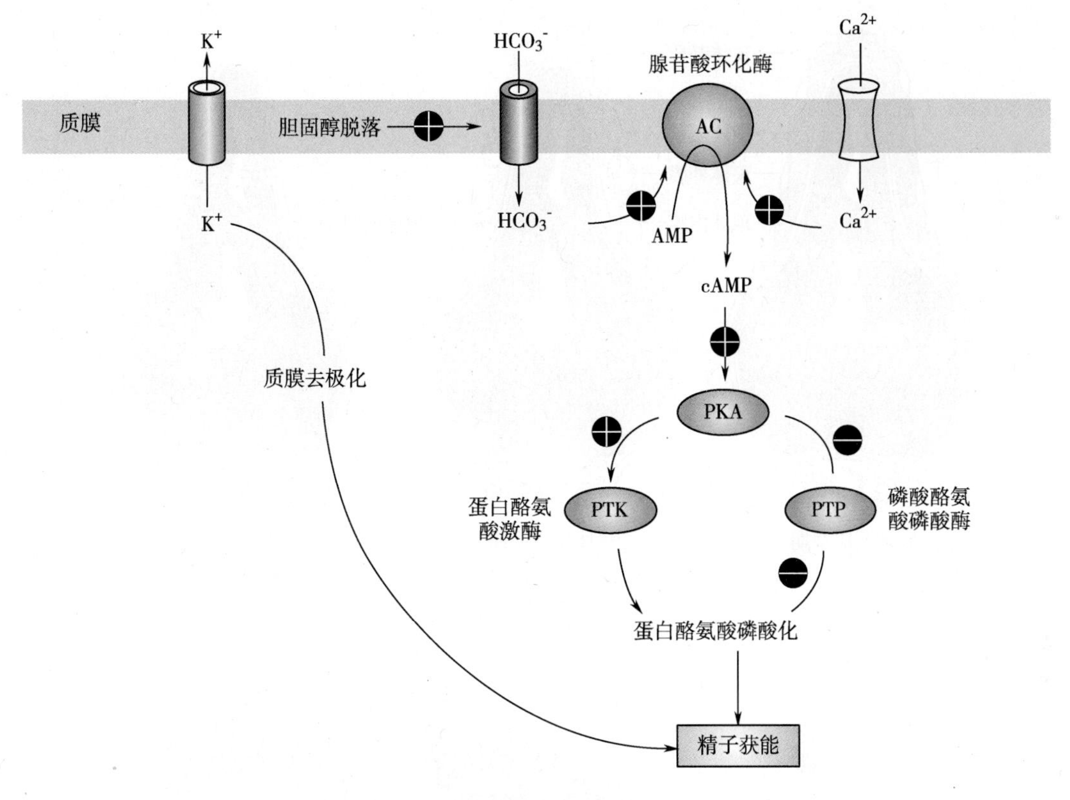

图 1-18 哺乳动物精子获能机制模式图(根据 Visconti 和 Kopf 1998 改绘)

(三)精子顶体反应

顶体反应(acrosome reaction,AR)是继精子获能之后所发生的重大结构、功能变化,是受精的必经步骤。临床上有些男性不育症患者,其精子不能产生顶体反应,称为"顶体反应缺陷症"。

1. 顶体反应模式 顶体反应是 DanJC 于 1952 年首先于海胆发现的现象,现已证明普遍存在于各种动物精子。从细胞生物学行为上说,顶体反应是一种表现特殊的细胞外吐即胞吐(exocytosis)现象。在顶体反应中,精子的顶体外膜与质膜发生多点融合并破孔,从而将顶体内容物释放至细胞外。顶体反应的具体过程,存在不同的理解模式,趋于公认的是三阶段模式:①顶体反应初期:顶体内容物膨胀,精子质膜与顶体外膜之间的质膜下空间变得更加狭窄,使得质膜与顶体外膜充分靠近。继而发生质膜与顶体外膜的多点融合。②顶体反应中期:质膜与顶体外膜的融合处破裂,融合的质膜与顶体外膜形成杂合的膜泡,其上含有蛋白酶体(proteasome)。此时顶体通过破裂口与精子外部相通,顶体内容物——水解酶通过破口扩散出精子头表面。③顶体反应后期:随着顶体反应进展,杂合膜泡逐渐脱落丢失,位于顶体区的顶体内膜暴露,延伸至赤道段并在此与顶体内膜相连的部分顶体外膜保留在原处,其外缘与赤道段的质膜融合而使顶体内膜也与质膜相连(图 1-19)。

以上过程已经得到形态学观察的证实。运用蛋白质染色试剂考马斯亮蓝(CBB)对经过诱导顶体反应的精子进行染色,在光学显微镜下,即可见精子顶体区染色显著变浅(图 1-20A),说明顶体反应之后有大量的顶体蛋白质丢失。而电子显微镜则可显示更精细

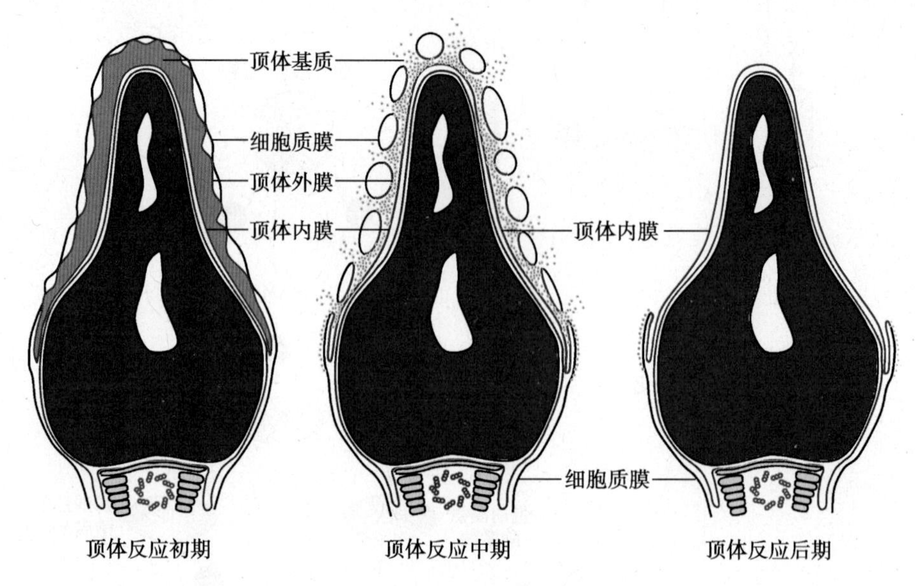

图 1-19 精子顶体反应模式图

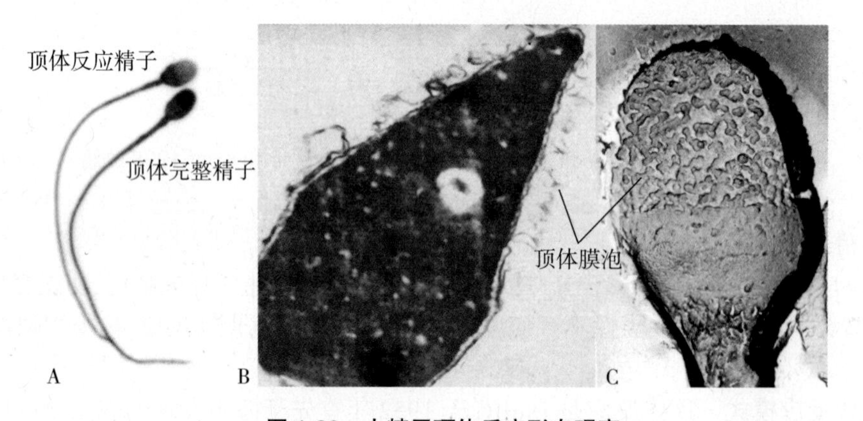

图 1-20 人精子顶体反应形态观察

A. 人精子考马斯亮蓝染色；B. 人精子顶体反应透射电镜观察；C. 人精子顶体反应表面复型观察

（福建医科大学江一平供图）

的变化，尤其是第二、第三阶段的变化形态，采用常规的透射电镜或表面复型技术，可以很方便地观察到（图 1-20B、C）。因此以上模式在当前得到普遍接受。

但是也有不同的理解模式。例如，透射电镜观察有时可以见到，在精子发生顶体反应期间，有些精子质膜尚完整，但顶体外膜已经破溃并形成一些微小的膜泡。有些学者据此提出，顶体反应的发生模式是顶体外膜首先破裂并形成微小的膜泡，使顶体基质扩散到精子头部细胞质里，并导致质膜解体消失。但是，基于同样的电镜图像，更多的学者倾向于认为这并非真正的顶体反应，而是一种顶体破坏或病变。因为在人工诱导发生顶体反应时，这种现象很少见，而且不符合一般的胞吐机制。

2. 顶体反应的生理意义 主要表现在以下两方面：①顶体反应释放了顶体内容物中的大量水解酶，使精子借此突破卵母细胞外部的屏障——卵丘细胞层和透明带，从而到达卵周

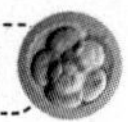

隙，以便和卵母细胞接触；②顶体反应激活了精子与卵母细胞融合的功能——顶体反应释放的顶体内容物中，可能有某些物质转移并吸附于赤道段和顶体后区质膜的表面，使得该区域能够首先与卵母细胞质膜识别与融合，但目前还不清楚是何物质使得赤道段和顶体后区质膜变得容易与卵母细胞识别。另有报道表明，精子顶体反应之后，介导精卵融合的分子Izumo转位到赤道段和顶体后区质膜，使精子获得与卵母细胞质膜融合的能力。

3. 顶体反应的检测　由于顶体反应涉及复杂的细胞生物学机制，同时在不育症临床诊疗中具有重要应用价值，故顶体反应的检测也成为受精研究和临床诊断中常用的技术手段。顶体反应最可靠的检测方法是透射电镜观察。但该法存在技术复杂、设备昂贵、检测周期长等缺点，故通常只用于建立简易方法时作为对照标准。研究中常用较为简易的光镜技术，包括：凝集素亲和荧光细胞化学技术、特殊染色技术或顶体特异性抗精子抗体免疫细胞化学技术等。目前较常应用的是豌豆凝集素标记、金霉素染色和考马斯亮蓝染色技术。

（1）豌豆凝集素标记技术：精子顶体基质含有大量甘露糖蛋白，可被豌豆凝集素（pisum sativum agglutinin，PSA）特异性识别并结合。未发生顶体反应的精子经过甲醇的萃取固定后，荧光素（FITC或TRITC）标记的PSA可以透入顶体内而在顶体区显示荧光。顶体反应后，内容物丢失，该结合活性降低或消失，只在赤道带和顶体后区留下一带状荧光（B型）。PSA技术为Cross等创于1986年，目前主要采用Tesarik等改良的"快速顶体反应计量"法，即计数B型精子的百分率视为顶体反应百分率。由于方法稳定可靠、适用于多数物种、检测效果经过电镜观察证实，PSA技术成为迄今应用最广泛的顶体反应检测法。

（2）金霉素荧光染色技术：金霉素荧光染色既可显示精子的获能状态，也可检测顶体反应，因此在需要同时了解精子获能与顶体反应状况的研究中特别实用。

（3）考马斯亮蓝染色技术：考马斯亮蓝（coomassie brilliant blue，CBB）是常用的蛋白质染料，分为G-250和R-250两种类型。1992年，Aaron等首创用CBB R-250检测小鼠精子顶体反应。采用溶解于5%高氯酸水溶液中的0.05%CBB染液，室温下染色2~5分钟，即可显示顶体完整和顶体反应的两类不同精子（图1-20 A），十分快速、简便，普通光学显微镜即可检测。该法现已移植应用于人和多种哺乳动物精子。经与PSA技术比较，证明CBB R-250染色是检测哺乳动物精子顶体反应的良好方法，其操作简单、可靠、标本可长期保存，实用性优于PSA和CTC等方法，值得进一步推广。

（4）顶体特异性抗精子抗体标记技术：有不少抗精子抗体是专门针对顶体区域抗原的，运用这类抗体来检测顶体反应，结果十分可靠。例如，单抗GB24特异结合于顶体内容物和顶体内膜；MN9抗体只与顶体反应后精子的赤道段结合；OBF13和CD46抗体只结合于小鼠精子的顶体内膜。对活精子，这些抗体只结合于已发生顶体反应者，所结合的抗原直接暴露于精子赤道段、顶体后区质膜或已裸露的顶体内膜表面，故不必对精子进行固定和助渗处理，方法更为简便。抗精子抗体间接免疫荧光标记除了荧光显微术外，还可用流式细胞术快速定量检测。此外，还可将荧光标记改为酶标或金标，用于普通光镜或电镜观察。

（5）转基因荧光顶体技术：早在1999年，Okabe M等就创建了顶体素（acrosin）启动子驱动的GFP转基因小鼠。这种小鼠的精子顶体内容物会发绿色荧光，顶体反应后顶体内容物丢失荧光也随之消失。用这种精子（Acr-GFP sperm）做实验，可在荧光显微镜下实时观察活精子的顶体反应以及精-卵相互作用。最近，他们又进一步建立了顶体和线粒体双色(绿+红)荧光精子小鼠品系，为观察生殖道内的精子迁移、受精提供了前所未有的优异手段。

4. 顶体反应动力学　顶体反应的发生发展规律以及精子对影响顶体反应因素的反应

特征称为顶体反应动力学(dynamics/kinetic of acrosome reaction)。

依顶体反应的启动因素,可分为“自发性顶体反应”(spontaneous AR,SAR)和“诱导的顶体反应”(induced AR,IAR)两种。在体内受精中,“自发性顶体反应”一般是指精子在未经与卵-冠-丘复合体接触便发生的顶体反应,实际上这种顶体反应往往也受到生殖道(主要是输卵管壶腹部)中一些可溶性因子的诱导;而“诱导的顶体反应”则指精子与卵相互作用时受透明带诱导所产生的顶体反应。对许多物种精子而言,只有顶体完整的精子才能结合到ZP上并受其诱导产生顶体反应,进而穿越透明带;而已经发生顶体反应的精子却不能和透明带结合,显然失去受精机会。然而,许多精子的确在与透明带接触之前就已发生顶体反应。有报道表明,小鼠精子在输卵管内可有43%产生顶体反应。其意义或许在于:自发性顶体反应使精子释放出顶体酶(如透明质酸酶)以溶解颗粒细胞的细胞外基质,为顶体完整的获能精子接触透明带开辟道路。所以,就体内受精而言,两种顶体反应似乎都是受精所必需的。

在体外受精中,“自发性顶体反应”是指不加诱导剂而仅仅由于获能液影响而产生的顶体反应;而“诱导的顶体反应”则指在体外获能时添加某种诱导剂,如卵泡液、孕酮、A23187、透明带或透明带提取成分(如ZP3)等所触发的顶体反应。体外受精中的“自发性顶体反应”可能是精子退化的现象。这应该部分归因于顶体反应的检测方法,因为在光镜下所谓“顶体反应”实质上只是顶体破溃、顶体内容物丢失或顶体内膜暴露的状态,并不能区分生理性还是病理性的改变。有资料表明,人精子体外自发性顶体反应不能预测体外受精结果,也与金黄地鼠卵的穿透率不相关,而用卵泡液或A23187所诱导的顶体反应率却与体外受精结果显著相关。Fenichel等报道,体外自发性顶体反应在获能前6小时保持较低水平,24小时仅见轻度升高,但A23187诱导的顶体反应则在6小时突然升高,24小时保持不变,表明人精子体外获能所需的必要时间和最佳时间为6小时。在体外获能中,可能只有诱导的顶体反应才是正常的。其中,FF和A23187诱导的IAR率具有诊断不明原因不育症的临床意义。

5. 顶体反应的诱导因子和调控机制 迄今已经发现雌性生殖道内有多种因子可以诱导顶体反应的发生。目前普遍公认的生理性诱导因子,除透明带及其成分(主要ZP3)外,大多数存在于卵泡液中,包括孕酮、溶血卵磷脂、血小板激活因子、转脂蛋白等。还有一些物质,如γ-氨基丁酸、胆碱酯酶抑制剂(已酮可可碱和咖啡因)、cAMP、肝素、Ca^{2+}载体等也具有较强的诱导作用。在这些诱导因子中,透明带溶解液及ZP3、卵泡液和孕酮被视为可模拟体内发生的生理性顶体反应诱导剂,而Ca^{2+}载体A23187则是最广泛应用的人工诱导剂。

各种因子对顶体反应的调节主要是通过细胞内信号转导系统的作用而实现。目前,细胞内信号转导系统的两条主要途径——腺苷酸环化酶途径和二酰甘油/蛋白激酶C途径均在人和哺乳动物的精子中得到发现,但信号分子调控顶体反应过程的详细机制尚未完全阐明。

Breitbart H等根据近年来的研究提出了ZP3介导精子顶体反应的可能机制(图1-21),认为ZP3糖蛋白至少结合于精子质膜上的2类受体,其中之一(R)属于Gi蛋白耦联的受体,该受体可激活磷酸酯酶C(phosphoesterase C,PLC),而另一个受体(TK)则是一种PLC耦联的酪氨酸蛋白激酶受体(tyrosine kinase receptor)。ZP3与R受体的结合将激活腺苷环化酶(AC),导致cAMP水平升高和蛋白激酶A(PKA)的活化。PKA则可激活顶体外膜上的电位

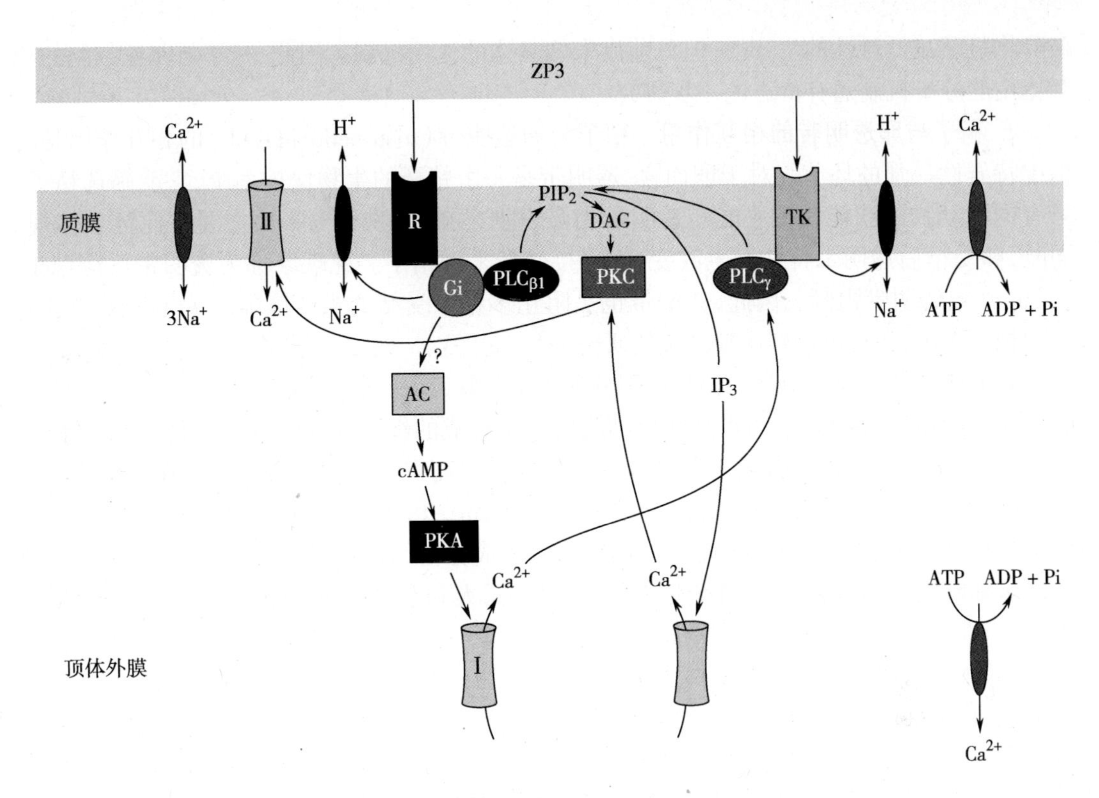

图 1-21　精子顶体反应发生机制模式图

依赖性的 Ca^{2+} 通道，后者的开放则使顶体内贮存的 Ca^{2+} 释放到精子细胞质里，造成精子细胞质中的第一波细胞内游离 Ca^{2+} 浓度上升（Ⅰ），此钙波引起 PLC 的激活。PLC 和 PLC_1 将使 PIP_2 水解为甘油二酯（DAG）和三磷酸肌醇（IP3），DAG 和 IP3 引起 PKC 转位至质膜并活化。PKC 打开质膜上的电位依赖性 Ca^{2+} 通道，造成规模更强的第二波细胞内游离 Ca^{2+} 浓度上升（Ⅱ）。Gi 或者 TK 还可促成质膜内外的 Na^+/H^+ 交换，从而使细胞质 pH 值升高。精子细胞内游离 Ca^{2+} 浓度和细胞质 pH 值的升高可能是引起质膜与顶体外膜互相融合并发生顶体胞吐的更直接因素。

（四）受精

已经完成获能的精子在输卵管壶腹部与卵冠丘复合体相遇，开始了精卵相互作用过程，包括精子与卵丘细胞的相互作用、精子与卵透明带的相互作用和精子与卵母细胞的相互作用三个环节。

1. 精子与卵丘细胞的相互作用　在卵冠丘复合体中，卵丘细胞层（包括直接围绕在透明带之外的放射冠）是精子要突破的第一道屏障。已知卵丘细胞会分泌趋化因子 CCL 和孕酮，这两类物质以卵冠丘复合体为中心向四周扩散构成浓度梯度，吸引从输卵管峡部挣脱的精子游来。卵丘细胞外基质的主体是透明质酸，精子在接触和穿越卵丘颗粒细胞层时，可能是受其中高浓度孕酮（也可能是其他细胞外基质因素）的诱导，发生顶体反应，并借助其所释放的水解酶（主要是透明质酸酶）消化透明质酸而使局部卵丘细胞脱落并暴露透明带。

卵丘细胞及其细胞外基质的结构完整性不仅是精子的屏障，且是对受精有益的。近年来研究表明，某些基因（如 *Tnfip6*、*Ptx3*）与卵丘细胞外基质的合成和稳定有关，将这些基因敲除将显著减低雌性的生育力，但目前尚未知具体的作用机制。因此，精子与卵丘细胞的相互作用的分子机制还有待于进一步研究。

2. **精子与卵透明带的相互作用** 精子与卵透明带（zona pellucida，ZP）的相互作用是受精中特异性最强的环节。对于卵而言，透明带是一个精巧的生物保护系统，它能筛选精子，只有同种动物的获能精子才能与透明带相互识别，受精的物种专一性主要在此环节体现。同时，卵受精后透明带特性发生改变，不再接受新来的精子。此现象称为透明带反应（zona reaction）或透明带阻断。因此，透明带也是阻止多精子受精的主要屏障。关于精子与透明带的相互作用，在小鼠得到比较系统的研究。

通常认为精子与透明带的相互作用分为2个步骤，即所谓"一次识别"和"二次识别"。

（1）透明带的结构：透明带是卵母细胞所分泌形成的细胞外基质，是由糖蛋白组成的一层较厚的膜状结构，因在普通光学显微镜下呈透明状而得名。透明带的厚度在不同物种略有差异，小鼠透明带厚40~60μm，人透明带约100μm。1980年代以来，Wassarman PM课题组首先从分子水平上系统地研究了小鼠透明带的成分与结构，开创了精子与透明带相互作用研究领域的新局面。经过20余年来的大量研究，人和小鼠透明带的分子组成及其基因编码、透明带三维结构与功能等已经基本阐明。

小鼠的透明带都由三种糖蛋白构成，分别称为ZP1、ZP2和ZP3。在小鼠，这三种成分的分子量分别为200kDa、180kDa和83kDa。在分子含量上，ZP2：ZP3大致是1：1，而ZP1则只占ZP2和ZP3两者之和的9%。这三种糖蛋白都是由单条肽链形成的球状蛋白质连接一段寡糖链（丝/苏氨酸[O-]连接或天冬酰胺[N-]连接）构成的，其中ZP1进一步组成双亚基的二聚体。每个蛋白分子的C末端都有一段跨膜结构域（该结构域的上游紧邻一个碱性氨基酸蛋白酶切割位点）。这些蛋白在卵母细胞内合成后以小泡运输至细胞膜并以胞吐的方式转移到细胞外。在细胞表面，ZP2和ZP3首尾相接不断重复，联结成长链状大分子，ZP1则间隔地连接于各长链之间。随着胞吐的不断进行，积累的糖蛋白网络被推移离开细胞膜，并与下方新形成的糖蛋白链以ZP1联结，构成三维的大分子网络（图1-22）。这就是透明带的分子构筑，用高分辨扫描电子显微镜可见透明带的网络中存在大小两种网孔。这种构筑起着"分子筛"的作用，水和小分子物质可以透过，而大分子则被拦阻在外。

ZP1、ZP2和ZP3分别具有不同的功能。ZP3在精子与透明带相互作用中，起决定一次识别（primary recognition）和诱导顶体反应作用（因此被视为"精子受体"和"顶体反应诱导者"）。其中，识别与结合精子的是ZP3的O-连接寡糖链部分，而肽链则诱导顶体反应。由于ZP3的寡糖链结构具有物种特异性，只有同种动物的精子才能识别，所以ZP3在受精的物种特异性上起关键作用。相对而言，ZP3诱导顶体反应的物种特异性则不强，例如小鼠的透明带溶解液既可诱导小鼠精子，也可诱导人精子发生顶体反应。ZP2的作用是在精子穿越透明带过程中起二次识别（secondary recognition）和结合精子的作用，这种结合使精子被动态地锚定在透明带局部，而不至于在消化透明带时脱落。而ZP1则可能只起维持透明带网络结构的连接作用。

（2）精子对透明带的识别与穿透：许多观察发现，精子与透明带相互作用时，首先以顶体区质膜与透明带接触。有证据表明，该区质膜表面存在着ZP3受体，能和ZP3表面的寡糖链相识别（即一次识别），并由此使精子与透明带紧密结合。同时，ZP3的肽链则诱导精子产生顶体反应。结合于透明带上的精子一旦发生顶体反应，便释放顶体酶开始溶解局部透明带，某些位于顶体内膜上的互补蛋白则与透明带中的ZP2发生"二次识别"并结合，以使

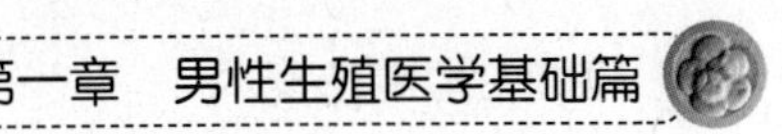

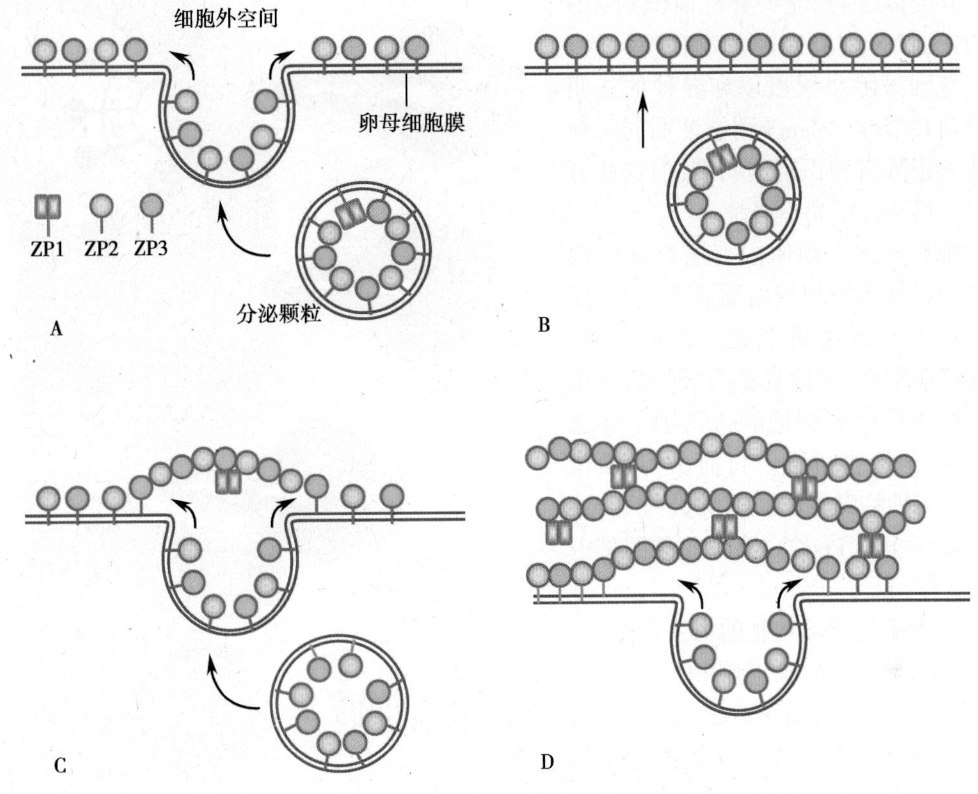

图 1-22　透明带分子结构及其形成模式图

A~D 代表透明带蛋白分泌和透明带形成的练习过程

精子能锚定在原位继续水解透明带。最后，局部透明带被水解出一条隧道，使精子得以进入卵周腔（图 1-23）。

在透明带与精子相互作用中，起识别、结合作用的主要是 ZP3 和 ZP2 的寡糖链。寡糖链与精子的结合相当稳定，不因一般理化因素如温度、去污剂、化学固定剂的作用而改变，但寡糖链很容易受糖苷酶修饰。卵子受精后，皮质颗粒中的糖苷酶扩散到透明带，同时修饰了 ZP3 和 ZP2 的寡糖链，将导致：①使后来的精子识别不了 ZP3 而不再与透明带结合；②已结合透明带的精子因 ZP2 寡糖链的改变无法继续结合而脱落。这就是透明带反应的分子基础。人的透明带蛋白与小鼠相同的基础上多了一个蛋白，称为 ZP4，功能与小鼠的 ZP3 相似，这可能是一种冗余功能。小鼠也有 *ZP4* 编码基因，但不表达 ZP4 蛋白，是假基因。

精子方面与透明带发生一次识别的分子机制比较复杂，迄今尚无定论，但精子头部存在 ZP3 和 ZP2 的结合蛋白则已得到广泛接受。有报道表明，小鼠精子的 ZP3 结合蛋白不仅分布于顶体区质膜，也分布于顶体后区质膜。顶体反应后，顶体区的 ZP3 结合蛋白随着质膜的脱落而消失，但顶体后区的活性依然保留，可能在顶体反应期间起着与 ZP2 一起继续维持精子锚定透明带的作用；ZP2 结合蛋白则只分布于顶体反应前精子的顶体后区质膜，但顶体反应之后，顶体区也出现了较弱的 ZP2 结合活性，提示可能有部分 ZP2 结合蛋白定位于顶体内膜。

已从精子分离出若干与透明带识别的分子如 P34H、SP56、zonadhesin（ZAN）和 Adam3 等，都在精子与透明带识别 - 结合中起关键作用。在人和小鼠，P34H 和 SP56 被视为精子的ZP3受体,因其能特异性地识别ZP3寡糖链;ZAN则具广泛的物种特异性,*ZAN*基因敲除小鼠可以和异种的透明带识别并结合;Adam3则被证明同时介导精子超激活和识别透明带,但这些分子间的相互关系尚不清楚。

哺乳类精子顶体内普遍存在的顶体素因为具有类胰蛋白酶活性,而长期被公认为水解透明带的主要蛋白酶。但近年来发现,顶体素基因敲除后的小鼠的精子依然保持透明带识别与穿透能力,故定论被推翻。目前认为,顶体内另外两种特异性的丝氨酸蛋白酶Acr和Tesp5(也称Prss21)在消化透明带中起重要作用。

3. 精子与卵母细胞的相互作用

(1)精子与卵母细胞相互作用过程:穿越透明带的精子到达卵周腔,精子头部赤道带及顶体后区质膜首先和卵母细胞表面微绒毛接触,随后与微绒毛的质膜融合,此过程称为精-卵融合(sperm-egg fusion)。大量研究证实,只有已经完成顶体反应的精子才能与卵母细胞融合。此时精子顶体内膜已经通过尾端残留的顶体外膜与赤道段质膜连成一体。赤道段与卵膜的融合逐渐扩大,直至精子头部乃至整个精子的膜系全部汇入卵母细胞质膜,从而使精子的细胞质和细胞核进入卵母细胞。精子质膜与卵母细胞质膜发生融合的过程中,卵母细胞受到激活,开始一系列生理生化反应。

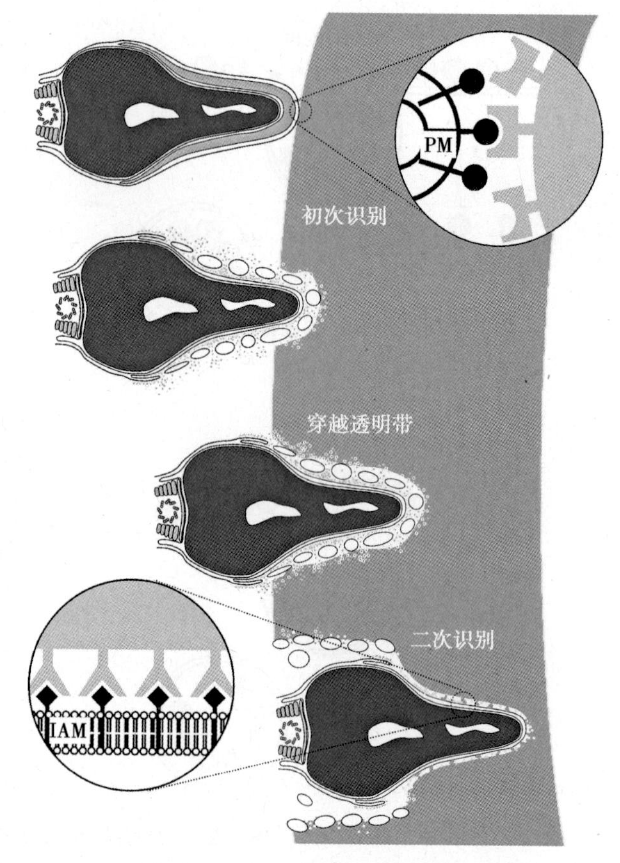

图1-23 精子与透明带相互作用模式图

首先,卵母细胞质膜的膜电位发生变化,继而导致膜Ca^{2+}通道开放,大量Ca^{2+}迅速内流,细胞内游离Ca^{2+}浓度提高。后者将引起一系列细胞内信号转导反应,促使位于卵母细胞细胞质浅层的皮质颗粒向细胞膜迅速移动、紧贴到膜上并与其融合。随后,融合处破孔,皮质颗粒内物质释放到卵周腔。卵母细胞的这种反应称为皮质反应(cortical reaction)。其次,由于精卵膜融合引起的质膜重构,导致卵母细胞表面微绒毛变短、变少(图1-24)。

皮质反应是卵母细胞的胞吐,是一种由相应信号触发的受调分泌。其所分泌的内容物扩散到卵母细胞膜表面和透明带,并使他们相继发生变性,起到阻止第二个精子穿越透明带和与卵母细胞融合的作用。此类现象分别称为透明带阻断和卵膜阻断(oolemma blocking)。

精子与卵母细胞之间同样存在着相互识别现象。一般而言,这种识别也具有种间专一性,但不如精子与透明带之间那样强烈。种缘较近的哺乳动物之间,异种精-卵的融合是较常见的,例如,小鼠精子可以与大鼠卵母细胞相互融合。而金黄地鼠的卵母细胞似乎具有更广泛的兼容性,可以与实验过的所有哺乳动物精子相互融合。因此,去透明带金黄地鼠卵母细胞被作为研究精卵融合的模型而广泛应用。尤其是在研究人或其他一些难于获得卵母细胞的珍稀、大型动物的精卵融合机制时,金黄地鼠卵母细胞可作为一个良好的替代。WHO

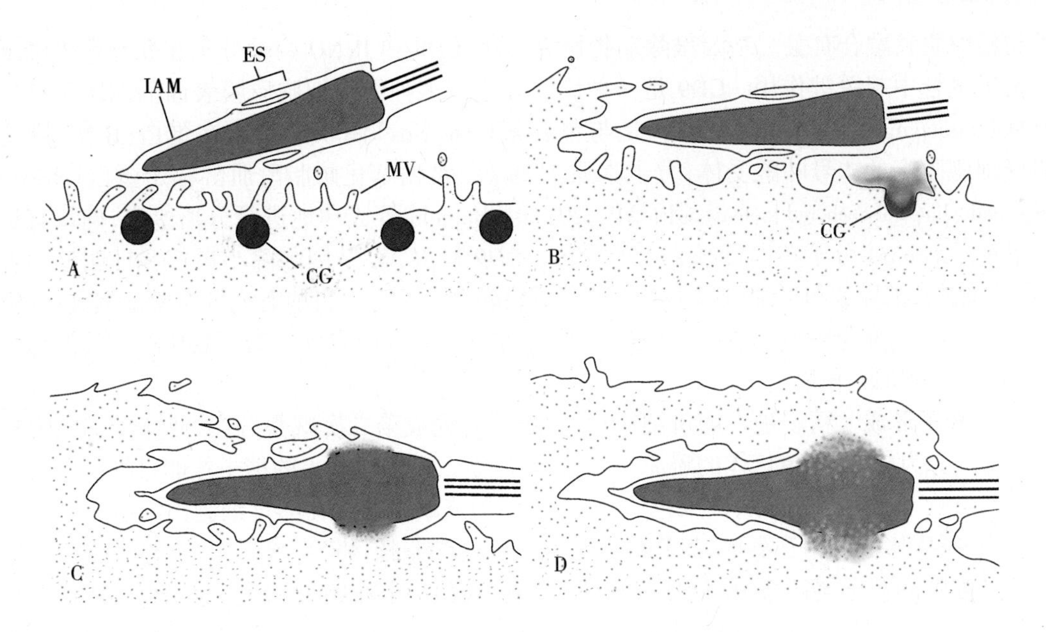

图 1-24　精子与卵母细胞相互作用模式图

A~D 代表精子与卵母细胞相互作用的连续过程

（改自 Yanagimachi，1994）

曾经推荐采用人精子穿透金黄地鼠卵母细胞试验（简称精子穿透试验，sperm penetration assay，SPA），作为检测人精子受精能力和鉴定男性生育力的诊断参数。

（2）精子与卵母细胞膜融合机制：精 - 卵融合是一个十分复杂的机制，其奥秘长期以来不为人知。阐明该机制不仅对理解受精具有重大价值，而且对普遍意义上了解细胞之间的识别与融合机制，也具有重要参考，因此受到广泛重视，是生命科学中的重要课题。

精 - 卵融合涉及精子和卵母细胞双方的质膜，是一个包含两个步骤的过程。首先是两质膜表面的分子相互接触，而后是质膜脂质的物理性合并。通常推测，在精子和卵母细胞质膜上，一定分别存在着与膜融合相关的、相互对应的分子，正是这些配对分子间的相互识别介导了两者质膜的融合。

1）精子的膜融合相关分子：多种精子膜蛋白曾经被认为与介导精卵融合有关，但最终都被基因敲除实验所否定。目前确认精子的 Izumo1 和 TSSK6 对精 - 卵膜融合至关重要。Izumo1 是 Okabe M 等 2005 年发现的一种精子特异性 Ⅰ 型跨膜蛋白，属于免疫球蛋白超家族成员。Izumo1 的分子量在小鼠为 56.4kDa，人为 37.2kDa。无论人还是小鼠，Izumo1 都存在于顶体内，在顶体反应后一部分停留于顶体内膜，一部分转移到赤道带和顶体后区，在精 - 卵相互作用中起介导质膜融合的作用。*Izumo1* 基因缺陷的小鼠，不论精子形态还是运动能力都正常，而且可以穿越卵丘细胞层和透明带并与卵母细胞膜表面结合，但这种精子不能和卵母细胞融合，因而导致雄性不育。Okabe M 等继而又发现，精子中特有的一种丝氨酸激酶 TSSK6 通过调控精子的细胞骨架蛋白而起着辅助 Izumo1 从顶体转位到赤道带的作用。*TSSK6* 基因缺陷将导致 Izumo1 不能转移到赤道带，从而阻断精 - 卵融合。

虽然已经找到了若干介导精子、卵母细胞融合的要素分子，但系统性的融合调控机制尚未阐明，有待进一步深入研究。

2）卵母细胞的膜融合相关分子：近年来的研究发现，卵母细胞质膜上有多种蛋白质分子与精卵质膜融合有关。基因敲除动物研究确认,CD9 和 JUNO 两种分子在介导卵母细胞与精子融合中起关键作用。CD9 是一种广泛表达于多种组织细胞质膜表面的四跨膜素超家族(tetraspanin superfamily)成员,是与整合素(integrins)偶联的膜内在蛋白;JUNO 则是卵母细胞膜上的 4 号叶酸受体,分子本质上属于一类糖基化磷脂酰肌醇锚定蛋白(glycosyl phosphatidylinositol-anchored proteins,GPI-AP),2014 年 Bianchi 等成功地进行分离鉴定,确认其是小鼠精子 Izumo1 分子在卵母细胞上的受体。*CD9* 和 *JUNO* 基因敲除小鼠实验证明这两者之一的缺陷,都导致卵母细胞因不能与精子质膜融合而不育。目前有充分实验证据确认,精子的 Izumo1 与卵母细胞 JUNO 的相互识别,是精卵 - 融合的启动要素,CD9(以及其他相关分子)起某种协同作用。

4. 合子形成 精子进入卵母细胞后,激活后者完成第二次减数分裂,使卵母细胞中期染色体一分为二,形成单倍体的雌原核,同时排出第二极体。进入的精子在卵母细胞内某些因子的影响下,细胞核膨胀、核染色质解聚,进而形成雄原核。在卵母细胞内细胞骨架的作用下,两原核移位并相互靠拢,最终融合为一个新的细胞核,恢复二倍体。与精子头一起进入卵母细胞的精子尾部成分,包括线粒体、鞭毛等成分,也在卵母细胞内重新分布或重组。这样形成的新的细胞即受精卵,也叫合子(zygote)。在合子形成的过程中,精子和卵母细胞都受到激活,彼此发生了深刻的变化。

(1)减数分裂的恢复及雌、雄原核的形成:哺乳动物排卵时所排出的卵母细胞,是停滞于第二次减数分裂中期(MⅡ期)的次级卵母细胞。受精时,在精子穿入的刺激下,卵母细胞内周期蛋白(cyclin)水解,促使细胞离开 M Ⅱ期,从而使第二次减数分裂继续进行至完成。产生一个单倍体的卵细胞并排出第二极体。

卵细胞在形成雌原核时,细胞内的染色体首先分散开来,其周围有一些囊状的结构逐渐融合成双层包膜,包绕染色体形成染色体泡,接着多个染色体泡互相靠近,包膜彼此融合,合并成一个形态不规则的雌原核(female pronucleus),继后雌原核变圆变大,其内还出现类核仁。

雄原核(male pronucleus)的形成与卵母细胞恢复减数分裂同时开始。精卵质膜融合后,精子核进入卵内,得以直接与卵细胞质接触。核膜首先破裂,内、外两层核膜发生多点融合,呈囊泡化围着染色质,这些囊泡以后逐渐消失;接着,精子染色质去致密,去致密的过程与精子成熟过程中的核致密化正好相反。卵母细胞中的还原型谷胱甘肽(GSH)还原精蛋白的二硫键,二硫键被打开,当被消除的二硫键达到一定数量时,卵细胞中的精核去致密因子(sperm decondensing factor)与精核染色质接触,使其去致密,同时,由卵母细胞提供的组蛋白逐渐替代了精核中的精蛋白;染色质去致密后,其周围重新形成核膜构建为雄原核。雄原核形成后,精子尾继续保持与其相连一段时间,而后逐渐退化消失,随精子入卵的线粒体等成分也逐步退化消失。

雌、雄原核的发育基本同步,一般雄原核较大,雌原核较小。原核一旦形成,两个原核内就分别开始 DNA 的复制,为受精卵的卵裂和胚胎发育作准备。由于精子几乎没有胞质和核质,因此 DNA 复制所需的原材料基本来自卵子,复制过程也受到卵子内细胞因子的调节。受精前的卵母细胞内积累了 DNA 复制所需的全套酶类和 4 种脱氧核糖核苷酸,还贮存了大量早胚发育所需的 mRNA。受精后这些 mRNA 开始翻译合成蛋白质,使受精卵的蛋白质合成率大幅提高。

(2)雌、雄原核的融合或联合:雌、雄原核形成后,就开始向受精卵中心移动,彼此靠近、相遇,进而发生原核融合(pronuclear fusion)或原核联合(pronuclear association)形成合子。

原核是融合还是联合，取决于不同类型的动物。

融合发生于海胆型受精动物。雌、雄原核一旦接触，其核膜从外层开始到内层互相融合，同时染色质也互相混合，形成一个合子核，紧接着受精卵开始第一次卵裂。

联合则发生于蛔虫型受精动物，哺乳动物也属此列。开始联合时，雌、雄原核的核膜先呈指状相嵌，待两原核中的染色质各自形成染色体后，核膜即消失，雌、雄两原核的染色体混杂组成第一次卵裂的赤道板。在第一次卵裂后的卵裂球中，亲代染色体才合于同一个核中。在人类体外受精试验中，经常可见合子核，某些还能继续正常发育。因此，人类受精卵可能同时存在原核融合和原核联合两种方式。

雌、雄原核向受精卵中心的移动是受微管控制的。大部分动物的精子头部入卵后旋转180°，使核后方的中心粒转向前方，朝着卵子的中央，精子中心粒发出辐射状的微管组织，形成精子星体，逐渐将雌、雄原核一起迁移靠近。小鼠则例外，其精子中心粒没有形成星体，由卵母细胞中的胞质微管形成的星体负责雌、雄原核的移动。

受精的生物学意义在于：①促使配子激活；②是新个体生命的起点；③恢复二倍体；④决定个体性别；⑤使基因表达重新编程。

（江一平）

参考文献

1. 王心如，周作民．生殖医学．北京：人民卫生出版社，2004.
2. 成令忠，钟翠平，蔡文琴．现代组织学．上海：上海科学技术文献出版社，2003.
3. 王一飞．人类生殖生物学．上海：上海科学技术文献出版社，2005.
4. Junqueira LC，Carneiro J.Basic Histology.11th ed.New York：McGraw-Hill Co，2005.
5. Skinner MK，Griswold MD.Sertoli Cell Biology.California：Elsevier，2005.
6. Berbard Robaire，Barry T.Hinton.The epididymis From molecules to clinical practice.Dordrecht：Kluwer Academic/Plenum Publishers，2002.
7. 成令忠，钟翠平，蔡文琴．现代组织学．上海：上海科学技术文献出版社，2003.
8. 徐晨．组织学与胚胎学．北京：高等教育出版社，2009.
9. 谢文英，王一飞，江鱼．男性学．上海：上海科学技术出版社，1991.
10. 徐晨．生殖生物学理论与实践．上海：上海科学技术文献出版社，2005.
11. 王怀经．局部解剖学．北京：人民卫生出版社，2005：237-245.
12. 中国解剖学会体质调查委员会．中国人解剖学数值．北京：人民卫生出版社，2002：206-216.
13. 郭应禄，胡礼泉．男科学．北京：人民卫生出版社，2004：27-74.
14. 吴宏飞．精道外科学．南京：东南大学出版社，2008：21-50.
15. Strauss Ⅲ JF，Barbieri RL.Yen and Jaffe' s Reproductive Endocrinology.5th ed.Philadelphia：Elsevier Saunders Pte Ltd，2004：367-388.
16. Porterfield SP.Endocrine Physiology.2nd ed.London：Mosby Inc，2001：153-199.
17. Ekhlasi-Hundrieser M，Schafer B，Kirchhoff C，et al.Structural and molecular characterization of equine sperm-binding fibronectin-Ⅱ module proteins.Mol Reprod Dev，2005，70（1）：45-57.
18. Wang ZJ，Wu HF，Qian LX，et al.Correlation of epididymal protease inhibitor Eppin and Semenogelin on human ejaculated spermatozoa.Zhonghua Nan Ke Xue，2006，12（5）：428-431，434.
19. Popken G，Wetterauer U.Reconstruction of seminal ducts in obstructive azoospermia.Andrologia，2001，33（4）：187-192.
20. Zacrisson B，Hugosson J，Aus G.Transrectal ultrasound anatomy of the prostate and seminal vesicles in healthy

men.Scand J Urol Nephrol,2000,34(3):175-180.
21. 陈大元,孙青原,李光鹏.受精生物学.北京:科学出版社,2002.
22. 成令忠,王一飞,钟翠萍.人体组织胚胎学——发育与功能组织学.上海:上海科学技术文献出版社,2002.
23. 江一平,卓丹心,陈勇.考马斯亮蓝染色检测人精子顶体反应的方法学评价.解剖学报,1998,3:235.
24. 江一平,魏玉珍,吴翊钦,等.精子甘露糖受体胶体金标记电镜观察.电子显微学报,1998,19(6):752-757.
25. 杨增明,孙青原,夏国良.生殖生物学.北京:科学出版社,2005.
26. Aarons D,Boettger-Tong H,Holt G.et al.Acrosome reaction induced by immuno-aggregation of a proteinase inhibitor bound to the murine sperm head.Mol Reprod Dev,1991,30:258-264.
27. Breitbart H,Rubinstein S,Lax Y.Regulatory mechanisms in acrosomal exocytosis.Rev Reprod,1997,2(3):165-174.
28. Ellerman DA,Pei J,Gupta S,et al.Izumo is part of a multiprotein family whose members form large complexes on mammalian sperm.Mol Reprod Dev,2009,76(12):1188-1199.
29. Gilbert SF.Developmental biology.7th ed. Sunderland: Sinauer AssociatesInc.Publishers,2003.
30. Green DP.Three-dimensional structure of the zona pellucida.Rev Reprod,1997,2(3):147-156.
31. Ikawa M(1),Inoue N,Benham AM,et al.Fertilization:a sperm's journey to and interaction with the oocyte.J Clin Invest,2010,120(4):984-994.
32. Inoue N,Hamada D,Kamikubo H,et al.Molecular dissection of IZUMO1,a sperm protein essential for sperm-egg fusion.Development,2013,140(15):3221-3229.
33. Inoue N,Ikawa M,Isotani A,et al.The immunoglobulin superfamily protein Izumo is required for sperm to fuse with eggs.Nature,2005,434(7030):234-238.
34. Inoue N,Ikawa M,Nakanishi T,et al.Disruption of mouse CD46 causes an accelerated spontaneous acrosome reaction in sperm.MolCellBiol,2003,23:2614-2622.
35. Kerr CL,Hanna WF,Shaper JH,et al.Characterization of zona pellucida glycoprotein 3(ZP3)and ZP2 binding sites on acrosome-intact mouse sperm.Biol Reprod,2002,66(6):1585-1595.
36. Miyado K,Yamada G,Yamada S,et al.Requirement of CD9 on the egg plasma membrane for fertilization. Science,2000,287(5451):321-324.
37. Nayernia K,Drabent B,Adham IM,et al.Male mice lacking three germ cell expressed genes are fertile.Biol Reprod,2003,69(6):1973-1978.
38. Nixon B,MacIntyre DA,Mitchell LA,et al.The identification of mouse sperm-surface-associated proteins and characterization of their ability to act as decapacitation factors.Biol Reprod,2006,74(2):275-287.
39. Robertson L,et al.Temporal changes in motility parameters related to acrosomal Status:identification and characterization of populations of hyperactivated human sperm.Biol Reprod,1988,39:797-805.
40. Suarez SS,Dai X.Hyperactivation enhances mouse sperm capacity for penetrating viscoelastic media.Biol Reprod,1992,46(4):686-691.
41. Ward CR,Storey BT.Determination of the time course of capacitation in mouse spermatozoa using a chlortetracycline fluorescence assay.Dev Biol,1984,104:287-296.
42. Wassarman PM.Contribution of mouse egg zona pellucida glycoproteins to gamete recognition during fertilization. Journal of Cellular physiology,2005,204:388-391.
43. Yanagimachi R.Mammalian fertilization/Knobil E,et al.eds.The Physiology of Reproduction.New York:Ravan Press,1994:131-188.
44. Young B,Heath JW.Wheater's functional histology.4th ed.Churchill livingstone,2000.
45. Zhu J,Massey JB,Mitchell-Leef D,et al.Platelet-activating factor acetylhydrolase activity affects sperm motility and serves as a decapacitation factor.Fertil Steril,2006,85(2):391-394.

46. Okabe M. Mechanisms of fertilization elucidated by gene-manipulated animals. Asian J Androl. 2015,17(4): 646-652.

47. Bianchi E, Doe B, Goulding D, et al. Juno is the egg Izumo receptor and is essential for mammalian fertilization. Nature. 2014,508:483-487.

复习思考题

1. 简述睾丸的组织结构。
2. 简述人类精子发生过程。
3. 试述睾丸支持细胞的结构及其在精子发生过程中的作用。
4. 试述下丘脑 - 垂体 - 性腺轴在精子发生过程中的作用。
5. 试述附睾管上皮细胞的组成。
6. 试述血 - 附睾屏障。
7. 试述附睾管上皮的功能。
8. 精囊分泌物功能,举 2 例说明。
9. 前列腺特异性抗原(PSA)检测的意义和注意事项?
10. 精子成熟过程的主要变化和效应是什么?
11. 在受精过程中,精子经历了哪些阶段的变化?
12. 精子如何与卵透明带相互作用?

第二章

男性不育的检查和诊断方法

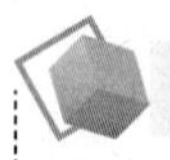

本章要点

1. 正确和详细的病史收集和体格检查可提供男性不育病因诊断的相关线索，是不育症临床诊断的基础，也是判断预后和制订治疗方案的依据之一。

2. 对女性生育能力进行基本评估，包括卵巢功能、输卵管通畅性和子宫情况等，有助于给男性不育症患者提供正确的诊断和治疗方案。

3. 准确的精液分析是评估男性生育力的重要方法。精液采集和分析需要遵循标准化程序进行，应对精液分析结果进行室内和室外质控。

4. 在精液分析和初步鉴别诊断基础上，应有针对性地选择附加的男性实验室检查、内分泌检查、影像学检查以及睾丸活检术等检查手段评估男性不育症的严重程度和作出病因诊断，以最终作出治疗策略。

第一节　病史和体格检查

在疾病的诊疗过程中，病史是医务人员需要了解和掌握第一手重要资料；体格检查是了解患者整体状况和发现重要诊断线索的手段，并且是制订治疗方案所必需的。

一、病史

正确收集病史是不育症临床诊断的基础，也是判断预后和制订治疗方案的依据之一。世界卫生组织(WHO)推荐的不育定义是，一对夫妇在未采取任何避孕措施的性生活情况下，女方超过1年未受孕。WHO将不育定义的年限设为1年是由于这些夫妇在一年内如有正常规律的性生活，女方的自然受孕机会是85%以上。应注意这一定义的对象是不育夫妇，男性不育症的诊断过程就是寻找导致不育的男方因素。应特别注意在病史询问过程中，寻找不育的男性相关因素的相关线索。

病史收集的主要内容如下：

1. 主诉和现病史　不育通常是患者的主诉。应在详细了解婚育史后确定患者是否确为不育及明确不育年限。从尝试怀孕并有规律、正常、无避孕措施的性生活开始至就诊的时间为不育年限。这期间女方从未有妊娠经历为原发性不育，否则为继发性不育。男性及女

 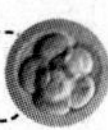

性与现配偶外性伙伴的妊娠和生育情况有助于提示不育因素，因此，婚育史的询问应包括配偶双方的婚姻次数和每次婚姻的女方妊娠和生育情况。可单独询问，以保护患者隐私。明确不育年限的重要性还在于其与不育潜在病因的严重程度有关，超过3年可能存在严重的生物学问题，自然受孕的机会较少。

应通过了解性生活史，首先确定和排除阴茎勃起功能障碍（erectile dysfunction，ED）和射精障碍（ejaculation disorder）等缺乏阴道内射精的男性不育因素。如有正常、规律和在女性易孕期进行的性生活，则可能存在男性或女性不育或生育力低下的其他因素。

此外，应详细询问配偶双方已进行的不育相关的检查和治疗情况。这可提供有价值的不育男性因素的信息，也可以避免一些不必要的重复检查。

2. **既往史**　不育相关的潜在病因众多，涉及全身各个系统。但要注意重点收集与生育相关的疾病和因素。

生长发育情况，如喉结和阴毛出现时间、首次遗精时间等的异常，可能提示内分泌系统的异常。隐睾（cryptorchidism）是一个重要的影响生精功能的发育异常。

过去疾病史中，近期6个月内发热（>38.5℃）可能影响精子生成；既往腮腺炎（mumps）病史，特别是并发睾丸炎（orchitis），可导致精子生成障碍；泌尿生殖道感染特别是性传播疾病史可能导致精道异常，导致精液指标异常甚至无精子症（azoospermia）；糖尿病和神经系统疾病可能与性功能障碍有关；有结核病病史者需注意是否导致附睾和精道结核；反复慢性呼吸道感染史应注意是否有纤毛不动综合征（immotile cilia syndrome，ICS）的可能。

手术外伤史，特别是泌尿生殖系统和后腹膜手术，可能对精子生成和传输产生不良影响。疝气手术史可由于影响睾丸血供影响生精功能，也可导致输精管误扎引起梗阻性无精子症。睾丸外伤和扭转可由于睾丸缺血导致精子生成障碍。腹膜后手术、结肠手术和交感神经手术可导致后腹膜神经功能异常导致射精障碍。垂体和蝶鞍等神经外科手术可导致促性腺激素的异常引起睾丸精子生成障碍。

应该详细询问既往药物史。很多药物影响男性生育力。一些药物通过影响下丘脑-垂体-性腺轴导致性欲下降、勃起障碍或射精障碍而影响生育，睾酮的下降还可抑制精子生成，如利血平等降压药、氯噻嗪类利尿药、吩噻嗪和单胺氧化酶抑制剂等治疗精神病类药物、苯妥英钠等抗癫痫药物和西咪替丁等H受体阻滞剂。大剂量长期服用睾酮可通过抑制下丘脑-垂体-性腺轴最终导致睾丸萎缩。抗心律失常药物胺碘酮在使用较大剂量时可导致非感染性附睾炎。治疗强制性脊柱炎的柳氮磺吡啶有可能抑制精子在附睾中的成熟过程。抗肿瘤药物则会直接损害睾丸生精上皮和间质上皮细胞功能，以烷化剂如环磷酰胺、氮芥和苯丁酸氮芥的损伤作用最强。中药雷公藤可引起睾丸严重的病理改变，造成生精障碍。

应该详细询问个人史和职业史。一些不良生活习惯，如吸烟、酗酒、长期热水澡和紧身内裤等，影响精子质量。不良环境、化学物品接触和过大生活压力等也应该引起关注。高温职业，如厨师和电焊工人等，是男性不育的高危因素。

3. **家族和遗传疾病史**　父母近亲结婚是男性后代生育障碍的危险因素。家族中其他成员的不育病史提示可能其不育具有遗传背景。一些遗传病史与男性不育直接相关，如成人先天性多囊肾、Kallman综合征和染色体病等。

4. **女方配偶病史**　由于不育症的诊治和预后都可能牵涉到不育夫妇双方的因素，建议不育夫妇同时就诊。应了解女方的年龄，这是一个影响治疗预后的重要因素。与25岁的妇女比较，35岁、38岁和40岁的妇女生育的潜能分别减低到50%、25%和<5%。需要注意的是，

女方已有明确不育因素并不排除同时存在男方因素。男女双方同时有不育因素的约占 20%以上。

二、体格检查

（一）一般检查

身高、体重和血压是基本检查。体重指数(body mass index，BMI)>30kg/m^2 的肥胖男性多伴有睾丸体积的降低，提示生精功能受损。上下身比例和臂长与躯干的比例对克氏综合征(Klinefelter syndrome)诊断有提示作用。常规体检中的甲状腺大小，心、肺、肝、脾等也是要注意的。

（二）特殊检查

1. **男性乳房** 患者站立，双手放于脑后，充分扩展胸肌。从乳房外侧开始顺时针方向全面检查全部腺体组织。男性乳房发育提示雄激素过低和雌激素过高，可能存在性腺功能低下。

2. **阴毛** 注意阴毛分布，正常男性成年人阴毛粗而色深，卷曲，呈倒三角形，覆盖耻骨联合并扩展到大腿中部表面。阴毛稀疏提示雄激素缺乏。

3. **阴茎** 患者站立，双手下垂。注意是否包皮过长，包茎；有否尿道口分泌物；包皮和龟头是否有红斑、疱疹和糜烂溃疡。检查是否存在尿道下裂(类型，严重程度)、阴茎海绵体硬结和创伤或手术后瘢痕。初步视诊可确定阴茎大小，必要时予以测量，长度通常是以耻骨联合皮肤表面至尿道外口的距离(cm)。测量一般分为常态(非勃起状态)的长度和勃起长度。先天性性腺功能低下可伴有阴茎过小。

4. **睾丸** 通常患者取站立位检查睾丸的位置和轴线，取仰卧位检查睾丸体积和质地。睾丸体积(testicular volume)测量通常采用睾丸体积测量器，常用的是 Prader 睾丸测量器(orchidometer)(图 2-1)，其由 12 个不同大小的椭圆形模型组成，分别是 1、2、3、4、5、6、8、10、12、15、20 和 25 号，每个号代表体积(排水量，ml)。测量时，患者取平卧位，医师依次将两侧睾丸固定在阴囊最薄皮肤下，将睾丸与 Prader 睾丸体积测量器的不同号模型比较确定睾丸体积(图 2-2)。也有采用 B 超测量睾丸三径，然后以椭圆图体积公式计算睾丸体积。

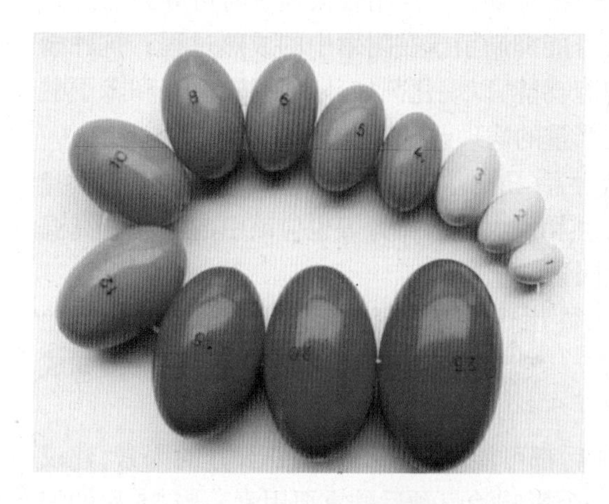

图 2-1 睾丸体积测量器

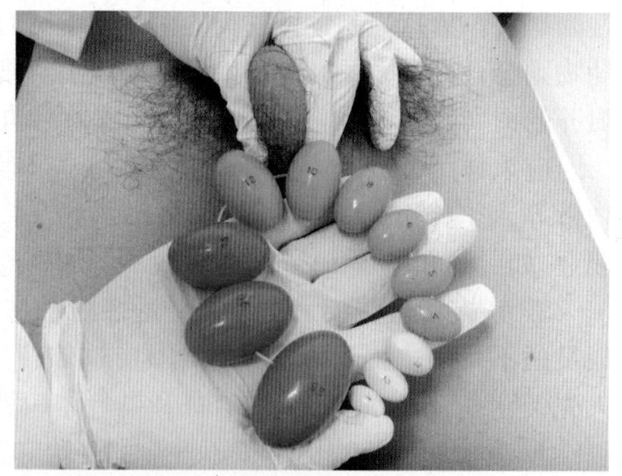

图 2-2 标准化睾丸体积测量

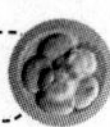

睾丸体积的大小代表了生精细胞的数量，因为曲细精管约占睾丸容积的98%。睾丸体积的大小有种族的差异。一项国内研究发现正常男子睾丸体积范围是10~20ml（2.5~97.5百分位数）。睾丸体积过小提示生精上皮不足，可能存在生精障碍。睾丸体积对称性增大是脆性X综合征的特征，非对称性过大要排除睾丸肿瘤。

睾丸检查时还要评估睾丸质地。正常睾丸应有弹性，轻轻触诊不会有疼痛感觉。多凭经验作出睾丸质地评估：正常、软、硬。睾丸较软通常表明生精功能受损；睾丸体积正常或增大，但质地较硬，提示可能存在睾丸肿瘤。

5. **附睾**　在检查睾丸后应检查附睾。附睾位置解剖学上可能有变异，可位于睾丸的上、下、前、后方。应注意附睾大小、轮廓、质地、有无囊肿、结节和硬块，还应注意附睾头和睾丸的连接部。附睾小甚至未扪及附睾和睾丸连接部缺乏提示附睾发育不良，可见于先天性附睾发育不良和先天性输精管缺如等。附睾肿大和结节提示附睾炎症。

6. **输精管**　正常输精管可以触及，在精索的后方，沿精索走向，在两指间感觉坚硬条索状，应注意和精索区别。注意有无结节、串珠状改变、增厚和压痛等。单侧和双侧先天性输精管缺如可通过认真细致的输精管触诊初步确立。

7. **精索**　主要检查精索有无增粗、粘连、囊肿及是否存在精索静脉曲张（varicocele）等。患者取站立位，室温应该在20~22℃之间，避免温度过低致阴囊收缩而影响观察的效果。精索静脉曲张分三度，在阴囊皮肤可以清楚看到呈蚯蚓状扩张的精索静脉丛为Ⅲ度；如在阴囊皮肤肉眼看不到扩张的精索静脉丛，行触诊，在阴囊内触及精索静脉丛扩张的为Ⅱ度；触诊也未及扩张静脉丛，则要求患者屏气（Valsalva动作），增加腹压，这时触诊发现扩张精索静脉丛为Ⅰ度。上述情况下，未发现精索静脉曲张，但使用阴囊温度红外线热像仪或彩色多普勒超声检查发现了扩张的精索静脉丛，为亚临床型，但其临床意义仍有争议。

8. **腹股沟**　要注意病理性的腹股沟淋巴结肿大和腹股沟疝的诊断。由于阴毛的覆盖，手术瘢痕可能会漏诊，睾丸下降固定术、腹股沟疝或精索静脉曲张手术都会存在腹股沟区手术愈合瘢痕。

9. **前列腺和精囊**　如果没有明显的病史和相关检查结果的变化，一般不做前列腺和精囊检查。

直肠指检是检查前列腺的主要方法，正常前列腺表面光滑，质地柔软，中间沟存在，无压痛。正常精囊在直肠指检时很难触到，如果有炎症，可以触及并有压痛。

（文任乾）

第二节　不育夫妇女性配偶生育力基本评估

在不育症中，女方因素约占40%~55%，男方因素约占25%~40%，男女双方共同因素约占20%~30%，约有10%的不育症夫妇找不到明确病因。男性不育专科医师在对男性不育的诊治过程中，应根据其女性配偶的相关检查结果，对女性配偶的生育能力进行基本评估。

一、卵巢功能的基本评估

男性不育专科医师应了解女性卵巢功能基本评估方法，在治疗不育男性时，如其女性配偶存在卵巢储备功能低下情况,应注意避免针对不育男性进行过长时间的药物保守治疗,以免延误治疗时机。卵巢功能基本评价指标包括:

(一)年龄和月经情况

女性的最佳生育年龄是20~29岁,30岁起生育能力的曲线便呈下降趋势,38岁时开始迅速下降,40岁以后更呈明显衰落并逐渐进入绝经期,45岁以后妊娠的可能性极小。不孕症的发生率也随年龄而逐渐升高,在20~24岁、25~29岁、30~34岁、35~39岁和40~44岁的已婚妇女中,不孕症的发生率分别为6%、9%、15%、30%和64%;同时,随年龄增高,自然流产率升高,死胎发生率增加,活产率降低。

要了解月经情况:包括初潮年龄,月经规律,每次月经量,是否有痛经等。

(二)内分泌检查

女性的卵泡池在出生时即已经固定。正常情况下,随着年龄的增加,女性卵巢中的卵泡通过闭锁过程自发性减少直至耗竭。一些内分泌指标可反映卵巢储备功能(ovarian reserve function)。

1. **基础FSH水平(bFSH)** 基础FSH值是目前预测卵巢储备功能下降最常用的指标。基础FSH>10IU/L,提示卵巢储备功能有所下降,应引起重视。其他性激素的变化,如雌二醇(E_2)、孕激素(progestin,P)、黄体生成素(luteinizing hormone,LH)等的水平也会出现变化,但均晚于FSH的升高。FSH与LH的比值也可作为一个评价卵巢反应的良好指标,FSH/LH>3也提示卵巢功能下降,有研究发现FSH/LH<3的患者,其E_2峰值、获卵数、受精率以及妊娠率均高于FSH/LH>3的患者。

2. **其他内分泌指标** 主要有抑制素B(inhibin B,INH B)和抗米勒管激素(anti-Müllerian hormone,AMH)。INH B主要产生于FSH敏感的窦卵泡,其基础值与卵巢内小窦状卵泡数量呈正相关,因此可反映卵巢储备功能。当INHB≤40~56pg/ml时,即提示卵巢储备的下降。

(三)基础窦卵泡数

在窦卵泡期前,卵泡的生长发育不依赖于促性腺激素(Gn)的刺激,当有足够量的Gn刺激后,大量的窦卵泡将发育成熟,故其数目能够较好地反映卵泡池中剩余的原始卵泡数。现代超声影像学检查可以清楚显示窦卵泡数量(antral follicle count,AFC),一般表现为直径2~10mm的卵泡。基础AFC<6提示卵巢储备功能降低。

二、输卵管通畅性基本评估

输卵管因素可占不孕不育症中女方因素的1/3以上。当男性不育症患者配偶存在输卵管因素时,男性不育专科医师应了解其输卵管因素的具体病因、严重程度和妇科医师对输卵管因素的治疗建议。当女方为可复通的输卵管因素,男性不育专科医师针对轻或中度的精液异常可予以积极但适时的保守药物治疗。当女方为不可复通的输卵管因素时,男性不育专科医师对男性不育因素的治疗应着眼于进行IVF-ET前的准备。

常用的输卵管通畅性的评估方法包括:

1. **输卵管通液检查**

(1)单纯输卵管通液术是利用亚甲蓝液或生理盐水自宫颈注入宫腔,再从宫腔流入输卵管,根据推注药液时阻力的大小及液体反流的情况,判断输卵管是否通畅的方法,具有一定的诊断价值。但由于此方法较易受操作者主观因素的影响,因此可靠性较低,诊断准确率约为70%。注药时接压力测定仪监测注药过程中药力变化,可以提高准确性。

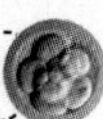

（2）宫腔镜下输卵管通液可检查宫腔及输卵管近端情况，但不能了解是否输卵管积液及存在周围粘连情况。超声下子宫输卵管通液（造影），可通过B超观察超声造影剂在宫腔、输卵管、盆腔的弥散情况，提高了诊断可靠性，但仍低于传统的X线下子宫输卵管造影。

2. **子宫输卵管造影（hysterosalpingography，HSG）**　HSG是通过导管向宫腔及输卵管注入造影剂，行X线透视及摄片，根据造影剂在子宫、输卵管及盆腔内的显影情况了解输卵管是否通畅、梗阻部位及宫腔形态。该检查损伤小，能对输卵管梗阻、输卵管积液作出较正确诊断，准确率可达90%，且具有一定的治疗作用，临床应用广泛。但是，该方法并不能准确反映盆腔病变、卵巢输卵管周围的粘连、子宫直肠窝粘连及子宫内膜异位症等，且对输卵管通畅性的诊断的假阳性率约为10%。

3. **腹腔镜下输卵管通染液检查**　腹腔镜检查是在麻醉下进行，镜下直视观察亚甲蓝通过输卵管的情况，可准确判断输卵管的通畅性，与HSG相比假阳性较少。腹腔镜还可全面了解盆腔内生殖器官的情况，是诊断输卵管通畅性、盆腔粘连、子宫内膜异位症、多囊卵巢、盆腔结核等盆腔疾患的金标准，并可以实时制订治疗方案，进行相应的镜下手术治疗如输卵管伞端造口术、输卵管吻合术及盆腔粘连分离术等，恢复输卵管、卵巢的正常解剖结构及位置，对输卵管性不孕具有一定的治疗作用；或行输卵管积液结扎或切除术后体外受精-胚胎移植（IVF-ET）等。但腹腔镜不能了解宫腔及输卵管腔的情况，判断梗阻部位不如HSG准确，且操作技术要求较高，需住院，费用较高，属创伤性检查，应用受到一定限制。

三、子宫生育潜能的基本评估

子宫内膜器质性病变和功能失调是女性不孕的重要原因之一。主要病理变化包括内膜异常，如宫腔粘连、Asherman综合征、子宫纵隔、内膜息肉、黏膜下肌瘤等；以及先天性子宫发育异常，包括各种类型的子宫畸形等。

1. **超声检查**　超声检查可以显示子宫内膜厚度、形态、回声、内膜及内膜下血流状态等。而超声影像学检查安全无创的优点，使其在判断子宫生育潜能方面应用广泛。理想的排卵前子宫内膜厚度应达到8mm以上，并具有明显的三线征形态。

2. **宫腔镜检查（hysteroscopy）**　宫腔镜检查较超声检查更为直观、准确，对宫腔病变诊断可靠。同时可以进行相应的镜下手术治疗，如宫腔粘连分离术、内膜息肉切除术、纵隔切除术等。但是宫腔镜检查作为一种侵入性检查手段，应用也有其局限性。

3. **宫腹腔镜联合探查**　直视下查看子宫、输卵管、卵巢等宫腔及盆腔内情况，并可以通过亚甲蓝输液，观察输卵管通畅情况。

四、其他因素基本评估

除了上述影响女性生育力（female fertility）的影响因素之外，还应该注意女性生育力相关的其他一些全身因素，如机体是否可承受妊娠及分娩（尤其是高龄女性）；是否存在导致不孕的全身性疾病如遗传方面、免疫方面及其他内分泌系统或代谢相关的疾病；有无恶性肿瘤手术史及放化疗史等。

（许成岩）

第三节 男性基本实验室检查

辅助生殖男科实验室的建立可为男科疾病的临床诊断、治疗、预后判断提供实验数据；为其他医疗机构的患者提供力所能及的服务；为预防疾病提供实验室数据。其人员、环境、仪器设备、生物安全防护等均应符合相关要求。辅助生殖男科实验室的基本检查项目包括精液分析及生殖激素测定，其中精液分析的质量控制近年来逐渐得到重视，也是比较新的内容，本节进行了重点介绍。

一、男科实验室的建立

医学实验室（medical laboratory）或称临床实验室（clinical laboratory），是以为诊断、预防、治疗人体疾病或评估人体健康提供信息为目的，对来自人体的材料进行生物学、微生物学、免疫学、化学、血液学、生物物理学、细胞学、病理学等检验的实验室。男科实验室（andrology laboratory）作为临床实验室的一部分，其基本要求必须满足临床实验室的要求。

（一）男科实验室的任务

是为男科疾病的临床诊断、治疗、预后判断和科学研究提供实验数据，是男性专科实验室的教学与培训的重要场所。为男科疾病的临床诊断（clinical diagnosis）、治疗、预后判断提供实验数据；为其他医疗机构的患者提供力所能及的服务；为预防疾病提供实验室数据，积极参与大众保健、卫生防疫等公益性活动；保护所服务对象的合法权益，尊重其隐私；重视人员安全、生物安全和保护环境；积极开展男科实验室相关的科研活动，为疾病的诊断、治疗、预防提供科学依据，加强实验室的专业能力；加强对员工的教育和培训，积极参与所在机构或社会的医学实验室方面的人才教育活动；为服务对象提供解释和咨询。

（二）男科实验室的环境、面积、设备、生物安全防护要符合相关的要求

不同级别实验室相应的面积应根据工作需要而定，男科实验室的总体面积要适当。必须为实验室安全运行、清洁和维护提供足够的空间。应当为安全操作及储存溶剂、放射性物质、压缩气体和液化气提供足够的空间和设施。在实验室的工作区外还应当提供另外的可长期使用的储存间，应当有存放外衣和私人物品的设施，应当有进食、饮水和休息的场所。

实验室的环境设施应有利于检验活动的正常运行。要对干扰检验结果的因素如温度、湿度、震动、供电、阳光、电磁辐射、生物消毒等予以足够的重视。

为防止交叉污染（cross-contamination），应将不相容活动的相邻区域进行隔离。在主实验室应合理设置清洁区、半污染区和污染区；实验室布局必须合理，严格按功能分区，有利于工作人员操作，培养室、性传播疾病检查等实验场所、试剂储存等应相对独立，防止环境污染，杜绝安全隐患。

符合洁净要求，具备空气消毒设施，建筑和装修材料要求无毒无害，注意实验室周围环境条件。

必须为实验室提供可靠和高质量的水。要保证实验室水源和饮用水源的供应管道之间没有交叉连接。

要有可靠和充足的电力供应和应急照明，以保证人员安全离开实验室。必要时备用发电机以保证重要设备的正常运转（如培养箱、生物安全柜、冰柜等）以及动物笼具的通风都是必要的。

（三）男科实验室的生物安全（biological safety）防护的基本要求

男科实验室为二级生物安全防护实验室。实验室结构和设施、安全操作规程、安全设备适用于对人或环境具有中等潜在危害的微生物。

1. 安全设备和个体防护　安全设备（security appliance）和个体防护（individual protection）是确保实验室工作人员与致病微生物及其毒素直接接触的一级屏障。

可能产生致病微生物气溶胶或出现溅出的操作均应在生物安全柜（Ⅱ级生物安全柜为宜）或其他物理抑制设备中进行，并使用个体防护设备。如不可能在生物安全柜内进行而必须采取外部操作时，为防止感染性材料溅出或雾化危害，必须使用面部保护装置（护目镜、面罩、个体呼吸保护用品或其他防溅出保护设备）。

在实验室中应穿着工作服或罩衫等防护服。离开实验室时，防护服必须脱下并留在实验室内。不得穿着外出，更不能携带回家。用过的工作服应先在实验室中消毒，然后统一洗涤或丢弃。

当手可能接触感染材料、污染的表面或设备时应戴手套。如可能发生感染性材料的溢出或溅出，宜戴两副手套。不得戴着手套离开实验室。工作完全结束后方可除去手套。一次性手套不得清洗和再次使用。

2. 实验室设计和建造的特殊要求

（1）生物安全防护二级实验室必须满足以下要求：实验室应设在靠近出口处洗手池置；实验室围护结构内表面应易于清洁、防渗漏并耐化学品和消毒剂的腐蚀；地面应防滑、无缝隙，不得铺设地毯；实验台表面应不透水，耐腐蚀、耐热；实验室器具应当坚固耐用，在实验台、生物安全柜和其他设备之间及其下面要保证有足够的空间以便进行清洁，应有足够的空间摆放生物废弃物容器；实验室如有可开启的窗户，应设置纱窗。

（2）应在靠近实验室的位置配备高压灭菌器或其他清除污染的工具。如高压灭菌锅、化学消毒装置等对废弃物进行处理。消毒剂或次氯酸钠，用纯净水稀释成0.1%（v/v）和1%（v/v）；消毒皂或抗菌皮肤清洁剂。用于装丢弃的锋利物品的锐器盒；用于装有害废物的医用垃圾袋和垃圾桶等。

（3）应设置洗眼装置、急救药箱。

（4）实验室门宜带锁、可自动关闭。

（5）实验室出口应有发光指示标志。

（6）实验室宜有不少于每小时3~4次的通风换气次数。应设置通风橱，用于存放和操作有毒试剂、化学药品或染料。

（四）仪器设备

仪器设备是实验室开展工作的保障。男科实验室的主要仪器设备有：

精子计数板（counting chamber）：改良Neubauer血细胞计数板（improved Neubauer haemocytometer）或替代品，池深100μm，厚盖玻片（厚度4号，为0.44mm）；大容量计数板（可选；用于评价低精子浓度样本）；其他专用精子计数板等。

离心机（centrifuge）：男科实验室常用的有台式离心机，能达到300~500g（用于常规的精液和尿液处理），1000g（用于精液标志物测定）和2000g（用于处理黏稠的标本）；能达到3000g的高速离心机（用于处理疑似无精子标本）或16 000g的微量离心机（用于得到无精子的精浆）。

显微镜(microscopy):生物显微镜、倒置显微镜、荧光显微镜、相差显微镜。

培养箱(incubator):最好带5%(v/v)CO_2。

生物安全柜:根据生物安全级别,男科实验室应选择二级生物安全柜。

移液器(displacement pipette):实验室可根据需要配置不同原理、不同量程的移液器。《WHO人类精液检查与处理实验室手册》第5版要求吸取精液要使用活塞正移动(positive displacement)加样器。

此外还应有通风橱、超净工作台、高压灭菌器、液氮罐、台式保温板、标本混匀器、恒温水浴箱、酶标仪、冷藏及低温冰箱、电子天平、pH计(pH electrode)、生化分析仪等。

男科实验室应建立仪器设备的购买、使用、维护和校准的程序文件,对贵重仪器设备应建立仪器设备档案。建立仪器设备使用和操作的标准操作程序。关键仪器设备的上岗培训(training)记录。

(五)实验室人员要求

要根据医疗机构的实际情况配备实验室人员,保证实验室工作的有序进行。

1. 业务技术人员必须具有从事本专业的业务技术水平和资质。在独立进行工作前还需在中高级实验技术人员指导下进行上岗培训,达到合格标准,方可开始工作。

2. 实验室的工作人员必须被告知实验室工作的潜在危险并接受实验室安全教育,自愿从事实验室工作。

3. 根据工作需要进行人员定岗和专业。定期进行思想道德教育和专业技术培训,制订实验室规章制度,必须遵守实验室的所有制度、规定和操作规程,并进行定期和不定期的检查、评比,并有记录保存。

(六)实验室特殊管理

男科实验室不安全操作可能引起意外事故,为避免意外事故的发生,必须严格执行以下原则:

1. 有针对性地设计保证安全的工作程序,并进行有效的培训和模拟训练。

2. 对于意外事故要能够提供包括紧急救助或专业性保健治疗的措施,足以应付紧急情况。

3. 如工作人员在操作过程中意外发生针刺和切伤、皮肤污染、感染性标本溅到体表和口鼻眼内、衣物污染、污染试验台面等安全事故,应立即进行紧急处理。具体措施必须形成书面文件并严格遵守执行。

二、精液分析

荷兰的显微镜学家A.van Leeuwenhoek(1632-1723)于1677年首次利用显微镜观察到了精子。从此,人类对精子的研究进入了一个新纪元。

1929年,真正意义上的精液分析(semen analysis)开始于新英格兰医学杂志上发表的关于精子计数可用于不育症诊断与判断预后及治疗效果的论文。

精子(sperm)在睾丸(testis)中经过极其复杂的细胞分化过程,经精原干细胞增殖分化、精母细胞减数分裂,最后形成精子。经附睾(epididymis)成熟后的精子随精液排出体外。在射精时,由睾丸和附睾的分泌液及悬浮其中的精子与前列腺(prostate)、精囊腺(seminal vesicle)和尿道球腺(antiprostate)的分泌物混合形成一种黏稠的混合液体排出体外,即精液。

精液分析是评估男子生育力(male fertility)的重要方法,也是男科疾病诊断、疗效观察的

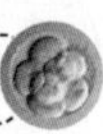

实验依据，但精液分析的各参数并非是特异的，它并不能够确定达到受精位置的少数精子的受精能力，因此要正确评估男子生育能力还需要结合临床和其他精子功能（sperm function）检测指标进行综合评估。

以往精液分析存在检测方法不一，结果带有主观性、不客观、不真实，精确度低、重复性差，对男性生育力的评估、临床诊断应用价值很有限等问题。因此，精液分析需要遵循标准化程序（standard procedure）进行。为此，世界卫生组织早在1980年就组织相关专家编写出版了第1版"人类精液及精子——宫颈黏液实验室检验手册"，并先后于1987年、1992年、1999年出版了第2、3、4版。随着近年来男科学和生殖医学的快速发展，基于循证医学（evidence-based medicine）的证据，不少原有的概念和诊疗建议需要修订。为此，WHO组织编写制订了新1版的手册，以期达到更好的标准化，提高精液分析的质量，即2010年出版的《WHO人类精液检查与处理实验室手册》第5版。在过去的30年里，已公认手册提供了全球性标准，广泛地应用于世界各地的研究和临床实验室。此次第5版中，不但充实了原有的内部质量控制（internal quality control）的内容，还增加了外部质量控制（external quality control，EQC）的内容，并成为精液分析的重要部分。

（一）精液常规分析

精液常规分析的内容包括精液的液化、黏稠度、外观、体积、pH值、精子凝集、精子活力（sperm motility）评估、精子存活率（sperm vitality）评估、精子浓度(sperm concentration)评估等。

精液的分析结果易受射精频度、温度、实验室条件、检验人员的技术熟练程度、主观判断能力等诸多因素影响，其结果易发生偏差，因此精液采集与分析必须严格按照适宜的标准化程序进行，才能提供受检者临床状况的必要信息。一份精液样本不能确定个体的精液质量，必须检测2~3份样本才能获得基线数据。不育夫妇初诊时，男方至少要按标准程序做2次精液分析，2次分析如有明显差异，还要进行第3次分析。

1. **精液的安全处理**　应将所有生物标本都视为具有潜在传染性，精液标本的操作和废弃均应特别小心。对于男科实验室而言，最重要的感染性微生物是精液中的HIV病毒和乙型肝炎病毒（HBV）及丙型肝炎病毒（HCV），实验室人员应当接种乙型肝炎疫苗。操作时应谨慎，并采用适当的防护措施。要使用一次性手套和各种器皿。用过的器皿要消毒处理。精液培养（spermoculture）用于生物测定、宫腔内受精或体外受精，在处理过程中必须严格用无菌材料和无菌操作。应用移液装置进行液体的操作，禁止用嘴吹吸移液管。应防止那些被精液污染的尖锐器械造成的意外伤害，避免精液接触到裸露的皮肤、破口、擦伤或病变部位。

2. **精液的采集和转运**　精液的实验室测定结果受多种因素影响，如睾丸的生精功能（spermatogenic function）、附性腺功能、近期的身体状况、禁欲时间、精液的采集地点、采集方式、采集是否完整等。

精液采集规范化是做好精液分析的前提条件，因此在精液采集前务必要详细告知受检者有关精液采集和运送的方法及注意事项。

（1）精液采集要求：

1）标本采集前应禁欲2~7天。禁欲（abstinence）的天数应尽可能恒定，以减少精液分析结果的波动。因一次射精不能完全排空附睾，所以前次禁欲时间的长短，会影响精液中精子老化程度和精子质量，但该影响的程度难以确定。禁欲时间延长不会影响精子的存活率和染色质。

2）标本的采集宜在实验室附近的取精室内单独进行。否则，应在采集后1小时内送到实验室。采集的精液样本在运送到实验室的过程中，温度应保持在20~37℃，以避免降低精子活力。

3）精液采集一定要完整，不完整的精液不宜进行分析。射精时，射出的初始部分精液主要是富含精子的前列腺液（prostatic fluid），而后面部分的精液则主要是精囊液（seminal vesicle fluid）。因此，丢失射精初始部分对精液检测结果的影响远大于丢失最后部分。受检者应告知在精液收集的过程中任何部分的丢失。

4）必须在收集精液的容器上标明受检者姓名和（或）身份证号以及标本采集的日期和时间。

5）明确记录受检者姓名、出生日期、个人编码代码数字、禁欲时间、标本采集日期和时间、标本采集是否完整、获取标本遇到的任何困难以及标本从采集到分析的时间间隔等。

（2）精液采集的容器：应使用清洁的并证实对精子无毒的宽口玻璃或塑料容器进行精液采集。容器要预先称重，并保持在20~37℃温度环境中，以避免精子射入容器后，由于大的温度变化对精子产生影响。诊断或研究目的的精液采集，对容器等不做无菌要求；用于微生物学分析及辅助生殖的无菌采集精液，标本容器、移液器吸头和混匀用的吸液管必须无菌。

（3）精液的采集和转运：应口头和书面指导受检者如何进行精液采集，除强调前述精液采集的要求外，还应指导其按如下方法采集精液和转运：

1）手淫法（masturbation）采集精液：推荐采用手淫的方法收集精液。如手淫取精困难，可用特制避孕套进行精液采集。

不宜采用性交中断法（coitus interruptus）采集精液，因为射精最初部分可能丢失，而这部分精子浓度通常是最高的。而且标本会受到女性生殖道内细菌和微生物的污染；同时酸性的阴道分泌物对精子活力也会产生不利的影响。

最好在门诊采集精液，如在门诊通过手淫的方法不能获取精液标本，或者实验室附近缺乏合适的房间，可以在家采集精液。

有证据表明，不同取精方式收集到的精液标本的质量有一定的差别。在家性交时使用不含杀精子剂避孕套（condom）收集到的精液质量优于在实验室附近的房间通过手淫取精的精液质量。性唤起（sexual arousal）的方式及手淫取精的时间，都可以影响射出精液的质量。

将预先称重的、标记上其姓名和编码的标本容器交给受检者。

精液用于诊断或研究目的时，将精液直接射入容器内，保持精液收集完整。

精液用于辅助生殖目的时，除要求无菌采集外，其他过程与前者相同，将精液射入无菌的容器，移液器吸头等也必须无菌。

用于微生物学分析目的时，必须无菌采集精液以避免其被非精液来源的微生物污染。要求受检者取精前排尿，并用肥皂清洗双手和阴茎，将精液射入无菌容器。以减少来自皮肤共栖微生物所致的标本污染的风险。

2）使用避孕套采集精液：手淫方法取精失败的特殊情况下，可以使用为采集精液设计的专用无毒性避孕套来采集标本。因为普通的乳胶避孕套含有损害精子活力的物质，故不能用于精液采集。

应告知受检者如何使用、封闭避孕套以及将装有精液的避孕套送至实验室等事项。

3）精液的转运：手淫法取出精液后，立即送入实验室，如在家采集精液，应记录精液取

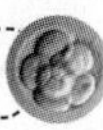

出的时间，并在采集后的1小时之内送至实验室。在运送过程中，标本应该保持在20~37℃。

精液液化期间，标本容器放置在实验台上或者孵育箱内（37℃）。

从精液标本取出到开始在微生物学实验室进行检测的时间不能超过3小时。

如果标本不完整，尤其是富含精子的初始部分丢失时，应在检测报告上注明，并在禁欲2~7天后重新采集标本检测。检测报告还应该记录标本的采集地点，如在家或在实验室外面的其他场所采集，及性交时使用专用的避孕套采集。

3. 精液的理化性状 最好在射精后30分钟~1小时内对精液开始简单的检查。

（1）液化：精液射出体外后，在精囊腺分泌的凝固蛋白（semenogelin）的作用下，很快凝固呈胶冻状。在前列腺分泌的蛋白酶（protease）的作用下，室温下几分钟内精液开始液化，通常在15分钟内完全液化（liquifaction）。对于液化延迟(60分钟仍未完全液化)的精液样本，则应机械混匀或用菠萝蛋白酶处理。

（2）黏稠度（viscosity）：精液液化后，将精液吸入移液管或将玻璃棒插入精液样本，精液借助重力形成不连续的小滴滴下。如果液滴滴下或提起玻璃棒拉丝长度超过2cm，则黏稠度异常。

（3）精液外观：正常精液呈现均匀、灰白色。禁欲时间长者精液可呈淡黄色；精液为红褐色时，提示精液中可能有红细胞；而黄疸患者或服用维生素或药物，或生殖道严重感染时，精液可呈黄色。

（4）精液体积（volume）：精液的体积由精囊腺、前列腺、尿道球腺和附睾的分泌液构成。由于一次射精的精子总数可以反映睾丸功能的信息，因此精确测量精液体积极其重要。以往常使用将精液从取精瓶中吸到移液管和注射器或将精液倒进量筒中等测量精液体积的方法，会因精液残留或损失而低估精液体积（0.3~0.9ml）。

可采用称重法和直接测量法来测量精液体积。称重法即在收集精液前将空取精瓶称重，精液收集后再次称量盛有精液的取精瓶的重量，减去空取精瓶的重量，再除以精液的比重，精液的比重暂按照1g/ml（1.043~1.102g/ml）计算。直接测量则是将精液直接采集到一个广口带刻度的玻璃量杯中。

WHO推荐的精液体积参考值下限是1.5ml［第5个百分位数，95%的可信限（CI），1.4-1.7］。

（5）精液pH值：应在精液液化的同时测量，最长不能超过射精后1小时。一般用测量范围在6.0~10.0的pH试纸测试，在pH试纸上均匀地涂上一滴经充分混匀的精液标本，待浸渍区的颜色变得均匀，与标准色带进行颜色对比，得出精液的pH值。

精液的pH值主要是由碱性的精囊腺分泌液和酸性的前列腺分泌液之间的平衡决定的。精液一般偏碱性，可中和阴道中的酸性。正常精液的pH值范围应为7.2~8.0。精液pH值<7.0，并伴随精液量少和少精子症（oligospermia）时，提示可能存在射精管阻塞或先天性双侧输精管缺如（congenital bilateral absence of the vas deferens，CBAVD）以及精囊腺发育不良（seminal vesicles poorly developed）。精液pH值>8.0，提示可能伴有急性附属性腺炎或附睾炎。因放置时间延长而使精液pH值升高，则无临床意义。

4. 精液显微镜检

（1）精子聚集与凝集：不活动精子之间、活动精子与黏液丝、非精子细胞或细胞碎片之间黏附在一起，为非特异性聚集。活动精子以头对头、尾对尾或混合型相互黏附在一起的现象为凝集。

检查方法：取经充分混匀的精液10μl，置载玻片上，用22mm×22mm盖玻片（面积为484mm²）覆盖其上，使精液池的深度约为20μm。然后在10×10倍视野下观察湿片是否存在凝集，并判断凝集的类型。

凝集部位分为5个种类，即：①头与头；②尾与尾；③尾尖与尾尖；④混合；⑤头尾缠结。

凝集程度分4级：

1级：散在，每个凝集团少于10个精子，自由活动精子很多。

2级：中等，每个凝集团有10~50个精子，存在自由活动精子。

3级：大量，每个凝集团多于50个精子，一些精子尚能自由活动。

4级：全部，所有精子均凝集，数个凝集又粘连在一起。

（2）精子活力（sperm motility）评估：精液液化后，最好在30分钟内检测精子活力，最长不能超过射精后1小时。

将精子按运动特性分级，运动精子占所计数精子总数的百分率即为精子活动率。

1）精子运动分级：精子运动分为3级，即：前向运动（progressive motility，PR）、非前向运动和不活动的精子（immotility，IM）。

前向运动（PR）：精子主动地呈直线或沿一大圆周运动，不管其速度如何。

非前向运动（NP）：所有其他非前向运动的形式，如以小圆周泳动，尾部动力几乎不能驱使头部移动，或者只能观察到尾部摆动。

不活动（IM）：没有运动。

2）湿片的制备：充分混匀并立即取精液样本，制备约20μm厚度的湿片，以便精子可以在湿片内自由泳动。需根据使用盖玻片的尺寸确定滴加精液的体积。如用24mm×24mm盖玻片，滴加12μl精液；如用22mm×22mm盖玻片，则滴加10μl精液；如用18mm×18mm盖玻片，则滴加6.5μl精液。

3）精子活力评估：制备约20μm厚度的湿片，待湿片内精液样本停止移动（在60秒内），用×200或×400倍数相差显微镜，并在室温或带有加热至37℃载物台的显微镜下观察湿片。

镜下观察距盖玻片边缘5mm以上的区域；按一定顺序，以避免重复观察相同的区域；快速计数视野内所有活动精子，不要等精子游入观察区域中才开始评估；先评估前向运动的精子，再在相同区域计数非前向运动精子，最后计数不活动的精子，也可一次计数3类运动的精子；记录每种活力级别的精子数目；至少观察5个视野、至少计数200个精子。

重复整个过程，评估重复样本。

对照表2-1，比较两个重复样本最常见活力级别百分率差异的可接受性。如果可以接受，计算不同运动级别精子平均百分率及平均精子活动率，以最接近的整数（百分率不能调整至100%）作为最后结果；如果差异不可以接受，则重新制备两份样本再作检测。

4）两次重复计数差异的评估：见表2-1。

5）WHO推荐的精子活力的参考值（reference values）下限：精子总活力（PR+NP）的参考值下限是40%（第5个百分位数，95%可信区间是38-42）。

前向运动精子（PR）百分率的参考值下限是32%（第5个百分位数，95%可信区间为31-34）。

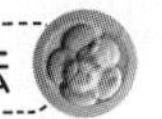

表 2-1　重复计数 200 个精子（总共计数 400 个精子）时，两个百分率之间的最大可接受差异

平均值(%)	最大可接受差异	平均值(%)	最大可接受差异
0	1	66~76	9
1	2	77~83	8
2	3	84~88	7
3~4	4	89~92	6
5~7	5	93~95	5
8~11	6	96~97	4
12~16	7	98	3
17~23	8	99	2
24~34	9	100	1
35~65	10		

（3）精子存活率（sperm vitality）评估：精子膜功能是否完整是区分死活精子的一个重要特征。精子膜功能与受精成败有很大的关系，因其影响精子的新陈代谢（metabolism）、获能（capacitation）、顶体反应（acrosomal reaction）、精卵融合（fuse）。目前临床上检测精子膜完整性的常用方法为精子活体染色技术：包括伊红染色、伊红 - 苯胺黑染色、精子低渗膨胀实验（hypo-osmotic swelling，HOS），使用伊红 - 苯胺黑染色技术，可以保存玻片用于再次评估和质控。近年来，荧光染色技术也作为一种精子检测手段正日益受到重视，在科研工作中得到广泛应用，并被证明行之有效。它在检测精子染色体、线粒体活性、质膜完整性、获能状态及顶体功能状态等方面的应用已获得广泛承认，具有常规光镜检查方法所不可取代的优点。详见精子功能部分。

（4）精子计数（sperm counting）和精子浓度（sperm concentration）：精子浓度是指单位体积精液中的精子数目，是通过精子计数和精液体积计算得来的。

1）改良 Neubauer 血细胞计数板：改良 Neubauer 血细胞计数板需使用专一厚度的盖玻片（0.44mm）。它有两个独立的、深度为 100μm 的计数池，每个计数池由 9 个 1mm×1mm 的大方格组成一个 3mm×3mm 网格（图 2-3）。每个大方格的容积是 100nl。第 1、3、7、9 号大方格由 16 个容积为 6.25nl 的中方格组成；第 2、4、6、8 号大方格由 20 个容积为 5nl 中方格组成；中央的第 5 号大方格由 25 个容积为 4nl 的中方格组成（图 2-4）；中央 5 号大方格的 25 个中方格中，每个中方格边界有 3 条线，共 16 个小方格（图 2-5）。因此，第 1、2、3、7、8、9 号大方格，每

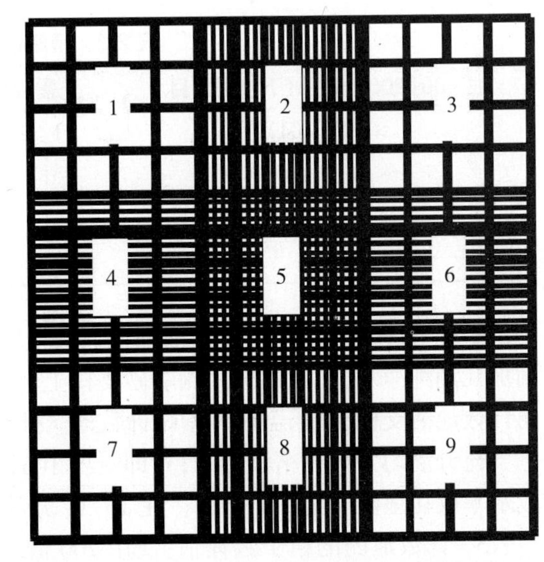

图 2-3　改良 Neubauer 血细胞计数板计数池示意图

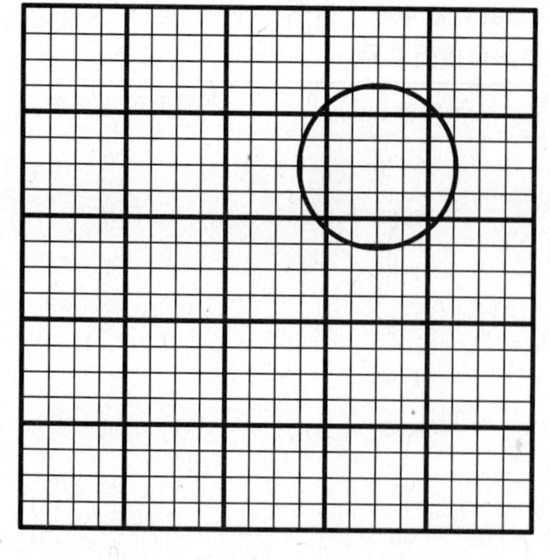

图 2-4 改良 Neubauer 血细胞计数板 5 号格示意图

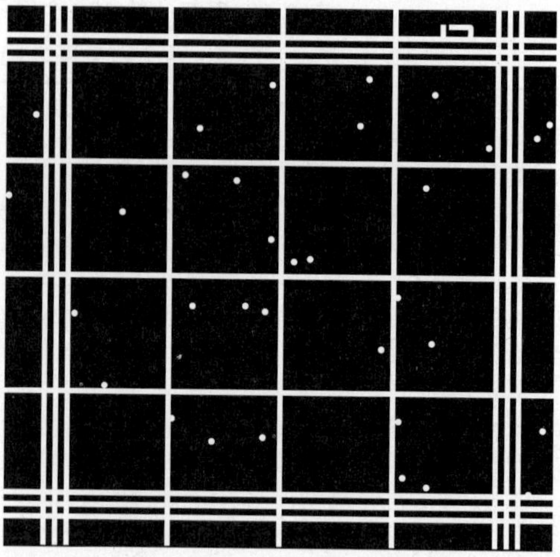

图 2-5 改良 Neubauer 血细胞计数板 5 号格中方格示意图

格均含有 4 排中方格，每排容积是 25nl，而第 4、5、6 号大方格，每格含有 5 排中方格，每排容积是 20nl。

2）精液稀释液（dilutions with fixative）：将 50g $NaHCO_3$ 和 10ml 35%（v/v）甲醛溶液加入 1000ml 纯水中；加 0.25g 台盼蓝（C.I. 颜色指数 23859）或 5ml 饱和(>4mg/ml)甲紫（C.I.42555）；4℃保存。

3）稀释倍数的确定：通过镜下观察 20μm 深的湿片来确定精液的稀释倍数。精液混匀后立即取 10μl 置于一张洁净的载玻片上，由 22mm×22mm 盖玻片（面积为 484mm^2）覆盖其上，形成一个深度为 20.7μm 的池；或用 24mm×24mm 盖玻片（面积为 576mm^2），滴加 12μl 精液样本，以形成深度为 20.8μm 的池。

200 倍或 400 倍镜下计数每视野的精子数目，每高倍镜视野下的容积分别约为 16nl 和 4nl；依据表 2-2 确定所需的稀释倍数。

表 2-2 精液稀释倍数的确定

每 400（200）倍视野下精子数目	需稀释倍数	精液量（μl）	固定液（μl）
>101（>404）	1∶20（1+19）	50	950
16~100（64~400）	1∶5（1+4）	50	200
2~15（8~60）	1∶2（1+1）	50	50
<2（<8）	1∶2（1+1）	50	50

4）计数样本的制备：向血细胞计数板上吹气，使其表面达到轻微湿润状态。将棉签上滴加几滴纯净水，在计数板两侧磨砂支柱上轻轻擦拭一下，使支柱稍微湿润。将盖玻片紧压向计数池的支柱，确保盖玻片紧贴计数池。推动盖玻片，感觉到阻力说明覆盖良好。

充分混匀并稀释精液标本；立即吸出 10μl 稀释的精液标本填充计数池；室温下，将计数板水平放在湿盒内至少 4 分钟。在 10~15 分钟内评估精液样本。

5）计数池内的精子数评估：使用 200 倍或 400 倍的相差显微镜观察；首先计数计数板一侧计数池的中央网格（图 2-4，第 5 号大方格），逐排计数完整精子，直到至少计数 200 个完整精子,必须计数完整一排,不能中途终止。如果在5号大方格的5排中计数不到200个精子,则应继续计数4号和6号大方格的精子。如果4、5、6三个大方格均计数后仍未达到200个精子,则应降低稀释度重新稀释样本。

对于头部压线的精子,如果头部压在内线,则计算在内,如果头部压在外线,则不计算在内;对于头部正好压在中间线的精子,则按L型原则计数(图2-6)。

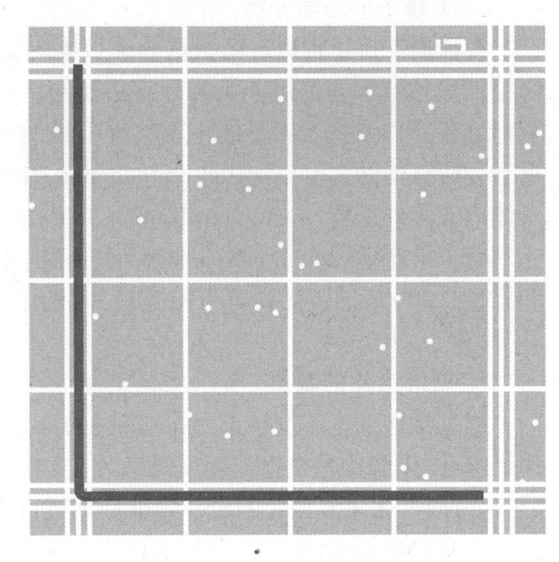

图2-6 改良Neubauer血细胞计数板5号格中方格L型原则示意图

重复稀释两次精液样本,每份重复样本计数至少200个精子,计数与第1个重复样本相同的排数。记录所计数精子数目和排数。

6)计算两个数值的总数和差异:比较两份重复样本的数值(表2-3),如果这种差异在可以接受范围内,计算每毫升精液中平均精子浓度;如果不能接受,制备两个新的稀释样本,并重新计数。

表2-3 两次重复计数的最大可接受差异

计数的精子总数	最大可接受差异	计数的精子总数	最大可接受差异	计数的精子总数	最大可接受差异
35~40	12	144~156	24	329~346	36
41~47	13	157~169	25	347~366	37
48~54	14	170~182	26	367~385	38
55~62	15	183~196	27	386~406	39
63~70	16	197~211	28	407~426	40
71~79	17	212~226	29	427~448	41
80~89	18	227~242	30	449~470	42
90~98	19	243~258	31	471~492	43
99~109	20	259~274	32	493~515	44
110~120	21	275~292	33	516~538	45
121~131	22	293~309	34	539~562	46
132~143	23	310~328	35	563~587	47

7)精液中精子浓度的计算:精液中精子浓度是精子数目(N)除以相对应的体积,即每个重复样本(replicate)所计数总排数(n)的体积(第4、5、6号网格各为20nl)乘以稀释倍数。即C=(N/n)×(1/20)×稀释倍数。

8)参考值:精子浓度的参考值下限为15×10^6/ml(第5个百分位数,95%可信区间为

(12~16)×10^6/ml)。

(二)精子形态学分析

有证据支持正常形态精子百分率与体内受精率(fertilization rate)存在一定关系,因此确定精液里独特形态的精子亚群是有必要的。尽管精子形态分析本身存在染色方法不同、分析标准各异以及技术人员的主观性等不足,但是精子形态与精子功能的密切关系以及精子形态分析在辅助生殖(assisted reproduction)中的预测价值,均显示出精子形态分析在评价精子体内或体外受精(in vitro fertilization,IVF)潜能中的重要地位。

精子形态学(sperm morphology)评估程序包括:精液涂片的制备;涂片的空气干燥、固定和染色;1000 倍油镜亮视野下检查玻片;确定正常形态精子百分率或正常与异常形态精子百分率。

1. **精液涂片的制备** 充分混匀精液标本;快速取样;重复取样前,再次混匀精液标本。

根据精液标本不同情况,采用不同的涂片方式。每份新鲜的精液标本应制备两张或更多的涂片,以防染色发生问题或载玻片破碎。由于涂片之间可能存在形态学上的显著性差异,最好对两张重复涂片的每一张玻片都进行形态学评估。

正常精液标本,使用拉薄技术涂片。擦净磨砂载玻片的两面,标记编号和日期。根据精子浓度,取 5~10μl 的精液滴在载玻片的一端,立即用第二张载玻片沿第一张载玻片的表面拖拉精液滴。涂片经空气干燥后,染色。拉薄技术常常不适用于高度黏稠的精液。

对于黏稠或碎片多的标本,或者使用计算机辅助精子形态学评估的标本,可以洗涤精液。室温下,将 0.2~0.5ml 精液加入到 10ml 生理盐水中稀释;800g 离心 10 分钟;吸出大部分上清液;用移液器轻轻吹打精子团,使其重新混悬于剩余的上清液中(20~40μl);用巴斯德吸管,将 5~10μl 的精子混悬液均匀地涂在载玻片上。

浓度低的精子标本(<2×10^6/ml),将标本 600g 离心 10 分钟浓缩后,然后按正常精液标本制备涂片。浓缩后的精子浓度不要超过 50×10^6/ml。

黏稠的精液标本涂片会厚而不均。可按液化不良精液标本相同的方法。加入等体积的生理培养液(如 Dulbecco 磷酸缓冲盐水),并且用加样器反复吹打;精液反复缓慢地通过接在注射器上的钝性针头;应用菠萝蛋白酶消化;或者使用洗涤的方法来处理。

2. **染色方法** 精液涂片空气干燥后,立即固定并染色。常用的染色方法有巴氏染色法、Shorr 染色法或 Diff-Quik 染色法。光学显微镜亮视野下观察,精子头部的顶体区染成淡蓝色,顶体后区染成深蓝色,中段可能染成有点红色,尾部染成蓝色或淡红色。通常位于头部下部或围绕中段的过量残留胞质染成粉红色、红色(巴氏染色)或者橘红色(Shorr 染色)。本节仅介绍巴氏染色程序。

对于精子和其他细胞染色来说,巴氏染色法能够使精子头部的顶体区和顶体后区、过量残留胞质、中段和主段染上颜色。该染色技术适用于精子形态学分析和未成熟生精细胞和非精子细胞检查。染色的涂片储存在阴暗处可稳定数月甚至数年。

(1)试剂:使用商品化产品,或按如下方法配制:

1)酸性乙醇:1.0ml 浓盐酸加到 200ml70%(v/v)乙醇中,配制不同浓度的乙醇的纯净水 pH 应为 7.0。

2)二甲苯:乙醇、无水乙醇与二甲苯等量混合。

3)Papanicolaou 染色液:使用商品化的染色液,也可按如下方法自制:

- EA-36(与 EA-50 等效)的配制:分别配制伊红 Y、苯胺棕 Y、亮绿 SF 的 10%(100g/L)

溶液各 100ml 储备液。

配制 2L 染色液：将 50ml 伊红储备液与 10ml 苯胺棕 Y 储备液混合，再加入 12.5ml 亮绿 SF 储备液，用 95%（v/v）乙醇定容至 2000ml，加入 4g 磷钨酸，加入 0.5ml 水饱和碳酸锂溶液（水饱和碳酸锂 >1.3g/100ml），充分混匀，置深棕色瓶拧紧瓶盖室温下可保存 2~3 个月。使用前用 0.45μm 滤器过滤。

- 橙黄 G6

储存液 1：10%（100g/L）橙黄 G6 溶液。使用前 1 周配制，室温保存于深棕色或用铝箔纸包裹的带塞试剂瓶中。

储存液 2：0.5% 橙黄 G6 溶液。将 950ml95%（v/v）的乙醇加入至 50ml 储存液 1；加 0.15g 磷钨酸；充分混匀。室温下储存于深棕色或铝箔纸包裹的带塞试剂瓶中，可稳定 2~3 个月。使用之前过滤。

- 无醋酸的 Harris 苏木精的配制：将 160g 硫酸铝铵（$AlNH_4(SO_4)_2 \cdot 12H_2O$）加入 1600ml 纯净水中，加热溶解（硫酸铝铵溶液）；将 8g 苏木精（颜色指数 75390）溶解于 80ml95%（v/v）乙醇中（苏木精溶液）；将苏木精溶液加入硫酸铝铵溶液中；混合溶液加热至 95℃；从加热器上拿开后边搅拌边缓慢加入 6g 氧化汞（HgO）。立即将容器插入冷的水浴中；溶液变冷后过滤；储存在深棕色或用铝箔纸包裹的试剂瓶中于室温保存；放置 48 小时后再使用；使用前根据所需用量用等量的纯净水稀释；再次过滤。

- Scott 自来水替代液：当用普通自来水对细胞核的返蓝不充分时，使用 Scott 溶液；应经常更换溶液，一般漂洗 20~25 张载玻片之后即应更换。

3.5g 碳酸氢钠（$NaHCO_3$）、20.0g 硫酸镁（$MgSO_4 \cdot 7H_2O$）和几粒麝香草酚结晶（作为防腐剂），溶于 1000ml 纯净水。

（2）染色步骤：

1）将空气干燥精液涂片浸入 95% 的乙醇中固定至少 15 分钟。

2）涂片固定后，按表 2-4 步骤浸入溶液中。

表 2-4 已固定涂片的染色步骤

步骤	溶液	时间（次）
1	80% 乙醇	30 秒
2	50% 乙醇	30 秒
3	纯水	30 秒
4	Harris 苏木精	4 分钟
5	纯水	30 秒
6	酸性乙醇	浸 4~8 次，约 1 秒 / 次
7	冷流水冲洗	5 分钟
8	50% 乙醇	30 秒
9	80% 乙醇	30 秒
10	95% 乙醇	至少 15 分钟
11	橙黄 G6	1 分钟
12	95% 乙醇	30 秒
13	95% 乙醇	30 秒

续表

步骤	溶液	时间(次)
14	95% 乙醇	30 秒
15	EA-50 绿染	1 分钟
16	95% 乙醇	30 秒
17	95% 乙醇	30 秒
18	100% 乙醇	15 秒
19	100% 乙醇	15 秒

3）已染色精液涂片的封片：滴加 2~3 小滴封片剂在载玻片上；将盖玻片（24mm×50mm 或 24mm×60mm 最合适）直接放置在载玻片上；盖玻片接触封片剂，从载玻片的一长边开始放置，以防止产生气泡；如有必要，轻轻地按压盖玻片的顶端，以使气泡移到载玻片的边缘；抹去载玻片底下多余的二甲苯（如果使用二甲苯）；在通风柜内，把已封片的涂片水平地放在载玻片干燥架上晾干，或者放在吸水纸上干燥 24 小时。

3. **检查已染色的涂片，评估精子形态**　使用 1000 倍油镜检查已染色的涂片，仅评估具有头部和尾部的完整精子。

精子形态学评估存在几点困难，如缺乏客观性，评估标准存在差异及没有权威的外质量控制。推荐严格标准评估精子正常形态。

精子包括头、颈、中段、主段和末段。由于通过光学显微镜很难观察到精子末段，因此可以认为精子是由头（和颈）和尾（中段和主段）组成。只有头和尾都正常的精子才认为是正常的。所有处于临界形态的精子应视为异常。

干燥、固定和染色后的精子比精液中所见的活精子小，未成熟精子头膨胀，胞质小滴会丢失。

正常形态的精子，头外形光滑、轮廓规则，大体上呈椭圆形。顶体区可清晰分辨，占头部的 40%~70% 顶体区无大空泡，或少于 2 个小空泡，空泡大小不超过头部的 20%。顶体后区不含任何空泡。中段细长、规则，大约与头部等长。中段主轴与头部长轴成一条直线。胞质超过了精子头大小的 1/3，被认为过量残留胞质，视为异常。主段比中段细，均一，长约 45μm（约为头部长度的 10 倍）。尾部应没有显示鞭毛折断的锐利折角。主段可以自身卷曲成环状。

人类精液标本中含有各种各样畸形的精子。精子异常发生和一些附睾的病理改变常常与畸形精子百分率升高有关联。精子的形态缺陷通常是多重的。畸形精子一般都会导致较低的受精潜能，这取决于畸形的类型，也可能有异常的 DNA。形态缺陷常伴有 DNA 碎片（DNA fragmentation）的增加、染色体结构异常、不成熟染色质和非整倍体。虽然也考虑精子尾（中段和主段），但是头部的形状更为重要。

精子缺陷的类型主要有：头部缺陷，如大头、小头、锥形头、梨形头、圆头、不定形头、有空泡的头（超过 2 个空泡，或者未染色的空泡区域占头部的 20% 以上）、顶体后区有空泡、顶体区过小或过大（小于头部的 40%，或大于头部的 70%）、双头，或上述缺陷的任何组合。颈部和中段的缺陷：中段非对称地接在头部、粗的或不规则、锐角弯曲、异常细的中段，或上述缺陷的任何组合。主段缺陷，如短尾、多尾、断尾、发卡形平滑弯曲、锐角弯曲、宽度不规则、卷曲，或上述缺陷的任何组合。精子异常发生过程产生的异常精子所伴有的过量残留胞质

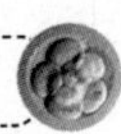

(ERC),其特征是含有大量不规则的已染色的大小超过精子头部 1/3 的细胞质,通常同时有中段缺陷。各种类型的畸形精子是否有特定的临床意义,目前仍没有循证医学的证据。

4. **参考值下限** 遵循 WHO[5]推荐的严格标准,正常形态精子的参考值下限为 4%(第 5 个百分位数,95% 可信区间 3.0~4.0)。

(三)计算机辅助精子分析(CASA)

计算机辅助精子分析(computer-aided sperm analysis,CASA)是 20 世纪 80 年代发展起来的新技术,具有客观、快速、高精度的特点,可以提供精子动力学及形态学参数的量化数据,减少人为因素对分析结果的干扰,更容易实现室内质控及室间质控。与国外普遍使用人工分析不同,CASA 的使用情况在中国相对较普遍。如果标本准备和仪器使用时足够细心,CASA 在目前可用于一些临床常规诊断检测,但要建立并维持高标准的仪器操作,质量控制必不可少。

目前在我国应用比较广泛的计算机辅助分析系统,主要由显微镜、CCD 图像采集、计算机及分析软件组成,其原理是将精子经显微镜放大并被 CCD 采集,所采集的视频被输入摄像机,一条信号通路被送入监视器中显示,另一通路被采集到图像采集卡中,操作人员可通过图像进行动态分析处理;此类型系统除了可以测量精子活力和动力学状态外,一些还可以检测精子浓度、有半自动化的精子形态学分析模块。

全自动精子质量分析仪系采用光电检测技术进行精子质量分析,依据不同速率、不同形态及不同运动方向的精子会对光路产生不同的干扰信号,光电检测通道中的活力探测器通过记录精液样本中精子细胞对光路产生的噪声干扰信号,利用专用分析软件经微处理器得到前向运动精子率、非前向运动精子率以及不活动精子率等参数。

1. **使用 CASA 评估精子活力** CASA 分析仪能够识别活动精子,最适宜应用于精子动力学的分析,但评估活动精子百分率可能是不可靠的,因为后者还需要测定不活动精子的数目,而细胞碎片有可能和不活动精子相混淆。

很多因素都会影响到 CASA 分析仪的性能,如标本的制备、帧频率、精子浓度和计数池的深度等。然而,如果操作程序得当是可以获得可靠和可重复的结果。

在使用 CASA 分析仪检测精子运动参数时,每份标本至少要分析 200 个活动精子的运动轨迹,这意味着需要检测更多的精子。如果要把精子按运动方式分类,或打算在一份标本中对结果变异性做其他分析时,至少需要 200 个,最好是 400 个活动精子的运动轨迹。每个标本中分析的精子数目应标准化。

CASA 分析仪应当链接到那些能进行数据整合和统计学分析的计算机软件。很多运动参数的分布并不是正态的,因此中位数比平均数更适合各变量的集中趋势的描述,对于单个精子的测量值,在做统计分析之前可能需要进行数学转换。

2. **CASA 用于评估精子浓度** 近年来,随着计算机技术的进步,特别是 DNA 荧光染色和尾部检测算法(tail-detection algorithms)的应用,使精子浓度以及前向运动精子浓度精确的测定成为可能,但须严格遵守技术规范。例如,如果使用一次性计数池,要从距计数池上样处不同距离的几个位置来检测,因为精子在计数池中的分布可能不均匀。结果的有效性必须要有血细胞计数板来验证。

精子浓度在 $(2\sim50)\times10^6$/ml 时,可以直接用于检测,如果标本的精子浓度高于 50×10^6/ml,需要进行稀释。

3. **计算机辅助精子形态学计量分析** 影像分析具有使精子形态学评估量化、客观性和可重复性获得重要进展的潜力。现在已有商品化的分析系统，可用来定量分析精子头部形态学、中段甚至主段的形态。然而，影响精子运动能力的尾部缺陷可以采用CASA测量精子活力和运动方式来进行更直接的评估。CASA系统一般可以把精子头部和中段分类为正常或者不正常，还可以给出头部和中段尺度、头部椭圆率和匀称性的均数、标准差和中位数以及对染色的精子顶体区进行测量。

自动分析系统比手工操作具有更好的客观性、精确性和可重复性。自动分析系统的精确性(precision)和可重复性(repeatability)可小于7%，优于由熟练操作人员所做的人工评估。然而，方法学上的不一致如聚焦、照明、样本处理和染色等不同以及正确区分精子头部和精液碎片的技术难度(尤其是精子浓度很低时)，都可能会影响计算机辅助精子形态计量分析(computer-aided sperm morphometric assessment，CASMA)结果的可重复性和准确性。自动分析无法避免样本制备缺陷和人工操作的干扰，因此，相对于精子染色背景的细小差异都可能导致不正确的分类，或者不能识别出精子，从而导致结果的偏差。

同人工形态学评估一样，CASMA也应当使用标准化程序和设备以及进行质量控制，以确保得到可比且可靠的结果。两项研究已经报道了CASMA结果与生育力评价的终点指标之间的显著相关性，显示自动分析的正常形态精子结果是预示体外受精率和妊娠率的有意义指标。有研究发现，精液中能与卵透明带结合的、具有某种头部特征的精子百分率(Z%)和直线运动(VSL)的精子的百分率，与一大组生育力低下夫妇的自然受孕率显著相关，Z%和VSL与生育力之间的关系似乎是连续的，并且显示没有临界值，高于临界值时，妊娠率也没有进一步增加。CASA应用于分析精子形态学，还需要对大样本人群的生育力结局进行更多的研究。

尽管与人工分析相比CASA有明显的技术优势，但是也有其无法弥补的局限性，特别是进行与浓度相关及形态学分析时，需进行人工校正；不同的CASA分析仪采用不同的分析运算方法，不同仪器测量值之间的可比性尚属未知；受精液质量及检测环境干扰，CASA仅适用于检测一定浓度范围的精液标本。

CASA目前能否完全替代人工检测作为临床精液检验的常规手段还有待商榷，在辅助生殖实验室或科研中进行精液处理前后量化指标的对比分析，CASA仍然显现出人工检测所不能企及的优势。

(四)精液分析质量控制

由于精液分析高度复杂，操作难以标准化，因此必须进行质量控制(quality control)以发现并纠正系统误差(systematic error)和结果的高度变异性。实验室无论其规模大小，都应该在标准化方法和操作的基础上执行质量控制，以保证结果的准确性和精确性。精子浓度、形态和活力等基本参数应该始终有内部质量控制监控，可能的情况下应该参加外部质量控制。

推荐常规对样本进行全面审查和结果的监测和对比；每周/月由不同技术员分析同样的样本；每月/季分析月均值；每季/6个月参加外部质量控制；6个月/年校准加样器，记数板和其他设备。

常规精液分析中质控的目的是监测并尽可能降低随机误差和系统误差的程度，使结果可信并被临床医师和研究人员使用。

以下仅介绍本实验室依据《WHO精液检查与处理实验室手册》第5版建立的精液分析实验过程的质量控制程序。

1. 精液分析的标准化　精液的分析结果易受射精频度、温度、实验室条件、检验人员的

 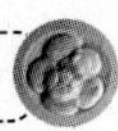

技术熟练程度、主观判断能力等诸多因素影响，其结果易发生偏差，因此精液采集与分析必须严格按照适宜的标准化程序进行，才能提供受检者临床状况的必要信息。2011 年由国家卫生与计划生育委员会科学技术研究所主持翻译的《WHO 人类精液与处理实验室手册》第 5 版由人民卫生出版社出版发行，并在全国范围内推广了标准化的精液分析。

2. **培训**　技术人员的操作是质控的重要环节，实验室应建立新技术人员培训考核制度(system of examining and assessment)。

精液分析的培训过程包括前期准备阶段、培训实施阶段及考核与评估阶段。前期准备阶段主要是了解新技术人员的专业理论基础及基本技能水平，根据设想达到的培训目标，制订实验技术培训计划。培训实施阶段，进行实验室安全、基本实验技能及精液分析标准操作相关理论培训后，由熟练技术人员引领新技术人员进行实践操作，严格按照世界卫生组织标准化程序进行。待新技术人员基本掌握实验室技术操作规范、能独立进行标准程序的精液分析操作后，进入培训的考核与评估阶段。考核内容主要包括：新技术人员分别对精液样本进行连续重复测量，及与技术熟练、精确度和准确度高的熟练技术人员共同进行精液样本的分析，根据检验结果的统计学分析，对新技术人员的培训效果进行评估。只有新技术人员精液分析结果达到较好的精确度，与熟练技术人员比较，检测结果有较好的一致性，差异不显著时，才能认为培训达到预期目标。

3. **精液分析中的误差**

(1) 精子浓度测定中的误差：精子浓度的测量是采用计数板计数稀释精液定量体积中的精子数目。但是，如果离开精确度指标的话，单次估量值的意义有限。精确度可以通过可信区间(confidence interval)来表示，可信区间是包含真值的特定概率(置信系数或可能覆盖率)。最常用的概率为 0.95。因此该区间被称为 95% 可信区间，这个区间的上下界值即为 95% 可信限。

假定精子在整个计数池中是随机分布的，那么在一定体积中的精子数目是符合 Poisson 分布，其方差就等于所计数的精子数目。一次计数(N)的标准误(SE)为其平方根($\sqrt{N}$)，抽样误差(%SE)为 $100\times(\sqrt{N}/N)$，95% 可信区间(CI)近似为 $N\pm1.96\times SE$(或 $N\pm$ 近似 $2\times SE$)。

(2) 百分率测定中的误差：当把精子分成两种类别时，其百分率服从于二项式分布。在这种情况下，每种类别所估测百分率(p)的标准误取决于真正的但未知的百分率以及所计数的精子数目(N)。标准误为 $\sqrt{p(100-p)/N}$，并可由正态分布得出一个近似的可信区间，在 20%~80% 的范围内获得好的近似值。

4. **质控品**　根据质控品(QC samples)来源不同分为：购买的质控品和实验室自制质控品。根据质控品储存形式的不同分为：贮存的质控品(购买或实验室自制)和新鲜质控品(实验室制备)，它们有着各自的用途及优缺点。

商品化的质控品提供其均值和已知的变异范围。优点是可以评估准确度和精确度，缺点是成本与可获得性的问题。需要了解生产商所给出靶值的获得方式，如多次分析、计算机辅助精子分析、公议值、截尾(剔除异常值后)均值等。实验室自制的质控品优点是成本低，并可根据实验室的特殊需要而专门制备，缺点是靶值未知。

储存的精液样本可以用于内部质量控制项目中评估精子浓度、活力、形态学和存活率。优点是靶值或已知(外购者)，或已提供(外部质量控制项目)，或经多次评估得出(实验室自制者)，因此可以通过重复测量检查出系统误差。

5. **内部质量控制** 内部质量控制（internal quality control，IQC）指根据本实验室条件所采取的控制实验结果可靠性和有效性的一种管理措施。它包括实验室基本条件的质控、实验技术管理和自我控制及内部质控的具体方法等。目的是检测、控制本实验室测定工作的精确度，并检测其准确度的改变，提高常规测定工作的批间、批内标本检测结果的一致性。应遵循的几个要素：严格的实验室管理、高素质的实验室操作人员、合适的测定方法和高质量的、来源稳定的测定试剂（盒）。广义上讲，内部质控适用于得出检验结果的全部活动，包括：临床需要、标本收集、检测、结果报告。安全保证措施也是室内质控的内容。

内部质控监控精确度，可以在分析过程出现错误时以超出控制限的结果给以提示。实施 IQC 的实用方法包括将 IQC 质控品与实验室常规工作内容共同检测，并使用质控图等监测这些质控品的结果。

即使精液标本经充分混匀，精子在精液、固定液或培养液中的随机分布也会造成精液分析结果的精确性不足。评估精子浓度、活力、存活率和形态学等都是计数有限数量的精子来推测整个精液标本的结果，因此会造成抽样误差，但可以通过重复评估和提高技术而减少这样的误差。

（1）减小抽样误差（sampling error）：为减少抽样误差，必须计数足够数量的精子（最好至少计数 400 个精子，每个重复样本至少计数 200 个精子），并使重复评估结果的偏差保持在一定范围内。

1）每份精液计数足够数量的精子：评估精子数的精确性取决于所数的精子数目。在 Poisson 分布（Poisson distribution）中，计数的标准误（SE）是计数（N）的平方根（$\sqrt{N}$），一定体积精液中精子数目的 95% 可信区间（CI）大约是 $N \pm 1.96\times\sqrt{N}$（或 N± 大约 $2\times\sqrt{N}$）。如果计数 100 个精子，标准误是 10（$\sqrt{100}$），95% 可信区间是 80~120（100±20）。如果计数 200 个精子，标准误是 14（$\sqrt{200}$），95% 可信区间是 172~228（200±28）。如果计数 400 个精子，标准误是 20（$\sqrt{400}$），95% 可信区间是 360~440（400±40）。抽样误差可以方便地表示为计数的一个百分率（$100\times(\sqrt{N}/N)$）。

评估的精子数越少，抽样误差越大，计数 400 个精子的抽样误差为 5%。如果计数精子数目太少，得出结果将会不可靠。

2）重复计数之间的一致性：建议将每份精液标本独立稀释两次并进行重复计数，因为尽管对标本进行了彻底混匀，但仍可能存在精子分布不均的情况。所谓重复计数是对来自非同一稀释样本的精液在计数板上两个标本池独立重复计数，两次计数的差异要小于 1.96 个标准误，这样可检测到因标本制备、混匀或稀释造成的误差，即系统误差。

两次独立计数之间的差异预期为 0，且标准误为两次计数总和的平方根。因此，仅由于随机误差，$z=(N1-N2)/\sqrt{N1+N2}$ 应当 <1.96；如果是这样，这些数值可以接受。如果 $z>1.96$，应该制备新的重复稀释样本。表 2-3 列出了可接受的 N1-N2 的整数近似值。

（2）分析检测人员自身和之间的系统误差的统计学程序：

1）X_{bar} 图（X_{bar} chart）的制作方法：

X_{bar} 图是对同一样本重复测量，用均值与时间做图；主要目的是检测结果偏离靶值的程度。系统误差可以通过连续测量相同样本检测出来。

同一 IQC 制品分装成一系列样本进行连续测量。前 10 个样本分析完成后，为每个检测人员计算控制限。这样的控制限显示了同一检测人员对同一样本以特定操作程序进行重复测量的检测值范围。以后每检测完 10 个样本后重新计算均值和标准差，如果 QC 没出现问

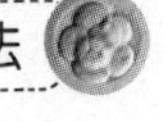

题，就用这些新值来更新X_{bar}和S_{bar}的控制限。在质控样本用完之前，应该准备新的混合样本。新批次的前10个质控样本和剩下的原有样本一起测定分析，共同建立新的控制限。

确定X_{bar}图的警戒限和处置限　根据表2-5给出的4个检测人员对同一IQC制品的10个质控样本的精子浓度测量值，计算出每个样本的均值和标准差以及10个质控样本均值的平均数X_{bar}和标准差的平均数S_{bar}（表2-6）。

表2-5　不同技术人员对同一样本精子浓度重复测量结果

样本＼技术员	1	2	3	4	5	6	7	8	9	10	X_{bar}	S_{bar}
	精子浓度（10^6/ml）											
A	38	35	40	34	38	36	44	43	39	43		
B	42	36	42	40	40	40	43	43	46	40		
C	38	43	40	51	38	33	39	45	35	39		
D	34	36	36	37	36	39	42	43	46	34		
均值	38.0	37.5	39.5	40.5	38.0	37.0	42.0	43.5	41.5	39.0	39.7	
标准差	3.27	3.70	2.52	7.42	1.63	3.16	2.16	1.00	5.45	3.74		3.40

表2-6　X_{bar}图和S图控制限的决定因素（计算控制限的参数）

检测人员数（n）	SD测量值（C_n）	X_{bar}控制限		S_{bar}控制限			
		警戒限（A_2）	处置限（A_2）	处置低限（$S_{0.999}$）	警戒低限（$S_{0.975}$）	警戒高限（$S_{0.025}$）	处置高限（$S_{0.001}$）
2	1.253	1.772	2.659	0.002	0.039	2.809	4.124
3	1.128	1.303	1.954	0.036	0.180	2.167	2.966
4	1.085	1.085	1.628	0.098	0.291	1.916	2.527
5	1.064	0.952	1.427	0.160	0.370	1.776	2.286
6	1.051	0.858	1.287	0.215	0.428	1.684	2.129
7	1.042	0.788	1.182	0.263	0.473	1.618	2.017
8	1.036	0.733	1.099	0.303	0.509	1.567	1.932
9	1.032	0.688	1.032	0.338	0.539	1.527	1.864
10	1.028	0.650	0.975	0.368	0.563	1.495	1.809

检测人员数量n=4时，系数A2、n和A3，n对应的值分别为1.085和1.628。

警戒限（距离均值2个标准误）：$X_{bar} \pm A2,n \times S_{bar}=39.7 \pm (1.085 \times 3.40) = 39.7 \pm 3.7$，即$36.0 \times 10^6$/ml和$43.3 \times 10^6$/ml。

处置限（距均值3个标准误）：$X_{bar} \pm A3,n \times S_{bar}=39.7 \pm (1.628 \times 3.40) = 39.7 \pm 5.5$，即$34.2 \times 10^6$/ml和$45.2 \times 10^6$/ml。

绘制X_{bar}图：实验室的每个技术人员都要分析IQC样本，并将结果用于绘制质控图。一旦某个分析程序开始运转且结果变异处于可接受范围内，就应当常规对IQC样本进行分析并将结果与已建立值进行比较，做法是将每次分析中IQC样本的测量均值绘制在质控图上，观察是否落在本实验室为该方法确定的变异（误差）范围之外。

可以为精子活力、形态学和存活率分析构建 X_{bar} 图并设置警戒限和处置限，所进行的这些分析要求遵循精子浓度分析和百分率间差异评估的步骤。

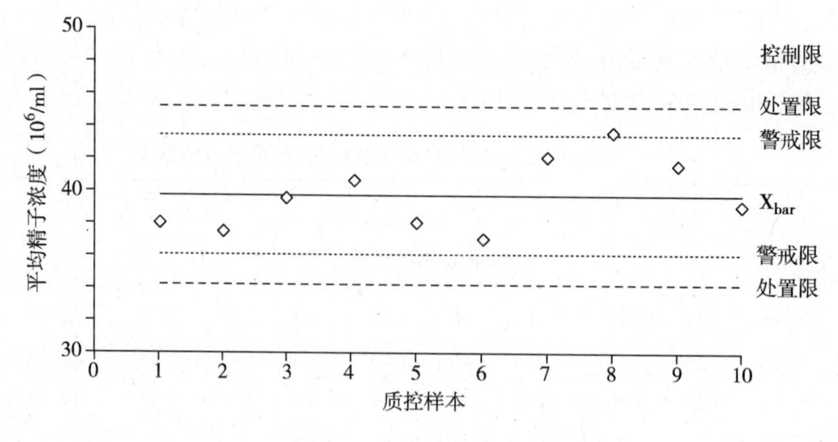

图 2-7　精子浓度的 X_{bar} 图

2）S 图（S chart）的制作方法：S 图是对样本进行重复测量，并用标准差对时间作图。检测的是是否由于技术人员的原因产生了高度变异的结果。由于 QC 样本全部来源于同一个混合的储存样品，样本之间预期没有差异，所以检测人员之间的任何显著性差异将提示是某个或多个人员在分析中产生的系统性偏倚。

计算 S 图控制限，设置方式与 X_{bar} 图相同。然而，由于标准差的分布并非对称，S 图警戒限和处置限以这样的方式来设置：在准确度和精确度都不变的情况下，新的观察值落在控制限外的概率与 X_{bar} 图相同。因此，将分别有 5% 和 0.2% 的样本因单纯随机误差超出警戒限和处置限。这些控制限是按卡方分布计算得到，用来同平均标准差 S_{bar} 相乘的因子 sα、n，见表 2-6。S 图上如果结果落在控制限下限以下表示非预期的低变异，可能提示检测人员之间一致性水平的真实提高，或可能数据被人为修改。

使用表 2-5 的数据，平均样本标准差 S_{bar} 为 3.40×10^6/ml。

采用 n=4 时的 sα、n 值（表 2-6），得出：处置下限：$S_{bar}\times s0.999\ 4=3.40\times0.098=0.33\times10^6$/ml

警戒下限：$S_{bar}\times s0.975\ 4=3.40\times0.291=0.99\times10^6$/ml。

警戒上限：$S_{bar}\times s0.025\ 4=3.40\times1.916=6.51\times10^6$/ml。

处置上限：$S_{bar}\times s0.001\ 4=3.40\times2.527=8.59\times10^6$/ml。

由于质控样本来源于相同的混合精液，样本之间应该是没有差异的，所以技术员之间的任何显著性差异将提示是一个或多个技术员分析产生的系统误差。判断 X_{bar} 图和 S_{bar} 图失控有如下原则：单独一个点超过 3SD 质控限；3 个连续点中的 2 个在处置限外；5 个连续点中的 4 个在警戒限外；连续 2 个结果高于警戒限上限或低于警戒限下限；连续 2 个结果一个高于警戒限上限，或一个低于警戒限下限；8 个连续的点在中心线的一侧。这个规则对于第一个规则可能遗漏的平缓的改变或趋势敏感。用如下原则判断误差的性质：一个结果在处置限外，或连续 2 个结果一个高于警戒上限，一个低于警戒下限，提示随机误差的存在；3 点中的 2 点超出处置限，或 5 点中的 4 点超出警戒限，或连续 2 个结果均高于警戒上限或均低于警戒下限，或 8 个连续结果，都在均值以上或以下，均提示系统误差的存在。

3）双因素方差分析、配对 T 检验、Youden 图（Youden plots）和 Bland-Altman 图（Bland-Altman plot）。

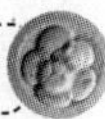

技术人员之间差异的比较方法，同时分析10个以上不同的精液样本，采用双因素方差分析（2个以上技术人员比较）或Youden图（多个技术人员比较）和Bland-Altman图（2个技术人员比较）。

由本实验室有经验的检测人员（IQC）或参考实验室（EQC）的测量结果确定两个标本检测结果的95%可信区间，用两个不同样本的结果互相作图（Youden plots）。每个检测人员分别分析两份不同标本，然后将几个检测人员的测量结果进行比较，检测值应落在由这些点线交叉形成的靶窗口区域。可以根据数据点所在的位置评估质控结果及判断误差的性质：如果一个样本的值落在其靶范围，而另一个样本的值不在靶范围，表明为随机误差；而两个样本的值都高或都低，表示系统误差；若一个样本的值过低，而另一个过高，最有可能是随机误差所致（图2-8）。

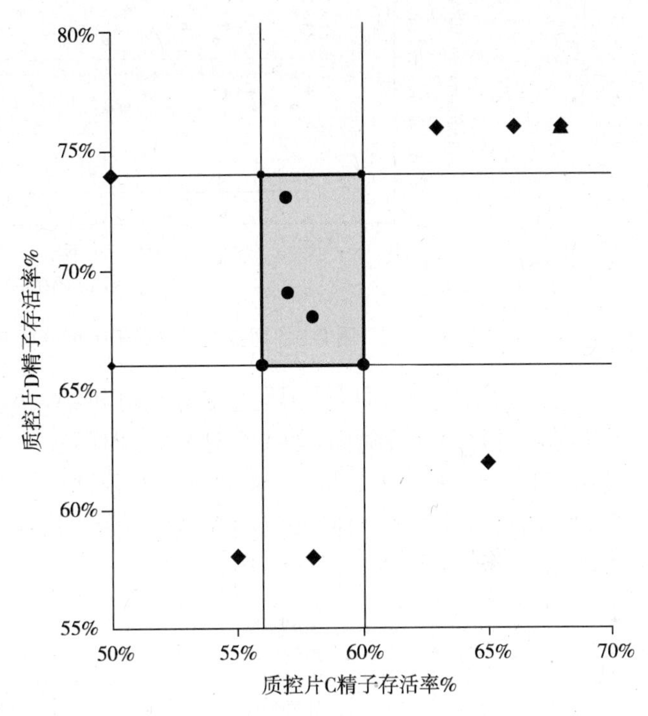

图2-8　Youden plots

Bland-Altman分析最初是由Bland JM和Altman DG于1986年提出的，多用于两种检测方法、两种仪器的一致性分析。两种检测结果的均值作横坐标，它的基本思想是计算出两种测量结果的一致性界限（limits of agreement），并用图形的方法直观地反映这个一致性界限。最后结合临床实际，得出两种测量方法是否具有一致性的结论。Bland-Altman方法是一种介于定量和定性之间的方法，其采用图示的方法使结果更加直观，结合多个因素判断结果，差值均数线越接近代表差值均数为0的线，说明两种测量方法（或两个结果）的一致程度越高；95%一致性界限外的数据点越少，一致程度越高；结果的判断还考虑到一致性界限内的最大差值在临床上的可接受程度。还可清楚地显示极端值，对数据的奇异值进行观测。有研究同时用双因素方差分析的方法证实了其对两技术员精液分析结果一致性的评估是一致的（图2-9）。Bland-Altman方法同时还可在外部质量控制时用于评价两个实验室对质控样本的分析结果。

图中上下两条水平粗线（控制限）代表95%一致性界限的上下限，中间的细虚线$\bar{d}$代表差值的均数，粗虚线代表差值均数为0。一致性界限为（7.25，-8.15），有2/42（4.77%）的点在95%的一致性界限以外；在一致性界限范围内，两个技术员检测结果差值的绝对值最大为8×10^6/ml，此种差异在精子浓度分析中是可以接受的。

因为两个检测人员分析的是同一样本，均值间的差异应该是零。使用配对t检验，任何非零的显著性差异都揭示两个检测人员之间的偏倚（系统误差）。

双因素方差分析：该技术在许多统计学教科书上都有描述（如Armitage，2002），也有计算机程序和差异显著性的统计学检验。

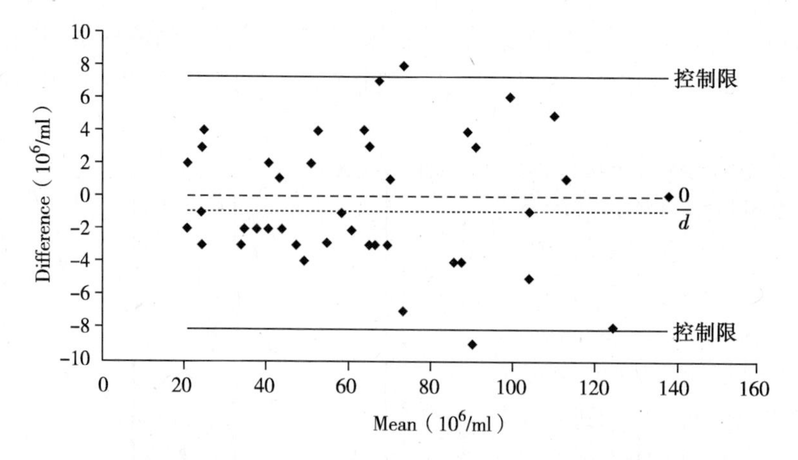

图 2-9　两技术人员精子浓度分析 Bland-Altman 图

（3）月均值监测可以从不同患者精液分析结果的趋势得到有用的资料，用来检验随后的操作。可每隔一段时间（如 1 个月）将该时间段内所有被检患者的每个变量的均值制作成 X_{bar} 图，并分别以 2 个和 3 个标准误在均值两端设置警戒限和处置限。控制限的设置应至少采用 6 个月的观察值，并定期修改。每个均值应至少来自于 20 个结果，小型实验室可能要汇总 1 个多月的结果（图 2-10）。

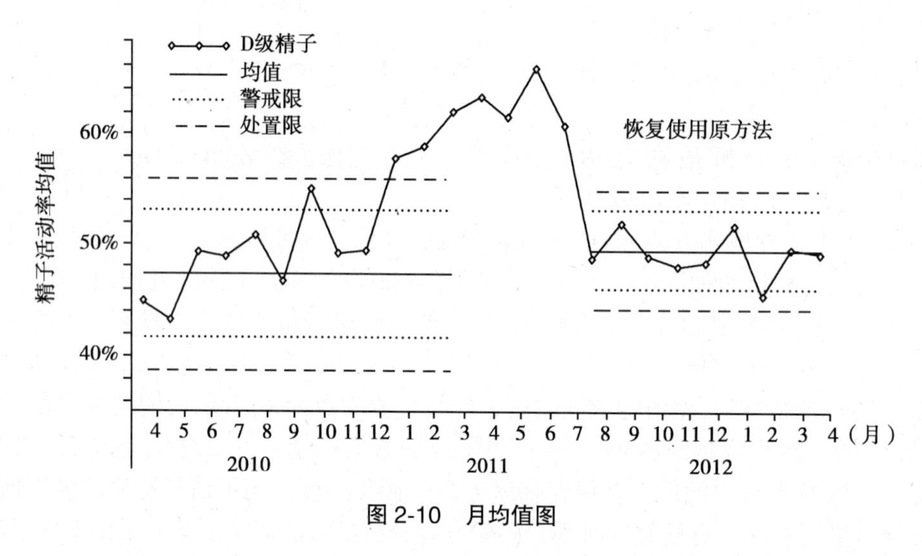

图 2-10　月均值图

（4）内部质控失控：一定要从源头分析查找失控的原因，包括样本混匀不充分、检测人员紧张、技术粗糙、培训不充分、仪器的问题、质控样本变质、设备尤其是加样器或计数池的更换、操作程序或实验室环境改变等等。程序如下：

制作整个检测过程的详细流程图；通过该流程图，确定可能出现变异的位置，推断可能的原因，并制订降低变异的计划；收集更多的数据，制作新的质控图，检查分析质控图以确定该变异程度是否可接受；找出问题、生成和检验假设、重新评估程序。即 Shewhart 或 PDCA（计划、执行、检查、行动）循环。

6. 外部质量控制（external quality control） 外部质量控制是由实验室外的某一机构执行的客观地评价各实验室对发放质控标本的检测结果，从而对各实验室的检验质量进行监测和评价。目的在于评价检验的准确性，加强各实验室间结果的一致性，建立室间可比性。

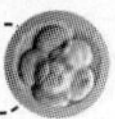

通过外部质量评价发现系统误差，得以纠正后便可明显提高准确度。

（1）外部质量控制（EQA）的步骤：标准化培训（standardizing training）；内部质量控制；制备质控样本；由负责组织EQA的权威机构下发质控样本；实验室按标准化程序对质控样本进行保存、处理和检测；如实填写检测报告；EQA的组织者回收检测结果；结果的评估；结果的反馈。

（2）外部质量控制的方式：一种是中心实验室将质控（QC）样本分发到各男科实验室用于技术人员进行熟练检验，另一种方式是参加质控的单位的技术人员集中到一个实验室进行QC样本的检验。

（3）外部质量控制结果评估方法：当提供2份样本进行分析时，用两份样本的检测结果分别作x-轴和y-轴做成Youden图。通过检测值的散在分布，可以很清晰地看到各中心结果的差异。

当分发2个以上样本时可以用每个参数的实验室检测结果（y轴）对靶值（x轴）作图。也可以使用Bland-Altman图的方法。

（4）外部质量控制结果失控的应对：当外部质量控制结果失控时，实验室必须重新评估其方法。外部质量控制结果失控通常与内部质量控制结果变异大有关，且提示样本间的评估程序存在不一致性，需要仔细重新评估技术步骤以确保其与手册推荐相一致。对检测人员及程序进行再培训和再测试。提倡实验室间研究人员的交换，且在外部质量控制结果好的实验室对技术人员进行培训或从外部质量控制结果好的实验室请来的顾问都会有益处。

7. 精液分析质控程序的应用（表2-7）

表2-7　精液分析质控程序的应用

质控方法	内部质控		外部质控	
	技术员	样本	实验室	样本
CV	每名技术员	至少20份	每个实验室	共同评估
Bland-Altman图	2名技术员	共同评估多个样本	2个实验室	共同评估多个样本
XY图	2名技术员评估	共同评估多个样本	2个实验室	共同评估多个样本
配对T检验	2名技术员	共同评估多个样本	2个实验室	共同评估多个样本
Youden图	多名技术人员	共同评估2个样本	多个实验室	共同评估2个样本
X_{bar}图	所有技术人员	共同评估多个样本		
月均值趋势图	所有技术人员	所有样本		
S图	所有技术人员检测结果的监控	共同评估多个样本		
双因素方差分析	多个技术员	评估相同或不同的样本	多个实验室	共同评估2个以上样本

三、生殖激素检查

神经内分泌调控男性精子发生过程。男性不育采用的生殖激素检查主要包括卵泡刺激素（follicule-stimulating hormone，FSH）、黄体生成素（luteinizing hormone，LH）和睾酮（testosterone，T），有时候也需要检查泌乳素（prolactin，PRL）和雌二醇（estradiol，E_2）。抑制素B（Inhibin B，INHB）是一种由支持细胞分泌的异二聚体蛋白质激素，被认为比FSH更敏感预测精子发生，近来使用越来越广泛。

（一）FSH

FSH通过刺激支持细胞产生雄激素结合蛋白（androgen binding protein，ABP），增加曲细精管内T的浓度，促进精子发生。FSH检查适用于：

1. **性腺功能低下患者** 性腺功能低下患者如FSH下降，提示继发性性腺功能低下，FSH升高表明为原发性（睾丸性）性腺功能低下。

2. **严重精子浓度异常，怀疑生精功能异常** 精子浓度严重异常伴睾丸体积较小者，FSH如升高表明存在生精功能低下。

3. **无精子症** FSH水平通常与精原细胞数量相关，无精子症患者FSH升高表明睾丸性生精功能障碍，但正常FSH水平可能是生精阻滞或正常生精功能的梗阻性无精子症（obstructive azoospermia）。

（二）LH

LH刺激间质细胞分泌睾酮。一般来说，LH不作为单独评估男性生育能力的指标。LH减低通常伴有T降低，表明为低促性腺激素性腺功能减退症。LH和T同时升高是雄激素不敏感（androgen insensitivity）（雄激素受体减少/缺乏）的表现。LH/T的比值升高，提示间质细胞抵抗，生育力预后不良。

（三）T

T水平是维持男性性征的基础，反映了睾丸间质细胞的功能。通常检测的T为血浆中总T。游离T（生物可利用T）的检查不常用于男性不育检测，但更有利于评估中老年男子的雄激素状况。T检查适用于：

1. **有雄激素缺乏临床表现患者** 有皮肤细、阴毛腋毛稀疏和喉结没有发育等表现的雄激素缺乏（hypoandrogenism）患者，应行T检测，应结合LH和FSH。T减低提示性腺功能低下，LH和FSH同时检查可鉴别原发性（睾丸原因）或继发性（垂体或下丘脑病变）。

2. 男性性功能障碍（性欲下降、勃起功能障碍）患者。

3. **精液量减少患者** 精液量减少可由于下精道梗阻，也可能为雄激素缺乏。

（四）PRL

PRL由垂体分泌，可抑制FSH、LH和T水平。PRL检查须在安静状态下进行，异常时最好重复检查。因为进食、紧张、运动等可引起生理性PRL升高。引起PRL升高的因素很多，在分析PRL升高对不育的影响时，要排除肝肾功能障碍、某些药物（如地西泮、胃复安和丙咪嗪等）和甲状腺功能减退等情况。PRL检查适用于精子指标异常伴有男性性欲下降和勃起功能障碍及视野障碍和头痛等怀疑泌乳素瘤的患者。一般需同时检测FSH、LH和T。PRL>220ng/ml应高度怀疑泌乳素瘤，应行垂体和蝶鞍区的影像学（MRI）检查。单纯精子指标异常患者PRL也可轻度（2倍以下）升高，降低PRL水平对精子质量无改善作用，因此单纯精子指标异常一般不需要行PRL检测。

（五）E_2

在男性乳房女性型发育的患者，应该检查E_2的水平，除外肾上腺肿瘤或睾丸肿瘤。E_2升高还见于雄激素不敏感的患者（FSH正常，LH和T均升高）。

（六）INHB

研究表明，低INHB与精子发生障碍是密切相关的。在预测睾丸内是否存在精子时，INHB比FSH更为敏感。因此，INHB和FSH可以作为无精子症不育男子睾丸内存在精子的预测因子。

无精子症生殖激素检查的结果与可能病因见表 2-8。

表 2-8　无精子症生殖激素检查的结果与可能病因

FSH	LH	T	PRL	可能病因
正常	正常	正常		梗阻性无精子症，非梗阻性无精子症（生精阻滞）
升高	升高或正常	降低或正常		原发性睾丸生精功能障碍
正常	升高	升高		雄激素不敏感综合征
降低	降低	降低		低促性腺激素低下型性腺功能低下
降低	降低	降低	升高	高泌乳素血症

（卢文红　文任乾）

第四节　附加实验室检查

诊断中除基本的检查外，有条件的地方应该建立附加的实验室检查，进一步评估患者的生育能力，包括：抗精子抗体检查；排除生殖道感染的精液白细胞检测和精液病原体检查；精浆生化检查（了解附属性腺）；遗传学检查；精子 DNA 损伤的检测；精子超微结构检查；精子功能检查（精子与宫颈黏液相互作用、顶体反应、去透明带仓鼠卵穿透试验、精子 - 透明带结合试验、活性氧检测等）。附加实验室检查对实验室设备和技术的要求较高，应该根据本单位的实际情况逐步开展这些项目。

一、抗精子抗体检查

生殖道损伤、炎症和机械性梗阻可导致血 - 睾丸和血 - 附睾屏障破坏，精子抗原进入血液循环，刺激免疫系统反应，产生抗精子抗体（anti-sperm antibody，ASAB）。性传播疾病的病原体附在精子上也可作为抗原而刺激产生 ASAB。ASAB 主要有 IgG 和 IgA 两种类型，IgG 是循环抗体，IgA 是局部抗体。许多研究的结果提示，测定 IgA 比 IgG 更有临床意义，但 IgA 很少单独出现，因为如果没有 IgG 抗体，IgA 抗体几乎从不存在，所以目前临床上用 IgG 作为 ASAB 常规筛查方法。

检测抗精子抗体的方法很多，可分为两类：①检测精子表面抗精子抗体；②检测血清及各种体液中的抗精子抗体。直接附着于精子的 ASAB 可影响精子宫颈黏液穿透实验，精子头部结合 ASAB 则可干扰配子识别和融合。尽管男性血液或精液中 ASAB 也可能影响精子质量，但附着于精子表面的 ASAB 是导致男性免疫性不育的主要因素。因此，精子表面抗体的检测是男性免疫性不育的诊断基础。如果男性血液或精浆等体液存在的抗精子抗体，还需要进一步检测精子表面是否有抗精子抗体才有临床意义。但在女性血清或相关体液中检出抗精子抗体比在男性中检出更具有临床意义，这些抗体可能对进入女性体内的精子产生制动、影响精子结合透明带或细胞毒等作用，从而影响女性受孕能力。

（一）检测精子表面抗体的方法

检测精子表面抗体的方法主要有混合抗球蛋白结合试验（mixed antiglobulin reaction test，MAR）和免疫珠试验（immunobead test，IBT），两者都是 WHO 推荐的检测方法。

1. MAR 包被有抗人 IgG 或抗人 IgA 抗体的乳胶珠或羊红细胞可与有表面 IgG 或 IgA 抗体的精子结合，从而在乳胶珠或羊红细胞和精子之间形成凝集。在光学显微镜下，可观察到表面有抗精子抗体的精子可拖着结合了的乳胶珠或红细胞转圈运动，没有抗精子抗体的精子则可在乳胶珠或红细胞间不受限制地活动。通常，MAR 试验可采用未处理精子直接进行，因此操作简便。但 MAR 不能明确精子表面抗精子抗体部位，也不能明确抗精子抗体类型。

2. IBT IBT 分别采用包被抗人 IgG 或抗人 IgA 抗体乳胶珠，但一般用洗涤后的精子。与 MAR 相比，IBT 特异性更高，因为洗涤精子去除了精浆中可非特异性与乳胶珠结合的成分，IBT 还可检测精子表面抗精子抗体部位，可确定抗精子抗体类型（IgG 或 IgA）。

3. **临床参考值** 通常 50% 以上的活动精子被抗体包被，可影响精子穿透宫颈黏液能力和体内受精过程。尾部末端抗精子抗体可见于生育男性。

（二）检测血液或精浆等体液抗精子抗体的方法

文献报道了很多检测血液和体液中 ASAB 的方法，如间接 MAR、间接 IBT、酶联免疫吸附试验（enzyme-linked immunosorbent assay，ELISA）、试管 - 玻片凝集试验、混合细胞凝集试验和精子制动试验等。

间接 IBT 是 WHO 推荐的检测血液或精浆等体液抗精子抗体的方法。待检血液或精浆等体液热灭活后与证实无精子表面抗体的供精共同孵育培养，如待检标本存在抗体则会结合到供精的精子上。之后，可通过直接 IBT 检测这些精子是否存在 ASAB。

二、精液白细胞检测

人类精液中存在白细胞（white blood cell），主要是中性白细胞，通常不应该超过 1×10^6/ml。在常规精液检查时，较难把白细胞从圆形细胞中辨别出来，需要通过特殊的染色方法检测精液中的白细胞。WHO 推荐了两种检测方法：邻甲苯胺染细胞内过氧化物酶染色和全白细胞（CD45）免疫细胞化学染色。

（一）邻甲苯胺染细胞内过氧化物酶染色

中性粒细胞的过氧化物酶（peroxidase）阳性，也是精液中主要的白细胞，因此本方法主要检测未活化含有过氧化物酶颗粒的多形核白细胞。精液常规检查发现圆形细胞 $>5\times10^6$/ml 时，可采用本方法鉴别是否中性白细胞增加。

（二）全白细胞（CD45）免疫细胞化学染色

淋巴细胞、巨噬细胞、单核细胞等多形核白细胞不含过氧化物酶，不能用细胞内过氧化物酶邻甲苯胺染色方法来评估。因为各种类型的人类白细胞都有特异性抗原（CD45）的表达，可以用单克隆抗体（抗 CD45）的方法测定所有白细胞。

（三）精液白细胞检测的临床意义

正常的过氧化物酶阳性细胞浓度参考值是 $<1\times10^6$/ml。目前没有正常生育男性精液 CD45 浓度的参考值。精液中白细胞增高应该考虑存在生殖道或副性腺感染，可能会由于氧化作用影响精子活动力和精子 DNA 完整性。

三、精液病原体检查

生殖道感染（reproductive tract infections）是引起不育的病因之一，致病病原体（pathogen）包括细菌、真菌、支原体（解脲支原体）、衣原体（沙眼衣原体）和病毒等。正常情况下，男性生殖道寄居着正常菌群（常见的有革兰阳性球菌和类白喉杆菌等）。接受精液病原体检查时，

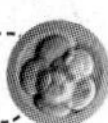

精液采集应避免污染,包括手及尿道口细菌的污染,应先行手部和尿道口消毒后再通过手淫取精送检。不同的病原体有不同的临床检测方法。

在精液发现白细胞增高、怀疑存在生殖道感染及行辅助生殖技术治疗前一般行精液病原体检查。

(一)细菌检查

精液细菌感染的病原体检查通常采用精液细菌培养。在无菌条件下采集精液标本,用取菌环取精液 0.1ml 接种于血液琼脂培养基上进行分离培养,37℃培养 24~48 小时观察有无细菌生长并涂片进行革兰染色(gram stain),同时依据各菌属特征进行生化鉴定。一般从精液中分离出生殖道寄居菌群常无特殊的临床意义,但高菌落的金黄色葡萄球菌和表皮葡萄球菌等也可能是感染致病菌,淋病奈瑟菌和大肠埃希菌等常是致病菌,应根据药敏予以相应的抗菌治疗。怀疑生殖系统结核时,应行特殊的结核分枝杆菌培养。也可通过 PCR 法快速检测结核分枝杆菌。

应注意精液检出致病细菌并不能明确感染部位,应结合临床和其他辅助检查确定是尿道炎(urethritis)、精囊炎(seminal vesiculitis)、前列腺炎(prostatitis)还是附睾 - 睾丸炎(epididymo-orchitis)等。

(二)支原体检查

支原体(mycoplasma)在自然界中广泛分布,目前在人体内检测出的支原体有 15 种,能引起生殖系统感染的支原体主要有解脲支原体(mycoplasma urealytium)和人型支原体(mycoplasma hominis)。据报道男性不育患解脲支原体检出率一般在 35% 左右。解脲支原体感染可引起附睾炎及慢性前列腺炎。解脲支原体可直接吸附于精子膜上,阻碍精子运动,还可覆盖精子与卵子特异性识别的部位,干扰精子与卵子的结合。支原体膜上的类脂质能渗入精子细胞内,不仅可以吸收其营养物质,还可以利用膜上的脂肪酸和胆固醇,使得有毒性的蛋白质和类脂质进入细胞内,导致精子质量下降。

传统的解脲支原体的检测方法以分离培养法为主,以下介绍几种常用的检测方法:

1. **分离培养法** 吸取精液 0.1ml,接种于加有尿素和酚红的含血清支原体肉汤培养,加青霉素抑制杂菌生长,24 小时培养基变红色即为阳性 ++,48 小时培养基变红色为阳性 +,颜色无变化者为阴性。阳性培养液经过 0.45μm 滤膜过滤后接种于新的培养液管内继续培养,如仍为阳性且液体澄清者即可确定为解脲支原体感染。目前,市场已有商品化培养试剂盒出售。

2. **免疫斑点试验(IDT)** 将标本滴加于硝酸纤维膜上,干燥后加免疫血清,抗原抗体特异性结合,利用酶 SPA 显色。

3. **PCR 法** 应用特异性引物扩增尿素酶基因检测解脲支原体,操作步骤同一般 PCR 技术。PCR 法应用逐渐广泛,但假阳性率较高。

(三)衣原体检查

衣原体是一类介于病毒和立克次体(rickett organism)之间的原核细胞型微生物,主要的致病衣原体是沙眼衣原体(chlamydia trachomatis)。沙眼衣原体可干扰精子发生与成熟,也可通过自身免疫反应导致抗精子抗体引起不育。沙眼衣原体感染可导致精子数量减少和(或)精子活动率降低,导致精子 DNA 损伤。

检测衣原体"金标准"方法是细胞培养法,其敏感性、特异性、阳性 / 阴性预期值等均较可靠且重复性好,但实验过程中的影响因素甚多,实验本身对实验室设备和操作技术要求高,且检测时间长,常难以满足现代临床常规检查的要求。目前临床较常用的方法有血清抗体检查法、直接免疫荧光法、糖原实验、PCR 法、LCR 法(连接酶链反应)等。

1. **细胞培养法** 经典的培养方法是鸡胚卵黄囊接种,鸡胚不含抗生素无衣原体感染。将链霉素处理后的精液接种与 7 天龄的鸡胚卵黄囊内,35℃孵育,观察 13 天。若在感染后 3 天非特异性死亡鸡胚弃去,3 天后死亡的鸡胚,取卵黄囊膜于无菌平皿中,用无菌生理盐水洗涤后制片,甲醇固定风干后加稀释的吉姆萨染液,镜检。沙眼衣原体染成淡蓝色或紫色,包涵体染成蓝色、深蓝色或暗紫色。

2. **血清抗体检查法** 该方法包括直接荧光抗体检测抗原、间接荧光实验检测抗体、自动酶联免疫荧光法(VIDAS)、酶联免疫吸附实验(ELISA)。其中,ELISA 曾是临床广泛使用的方法。

3. **直接免疫荧光法(DFA)** 本法将标本直接涂片,用以荧光素标记的衣原体单克隆抗体染色并在荧光显微镜下直接观察包涵体。

4. **糖原实验** 糖原在衣原体发育的各个时期都可大量出现,检测糖原能反映衣原体在体内繁殖和转归的状态,同时可代表患者感染的严重程度。

5. **PCR 法** 早先使用 PCR 电泳法,其灵敏性较高,阳性检出率与细胞培养法相似,较其他方法高。但 PCR 电泳法由于对产物的分离差,容易污染,结果判定的主观性和经验性太强,易出现假阳性或假阴性。近来较多采用荧光定量 PCR 法,用该法所检测的循环阈值和原始模板数量完全呈线性相关,解决了 PCR 技术检测衣原体定性不定量的问题。

6. **LCR 法** LCR 法(连接酶链反应)结合了 PCR 基因扩增技术和连接酶方法,避免了 PCR 中非特异性扩增,只要操作严格,就可避免假阳性的出现。其检测的特异性可达 100%,同时其敏感性较 PCR 大大提高。

四、精浆生化检查

精液由精子和附睾、精囊、前列腺、尿道球腺和尿道旁腺分泌的精浆相混合而组成,精囊分泌液约是精液的主要成分,约占 60%,前列腺液约占 30%。游离左旋肉碱、甘油磷酸胆碱和中性 α- 葡萄糖苷酶等由附睾分泌,精囊分泌液体中含果糖、前列腺素等成分,前列腺液含锌、柠檬酸和酸性磷酸酶。检测精浆中存在副性腺分泌标志物可反映相应的副性腺功能。

(一) 精浆中性 α- 葡萄糖苷酶检测

中性 α- 葡萄糖苷酶(neutral alpha glucosidase)只在附睾产生,因此能反映附睾分泌功能。在无精子症中检测精浆中性 α- 葡萄糖苷酶有一定的参考价值。梗阻部位在附睾尾部近段的梗阻性无精子症患者精浆中性 α- 葡萄糖苷酶含量下降,因此有助于梗阻性无精子症的梗阻部位鉴别。此外,由于附睾功能受 T 水平影响,性腺功能低下患者的精浆中性 α- 葡萄糖苷酶含量也可能降低。

(二) 果糖检测

果糖(fructose)是精囊分泌液体中的主要标志物,为精子的运动提供能量。在梗阻性无精子症患者中,检测精液果糖有助于梗阻性无精子症的梗阻部位鉴别。精液果糖含量过低或没有,常提示射精管梗阻和先天性两侧输精管缺如伴精囊腺发育不良或缺如。不完全逆行射精(retrograde ejaculation)和雄激素缺乏等也导致精液果糖含量降低。

(三) 锌(zinc)检测

前列腺是人体中含锌浓度最高的组织,前列腺液含锌浓度也很高,因此精浆锌反映前列腺功能。在前列腺炎患者,精浆锌含量可能下降,是引起精子活动力下降的原因之一。

五、遗传学检查

遗传学异常是导致男性不育的重要因素。约5%的男性不育是染色体异常引起,其中4%发生于性染色体,1%发生于常染色体。染色体异常可导致生精功能障碍和配子非整倍体而影响男性生育能力。Y染色体微缺失(Y chromosomal microdeletion)在无精子症和重度少精子症中的发生率约为3%~18%,是重要的男性不育遗传因素。也发现了一些特发的基因缺陷与男性不育相关。线粒体突变也与精子活动力密切相关。

(一)染色体核型分析

人类染色体用Giemsa染料染色呈均质状,但是如果染色体经过变性和(或)酶消化等不同处理后再染色,可呈现一系列深浅交替的带纹,这些带纹图形称为染色体带型。显带技术就是通过特殊的染色方法使染色体的不同区域着色,使染色体在光镜下呈现出明暗相间的带纹。每个染色体都有特定的带纹,每个染色体的长臂和短臂都有特异性。根据染色体的不同带型,可以对所有染色体进行分类和识别。染色体特定的带型发生变化,表示该染色体的结构改变。

染色体显带技术(chromosome banding technique)是染色体核型分析的主要方法。染色体显带技术有G显带、Q显带和R显带等。其中,染色体G显带技术是细胞遗传学研究和染色体疾病诊断最常用的技术,是筛查染色体异常的有效方法,可评估整个染色体组有无异常,如染色体数目异常和一些结构异常,如缺失、重复、插入、倒位和易位等。不同的显带技术协同使用可明确一些染色体结构异常。

但染色体显带技术有时不能明确确切的染色体断裂位点,特别是复杂染色体异常,一些额外标志染色体也常不能通过显带技术确定其来源。荧光原位杂交(fluorescence in situ hybridization,FISH)、光谱核型分析技术(spectral karyotyping,SKY)、比较基因组杂交(comparative genomic hybridization,CGH)和基因芯片等可用于进一步的明确诊断。

荧光原位杂交(fluorescence in situ hybridization,FISH)是20世纪80年代末在放射性原位杂交技术的基础上发展起来的一种非放射性分子细胞遗传技术,以荧光标记取代放射性核素标记而形成的一种新的原位杂交方法,探针首先与某种介导分子结合,杂交后再通过免疫细胞化学过程连接上荧光染料。FISH不但能用于中期分裂象,还能用于间期核。对已做过G显带的染色体片子用75%酒精或甲醇褪色后,可再做FISH这样可更清晰地辨认各条染色体及染色体结构异常(包括某些复杂的易位、插入和倒位等)。FISH和G显带技术结合不仅可以用新近G显带处理过的片子,而且还可用陈旧的G显带片子。光谱核型分析技术(spectral karyotying,SKY)是一项显微图像处理技术,多用于诊断复杂染色体易位和标记染色体。SKY的原理是:24种人类染色体涂染探针用5种不同的荧光素(发射光谱的差异≥15nm)或其组合进行不同的标记,然后将不同标记的24种探针同时与中期染色体进行原位抑制杂交;用一特制光源和一特制滤镜可激发所有染料并能同时测量其发射光谱。在测量每一条染色体光谱的基础上,通过一种光谱分类算法将一特定的分类色(假颜色)分配到所有的人类染色体上,这样在计算机屏幕上,可以看到不同的染色体显示出不同的假颜色,通过染色体颜色的不同进行核型分析。

(二)Y染色体微缺失的检测

无精子因子(azoospermia factor,AZF)位于Y染色体(Yq11)上。目前发现,在严重的生精功能异常(包括无精子症或严重少精子症)的患者中AZF缺失发生率可达3%~18%。一般认为,AZF因子在Y染色体上有3个彼此不连的与精子发生有关的基因片段,又称为AZFa、AZFb、AZFc区,也有认为还存在AZFd区。

非梗阻性无精子症(non-obstructive azoospermia)或者严重少精子症(severe oligozoospermia)患者应常规进行AZF检测。目前常用的检测方法有多重定性PCR法、实时荧光PCR法、基因芯片法和荧光原位杂交技术等。2004年欧洲男科学会(EAA)和欧洲分子遗传实验质控网(EMQN)提出了Y染色体微缺失检测标准方法,采用聚合酶链反应(polymerase chain reaction,PCR)分析AZF的8个STS,可以检出90%以上的微缺失。近年来也有采用基因芯片技术进行Y染色体微缺失检测的报道,与传统PCR方法相比,它虽然成本高,但是具有高通量、灵敏度高、特异性高、检测范围宽等优点。

AZF不同区域缺失可造成不同程度和类型的生精功能异常。AZFc缺失占到总微缺失的60%,表型多样,从轻度少精子症到无精子症;AZFa缺失约占到5%,患者常表现为无精子症和唯支持细胞综合征(SCOS),AZFb缺失约占到10%,患者常表现为生精阻滞,多停留在精母细胞阶段。AZF多区域联合缺失,常表现为SCOS和生精阻滞(spermatogenesis arrest)。

AZF检测有助于判断非梗阻性无精子症行外科取精是否可成功获取精子。AZFc缺失的非梗阻性无精子症有可能通过外科取精获得精子行ICSI,而AZFa缺失和AZFb缺失一般不能通过手术取精获取精子。AZF检测还有助于辅助生殖技术治疗前的遗传咨询,ICSI会将AZF缺失遗传给男性后代,男性后代存在不育的高风险。

(三)精子染色体异常检查

精子核高度浓缩,常规的外周血染色体制备技术不能获得精子的染色体核型。精子染色体主要通过2种方法检测:①人精子和无透明带金黄地鼠卵融合试验;②精子荧光原位杂交(fluorescence in situ hybridization,FISH),前者通过获得精子的染色体分带核型,可以直接分析精子染色体数目和核型,但技术复杂繁琐,同时需要正常受精能力的精子,难以在临床常规开展;FISH可以直接对精子间期核进行各条染色体计数,适用于各种精子。

精子染色体检测目前仍是研究性检查项目,但在下列情况可作为选择性检查方法:①染色体核型(karyotype)正常男性配偶出现原因不明的反复流产或出生染色体异常婴儿。可通过精子染色体检查以确定精子染色体非整倍体(aneuploid)是否可能是配偶反复流产或出生染色体异常婴儿的原因。男性不育症患者的精子非整倍体发生率显著升高。一项研究发现正常核型男性不育患者中大约有10%患者的24,XY精子比正常对照高5倍以上,有大约3%患者的24,XY精子比正常对照高10倍以上。此外,正常核型男性可能是染色体性腺嵌合体,即睾丸中存在染色体异常细胞系,其发生率约为1%~17%。性腺嵌合体患者可产生大量的非整倍体精子从而导致不良生育结果。②染色体异常男性患者的生育预后估计。通过精子染色体检查可确定染色体异常男性患者产生的非整倍体配子比例,其与患者自然生育能力、辅助生殖技术治疗结果、配偶流产和出生染色体异常婴儿等生育结果相关。

(四)男性不育相关的其他特异性基因突变检查

囊性纤维化跨膜介导的调节子(CFTR)基因突变可导致囊性纤维化病(cystic fibrosis disease,CF)和输精管缺如。先天性双侧输精管缺如(CBAVD)表现为梗阻性无精子症,可能至少存在2种形式的CBAVD,一种是比较常见的与CF相关,但不具有泌尿生殖系统畸形;另外一种相对少见,与CF无关,而与泌尿生殖系统畸形相关。

雄激素受体(AR)基因突变引起雄激素不敏感综合征(AIS),临床分为4型:完全性睾丸女性化、不完全性睾丸女性化、Reifenstein 综合征和激素与受体结合不稳定综合征。AR 基因位于 Xq1，编码 917 个氨基酸的 AR，由具有调节功能的末端区、DNA 结合区和雄激素结合区组成。通常，用遗传学的杂交技术将突变定位于 X 染色体上，检测 AR 基因的变化。Ferlin 等研究了 1517 例少弱精子症患者，发现 26 例（1.7%）携带 AR 基因突变，其中 2 例隐睾、1 例隐睾合并尿道下裂、1 例乳房女性化，其余 22 例仅为精子发生障碍，而且仅有少数有 LH 和 T 的升高。AR 基因突变约占男性不育患者的 2%，是男性不育的遗传学原因之一。

（五）线粒体 DNA 突变（mtDNA mutation）检测

人类线粒体 DNA（mt DNA）为双链闭环结构，全长 16 569bp，分为重链和轻链，两条 DNA 链不含内含子，均具有编码功能，除编码 tRNA 和 rRNA 外，还编码 ATP 酶等与线粒体呼吸链相关的酶。线粒体呼吸链功能失调可导致一系列疾病的出现，这些疾病很大一部分是由 mt DNA 变异（突变）所引起。研究已发现，精子线粒体 DNA4977bp 缺失和 mtND2、mtND3 及 mtND4L 突变可导致精子运动能力降低。

目前，较为常见的线粒体基因突变（包括精子 mtDNA 突变的检测）的检测技术有：PCR-测序、SSO 杂交、PCR- RFLP 技术、PCR- SSCP 技术、长片段 PCR（Long-range PCR）、双向等位基因 PCR（Bi-PASA）及变性高效液相色谱（DHPLC）等方法。

线粒体 DNA 突变检测可能有助于发现原因不明的精子活动率低下患者的病因，但目前仍是研究性项目。

六、精子 DNA 损伤

精子在生成和运输过程中受到不利因素的影响可导致精子单链或双链 DNA 断裂。这些因素包括：①精子发生过程中的凋亡；②染色质包装缺陷；③精子运输过程中的氧自由基；④内源性内切酶；⑤吸烟、射线等环境因素；⑥放疗和化疗等医源性因素。其中，精子在附睾的运输过程中受到的氧自由基损伤可能是一个主要的因素。

1. **精子 DNA 损伤的检测方法** 文献报道的检测精子 DNA 损伤（sperm DNA damage）的方法很多，如精子染色质结构分析（sperm chromatin structure assay，SCSA）、末端脱氧核苷酸转移酶介导的脱氧尿苷三磷酸标记（terminal deoxynucleotidyl transferase mediated dUTP nick end labeling，TUNEL）、彗星试验（comet assay，COMET）、精子染色体扩散（sperm chromatin dispersion，SCD）、原位缺口平移（In-Situ Nick Translation，ISNT）和 DNA 断裂荧光原位杂交（DNA breakage detection fluorescence in situ hybridization，DBD-FISH）。这些方法可分为两类：① TUNEL、ISNT 和中性 pH 彗星试验等是直接检测精子 DNA 断裂的方法；②SCD、DBD-FISH、碱性 pH 彗星试验和 SCSA 等方法则先使用酸或碱变性 DNA，以检测酸或碱敏感的 DNA 断裂位点，系间接检测精子 DNA 断裂的方法。这些方法各有优缺点，见表 2-9。

表 2-9 不同的检测精子 DNA 损伤方法原理和主要异同比较

	SCSA	TUNEL	COMET	SCD	ISNT	DBD-FISH
检测原理	温和酸处理，AO 与双链 DNA 结合发绿色荧光，与变性单链 DNA 结合发红光，再流式细胞仪分析	标记核苷酸结合到 DNA 游离端	碱变性 DNA 或中性下，单个精子电泳，有断裂 DNA 精子形成长拖尾	单个精子包埋在琼脂糖中，DNA 酸变性，裂解，有 DNA 损伤精子形成小晕环或无晕环	标记生物素 dUTP 通过 DNA 多聚酶Ⅰ结合到单链缺口	采用荧光标记的全基因组探针杂交到 DNA 缺口

续表

	SCSA	TUNEL	COMET	SCD	ISNT	DBD-FISH
DNA 断裂检测	间接	直接	间接(碱性);直接(中性)	间接	直接	间接
检测损伤类型	单双链断裂	单双链断裂	单双链断裂	——	单链断裂	单链断裂
检测指标	特定红绿荧光比例的精子比例	被标记 DNA 精子的比例	长拖尾精子比例,拖尾长度	无或小晕环精子比例	结合 dUTP 精子比例	荧光阳性精子比例
标本要求	大量精子	不限	不限	不限	不限	不限
临床阈值	有	无	无	无	无	无
临床使用情况	临床应用最多,文献较多	临床应用较多	临床应用较多	临床应用较多	较少	较少

注:SCSA:精子染色质结构分析(sperm chromatin structure assay);TUNEL:末端脱氧核苷酸转移酶介导的脱氧尿苷三磷酸标记(terminal deoxynucleotidyl transferase mediated dUTP nick end labeling);Comet:彗星实验(comet assay);SCD:精子染色体扩散(sperm chromatin dispersion);ISNT:原位缺口平移(In-Situ Nick Translation);DBD-FISH:DNA 断裂荧光原位杂交(DNA breakage detection fluorescence in situ hybridization);AO:吖啶橙

2. **精子 DNA 损伤检测的临床应用** 父源遗传物质的完整性对胚胎和子代具有重要的作用。越来越多的研究报告表明精子 DNA 损伤影响男性生育能力及辅助生殖技术临床结果。

精子 DNA 损伤检测的临床价值仍有争议。目前可用于:①不明原因不育症:至少有 5% 精液分析指标正常的男性可发现其精子 DNA 损伤率升高,精子 DNA 损伤可能是原因不明不育的潜在病因;②用于评估男性生育能力:精子 DNA 损伤与男性生育力相关,可导致其配偶自然受孕率的显著下降,一项研究发现精子 DNA 碎片指数(DNA fragmentation index,DFI)为 0~15%、15%~30% 和大于 30% 时的 12 个月内女方自然受孕率分别是 75%、22% 和 3%;③预测辅助生殖技术治疗结果,精子 DNA 损伤可能影响 IVF 和 ICSI 的受精、卵裂、胚胎质量、胚胎种植(implantation)和临床妊娠(pregnancy)结果,还可能导致临床流产率增高。但也有报道认为精子 DNA 损伤不影响 IVF 和 ICSI 结果。由于卵子具有修复精子 DNA 损伤的能力,一些可能导致卵子质量低下的女性(如卵巢储备功能低下等)在行 IVF 和 ICSI 治疗时可能更易受到精子 DNA 损伤的影响。

七、精子超微结构检查

精子超微结构(sperm ultra-structure)检查通常采用扫描电镜(SEM)和透射电镜(TEM)进行,可将精子细胞的结构放大几千倍到十几万倍,以发现光镜下所不能发现的异常结构。SEM 和 TEM 下分别可见精子的头部和尾部的表面及截面的超微结构,精子头部可见细胞核及顶体的大小和形状、染色质的位置及浓缩情况和空泡。精子尾部可见其长度、卷曲情况及截面的植入窝、中心粒及致密纤维鞘的情况,尤其是线粒体的大小、排列、缺损和"9+2"微管及其内外蛋白臂的位置、排列和缺损情况。

精子超微结构检查有助于提示精子结构异常的病因。一些的精子超微结构缺陷(头部凹陷、圆头、小顶体、尾部发育不良、头尾断裂、轴丝缺如)和精子尾部超长、卷曲和断裂,可能为精子的遗传缺陷。精子电镜检查存在一些不足:①费用昂贵,而且检查步骤繁琐,耗费的时间也较长;②检查的精子样本数极为有限,难以提供有统计学意义的异常百分比,这限制了其在临床上的常规使用。

精子电镜检查(electron micrograph)在临床上可用于精子存活率正常的重度弱精子症(精子活动率 <10%),以发现精子尾部超微结构改变。电镜发现精子轴丝的内外动力蛋白臂的完全或部分缺失是作为纤毛不动综合征的重要诊断依据。纤毛不动综合征是一种常染色体隐性遗传疾病,表现为慢性呼吸道感染和男性不育等多种临床症状和体征的疾病,可伴有内脏反位。由于呼吸道的纤毛和精子的鞭毛的超微结构缺陷导致的功能障碍,可引起呼吸道反复感染和精子不活动,临床上主要表现为鼻窦炎、支气管炎、支气管扩张和男性不育。少数情况下,一些患者仅有精子尾部异常而无呼吸道疾病。电镜发现纤毛不动综合征患者精子鞭毛的其他异常包括精子轴丝的"9+2"微管(microtubule)增加或减少、微管移位、中央微管缺如及致密纤维鞘异常。

八、精子功能检查

(一)精子与宫颈黏液相互作用

1. 宫颈黏液(cervical mucus)的收集和保存

(1)采集的时机:在正常28天月经周期的第9天开始,精子可以穿透宫颈黏液,以后穿透能力逐步加强,在排卵前达到高峰。因此,评估宫颈黏液的性状最好是在接近或刚排卵时获取宫颈黏液。

如果想在月经中期以外的时期采集宫颈黏液,可以从月经周期的第5天开始每天给予乙炔雌二醇20~80μg共10天,可增加黏液的产生。可在服用此药后的7~10天之内的任何时间采集黏液。这样处理会产生较高含水性、较低黏稠性的黏液分泌。虽然这种方法有益于评估精子-宫颈黏液的体外相互作用,但不一定能反映出未服用激素夫妇的体内情况。

(2)采集方法:用阴道窥镜暴露宫颈,以棉拭子轻轻擦拭宫颈外口以除去积存的阴道污染物,然后用棉拭子或镊子移走宫颈口的黏液。

用不带针头的结核菌素注射器、黏液吸引器、移液器或聚乙烯管吸取黏液。当用吸取法采集宫颈黏液时,采集器械(注射器、导管等)的抽吸压力标准化非常重要。当器械顶端进入宫颈内1cm的时候才开始抽吸,抽吸器在宫颈管内一直维持这一抽吸压力,恰在抽吸器撤出宫颈外口之前解除抽吸压力。最好在由宫颈管中撤出器械之前夹紧导管,使采集的黏液免受气泡堆积的影响或阴道分泌物的污染。立即送实验室对所采集的黏液质量进行评估。

(3)贮藏和保存:宫颈黏液可以贮存在原采样的结核菌素注射器、聚乙烯管或小试管中,用塞子或石蜡膜封口以防风干,标本贮存于4℃冰箱中(不能结冰)不得超过5天。

(4)宫颈黏液的评估:宫颈黏液性质的评估包括测定黏液的量、拉丝长度、羊齿状结晶、黏稠度细胞数和pH值。按照Moghissi的设计系统对宫颈黏液的各有关指标进行评分。最高分为15分,高于10分常表明宫颈黏液较好,有利于精子穿透;低于10分则表明不利于精子穿透。评分是根据所采集的宫颈黏液特征与外观的5个变量而确定的(表2-10)。黏液的pH值不包括在总记分之内,但应作为精子-宫颈黏液相互作用的一个重要参数进行测定。

表 2-10　宫颈黏液的评分

	量(ml)	黏稠度	羊齿状结晶	拉丝长度(cm)	细胞数
0 分	0	高度黏稠	无	<0.1	>20/HPF
1 分	0.1	中度黏稠	非典型羊齿状结晶	1~4	11~20/HPF
2 分	0.2	轻度黏稠	具有主干和二级干的羊齿状结晶	5~8	1~10/HPF
3 分	0.3	水样,黏稠度最小,月经中期黏液	具有三级和四级干的羊齿状结晶	>9	未发现

采自宫颈管内的宫颈黏液的 pH 值应在原位或采集后立即使用范围 6.4~8.0 的 pH 试纸进行测试。原位测试时应注意其是否确定为宫颈管内的宫颈黏液,因为宫颈管外的宫颈黏液的 pH 值常低于宫颈管内的宫颈黏液,也应注意使宫颈管内的宫颈黏液避免阴道分泌物的污染,因为其 pH 呈酸性。

精子对于宫颈黏液的 pH 值的变化甚为敏感。酸性黏液可使精子制动,而碱性黏液可使精子活力增强。但是碱性过强(pH>8.5)则对于精子存活不利。精子在宫颈黏液中泳动和生存的最佳 pH 为 7.0~8.5,这也是月经中期宫颈黏液 pH 的正常范围。然而,宫颈黏液的 pH 为 6.0~7.0 时精子仍能穿透。在一些情况下,宫颈黏液呈现更高的酸性,这可能是由于异常分泌或细菌感染所致。

2. 精子 - 宫颈黏液穿透试验　由于月经周期中雌激素周期性的变化,在接近或刚排卵时精子可以在宫颈黏液中泳动,但时间是有限的。精子穿透宫颈黏液时间的长短变化范围很大,因妇女个体而异。即使同一个体,不同的月经周期也不尽相同。因此,只有对不同月经周期进行重复试验,才能正确评估精子 - 宫颈黏液穿透试验的结论。

体内试验(性交后试验,post coital test,PCT)

(1) 时间选择:性交后试验应尽可能临近排卵期进行,最好在排卵前进行。排卵期可根据一些临床指标,例如通常的周期长度、基础体温、宫颈黏液变化、阴道细胞学检查,如有可能,也应测定血清或尿中的雌激素水平及卵巢的超声排卵监测来确定。临床医师和实验室人员必须明确,标准时间是性交后 9~14 小时获取宫颈黏液检查。应嘱性交后试验对象至少 2 天要避免性生活和手淫、拟应到医院检查的时间前 9~14 小时按正常的习惯进行阴道内性交、在性交过程中不要使用任何阴道润滑剂,性交后也不要进行阴道冲洗(可以淋浴,但不能全身浸泡)。

(2) 性交后标本的获取:先将未用润滑剂的阴道窥器置入,再用不带针头的结核菌素注射器、移液管或聚乙烯管在阴道后穹隆部吸取混合样本。然后再用另一个注射器或导管吸取宫颈管内的黏液标本(见宫颈黏液采集方法)。将这些标本置于载玻片上,加上盖玻片(22mm×22mm),压黏液的标准厚度是:用含有直径 100μm 玻璃珠或蜡 - 凡士林混合物支撑盖玻片。使用相差显微镜 400 倍,在标准厚度下进行检查。

(3) 后穹隆混合标本:检查后穹隆混合标本的目的是证实性交成功,并确定在阴道内射精,精液确实曾存留于阴道内。通常精子在阴道内只能存活 <2 小时。

(4) 宫颈黏液样本:宫颈管下部的精子数目随性交后时间的推移而改变。在性交后 2~3 小时之内,宫颈管下部积聚了大量的精子。

宫颈黏液中的精子数是以每个高倍视野所见的精子数目来表示(个 /HPF)。宫颈黏液中的精子活力按前向运动(PR)、非前向运动(NP)和不活动(IM)进行分级。正常宫颈功能的最重要指征是其中存在PR精子。

(5)结果的判断:性交后9~14小时宫颈黏液中存在PR精子(或每高倍视野中有20或更多的PR精子),则不支持存在严重的宫颈因素以及男方或女方的抗精子抗体免疫因素。而宫颈黏液中存在颤动的非前向运动精子,提示宫颈黏液或精子表面有抗精子抗体。宫颈黏液内没有看到精子(初试结果阴性),可能是由于无阴道内射精,也可能是试验时间选择不当,在明确存在宫颈因素不孕前,应重复进行性交后试验。

(二)体外试验

利用精子-宫颈黏液相互作用的原理设计不同的体外试验方法,体外试验方法有简易玻片法和毛细玻管穿透法。一般来说,当性交后试验结果为异常时才进行这些体外试验,设计使用供者的精液和供者的宫颈黏液进行交叉试验可以提供更多的信息。

如果精子-宫颈黏液相互作用的试验目的是为比较不同宫颈黏液标本的质量,应选用精子计数、活力和形态学正常的同一份精液标本(射精1小时之内采集的新鲜精液);如果为了评价若干精液标本的质量,则应采用同一份宫颈黏液(评分>10分)标本来评估精子的穿透能力。

当使用丈夫的精液和妻子的宫颈黏液试验结果异常时,应使用供者的精液和供者的宫颈黏液进行交叉试验,以辨别异常结果是归因于丈夫的精液还是妻子的宫颈黏液。

供者的宫颈黏液的获取方法:可从月经中期预约进行人工授精的妇女处获得。应当在人工授精之前从自然周期或使用促性腺激素诱发排卵的妇女采集宫颈黏液(见宫颈黏液的收集和保存内容)。由于枸橼酸氯米芬的抗雌激素作用对宫颈有影响,因此用它诱发排卵的妇女不能作为宫颈黏液的供者。

1. 简化玻片法

(1)方法:

1)将一滴宫颈黏液置于载玻片上,用盖玻片(22mm×22mm)铺平,压黏液的标准厚度是:用含有直径100μm玻璃珠或蜡-凡士林混合物支撑盖玻片。载玻片两侧各滴1滴精液,使其与盖玻片边缘接触,借助于毛细作用使精液移向盖玻片下,这样就在宫颈黏液与精液之间形成一个清晰的接触界面。

2)该载玻片置于湿润的温箱内,37℃孵育30分钟。

3)用相差显微镜400倍检查接触界面。

4)观察的要点:几分钟内由于液体物体物理性质的作用,精液在接触界面处形成一些指状突起伸入黏液。大多数精子在穿透黏液之前,先穿过指状突起通道。在很多情况下,一个为首的精子引导一纵列精子进入黏液。一旦进入宫颈黏液,精子群便呈扇形散开并随意游动。有些精子返回精浆,但大多数精子继续向宫颈黏液深处游动,直至遇到细胞碎片或白细胞的阻力才停止。观察从界面起精子深入黏液约500μm(约10个精子的长度)或更远,记录活动精子的百分率和PR精子。

(2)结果的判断:解释该试验结果时常带有一些主观性,这是因为在平面的玻璃上使得精液-黏液的接触界面的大小与形状完全标准化是不可能的。因而本试验只能定性地评估精子-黏液的相互作用。本试验几项有用的观察指标如下:

1)正常结果:精子能够穿透黏液相和有90%以上精子为PR的活动精子。

2)结果差:精子穿透黏液相,但离开精液-黏液接触界面的距离<500μm(约10个精子

的长度）。

3）结果异常：精子穿入黏液相，但是很快变得不活动或显示“颤动”。精子未穿透精液-黏液的接触界面。指状突起可能形成或尚未形成，精子沿接触界面的精液侧聚集。异常结果均提示宫颈黏液或精子表面可能存在抗精子抗体。

2. 毛细玻管穿透法 毛细玻管穿透法是由 Kremer 于 1965 年设计的。本法是在一个毛细管内测量精子穿透宫颈黏液柱的能力。

（1）设备：使用 5cm 长、横截面内口直径为 0.3mm 的扁平毛细管。

实验室中 Kremer 精子穿透仪的制作过程如下：

1）将横断面为半圆形（直径约 3.5mm）的三个储液囊粘在一个玻璃片上。

2）第二个玻璃片粘在第一个上。第二个玻璃片比第一个短 1.5cm，并固定在离储液囊 5mm 的位置。这种构造可以防止精液浸入毛细管和玻璃片之间的缝隙。

3）玻璃片上贴上厘米刻度。

（2）方法：

1）使用射精后 1 小时之内的新鲜精液。每个储液囊放入 100μl 精液。

2）将宫颈黏液吸入毛细管，并确保未吸入气泡。管子的一端用代用密封剂、橡皮泥或类似物质封闭。封管时应该用足量的封闭剂，以便使黏液柱稍突出于毛细管的开口端。

3）毛细管的开口端置于玻片之上使它深入含有精液标本的储液囊内约 0.5cm。

4）将玻片放入 37℃，两端有湿海绵的带盖盘中，以保持其湿润性，并防止精液和宫颈黏液干燥。

5）2 小时后用相差显微镜 100 倍检查毛细管。必要时放 24 小时再次检查。

（3）试验的评估：两小时后读出精子的迁移距离、穿透密度、迁移减少和前向运动的精子数目。

1）迁移距离：从浸入精液储液囊的毛细管末端到管中最远的精子之间的距离。

2）穿透密度：在距浸入精液储液囊内的毛细管末端 1cm 和 4.5cm 的两个点处测定。由在每低倍视野（10×10，LPF）下观察到的每个距离点的精子平均数决定。通过计数相邻 5 个低倍视野而获得平均数。计数均值用一个穿透密度等级来表示。记录最高穿透密度等级作为试验的分级（表 2-11）。

表 2-11 穿透密度的分类

穿透密度的分类	排列顺序	穿透密度的分类	排列顺序
0	1	21~50	5
0~5	2	51~100	6
6~10	3	>100	7
11~20	4		

3）迁移减少：将 4.5cm 的穿透密度与 1cm 处比较。以不同等级顺序号表示。例如：

a.1cm 时的穿透密度为 51~100/LPF，4.5cm 时为 6~10/LPF。迁移减少值为 3（等级序号从 6 到 3，表 2-12）。

b.1cm 时的穿透密度为 21~50/LPF，4.5cm 时为 51~100/LPF。迁移减少值为 0，因为穿透密度没有减少（等级序号从 5 到 6，表 2-12）。

4）前向运动的持续时间：2 小时和 12 小时测定在宫颈黏液中出现前向运动的精子。

表 2-12　毛细玻管穿透法结果分级

迁移距离(cm)	最高穿透密度(精子数 /LPF)	从 1cm 到 4.5cm 迁移减少(等级序号的下降)	在宫颈黏液中前向运动时间(小时)	分级
1	0	–	–	阴性
<3　或	<10　或	>3　或	2	差
4.5　和	>50　和	<3　和	>24	好
所有不能按上述分级的结果				一般

(4) 结果:可以根据表 2-12 判断结果。结果可以分为好、一般、差和阴性 4 个等级。

(三) 顶体反应

顶体反应(acrosomal reaction)是精子结合卵透明带后,在卵透明带上发生的生理现象,顶体酶(acrosomal enzyme)的释放是重要的环节。透明带(ZP3 蛋白)是生理的顶体反应诱导物,但其具有种属特异性,而透明带又来源有限,故目前常采用其他顶体诱导剂,如钙离子载体、黄体酮和人卵泡液等,诱发顶体反应并检测顶体反应。

钙离子载体(A23187)激发顶体反应试验是最常见的检测方法。通常获得新鲜精子,分离洗涤后获得活动精子悬液,分装试验管和对照管,试验管加 A23187,对照管加 DSMO,15 分钟后取精子固定检测顶体状态。顶体状态的检测常用 FITC-PSA 荧光染色法。标记有荧光物质(FITC)的凝集素(pisum sativum,PSA)能与精子顶体膜糖蛋白特异性结合。荧光显微镜下观察,顶体完整精子的头部 1/2 以上荧光染色明亮且均匀,而发生顶体反应的精子仅在赤道带出现荧光带或顶体区没有荧光染色。分别计算试验管和对照管中发生顶体反应的精子比例,两者相减即为诱发顶体反应率,通常正常大约大于 15%,10%~15% 提示可能诱导顶体反应不足,小于 10% 表明顶体反应异常,对照管顶体反应精子比例大于 15%,表明存在自发诱导顶体反应。

钙离子载体激发顶体反应试验的临床意义仍需要临床研究证实。诱发顶体反应率过低可能是原因不明不育症的原因之一,可导致常规体外受精率下降,应选择单精子胞质内显微注射技术治疗。

(四) 去透明带仓鼠卵穿透试验

精 - 卵融合并使卵子受精是评估人类精子功能的生物学试验。由于生物学和伦理学的问题,健康人卵取材困难,不能作为检测精子功能的常规方法。已发生顶体反应的人精子膜能与去透明带的仓鼠卵膜融合,因此采用仓鼠卵母细胞穿透试验(hamster oocyte penetration test,HOPT)对评估精子获能(capacitation)、顶体反应和精 - 卵融合等生物学功能有一定的价值,但其临床意义仍缺乏研究,实验的复杂性和较多变异因素也使得其难以应用于临床。

(五) 精子 - 透明带结合试验

精子与透明带结合是精卵识别的第一个重要过程,导致精子发生顶体反应、释放各种顶体水解酶、精子得以穿过透明带进入卵周隙。因此,精子和透明带结合能力对于受精过程非常重要。人透明带来源较少,可获取未受精卵子和手术切除卵巢卵子,其透明带可在盐中保存待用。

精子透明带结合试验需设置精子和透明带对照,目前主要有两种检测方法:半透明带试验(hemizona assay,HZA)和竞争性透明带结合试验(competent zona binding test,

CZBT)。HZA是通过显微切割整个透明带为平均相等两半,分别与试验精子和对照精子培养孵育,计数结合到每半透明带上的精子数量。CZBT则将试验精子和对照精子分别用不同荧光素标记后与1个完整透明带培养孵育,计数不同荧光精子结合到透明带上的数量。

精子透明带结合试验结果与体外受精率相关,但尚难确定一个预测受精率低下或受精失败的阈值。常规体外受精失败或受精率低下、特发性不育或畸形精子症等,精子透明带检测可能具有一定的临床意义,可有助于判断潜在的精子生物学异常。

(六)活性氧检测

活性氧(reactive oxygen species,ROS)是氧的代谢物,包括超氧阴离子、过氧化氢、氢氧基、过氧羟自由基、氧化亚氮等。过高浓度的活性氧可以诱导细胞的脂类、蛋白和DNA氧化损伤,从而引起一系列病理变化。大部分的细胞具有抵抗活性氧作用的系统,包括酶抗氧化系统(超氧化物歧化酶、谷胱甘肽过氧化氢酶)和非酶抗氧化系统(尿酸、抗坏血酸、维生素E),当精子中的抗氧化系统被破坏,精子功能就会受损。精液中活性氧的主要来源是精液白细胞和形态学异常的精子。

可采用化学发光的方法检测人精子产生的过氧化氢。由于人类精子表面没有甲酰三肽(FMLP)受体,而白细胞表面有FMLP特异性受体,加入FMLP可以诱导精子悬液中污染白细胞产生ROS,再加入PMA可诱导精子和白细胞产生ROS。如FMLP加入后未出现骤然升高的化学荧光信号,则PMA检测到的ROS为精子产生的。

也可以测定其他物质,了解ROS的情况。丙二醛(MDA)是ROS脂类过氧化作用诱导损伤的一种直接指示剂,因而可通过检测MDA了解ROS的浓度。精浆中的超氧化物歧化酶(SOD)是ROS的重要清除物质,两者处于动态的平衡,SOD的减少,也会使ROS的浓度升高,对精子造成损伤。

ROS在男性不育症中起非常重要的作用,但目前ROS的检测仍缺乏准确定量的分析,是否在男性不育症诊断和治疗中起指导作用仍有待研究。

临床意义:精浆中含有自由基的抗氧化清除物和抗氧化酶,而有些男性则缺乏这些物质,这也可能是男性不育的原因之一。在辅助生殖技术中精子制备时,去除精浆会使精子更容易遭受氧化损伤。精液中活性氧的含量增加的情况有:过多的白细胞、未成熟精子细胞过多、损伤的精子等。研究发现精液的操作如精液的离心、冷冻等步骤也不同程度地增加活性氧的产生。过多的活性氧产生导致氧化损伤和人精子功能受损以及核和线粒体DNA的损伤。一个白细胞能够产生的活性氧,可以是一个精子产生的100倍以上。用此方法测出的数据的准确性仍有待商榷,目前临床使用较多的线粒体DNA的损伤检测和精子存活试验的结果可以间接说明氧化损伤的程度。

(文任乾　黄学锋　刘雅锋)

第五节　辅助检查技术

男性不育症的辅助检查技术,主要包括影像学检查技术和睾丸活检术。超声检查是男性不育症最常用的影像学检查技术,睾丸活检术主要用于无精子症。

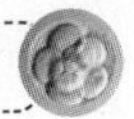

一、影像学检查

（一）X线检查

1. 平片检查　腹部平片可以发现男性生殖器官的钙化和肿瘤，但是很少直接用于男性不育患者，多为检查其他疾病时偶然发现上述病变。精囊钙化（seminal vesicle calcification）多因慢性感染所致，少数可见精囊的轮廓，或呈波浪形，常为两侧。睾丸肿瘤可呈斑片状或斑点状钙化，畸胎瘤可出现骨骼、牙齿等形状。发现上述情况时，还需要进一步行CT或MR检查。

2. 造影检查

（1）精囊和输精管造影：可用于检查无精子症是否存在梗阻和确定附睾以下的梗阻部位。精囊和输精管造影为有创性检查，还可能损伤输精管，故其使用渐被直肠超声等技术代替。精囊和输精管造影主要包括两种方法：经输精管造影法和经尿道插管造影法。正常精囊和输精管造影，可见输精管起于附睾尾，止于射精管，长度18~22cm，直径1mm。输精管壶腹部位于输精管末端，膀胱底部精囊之上，内腔凹凸不平，长约4~6cm。精囊长约3~4cm，两侧对称由宽变细，管腔直径1.5~2mm，位于中线，由上向下可见正常的收缩环。

（2）精索静脉造影：可以用来了解隐睾的位置，精索静脉曲张时行选择性精索静脉造影后可紧接着行血管栓塞治疗精索静脉曲张。

精索静脉插管造影有4种途径：经阴囊静脉顺行造影，手术暴露精索静脉顺行造影，经股静脉 - 肾静脉逆行造影，经颈内静脉 - 肾静脉逆行造影。后两种方法可以精确地确定精索静脉内有无瓣膜及瓣膜的功能，显示精索静脉的走行及分支情况，为精索静脉结扎手术、栓塞或硬化疗法提供可靠的解剖依据。

（二）B超检查

阴囊超声、腹部超声和经直肠超声都可应用于男性不育症患者。

1. 阴囊超声　可以检查阴囊及其内容物，包括双侧睾丸（体积、钙化点、微石症、血流等）、附睾、近端输精管、精索、精索静脉及睾丸鞘膜。可适用于：①阴囊肿块；②睾丸肿块、体积和质地改变；③附睾肿大及结节；④精索静脉曲张。

2. 经直肠超声检查　经直肠超声检查（transrectal ultrasound，TRUS）可清晰地显示前列腺、精囊腺等内部的形态结构及其与周围脏器的关系，并可实时动态检测，重复性好。主要检查前列腺、精囊、输精管和射精管。可发现射精管梗阻的一系列表现，如前列腺囊肿、射精管扩张、射精管结石或钙化、精囊扩张以及精囊发育不良或不发育、输精管发育不全和慢性前列腺炎（前列腺钙化灶和不均质）等情况。TRUS下发现以下一种情况即可诊断射精管梗阻：①精囊扩张（横径 >1.5cm）；②射精管扩张（直径 >2.3mm）；③在射精管内或精阜内可见结石或钙化；④精阜附近的中线囊肿或偏心性囊肿。

3. 经腹部超声　很少用于男性不育患者，主要用于检查前列腺。但是经腹壁所取得的前列腺声像图，因受盆腔骨骼的限制，扫描角度常受影响，经常无法取得前列腺的全貌。经腹壁的超声测量的前列腺体积数值缺乏准确径线数值的根本条件，结果不可靠。经直肠内超声检查是取得前列腺体积大小最简便、最准确的方法。

（三）CT和磁共振（MR）检查

CT和MR主要用于下列男性不育相关疾病的检查：隐睾、精囊缺如和精囊发育不良、射精管囊肿和垂体腺瘤。检查隐睾时，CT及MRI检查范围应自耻骨联合下缘至髂前上棘，如阴囊内或腹股沟未见睾丸,则应扫描至肾门;MRI不但能提供隐睾的解剖学信息,还能提供部分组织学特征,在检查隐睾方面优于CT。男性患者出现睾丸小、阴茎小、性欲低下伴有性激素异常时,有可能是垂体肿瘤可引起垂体促性腺激素分泌水平减低或缺乏造成的,可考虑行MR检查。MR在显示垂体微腺瘤(pituitary microadenoma)方面较CT有明显优势,而且动态增强扫描可明显提高微腺瘤的检出率。

二、睾丸组织病理学检查

睾丸组织的病理改变反映了睾丸内分泌和精子发生功能。一些内分泌指标可反映睾丸组织病理学改变,但睾丸病理学改变是诊断睾丸生精状态的"金标准"。通常通过睾丸活检(testicular biopsy)获得睾丸组织。

(一)睾丸活组织检查

1. 适应证 睾丸活检是有创的检查,应严格掌握适应证。睾丸活检的适应证包括:

(1)睾丸体积和内分泌正常的无精子症,用于鉴别梗阻性或非梗阻性无精子症。

(2)非梗阻性无精子症,了解是否存在局灶性生精组织,估计外科取精的成功几率。

(3)特殊情况下,明确原因不明少弱精子症的睾丸生精状态,以作为诊治依据。

2. 睾丸活检方法睾丸活检有3种常用方法 睾丸切开活检、穿刺活检和针吸活检。通常活检部位在大的睾丸侧。但为了解非梗阻性无精子症是否存在精子,可能需要双侧睾丸的多点活检。睾丸针吸活检术虽然对于睾丸的损伤程度小,但是获得的睾丸组织标本数量较少,不利于诊断。穿刺活检的效果与切开活检的效果相似,但损伤程度明显减小,逐渐取代了睾丸切开活检。活检组织除了送病理组织学检查外,一般需要对部分组织碾碎直接镜下观察有否精子。

(二)睾丸病理学

通过睾丸活检的病理观察,能直接判断精子发生的功能或精子发生障碍的程度,同时能对睾丸合成类固醇激素的能力及其障碍进行定量评分,从而为男子不育症的诊断提供直接证据,对治疗措施的选择和预后的评估,提供可靠依据。

1. 睾丸组织病理分型

(1)生精正常睾丸组织:显示正常管腔和各层生精细胞,间质和基底膜无明显异常。

(2)生精功能低下(hypospermatogenesis)型:曲细精管存在各级生精细胞,但数量减少,生精上皮变薄,管腔相对增大,但精原细胞基本正常,且曲细精管基底膜没有纤维样变和透明样变,这种患者睾丸损伤比较轻微,精液检查可为无精子症或少精子症。

(3)成熟障碍(maturation arrest of germ cells)型或生精阻滞型:睾丸生精功能阻滞,可分别发生于精原细胞、初级精母细胞和精子细胞阶段,其特点是生精细胞仍然存在,但不能发育成为精子。这些患者,精液检查虽无精子,但仍可见到脱落的生精上皮细胞且精原细胞仍正常。

(4)唯支持细胞综合征(sertoli cell only syndrome,SCOS):曲细精管内只含支持细胞。

(5)曲细精管透明样变(seminiferous tubule hyalinization):曲细精管未见生精上皮细胞,成透明变性。

(6)混合型:上述病理类型混合存在,难以明确主要类型。

在无精子症预测外科取精成功获取睾丸精子的因素中,病理类型是特异度和敏感度最高的预测因素。正常生精和睾丸生精低下一般可100%获取精子。成熟阻滞和支持细胞综合征获取睾丸精子的机会显著降低，分别约为 50%~70% 和 20%~50%。但应该注意的是，即使曲细精管透明样变，也可能获取睾丸精子，因为可能存在局灶生精的睾丸阻滞。

2. 生精功能的定量评价　Johnsen 10 级积分法是一个睾丸组织病理评判方法，可对精子发生及精子发生障碍的程度作出定量的判断。Johnsen 积分（Johnsen score）共分 10 级，积分越高，精子发生越好，相反，精子发生障碍越严重（表 2-13）。

表 2-13　睾丸活检病理结果推荐使用 Johnsen 评分法

评分	组织学标准
10	生精功能正常
9	生精功能轻充改变，后期精子细胞较多，上皮细胞排列紊乱
8	每小管小于 5 条精子，后期精子细胞较少
7	无精子或后期精子细胞，初期精子细胞较多
6	无精子或后期精子细胞，初期精子细胞较少
5	无精子或精子细胞，精母细胞较多
4	无精子或精子细胞，精母细胞较少
3	只有精原细胞
2	无生精细胞，只有支持细胞
1	无生精上皮

（刘雅峰）

参考文献

1. World Health Organization.WHO manual for the standardized investigation and diagnosis of the infertile male. Cambridge：Cambridge University Press，2000.
2. Gallardo E，Simón C，Levy M，et al.Effect of age on sperm fertility potential：oocyte donation as a model.Fertil Steril，1996，66（2）：260-264.
3. GRDohle，TDiemer，AGiwercman，et al.Guidelines on Male Infertility，European Association of Urology，2010：7.
4. 文任乾，王春湘，李世勤，等．睾丸体积与输精管大小的活体测量，中国临床解剖学杂志，1990，8（3）：163.
5. 微生物和生物医学实验室生物安全通用准则．［中华人民共和国卫生行业标准（WS 233-2002）］
6. 陈惠民，张延武．医用光学显微镜的分类介绍．医疗卫生装备，2004，10：39-41.
7. WHO. 实验室生物安全手册．第 3 版．北京：人民卫生出版社，1983.
8. 王一飞 .21 世纪的精液分析技术：现状、争议、展望，国际生殖健康 / 计划生育杂志，2010，29（3）：131-132.
9. Cooper TG.Effects of multiple ejaculations after extended periods of sexual abstinence on total，motile and normal sperm numbers，as well as accessory gland secretions，from healthy normal and oligozoospermic men.Human Reproduction，1993，8：1251-1258.
10. Tyler JP.Studies of human seminal parameters with frequent ejaculation.I.Clinical characteristics.Clinical Reproduction and Fertility，1982，1：273-285.
11. Zavos PM，Goodpasture JC.Clinical improvements of specific seminal deficiencies via intercourse with a seminal collection device versus masturbation.Fertility and Sterility，1989，51：190-193.
12. Pound N.Duration of sexual arousal predicts semen parameters for masturbatory ejaculates.Physiology and Behavior，2002，76：685-689.

13. Brazil C.Standardized methods for semen evaluation in a multicenter research study.Journal of Andrology, 2004, 25:635-644.
14. Iwamoto T.Semen quality of 324 fertile Japanese men.Human Reproduction, 2006, 21:760-765.
15. Cooper TG.Ejaculate volume is seriously underestimated when semen is pipetted or decanted into cylinders from the collection vessel.Journal of Andrology, 2007, 28:1-4.
16. 世界卫生组织.世界卫生组织人类精液检查与处理实验室手册，第5版.北京：人民卫生出版社，2011.
17. 周定杰，靳镭.荧光染色技术在精子检测中的应用.中国优生与遗传杂志，2007，15(7):1-4.
18. Guzick DS, Overstreet JW, Factor-Litvak P, et al.Sperm morphology, motility, and concentration in fertile and infertile men.N Engl J Med, 2001, 345(19):1388-1393.
19. 王瑞雪，刘睿智.精子形态与精子功能关系研究进展.中华男科学杂志，2007，13(4):348-351.
20. Gandini L.Study of apoptotic DNA fragmentation in human spermatozoa.Human Reproduction, 2000, 15:830-839.
21. Lee JD, et al.Analysis of chromosome constitution of human spermatozoa with normal and aberrant head morphologies after injection into mouse oocytes.Human Reproduction, 1996, 11:1942-1946.
22. Dadoune JP.Correlation between defects in chromatin condensation of human spermatozoa stained by aniline blue and semen characteristics.Andrologia, 1988, 20:211-217.
23. Devillard.Polyploidy in large-headed sperm: FISH study of three cases.Human Reproduction, 2002, 17:1292-1298.
24. Martin RH.A comparison of the frequency of sperm chromosome abnormalities in men with mild, moderate, and severeoligozoospermia.Biology of Reproduction, 2003, 69:535-539.
25. 卢文红，梁小薇，陈振文，等.精液分析的外部质量控制研究.生殖医学杂志，2011，20(6):496-501.
26. 卢文红，谷翊群，李鸿，等.精液分析的培训及效果评估.中华男科学杂志，2011，17(7):601-605.
27. 郭应禄，周利群.坎贝尔-沃尔什泌尿外科学.第9版.北京：北京大学医学出版社，2009.
28. 吴明章，曾超文，张君慧.男性生殖病理学.上海：上海科学普及出版社，1997.
29. 倪语星，尚红.临床微生物学与检验.第4版.北京：人民卫生出版社，2007:303.
30. 陆德源.医学微生物学.第4版.北京：人民卫生出版社，1996:81-84.
31. Eley A, Pacey M, Galdiero M, et al.Can Chlamydia trachomatis directly damage your sperm? Lancet lnfect Dis, 2005, 5(1):53-71.
32. 陈凤平，关加廉.连接酶链反应与培养法检测沙眼衣原体的比较.中华检验医学杂志，2000，23(3):81-82.
33. 黄宇烽，许瑞吉.男科诊断学.上海：第二军医大学出版社，1999.
34. 徐岚，陈赛娟.复合荧光原位杂交和光谱核型分析进展.中华医学遗传学杂志，2000，8(17):291-293.
35. 蔡志明.Y染色体及其微缺失与男性不育：过去、现在与将来.中华男科学杂志，2010，16(5):387-394.
36. Martin R.Cytogenetic determinants of male fertility.Human Reproduction Update, 2008, 14:379-390.
37. Ferlin A, Raicu F, Gatta V, et al.Male infertility: role of genetic background.Reprod Biomed Online, 2007, 14(6):734-745.
38. Shu-HueiKao, Hsiang-Tai Chao, Yau-Huei Wei.Mitochondrial Deoxyribonucleic acid 4977-bp deletion is associated with diminished fertility and motility of human sperm.Biology of reproduction, 1995, 52:729-736.
39. Sakkas D, Alvarez J.Sperm DNA fragmentation: mechanisms of origin, impact on reproductive outcome, and analysis.Fertil Steril, 2010, 93:1027-1036.
40. Collins JA, Barnhart KT, Schlegel PN.Do sperm DNA integrity tests predict pregnancy with in vitro fertilization? Fertil Steril, 2008, 89:823-831.
41. Zini A, Boman J, Belzile N, etal.Sperm DNA damage is associated with an increased risk of pregnancy loss after IVF and ICSI: systematic review and meta-analysis. HumReprod, 2008, 23(12):2663-2668.
42. Zhi-hong Niu, Xue-feng Huang, Xiao-feng Jia, et al.A sperm viability test using SYBR-14/propidium iodide flow

cytometry as a tool for rapid screening of primary ciliary dyskinesia patients and for choosing sperm sources for intracytoplasmic sperm injection.Fertil Steril, 2011, 95(1):389-292.

43. Rowe PJ, Comhair FH, Hargreave TB, et al.WHO manual for the standardized investigation, diagnosis and management of the infertile male.Cambridge University Press, 2000:45-46.
44. Akman T, Kadioglu A. Editorial comment on: Are antisperm antibodies really associated with proven chronic inflammatory and infectious diseases of the male reproductive tract? EurUrol, 2009, 56(4):715.
45. Armand Zini, NaderFahmy, Eric Belzile, et al.Antisperm antibodies are not associated with pregnancy rates after IVF and ICSI: systematic review and meta-analysis.Hum Reprod, 2011, 26(6):1288.
46. Nikolaeva MA, VI Kolakova, IV Kolotkova, et al.Antisperm antibodies detection by cytometry is affected by aggregation oa antigen-antibody complexes on the surface of spermatozoa.Hum Reprod, 2000, 15(12):2545.
47. WHO. WHO Laboratory manual for the examination and processing of human semen.Fifth edition.Switzerland: WHO Press, 2010:108-114.
48. LarsBjorndahl, RoelofMenkveld, David Mortimer, et al.A Practical Guide to Basic Laboratory Andrology, Cambridge University Press, 2010:82-84.
49. 许凌，张欣宗，张军荣，等．人类精子库供精志愿者筛查结果分析．中国男科学杂志，2006，20(6):53.
50. 朱桂金，魏玉兰，胡娟，等，体外受精过程中胚胎污染及其来源的探讨．中华妇产科杂志，2004，39(6):382.
51. 张科，范立青，龚斐，等．精子顶体反应检测在宫腔内人工授精中的临床应用价值．中南大学学报(医学版)，2011，36(7):687.
52. Liu DY, Baker HW.The proportion of human sperm with poor morphology but normal intact acrosomes detected with Pisum sativum agglutinin correlates with fertilization in vitro.Fertil Steril, 1988, 50(2):288.
53. 王晓平，李志斌，李兰．FIT C- PSA 荧光标记法在检测人精子顶体结构中的应用．广西医学，2000，22(5):952.
54. Irvine DS, Aitken RJ. 在治疗不孕夫妇中对无透明带仓鼠卵穿透试验的临床评价—前瞻性和回顾性研究．国际生殖健康/计划生育杂志，1987，6(4):224.
55. ERIC S, SURREY, GRACE S, et al.Is Intracytoplasmic Sperm Injection Necessary for Couples Undergoing In Vitro Fertilization-Embryo Transfer with Normal Semen Analyses but Failing Hamster Egg Penetration Assays? Journal of Assisted Reproduction and Genetics, 1999, 16(2):69.
56. De Yi Liu, HWGordon Baker.High frequency of defective sperm-zona pellucida interaction in oligozoospermic infertile men.Human Reproduction, 2004, 19(2):228.
57. 刘锋，丘映，邹彦，等，精子与卵母细胞透明带结合对 ICSI 治疗结局的影响．生殖与避孕，2011，31(1):25.
58. Deepinder F, Cocuzza M, Agarwal A.Should seminal oxidative stress measurement be offered routinely to men presenting for infertility evaluation.EndocrPract, 2008, 14(4):484.
59. 柳靖，王益鑫，吴裕伦，等，白细胞精子症患者精浆活性氧与细胞因子检测及评价．中华男科学，2003，9(2):103.
60. Wolff H, Bezold G, Zebhauser M, et al.Impact of Clinically Silent Inflammation on Male Genital Tract Organs as Reflected by Biochemical Markers in Semen.J of Androl, 1991, 12(5):331.
61. 邓春华，戴宇平，陈炜．男科手术学．北京：人民卫生出版社，2012:121-149.
62. 吴阶平．吴阶平泌尿外科学．济南：山东科学技术出版社，2004:221-284.
63. 周永昌，郭万年．超声医学．北京：科学技术文献出版社，2007:1208-1217.
64. 张岐山，郭应禄．泌尿系超声诊断治疗学．北京：科学技术文献出版社，2006:252-356.
65. 梅骅，陈凌武，高新．泌尿外科手术学．第 3 版．北京：人民卫生出版社，2008，599-600.
66. 邓春华，戴宇平，陈炜．男科手术学．北京：人民卫生出版社，2012:386-387.
67. Rosenlund B, Kvist U, Plöen L, et al.Percutaneous cutting needle biopsies for histopathological assessment and

sperm retrieval in men with azoospermia.Hum Reprod, 2001, 16(10): 2154-2159.

68. Dardashti K, Williams RH, Goldstein M.Microsurgical testis biopsy: a novel technique for retrieval of testicular tissue.J Urol, 2000, 163(4): 1206-1207.

69. Aridogan IA, Bayazit Y, Yaman M, et al.Comparison of fine needle aspiration and open biopsyof test is in sperm retrieval and histopathologic diagnosis.Andrologia, 2003, 35(2): 121.

复习思考题

1. 不育的定义？ 结婚一年妊娠的几率？

2. 常用睾丸大小的测量工具有哪些？正常国人男子睾丸体积参考值是多少？

3. 临床上精索静脉曲张如何分度？

4. 简述目前临床工作中常用于女性生育力评估的方法有哪些？

5. 男性实验室为几级生物安全防护实验室？

6. 精液常规分析的内容包括哪些？

7. 精液标本采集前应禁欲几天？推荐采用什么方法收集精液？不宜采用什么方法采集精液？

8. 简述精子聚集与凝集的区别？

9.《WHO 人类精液检查与处理实验室手册》第 5 版如何进行精子运动分级？

10. 试述 Bland-Altman 的基本思想及评估方法？

11. 如何选用常用精液感染检查的方法？

12. 常用精子顶体功能检查的方法及临床意义？

13. WHO 推荐适合临床应用检测的抗精子抗体方法有哪些？男性免疫不育的诊断标准是什么？

14. 无精子症患者和重度少精子症患者，一般要进行哪些遗传学检查？

15. 考虑患者存在射精管梗阻、精囊炎或精囊发育不良时，应使用哪些辅助检查技术？

16. 对于考虑存在睾丸生精功能低下的患者，睾丸活检标本应进行哪些检查？

第三章

男性不育症的病因

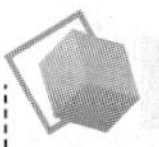

本章要点

男性不育症病因复杂，所有影响生殖内分泌轴完整性、生殖器官发育和精子生成及运输过程的先天和后天因素都可能导致男性不育症，这些因素主要包括：遗传学异常、内分泌因素、精索静脉曲张、生殖道感染、免疫性因素、精子运输障碍、性功能障碍、睾丸损伤以及药物和环境理化因素。这些因素可相互影响，并共同导致男性不育症的发生。由于目前临床检测方法的局限，一些未发现上述致病因素的男性不育症被称为特发性男性不育症或特发性精液指标异常。在临床实践中，大约60%以上的男性不育症为特发性男性不育症。

第一节　遗传和先天性异常

遗传学因素是导致男性不育症的病因之一，其中染色体异常最为常见。所有与生殖器官和生殖内分泌轴发育及精子生成过程相关的基因异常都可能导致男性不育症。随着分子生物学的进展，已发现越来越多的基因异常可能导致精子发生障碍。

一、染色体异常

在男性不育症病因中，染色体异常（chromosome abnormality）约占5.8%，其中，4.3%为性染色体（sex chromosome）异常，1.5%为常染色体（autosome）异常。染色体异常发生率与生精功能障碍程度相关，轻度精子异常患者的染色体异常率约为3%，而非梗阻性无精子症患者中染色体异常率可达19%。染色体异常的诊断依据外周血染色体核型分析，复杂的结构异常需要FISH和CGH等分子诊断技术。

（一）染色体数目异常

染色体数目异常包括整倍体和非整倍体异常。由于人类染色体整倍体异常不能存活至成人。引起男性不育症的染色体数目异常主要是非整倍体异常。

1. 性染色体非整倍体　性染色体非整倍体异常是引起男性不育症的最常见的染色体异常，主要为47,XXY，其他如47,XYY、45,X等则少见。

47,XXY，也称为克氏综合征（klinefelter syndrome），其基本特征是染色体核型比正常核型至少多一个X。典型的核型为47,XXY或46,XY/47,XXY嵌合体,后者的发生率仅次于前者,两者占80%以上。克氏综合征患者青春前期一般无明显的临床症状,青春后期才逐渐表现为男性化不足。典型表现为:①类宦官症体型,身材较高,上臂间距长、皮肤细嫩、女性化乳房、胡须阴毛稀少,成年后发生男性不育。②睾丸病变,患者为小睾丸,体积常低于4ml,质地偏硬、弹性差。睾丸曲细精管基底膜增厚,玻璃样变和硬化,曲细精管无生精细胞,支持细胞增生。③大部分精液检查无精子,但约7.7%~8.4%的患者精液中也有少量精子。精液有精子的克氏症主要为46,XY/47,XXY嵌合体。④血清FSH、LH升高,T降低,尤其FSH升高明显。但上述的临床表现波动较大,嵌合体患者症状一般较轻,有的甚至接近正常人的男性化程度。

47,XYY也是一种常见的性染色体数目异常,在新生男婴中的发生率为1/1000。以往将47,XYY综合征称为超雄综合征(XYY syndrome),认为47,XYY男性身材特别高、智能低、语言技能延迟、脾气暴烈、易激动。而现在认为,大多数47,XYY男性外貌、生理和心理并无异常。47,XYY是否影响男性精子生成没有定论。大部分47,XYY患者精液检查完全正常,极少数的47,XYY男性呈无精子或严重少精子症,但这是否由47,XYY引起还没有明确的证据。47,XYY男性的24,XY精子是否增多文献也报道不一。有人认为多余的Y染色体在减数分裂之前就自发丢失,只生成染色体正常的精子和极少部分非整倍体精子。

2. 常染色体非整倍体绝大部分常染色体数目异常见于早期流产的胚胎和自然产的胎儿中,只有少数21-三体和18-三体患者能活到出生并到婚育年龄。

21-三体型又称先天愚型或Down综合征,是一种常见的染色体病,在活产的新生儿中的发生率为1/700。21-三体男性可表现为典型的先天愚型,也可表现为性腺功能异常,具体表现为睾丸偏小、隐睾、睾丸生精功能下降和性腺功能减退,促性腺激素升高、睾酮下降,精液中无精子或严重少精子。有21-三体自然生育和采用辅助生殖技术生育健康后代的报道。

18-三体是次于先天愚型的第二种常见染色体三体征。18-三体临床表现为多发器官和系统畸形,男性则有隐睾,细胞遗传学检查显示80%病例为三体型47,XY,+18,10%为嵌合体型。非嵌合体的18-三体不易存活,能存活到成年的男性均为嵌合体18-三体。嵌合型18-三体成年后主要表现为不育:精液中少精子或无精子。嵌合型18-三体患者生育单纯型18-三体子代的风险较高。

(二)染色体结构异常

1. 染色体结构异常的发生和分类 染色体臂发生断裂后形成的染色体片段未能重新以正常方式连接,可导致染色体重排,也称染色体结构异常(chromosome aberration)。断裂染色体数目、断裂次数及部位和断裂后重排的方式不同,使得染色体结构异常表现出多种类型,主要有易位、倒位、插入、缺失、重复、等臂染色体、双着丝粒染色体和环状染色体等。染色体易位是最常见的染色体结构异常。

按照染色体重排后有没有遗传物质的丢失,染色体结构异常可分为平衡和不平衡两大类。倒位和易位等通常是平衡的,一般不引起染色体异常携带者出现异常遗传表型,除非染色体断裂在一些重要的基因位置而引起这些基因转录异常。插入、缺失、重复、等臂染色体、双着丝粒染色体和环状染色体等是不平衡的染色体结构异常。染色体结构异常是否平衡及不平衡程度决定了患者是否产生异常遗传表型。

2. 染色体异常对生育的影响 男性染色体结构异常通常对生育有不良影响,可以导致少弱精子症甚至无精子症，其机制如下：

（1）减数分裂异常：生殖细胞进行第一次减数分裂的过程中，同源染色体配对、联会、重组和分离相继发生，这些过程中的任何一个环节异常都将导致生殖细胞发育的阻滞，导致配子生成障碍。尽管平衡的染色体结构异常在减数分裂期可以形成特殊的配对构型以完成同源染色体配对和重组，但错配、联会和重组异常发生会增加，而不平衡染色体结构异常同源染色体不能完全配对。染色体配对、联会和重组异常激活了细胞周期检点而导致生精细胞凋亡可能是染色体结构异常男性患者出现精子生成障碍导致少精子症的机制之一。

（2）染色体结构异常影响精子生成基因：染色体结构异常的断裂位置存在精子生成相关基因可导致其功能异常，这在累及Y染色体的结构异常中多见。

（3）产生高比例的染色体不平衡精子：染色体结构异常在减数分裂期的特殊染色体配对构型还导致产生高比例的不平衡精子，可导致男性生育力下降。染色体不平衡精子可具有受精能力，但将形成非整倍体胚胎，可导致胚胎不能种植或种植后流产，甚至出生染色体异常后代。

3. **染色体易位**

（1）染色体易位的发生和类型：染色体易位是指从一条染色体上断裂下来的片段连接到另一条非同源染色体上的现象，是最常见的染色体结构异常。图3-1显示人类染色体易位发生和常见类型。单纯染色体末端易位是指一条染色体断裂后的非着丝粒片段，易位到另一条非同源而且端粒缺失的染色体末端，见图3-1a。常见的染色体易位是染色体相互易

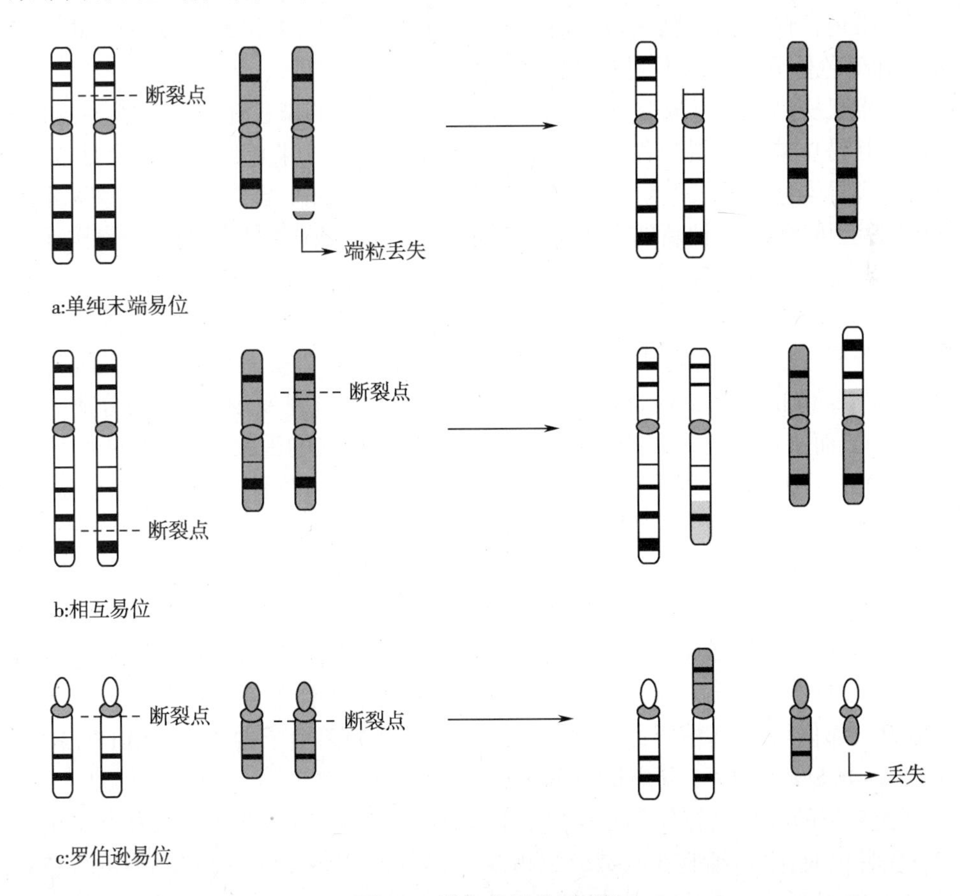

图3-1　染色体易位示意图

位(reciprocal translocation),通常是2条染色体各发生一次断裂,断裂片段相互交换位置重接,见示意图 3-1b。罗伯逊易位(Robertsonian translocation)是一种特殊的染色体相互易位,指发生在 D、G 两组近端着丝粒染色体之间的易位,2 条近端着丝粒染色体在其着丝粒区发生断裂,两者的长臂在着丝粒区附近彼此连接形成一条新的染色体,见示意图 3-1c。也有累及 2 条以上染色体的染色体易位,多于 2 个染色体断裂片段可相互交换位置重接,称为复杂染色体易位。

人类染色体易位通常是易位杂合子。因此,染色体单纯末端易位和相互易位可出现 2 条正常染色体和 2 条衍生染色体(derivative chromosome)。罗伯逊易位的 2 条染色体短臂也可能融合成一个很小的染色体,但小染色体常常在以后的细胞分裂中消失,故形成 1 条衍生染色体,因此核型只有 45 条染色体。

(2)染色体易位携带者的减数分裂:

1)染色体相互易位的减数分离方式和结果:染色体相互易位携带者的生殖细胞在减数分裂(meiosis)粗线期Ⅰ时,2 对同源染色体不能进行独立的正常配对,而是通过形成一个由 4 条染色体(2 条正常染色体和 2 条衍生染色体)组成的 X 型配对四价体(quadrivalent)进行同源染色体配对,见示意图 3-2。在中期Ⅰ,纺锤丝固定在着丝粒的着丝点上将 4 条染色体牵向赤道板,根据纺锤丝固定方式的不同,以对位、邻位 -1、邻位 -2、3∶1 和 4∶1 分离方式进行分离。对位方式指 2 条同源染色体分别向生殖细胞的两极分离,邻位 -1 和 -2 方式是指 2 条同源染色体同时向生殖细胞的一极分离。一些构型比较特殊的配对四价体还可产生 3 条甚至 4 条染色体向生殖细胞一极分离的方式,分别称为 3∶1 和 4∶1 分离方式。在减数分裂Ⅱ,姐妹染色体分离后以不同的组合进入单倍体配子。

染色体相互易位的独特减数分裂分离方式决定了配子的染色体结构。图 3-2 详细列举了染色体相互易位减数分裂的各种分离方式及其配子类型。染色体间段重组是常见的,在不同分离方式时染色体间段重组(recombination)交换产生的配子类型可与一些无重组的配子类型相同,但可产生 12 种新的配子类型。理论上,因减数分裂Ⅱ终期不分离则还可产生不同的配子类型,图 3-2 未予列举。

通过对染色体相互易位男性携带者精子染色体结构的研究可了解减数分裂分离方式。常用的分析方法有人精子和去透明带的金黄地鼠卵体外受精和精子核荧光原位杂交(fluorescence in situ hybridization,FISH)。采用这些方法的研究发现:不同的分离方式不是等比例进行的,而决定分离方式的主要因素可能是易位相关的因素,如易位的染色体、断裂点、易位片段长度和间段长度等,因为这些因素决定了配对 4 价体的空间构型。研究发现:不同染色体相互易位的减数分裂的分离结果可能完全不同,不同的配子类型比例也可能完全不相同。例如,在无重组发生的 4 种分离方式产生的 16 种配子中,只有对位分离产生的 2 种配子分别是正常和平衡的,但由于对位分离在大部分染色体平衡易位中更易发生,通常正常和平衡的配子比例都不止仅占 2/16。Benet 等复习了文献报道的 78 例染色体相互易位男性采用 FISH 分析的精子减数分裂分离结果,不同染色体相互易位的对位分离精子占 18.6%~62.8%,邻位 -1 分离精子占 3.7%~48.2%,邻位 -2 分离精子占 0.7%~40.1%,3∶1 分离精子占 1.5%~46.8%,而 4∶1 分离精子占 0~1.7%。

2)罗氏易位的减数分裂分离方式和结果:罗氏易位的减数分裂方式比相互平衡易位简单。在罗氏易位时,生殖细胞在减数分裂粗线期Ⅰ时,2 对同源染色体也不能进行独立的正常配对,而是通过形成一个由 3 条染色体(2 条正常染色体和 1 条衍生染色体)组成的配对

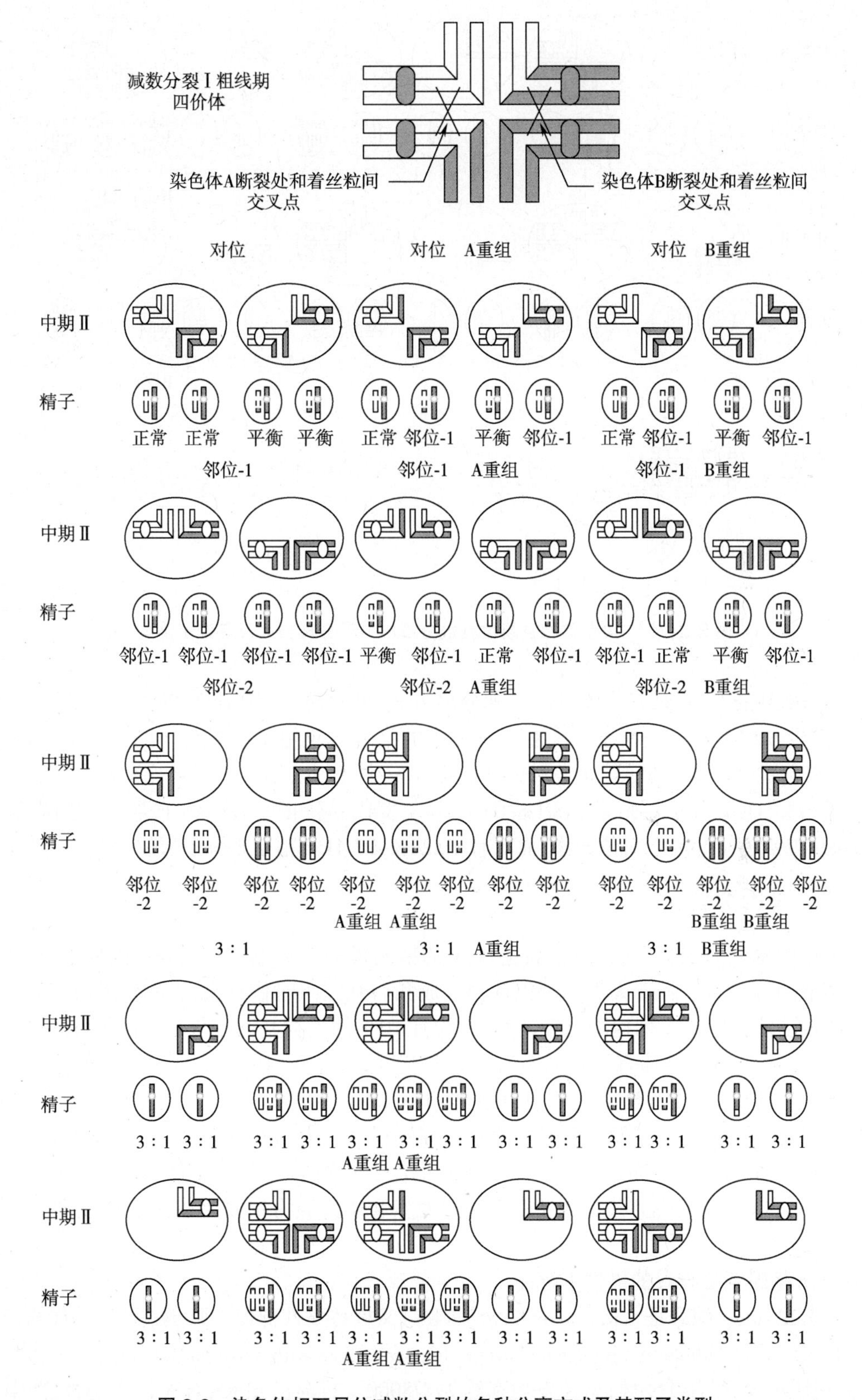

图 3-2 染色体相互易位减数分裂的各种分离方式及其配子类型

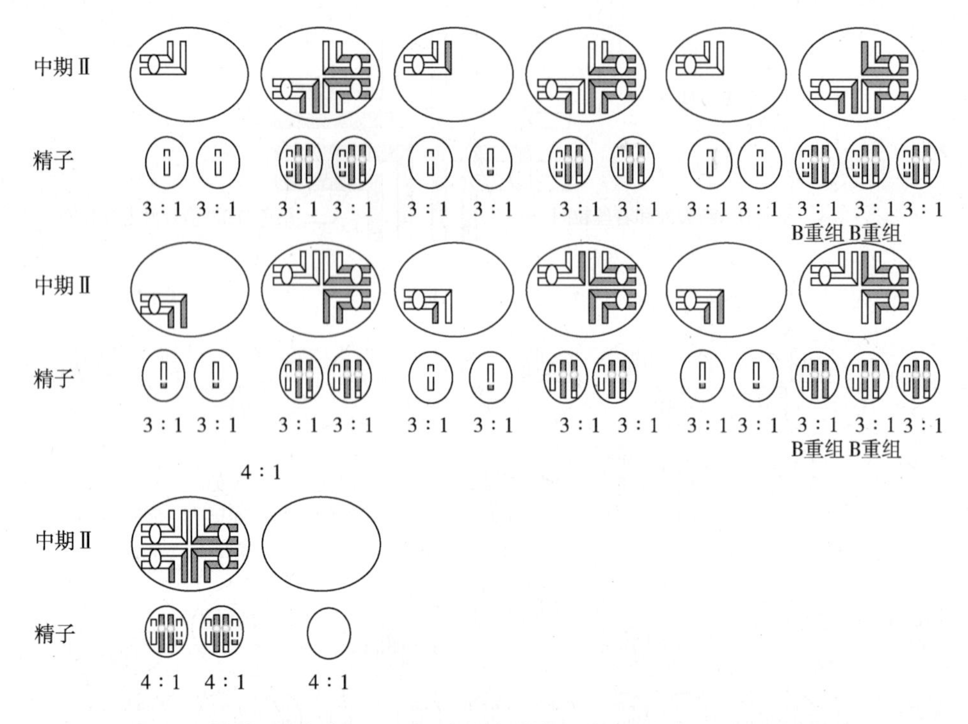

图 3-2（续） 染色体相互易位减数分裂的各种分离方式及其配子类型

三价体（trivalent）。配对三价体可以三种分离方式，即对位、邻位 -1 和邻位 -2 方式，进行分离，可产生 6 种不同类型配子。配对三价体中的染色体重组不影响配子的染色体平衡性。3 种分离方式并非等比例的，通常对位分离更易发生，因此，染色体正常或平衡的精子通常远多于 1/3。Ogur 等采用精子 FISH 检测了 14 个罗氏易位携带者的精子染色体组成，发现 76%~89.47% 精子起源于对位分离，而只有 10.24%~23.41% 精子来源于邻位分离。

二、基因突变

男性不育症病因复杂，有报道高达 60% 的精液指标异常患者找不到明确病因，称为特发性精液指标异常。随着人类基因组计划完成和后基因组时代到来，人类基因组序列分析和大片段功能性遗传序列检测已经证实，大约有 10% 的人类基因参与了男性生育的调控过程，人类 Y 染色体上存在有许多精子发生相关基因，这些基因的缺失或突变可能是特发性男性不育症的重要遗传学病因。此外，线粒体 DNA、X 染色体以及常染色体睾丸特异性基因缺失或突变亦可导致精子发生障碍。现有研究发现一些男性不育症具有明确的基因突变，如 Kallmann 综合征（Kallmann syndrome，KS）和先天性输精管缺如（congenital absence of vas deferens，CAVD），还发现一些基因突变与精子发生和运动能力相关，因而可能与男性不育症相关。

（一）基因突变导致的男性不育症

1. Kallmann 综合征 Kallmann 综合征（KS）又称特发性低促性腺激素性腺功能减退伴嗅觉缺失综合征（idiopathic hypogonadotropic hypogonadism with anosmia，IHH），是一种罕见的遗传性疾病，男女均可发病，男性发病率约为 1/8000。目前已知 KS 有 X 连锁隐性遗传、常染色体显性遗传及罕见的常染色体隐性遗传 3 种遗传方式。本病临床以散发病例居多，大约占总病例数的 2/3。大多数 KS 患者的就诊原因为青春期后第二性征不明显、不育症或性功能障碍等。

（1）发病机制：2005 年，Whitlock 根据促性腺激素释放激素（GnRH）神经细胞在大脑中的位置将其分为 3 型：下丘脑型（GnRH1 神经细胞）、中脑型（GnRH2 神经细胞）及神经终末端脑型（GnRH3 神经细胞）。

GnRH1 能够控制垂体前叶促性腺激素释放，对哺乳动物的生殖能力和第二性征发育是必不可少的。GnRH1 神经细胞在胚胎发育时期从嗅基板迁移至下丘脑。最新研究表明 KS 是由胚胎时期嗅球、嗅束的异常发育致使 GnRH1 神经细胞不能完成这一过程所引起。典型的 KS 患者由于下丘脑分泌 GnRH 功能障碍，引起促黄体激素（LH）和卵泡刺激素（FSH）分泌不足，从而导致男性患者血清睾酮（T）水平低下。同时，由于嗅球、嗅束的异常发育导致嗅觉减退或丧失。

（2）相关致病基因：正常胚胎早期就有 *Kallmann syndrome* 基因（*KAL* 基因）表达，并翻译出一种与细胞黏附有关的 KAL 蛋白，后者可以促进 GnRH1 神经细胞的迁移过程。由于 *KAL* 基因突变不能翻译出正常的 KAL 蛋白而导致 GnRH1 神经细胞迁移缺陷，引起 GnRH 分泌不足或缺乏，进而引起性腺功能低下。此外，*KAL* 基因突变也影响嗅球和嗅束的形成，导致嗅觉障碍或缺失。

迄今为止共确认 6 个 KS 致病基因：*KAL1* 基因、*FGFR1*（*KAL2*）、前动力蛋白受体 2 基因（*PROKR2/KAL3*）、前动力蛋白 2 基因（*PROK2/KAL4*）、色素域解旋酶 DNA 结合蛋白 7 基因（*CHD7/KAL5*）和 *FGF8*（*KAL6*）。然而这 6 个基因的突变只能解释 25%~30% 的 KS 病例，提示还有其他 KS 致病基因尚未被发现。

1）*KAL1* 基因（Kallmann syndrome 1 gene）：1987 年，Ballabio 等通过遗传分析及染色体缺失 / 重组研究将 *KAL1* 基因定位于 Xp22.3。1991 年，Legouis 等基于 2 例 KS 患者 Xp22.3 区域的缺失，应用染色体定位克隆出 X 连锁型 KS 的一个候选基因（*ADMLX*）。1992 年，Harderlin 等进一步证实了该基因就是 X 连锁型 *KS* 基因，即 *KAL1* 基因。*KAL1* 基因包含 14 个外显子，长度大约为 120~200kb，编码一种 680 个氨基酸残基的细胞外基质蛋白，即嗅因子（anosm in-1）。嗅因子的分子结构包括 1 个富含半胱氨酸 N 端结构域、1 个乳清酸性蛋白（WAP）样结构域、4 个邻近的 3 型纤连素样（Fn3）重复结构域及 1 个富含碱性氨基酸的 C 端结构域。嗅因子具有调控神经轴突向外生长和识别靶细胞或靶组织的功能。*KAL1* 基因突变产生异常的嗅因子影响 GnRH1 神经细胞迁移及嗅球、嗅束的形成，进而引起性腺功能低下及嗅觉障碍。

KAL1 基因的突变包括错义或无义突变、剪接突变、基因内的缺失和亚显微染色体的缺失。目前所报道的 *KAL1* 基因突变位置大部分出现在嗅因子的 4 个 Fn3 重复结构域。Bhagavath 等研究了 109 例男性和 29 例女性先天性或孤立性低促性腺激素型性腺功能减退（IHH）患者 *KAL1* 基因突变率，结果只有 4 例男性检测到了该基因突变，仅占 IHH 患者的 2.9%，提示 *KAL1* 基因突变在 KS 中并不常见。

2）*FGFR1*（*KAL2*）基因（fibroblast growth factor receptor 1 gene）：2003 年，Dod 等首先报道了与 KS 常染色体显性遗传方式相关的 *FGFR1* 基因。该基因定位于 8p11.2-1，共包含 18 个外显子，大小约为 57.7kb，编码一种富含 822 个氨基酸残基的膜受体蛋白，即 FGFR1 蛋白。成熟的 FGFR1 蛋白是成纤维细胞生长因子（FGF）配体的 4 个受体之一，包含 3 个免疫球蛋白（Ig）样胞外结构域（D1、D2 和 D3）、1 个跨膜区结构域（TM）和 1 个酪氨酸激酶胞内结构域(TKD)。在硫酸肝素糖蛋白(HSPG)存在的情况下,FGF与FGFR蛋白紧密结合形成FGF-FGFR复合体,随即导致受体形成二聚体,从而引发酪氨酸激酶细胞内结构域自动磷酸化,导致下游信号通路激活。突变的FGFR1基因产物损害受体信号转导功能,如发生在免疫球蛋白样胞外结构域D1的失功能突变可能会导致更多FGFR1处于自抑制状态,进而导致FGFR1信号不足。

失功能的*FGFR1*基因突变被认为导致GnRH神经细胞迁移缺陷和嗅球形态发生的异常。目前已经报道的*FGFR1*基因突变包括错义突变、无义突变、移码突变和剪接突变,其中错义突变约占报道突变的75%。*FGFR1*基因突变大约占KS患者的10%。*FGFR1*基因突变的患者可有非生殖的和非嗅觉的表型,最常见的是唇腭裂,大约占*FGFR1*基因突变所致KS患者的25%~30%。

3) *PROKR2*(*KAL3*)和*PROK2*(*KAL4*)基因(prokineticin receptor 2 gene and prokineticin 2 gene):2006年,Dod等在192个KS病例中应用候选基因策略发现*PROKR2*基因的10个不同点突变(杂合突变)和*PROK2*基因的4个不同点突变(杂合、纯合或复合杂合性突变)。*PROKR2*基因定位于20p13,包含2个编码外显子,长度大约为12.33kb。

*PROK2*基因定位于3p21.1,包含4个编码外显子(包括选择性剪接外显子3),其长度大约为13.4kb。*PROKR2*是由384个氨基酸残基组成的G蛋白耦联受体蛋白,*PROK2*是由129个氨基酸残基组成的分泌型蛋白。

PROKR2/PROK2信号缺陷的小鼠有与KS临床特征相似的表型。Matsumoto等证实*PROKR2*基因主要在嗅束表达,并且发现PROKR2(-/-)的小鼠表现出嗅球的发育不全和生殖系统的缺陷,同时伴有血浆T和FSH的明显下降。Ng等发现PROK2基因敲除的小鼠嗅球明显缩小,丧失正常的结构以及神经祖细胞在吻侧迁移流的积累。

目前报道的*PROKR2*和*PROK2*基因突变主要是错义突变。大多数病例中突变呈杂合状态。Dod等报道1例男性患者同时携带*PROKR2*基因杂合突变和*KAL1*基因错义突变,暗示KS存在双基因遗传的可能。

4) *CHD7*(*KAL5*)基因(chromodomain helicase DNA-binding protein 7 gene):2008年,Kim等在研究197例IHH患者时发现7个散发病例携带不同的*CHD7*基因杂合突变,并证实了*CHD7*基因突变与KS发病有关。*CHD7*基因定位于8q12.1,包含38个外显子,大小为188kb。CHD7参与转录调控、核苷酸结合、染色质修饰、三磷酸腺苷结合等过程。

*CHD7*基因突变可导致一种多系统常染色体显性疾病——CHARGE综合征(C为虹膜、脉络膜或视网膜缺损;H为心畸形;A为鼻孔闭锁;R为生长和发育迟缓;G为男性生殖器异常;E为耳异常和耳聋)。

CHARGE综合征与KS有两个重要的临床特征相互重叠,即嗅觉功能受损和性腺功能低下。Chalouhi等和Pinto等报道32例CHARGE综合征患者均表现一定程度的嗅觉缺陷和(或)嗅球的异常。此外,Jongmans等在56例IHH患者中发现3例由于*CHD7*基因突变导致的散发KS患者。*CHD7*基因突变导致KS的原因可能有:①突变产物影响染色质结构和基因表达,从而影响胚胎发育调控;②*CHD 7*基因可能在发育过程中影响KAL1、FGFR1、PROK2和(或)PROKR2的表达或作用;③由于确认的*KS*基因只能解释小部分KS病例,因此*CHD7*基因可能对未发现的*KAL*基因有一定的影响。Kim等认为由于*CHD7*基因突变导致的KS是CHARGE综合征的轻度等位基因变种,即顿挫型CHARGE综合征。因此诊断为KS的患者应进行与CHARGE综合征共有临床特征检查,特别是KS伴有听觉功能损害、异形耳和半规管发育不良时应进行 *CHD7* 基因突变筛查。

5）*FGF8*（*KAL6*）基因（fibroblast growth factor 8 gene）：2008 年，Falardeau 等通过候选基因方法在嗅觉表型各异的 461 个 IHH 先证者中发现了 *FGF8* 基因的 6 个错义突变，证实人和小鼠的 *FGF8* 基因突变与 GnRH 不足有关，并且 *FGF8* 基因突变导致鼠的嗅球发育不全和下丘脑的 GnRH 神经细胞减少。*FGF8* 基因定位于 10q24，包含 6 个外显子，大小约为 6kb。正常的 *FGF8* 基因产物是 FGFR1 的主要配体之一，研究表明胚胎时期 GnRH 神经细胞在嗅基板的发生需要 FGFR1 介导的 FGF8 信号。目前对于该基因在 KS 患者中筛查较少，所发现的 *FGF8* 基因突变主要是错义突变。2010 年，Trarbach 等报道了首个 *FGF8* 基因的无义突变（p.R127X），该突变的携带者是一例 18 岁的 KS 女性，证明失功能的 *FGF8* 基因突变可以导致 GnRH 不足。

2. 先天性输精管缺如 先天性输精管缺如（congenital absence of vas deferens，CAVD）是男性梗阻性无精子症及不育的重要原因，多为双侧或单侧完全缺如。其中，先天性双侧输精管缺如（congenital bilateral absence of vas deferens，CBAVD）约占男性不育的 1%~2%，先天性单侧输精管缺如（congenital unilateral absence of thevas deferens，CUAVD）占男性不育的 0.5%~1%。囊性纤维化跨膜转运调节因子（cystic fibrosis transmembrane conductance regulator，*CFTR*）基因突变是导致该病的重要原因。

CFTR 基因位于常染色体 7q31.2 上，全长 190kb，含有 27 个外显子，编码位于分泌上皮细胞顶浆膜上 cAMP 依赖性氯离子通道，对上皮细胞输送起调节作用。*CFTR* 基因突变导致该离子通道功能降低，使得黏液分泌物阻塞生殖组织细胞管腔。尽管已报道 *CFTR* 基因有 1000 多种突变体和 200 多种多态性位点（www.genet.sickkids.on.ca/cftr），但与 CAVD 相关的突变和多态性位点却不多见，常见的单碱基替代突变有 D1152H、Q552X、R1158X、G85E 和 N1303K 等。另外，*CFTR* 基因突变似乎呈地域分布且存在种族差异，如 CFTR 基因第 1653~1655 位 3 个碱基 TTT 缺失可导致肽链第 508 位苯丙氨酸缺失（Δ*F508*），这一位点缺失频率在西欧国家为 50%~88%，中东地区 <30%，而国内相关报道较少且结果不一。一些多态性位点也可影响 CFTR 蛋白的翻译和功能，在内含子 8 和外显子 9 连接处的 poly-T 和 TG 重复序列通过外显子跳跃（超过 1/2 的基因编码区的单核苷酸突变引起的疾病都是影响了 RNA 的剪切。例如这些突变导致基因的外显子缺失，被称为外显子跳跃现象）影响外显子 9 的 mRNA 的翻译，并可改变 CFTR 蛋白的正常水平，如内含子 8 多态性（Tn）等位基因 T5 多与 TG11、TG12 和 TG13 多态性等位基因连锁导致 CBAVD 的发生，TG12-T5 是 CBAVD 患者中最常见的基因型且与男性不育相关。尽管非梗阻性无精子患者和重度少精子患者也出现了 *CFTR* 基因突变，但其突变确切临床意义目前仍有争论。鉴于 *CFTR* 基因突变对男性不育的潜在影响且有可能通过辅助生殖技术遗传给下一代，Popli 等建议患者在进行辅助生殖技术治疗前应进行必要的 *CFTR* 基因型分析和遗传咨询，以确保优育。

3. 纤毛不动综合征 纤毛不动综合征（immotile cilia syndrome，ICS）是由纤毛结构缺陷引起多发性的遗传病，为常染色体隐性遗传，包括异常 Kartagener 综合征（Kartagener syndrome）及其他单基因病，发病率约 1∶30 000~1∶60 000。

ICS 是一种和遗传有关的纤毛结构缺陷。主要为纤毛蛋白臂或放射辐的缺陷，如动力臂缺失、轮辐缺陷、微小管排列异常等，其中以纤毛蛋白臂完全缺失者最为常见（占 74%）。由于纤毛运动异常，黏膜上纤毛清除功能障碍，以致造成反复感染。胚胎发育过程中，若纤毛结构异常，由于缺乏正常的纤毛摆动，将随机地发生内脏旋转；在妊娠 10~15 天时，内脏发生左旋转代替正常的右旋转，将引起脏器转位。ICS在近亲婚配的地区发病率较高，患者的第二性征及性器官发育正常，精液量及精子数量在正常范围，精液染色显示精子是存活的，但不能运动或很少运动，超微结构检查可见轴丝的病理改变。

（二）与男性不育相关的基因突变

1. ***AR*基因突变** 正常男性性征的分化、睾丸的发育和精子的产生都需要雄激素和具有功能性的雄激素受体（androgen receptor，AR）的存在。AR基因突变导致的雄激素不敏感综合征可引起男性不育。

*AR*基因（androgen receptor gene）位于X染色体长臂（Xq11-12），含8个外显子，编码4个功能性区域：N-末端转录区（外显子1），DNA结合区（外显子2和3），铰链区和配体结合区（外显子4~8）。AR作为配体依赖性转录因子在精子细胞分化过程中调控雄激素反应性基因的表达。Lim等对*AR*基因配体结合区的Asp727Lsy突变与男性不育进行了研究，发现雄激素诱导的受体基因转录激活能力减弱，体外实验表明，突变干扰了受体结合域之间以及结构域和辅助激活因子间作用，产生辅助激活因子结合缺陷，从而导致轻微的雄激素不敏感和生精功能低下。据估计，约2%~3%的无精子或严重少精子患者是由AR基因突变引起，与男性不育相关的*AR*基因单核苷酸突变有15个之多（www.mcgil.ca/androgendbl）。Foresta等对750例拟进行ICSI（intracytoplasmic sperm injection）治疗的重度少弱精子症患者和303例健康对照进行基因分析发现，在不育患者中有8例存在*AR*基因突变，健康对照组均为阴性。

*AR*基因外显子1是目前研究的热点，其编码的N-末端转录区含有受体正常活性所需的转录激活单位。外显子1突变会导致其转录激活效能降低，减弱AR对靶基因的表达调节，使精子发生过程改变。外显子1转录激活区含有两个影响*AR*基因转录激活功能的三联核苷酸多态性重复单位：CAG和GGC。CAG重复数范围约为8~35nt，主要编码多聚谷氨酰胺（Gln）n；而GGC重复数范围约为4~24nt，主要编码甘氨酸重复序列（Gly）n。有研究报道，当AR蛋白含有23个甘氨酸重复序列时，反式激活能力最强。近年来，CAG和GGC重复序列长度（repeat sequence length）与男性不育的关系成为研究的热点，多数研究结果表明CAG和GGC重复序列的长度与男性不育并无关联，但亦有研究表明CAG重复单位个数对男性不育存在影响。Davis-Dao等通过对2006年10月前文献数据的回顾性分析，强调CAG重复长度和先天性男性不育症相关。Ferlin等研究发现意大利人群单倍体型CAG=21\GGC=18和CAG>/=21/GGC>/=18重复序列长度与男性不育相关，CAG>/=23\GGC</=16重复序列长度与男性不育无关。

目前，*AR*基因突变引起的异常生精病理生理机制还是未知的。因而，*AR*基因突变意义及对男性不育的确切影响有待于进一步研究。*AR*基因由于定位于X染色体上，男性不育患者的突变体基因可能会通过ART遗传给下一代女性，因此，辅助生殖技术治疗前应进行必要的*AR*基因型分析和遗传咨询，以确保优育。

2. ***POLG*基因突变** *POLG*（DNA polymerase gamma）基因定位于15q24-6，共有23个外显子。POLG是唯一与线粒体DNA复制有关的聚合酶，主要由两个结构域组成，分别为C末端聚合酶域和N末端核酸外切酶域。*POLG*基因突变主要影响线粒体DNA聚合酶γ的校对活性，导致线粒体基因的突变率增高。*POLG*基因第1外显子存在CAG三核苷酸重复序列，编码N末端多聚谷氨酰胺。研究表明，*POLG*基因CAG三核苷酸多态性参与精子生成调节的过程。据推测，CAG三核苷酸重复数增加可能会损伤POLG功能，造成精子细胞突变线粒体DNA的累积。一旦突变线粒体DNA比率超过阈值，线粒体则不能提供足够的能量，精子活力下降，受精过程受阻。Vogt等认为*POLG*基因变异可以解释5%~10%特发性精液指标。目前，*POLG*基因是否会通过辅助生殖技术遗传给下一代还不可知，鉴于*POLG*基因对线粒体DNA的调控作用，研究*POLG*基因与线粒体基因的关联及其在辅助生殖技术中可能存在的一些危险性对优生优育是非常重要的，更有助于了解*POLG*基因与男性不育间的因果关系。

3. *INSL3-LGR8*基因突变 隐睾症（cryptorchidism）是常见的男性先天性泌尿生殖系畸形之一，即睾丸未能按正常发育过程通过腹股沟管沿着腹膜鞘突下降至阴囊底部，而停留在下降途中任何部位。约有4%青春期的男孩及0.2%的成人有隐睾症，单侧隐睾约有40%不育，双侧隐睾高达70%不育。胰岛素样激素3（insulin like factor 3，INSL-3）基因与影响睾丸下降的G蛋白耦联受体（G-proteincoupled receptor affecting testis descent/leucine-rich repeat-containing G protein-coupled receptor8，*GREAT/LGR8*）基因的编码蛋白控制索状引带和腹股沟韧带的分化发育，它们的基因突变是导致人类隐睾症的两个主要因素。

*INSL-3*基因（insulin-like factor 3 gene）位于人类19号染色体短臂p13.2-p12带，含有两个外显子和一个内含子，编码的胰岛素样激素3（INSL-3）是胰岛素样激素超家族（包括胰岛素、松弛素、胰岛素生长因子等）中的一员。INSL-3的氨基酸序列含有A、B两个肽链，B链C末端有一段氨基酸为GGPRW（B22~26）的序列，为INSL-3与其受体结合的关键部位。Büllesbach等通过单个氨基酸替换方法提示INSL-3与LGR8结合的重要位点为B链第27位点（B27）、16位点（B16）、19位点（B19）。B27的吲哚环是INSL3与受体结合的关键部位。当B27为亮氨酸、Ala或丢失B27~31时，其417受体结合能力明显下降；当B27为组氨酸、苯丙氨酸和D-色氨酸以及存在羟吲哚环时，INSL3与受体结合能力升高，所以β或γ位点存在芳香族环是受体与配体结合所必需的。

*LGR8*基因（leucine-rich repeat-containing G protein-coupled receptor 8 gene）又称*GREAT*基因（G protein-coupled receptor affecting testis descent gene），含有18个外显子，编码的LGR8是体内INSL-3的唯一受体，属于G蛋白耦联受体（GPCR）家族。LGR8与INSL-3结合成受体配体复合物，且LGR8结合睾丸曲细精管细胞膜表面，激活G蛋白活性，使位于内膜表面的腺苷酸环化酶活性升高，细胞内cAMP浓度增加，从而促进引带细胞分化，睾丸下降。*INSL3-LGR8*基因突变是目前研究的热点，4%~5%的隐睾症患者中存在*INSL3-LGR8*基因突变。到目前为止，已在睾丸下降不良患者中发现*INSL3*基因存在6个突变位点（P49S、R73X、P93L、R102C、R102H、N110K）和*LGR8*基因1个突变位点（T222P）。尽管*INSL3-LGR8*基因在隐睾中的作用是明确的，但是阻断INSL3信号通路对男性不育的影响仍需要进一步研究。目前，虽然尚无研究表明*INSL3-LGR8*基因突变体会通过辅助生殖技术遗传给下一代，但隐睾症患者后代缺陷却有报道，因此患者在进行辅助生殖技术治疗前也应进行必要的*INSL3-LGR8*基因分析和遗传咨询。

4. 精子线粒体基因组突变 线粒体是精子中供能的细胞器，为精子活动提供能量物质ATP。凡影响ATP生成的任何因素，如线粒体DNA突变（主要表现为单碱基突变和大片段缺失）、呼吸酶抑制剂及其他代谢阻滞剂，均可直接或间接影响精子活力，导致精子发生和鞭毛运动受损，进而引起精子发生障碍或弱精子症。近年来，mtDNA突变或者缺失与男性不育，特别是弱精子症的关系已经引起人们的广泛关注。

MTCYB（mitochondrial cytochrome B）基因编码的多肽与核心蛋白Ⅰ、Ⅱ共同构成氧化呼

吸链复合体Ⅲ中心成分,同时*MTCYB*是呼吸复合体Ⅲ中唯一由mtDNA编码的亚基,为高度保守的疏水性蛋白,含有8个或9个跨膜区和2个血红素基团。*MTCYB*基因缺失将影响电子从还原型辅酶Q到细胞色素C的转运以及把质子从线粒体内膜的膜内转移至膜外,从而影响线粒体氧化磷酸化(oxidative phosphorylation,OXPHOS)过程,影响精子成熟及其获能过程。国内研究发现弱精子症患者精子线粒体*MTCYB*基因缺失率为16%~20%,且突变存在散发性,而国外对此暂无相关性报道。

MTATPase 6(mitochondrial triphosphate synthase 6)基因编码线粒体氧化磷酸化ATP酶复合体第6亚单位,主要构成离子通道,参与线粒体氧化磷酸化过程。已报道的*MTATPase 6*基因单碱基突变(包括错义突变和无效突变)超过14种。Kumar等研究发现*MTATPase6*基因8860和8701位点A>G突变使苏氨酸转变为丙氨酸,导致缺陷蛋白的产生,影响线粒体氧化磷酸化过程,使ATP合成不足,精子活力降低和生精障碍。

此外,mtDNA4977bp、7345bp和7599bp大片段缺失也能影响mtDNA编码氧化磷酸化相关蛋白质的活性及ATP的合成,其中4977bp缺失最为常见。

mtDNA具有母系遗传的特性。Folgero等报道了弱精子患者线粒体DNA携带有母系遗传的点突变。Schwartz等在一例线粒体肌病(mitochondrial myopathy,MM)患者的肌肉组织mtDNA中发现一个2bp长的缺失突变。基因单倍型分析表明,这种发生突变的mtDNA起源于患者父亲,虽然突变可能自发形成于胚胎发生早期。然而,随后的相关调查都未发现线粒体父系遗传的痕迹,说明父系遗传极为罕见。此外,mtDNA分子突变可能由于核基因产物的改变而引起,进行IVF/ICSI后,这种突变的mtDNA分子有可能通过胞核遗传给下一代,使子代产生线粒体疾病。因此,研究精子mtDNA的结构、与核基因的关联及其在辅助生殖技术中可能存在的一些危险性对优生优育是非常重要的,更有助于了解线粒体疾病与男性不育间的因果关系。

三、其他生殖系统先天性异常

(一)睾丸发育异常

1. 睾丸下降不全(incomplete orchiocatabasis) 睾丸下降不全是指睾丸下降障碍,停留在下降过程的途中,未能进入阴囊。临床上也习惯称为隐睾症。隐睾是先天性疾病。隐睾的发生与激素水平、睾丸引带和精索过短有关。隐睾多发生于单侧,双侧隐睾发生率约10%~25%。隐睾经常伴发有腹股沟斜疝。停留在腹腔或腹股沟区的隐睾,由于温度比阴囊高,睾丸长期处在此环境下,发育不良,曲精小管退化,引起生精功能障碍。到了青壮年期,隐睾还可能会恶变成睾丸肿瘤,故隐睾宜早期治疗,回纳到阴囊内,才能避免并发症。其临床表现为一侧或双侧阴囊萎缩,阴囊内未触及睾丸;腹股沟区可能触及睾丸状物或有斜疝症状;如隐睾已恶变,则有时可触到腹部或腹股沟区的肿块;成人双侧隐睾者,可造成男性不育;B超或精索静脉造影,可显示腹腔型的睾丸位置。

2. 先天性无睾症(congenital anorchia) 胚胎发育过程中因某种因素干扰使睾丸发育障碍,无睾丸。Lobacarro等认为Y染色体上*SRY*基因异常可能导致了无睾症。妊娠期或出生前后不久睾丸扭转精索血管栓塞致睾丸血流供应受阻而使睾丸萎缩可能是最常见的原因。无睾症表型为男性,青春期第二性征不发育,外生殖器仍保持幼稚型,若不及早给予雄激素治疗,则会出现宦官体型。若有残余或异位的间质细胞分泌雄激素,可出现适度的第二性征。血睾酮水平低,促性腺激素显著升高,hCG刺激后,睾酮不增高。

单侧睾丸缺如者，其阴茎、阴囊发育正常，由于健侧睾丸代偿性增生，血中睾酮水平正常，青春期第二性征正常。双侧睾丸缺如者，患者无发育能力，呈宦官体型发育，表现为皮下脂肪丰满、皮肤细腻、语调高尖。体格检查发现阴囊发育不良，阴囊内空虚无睾丸。阴茎小，无阴毛生长。

睾丸缺如常在隐睾手术探察中被诊断，约为隐睾手术的3.3%，对术前不能触及睾丸的患者行手术探察时约有20%不能找到睾丸。先天性睾丸缺如诊断较困难，必须首先排除隐睾或异位睾丸的存在，尤其应注意与不能触及的双侧隐睾相鉴别。

孕8周时睾丸组织开始发育并分泌抗Müller激素（anti-Müllerian hormone，AMH），继而分泌睾酮。如果睾丸组织在分泌睾酮之前丧失，Müller管已经退化但雄激素依赖的Wolff管分化和泌尿生殖窦以及外生殖器的男性化尚未开始。如果睾丸组织原来存在并且分泌了一段时间的睾酮，那雄激素依赖的泌尿生殖道靶器官多少会向男子方向有所发育。有AMH分泌而无睾酮分泌的先天性双侧无睾症患者表现为男性假两性畸形，具有女性型外生殖器，患者不但没有Müller管衍生的性腺器官（输卵管子宫和上部阴道），也没有Wolff管衍生的性腺器官（附睾输精管和精囊）。如果在胚胎发育过程中睾丸组织分泌了睾酮，那么外生殖器则为男性型Wolff管衍生的性腺器官，有小阴茎发育在一定程度上就反映了胚胎发育过程中睾酮依赖性睾丸发育停滞。如果不经治疗，先天性双侧无睾症的患者青春期发育会停滞。

3. **特发性睾丸病理** 生精阻滞（obstruction of spermatogenesis）和唯支持细胞综合征（sertoli cell only syndrome）是非梗阻性无精子症常见的睾丸病理改变，一部分为特发性。现在研究发现，Y染色体微缺失是生精阻滞和唯支持细胞综合征的重要原因。

Y染色体上的基因不是维持生命所必需的，但与男性的生殖功能密切相关。与多数成对存在的常染色体不同，Y染色体95%为非重组区，在减数分裂时只有其端部（约5%的区域）和X染色体可以配对。成对的两条常染色体可互相作为“备份”，交换遗传物质（重组），或清除有害的基因变异、保护基因。Y染色体由于缺乏这种备份，非重组区在基因变异中所受的损害比其他染色体大得多，从而处于退化中，这也是Y染色体目前进化过程中的主旋律（但Y染色体的进化除了崩解之外，在进化的过程中，它还在不断从基因组募集男性生育相关基因到Y染色体）。

Y染色体内部存在的“回文结构”可能有基因修复作用，但也可能是Y染色体频发微缺失的结构基础。微缺失是一类常规染色体显带分析无法检测到的缺失，临床流行病学调查的数据显示，Y染色体微缺失是仅次于染色体异常的导致男性不育的遗传学病因。过去40年，对Y染色体的结构、缺失机制以及与男性不育关系的研究取得了长足进展。1976年，Tiepolo和Zuffardi发现无精子症患者有Y染色体长臂（Yq11）缺失，故称该部位为无精子因子（azoospermia factor，AZF）。1996年，Vogt等将AZF分为AZFa、AZFb和AZFc3个区域，分别位于Yq11的近端、中间和远端（Yq11.22-11.23）。1999年，Kent-First等确定在AZFb和AZFc区之间存在AZFd区，从AZFa到AZFc区至少发现有15个与精子发生相关的基因，但在AZFd区尚未发现相关基因，认为AZFd区域微缺失与精子轻度损伤及精子形态学异常相关。据报道，男性不育患者中，10%~15%非梗阻性无精子症和5%~10%严重少精子症由Y染色体微缺失引起，且微缺失多见于精子浓度小于5×10^6/ml的男性不育患者。

（1）AZFa：AZFa位于Y染色体长臂（Yq11）近侧缺失区间interval5内，长度约为792kb。AZFa微缺失发生频率较低（约占Y染色体微缺失的1%~5%），但后果最严重。研究提示，Y染色体长臂上相距约800kb，长度约10kb的HERV（human endogenous retroviral）序列染色体内非等位同源性重组是导致位于其中间的 AZFa 区域缺失的原因。AZFa 微缺失可导致青春期精子发生阻滞，临床表现为唯支持细胞综合征（sertoli cell-only syndrome，SCOS），其特征为曲细精管缩小，生精细胞缺如或消失，仅有支持细胞，界膜及间质病变严重伴睾丸体积缩小，无精子生成等。在 AZFa 区域已知的 9 个基因中，*USP9Y* 和 *DBY* 被认为是 AZFa 的重要候选基因。

USP9Y（ubiquitin specific peptidase 9，Y-linked）基因约 170kb，含 46 个外显子，编码泛素特异的蛋白酶。USP9Y 蛋白水解酶属于 C19（细胞内肽酶）家族，通过水解精子变态过程的泛素化蛋白质，促进精子细胞转变为成熟精子，保证正常的精子发生。Sun（1999）等发现 *USP9Y* 基因外显子 7 和内含子 7 交界处的剪切供体位点发生 4bp 碱基的缺失，导致外显子滑动形成一个截短蛋白（truncated protein），影响精子发生。但是，Luddi 在 2009 年的研究中发现不仅携带 USP9Y 全缺失的父亲具有正常的精液，他所生育的携带 USP9Y 全缺失的下一代也具有完全正常的精液，并得出 USP9Y 在男性生精过程中并未产生关键的作用的结论。

DBY（*DDX3Y*，DEAD box on the Y）基因约 1.5kb，位于 *USP9Y* 基因下游约 45kb 处，含有 17 个外显子，编码 ATP 依赖性 RNA 解螺旋酶（ATP-dependent RNA helicase）中保守的 DEAD-BOX（天冬氨酸 - 谷氨酸 - 丙氨酸 - 天冬氨酸序列）基序。*DBY*（*DDX3Y*）基因编码 mRNA 在睾丸组织中特异表达，主要见于精子和粗线期精母细胞中。该酶的作用主要是修饰 RNA 的二级结构，包括翻译起始、核和线粒体剪切、核糖体以及剪切体装配等。Foresta 等证实 DBY 单独缺失可导致 SCOS 或严重少精子症。睾丸活检发现，单纯 DBY 缺失的 6 例患者中，3 例表现为唯支持细胞综合征，另 3 例为生精阻滞。检测这些患者的父亲和兄弟，均未发现缺失情况。对小鼠体内 DBY 的缺失可导致小鼠精子发生障碍，证明了 DBY 对生精的重要性。

（2）AZFb：AZFb 位于 Y 染色体 Yqll23 区域，长约 3.2Mb。AZFb 涉及的缺失都是大缺失（massive deletion），包括 AZFb 和 AZFb+c 缺失，常发生在回文结构之间。目前认为回文序列 p5 和近端 p1，p5 和远端 p1 以及 p4 和远端 p1 之间的丢失是其产生的三个原因。此外，Yang 等通过对中国西部 971 名志愿者的调查，发现 9 个人存在 AZFb/AZFb+c 缺失，其中有 2 个人在 RBMYlB 到 sYl302 和 M1 到 sYl27 之间（即发生在 p4 和 p3 之间）产生缺失，从而认为在 p4 和 p3 之间的缺失也可能会引起严重后果。在最新的研究中也证实了 AZFb 的缺失可以发生于 IR4 和远端 P2，IR2/ 和近端 Pl 以及 IR4 和远端 P1 之间，这些结果也提示了引起生精障碍的 AZFb 缺失并不仅仅局限于上述三个原因，还有可能由于一些未知区域的缺失所致。AZFb/AZFb+c 缺失患者可能由于已经产生的缺失延伸或者在 X、Y 染色体配对过程中所需基因的缺失，造成减数分裂中期的染色体不配对，最终引起生精障碍，使生精过程主要停留在精母细胞阶段。

全基因组测序显示，AZFb 远侧间隔部分与 AZFc 近侧间隔部分可有重叠。AZFb 区域包含 8 个蛋白编码基因：*PRY*、*EIF1AY*、*SMCY*、*HSFY*、*RBMYL1*、*CDY2*、*RPS4YS* 和 *XKRY*，分布具有差异，其中 *PRY*、*CDY2*、*RBMYL1*、*RPS4YS* 和 *XKRY* 基因存在于 AZFb 和 AZFc 的重叠区域，而 *HSFY*、*EIF1Y* 和 *SMCY* 基因仅见于 AZFb 区域。

PRY（PTP-BL related Y）基因作为精子发生的候选基因，编码一种蛋白磷酸酶，在精子细胞中表达，可能参与缺陷精子的细胞凋亡，提示这种基因可能在精子发生减数分裂后期起作用。据报道，*PRY* 基因有 4 种功能性拷贝子：*PRY1*、*PRY2*、*PRY3* 和 *PRY4*，均位于 Y 染色体长臂上。*PRY1* 和 *PRY2* 位于 AZFb 区域，*PRY3* 和 *PRY4* 则位于 AZFc 区域。*PRY* 基因突变

通常表现为点突变和小片段重排。*PRY1* 和 *PRY2* 基因缺失时，睾丸组织活检无精子发现，*PRY3* 和 *PRY4* 基因缺失时，精子可见于精液中。对这些基因突变类型的观察可能有助于男性不育 *PRY* 基因功能研究。

EIF1AY（translation-initiation factor 1A，Y isoform）基因在睾丸组织中特异性表达，编码一种翻译起始因子。到目前为止，*EIF1AY* 基因在精子发生中的确切作用还是未知的。Kleiman 等研究发现 *EIF1AY* 基因缺失可能导致精子发生障碍，偶发也出现无精子症。

HSFY（heated shock factor Y）基因存在于近端 AZFb 区域 P4 回文序列之中，有两个拷贝子，编码一种在睾丸支持细胞和生精细胞中均表达的热休克蛋白。Sato 等研究发现睾丸支持细胞和生精细胞中 HSFY 蛋白表达量的改变提示精子发生障碍亦可能与生精细胞分化过程相关，但也有学者认为虽然 AZFb 缺失常常伴有 HSFY 的丢失，但是 HSFY 对生精过程没有影响。

RBMY（RNA binding motif Y）基因有 6 个功能性拷贝，AZFb 区域至少有一个功能性拷贝，其中 *RBMY1* 被认为是 AZFb 精子发生障碍最可能的候选基因。RBMY 蛋白是睾丸生殖细胞核中特异表达的拼接因子，N 端有一个 RNA 结合结构域，主要识别 RNA 茎环结构上共有序列 CA/UCAA，靠近 C 端有一个含有 37 丝氨酸、精氨酸、甘氨酸和酪氨酸重复序列的 SRGY 盒（serine-arginine-glycine-tyrosine box）。RBMY 蛋白主要在生精细胞减数分裂前期表达，与多重蛋白复合物内其他拼接因子（如 SRp20、SRp30c、TRA-2b）相互作用以供精原细胞和初级精母细胞营养的代谢调节。RBMY 缺失会影响减数分裂过程，从而导致精子生成障碍。

SMCY（selected mouse cDNA Y）基因的生物学功能目前还未可知，可能编码一种男性特有的组织相容性抗原。Akimoto 等通过免疫组化实验分析揭示：小鼠减数分裂前期的特定阶段，SMCY 作为组蛋白 H3K4 脱甲基酶参与招募减数分裂调控蛋白浓缩 DNA，具有雄性特异性功能。

（3）AZFc：AZFc 位于 Y 染色体远侧缺失区间 interval 6 内（子区间 6C-6E），长度约 3.5Mb，可分为近端 AZFc（AZFb 重叠区）、中部 AZFc（DAZ）和远端 AZFc（DAZ 远端区），含有 12 个转录家族，如 BPY2、CDY1、CSPG4LY、DAZ 和 GOLGA2LY 等，其中最为常见的为 *DAZ* 基因的缺失。AZFc 微缺失常见于回文结构之间，是精子发生障碍最常见原因，约 13% 无精子症和 6% 严重少精子症患者微缺失发生在 AZFc 区域。AZFc 微缺失频率约占 Y 染色体微缺失的 79%。AZFc 缺失临床症状复杂多样，从无精子、少精子甚至接近于正常精子。

人类的 *DAZ*（deleted in azoospermia）基因家族包括 Y 染色体 *DAZ* 基因族和两个常染色体基因——*BOULE* 和 *DAZL*（DAZ like）。*DAZ* 基因是 AZFc 区域第一个被确认的候选基因，长约 380kb，一般认为含有 4 个拷贝（*DAZ1*、*DAZ2*、*DAZ3*、*DAZ4*），这 4 个拷贝高度同源但互不相同。*DAZ* 基因编码的睾丸特异性 RNA 结合蛋白，特异表达在精原细胞和减数分裂早期的生精细胞，可能参与生精功能转录子的翻译调控，是激活精子生成和保持种族 Y 染色体功能的重要基因。从 SCOS 到生精功能低下均有 *DAZ* 基因的缺失，可见 *DAZ* 基因缺失有明显的表型多态性。Reynolds 等通过敲除 *DAZL* 基因的小鼠模型研究认为 SYCP3（一种 DNA 结合蛋白，定位于联会复合体的侧成分，在同源染色体的联会中起重要作用，是精子发生过程中减数分裂步骤所必需的蛋白）蛋白水平的降低引起 *DAZ* 基因功能的下降，从而导致精子发生过程中联会的失败。*DAZ* 基因多态等精细研究是目前的热点，Ravel 等研究发现 *DAZ1/2*、*DAZ3/4* 的存在或缺失与精子发生障碍不相关。而 Ferlin 等研究认为 *DAZ1/2* 与精子发生障碍有关，而 *DAZ3/4* 与精子发生障碍无关。因此，*DAZ* 基因内部的完全缺失、部分缺失、点突变与精子发生障碍的关系还需要进一步论证。

此外，Slee 等发现，人类 *DAZ* 基因在小鼠体内的同源基因 *DAZL* 上的有害突变可以导致小鼠的精子发生障碍，而通过转基因技术把人的 *DAZ* 基因导入 *DAZL* 缺陷的小鼠体内时，可以部分地恢复小鼠的生精能力。*DAZL* 参与精子减数分裂前的有丝分裂增殖期、精原细胞的发育、细线期到偶线期转换等过程。*DAZL* 基因编码一段含单个 RNA 识别基序的结构域（RNA recognition motifs，RRMs），可能在生殖细胞特定的 RNA 剪切、加工以及转运过程中发挥作用。位于 2 号染色体的 *BOULE* 基因为睾丸特异表达基因，是人类精子发生过程减数分裂的必需因子，也被认为是 *DAZ* 家族起源的祖先，可能与雄性生殖细胞成熟分化相关基因的翻译调控有关。

CDY（chromodamain Y）基因在精细胞减数分裂后期特异性表达，其家族包括 *CDY1*（包括 *CDY1major*、*CDY1minor*）和 *CDY2*。Kleiman 等认为 *CDY1*、*DAZ* 和 *RBM* 基因的表达能够反映生精细胞发生的不同阶段，*DAZ* 和 *RBM* 基因表达预示着生精细胞出现，而 *CDY1minor* 基因表达则表明精子发生完成。通过睾丸组织 *CDY1* 和 *CDY2* 转录物表达水平分析，推断 *CDY2* 基因在精子发生早期发挥作用，而 *CDY1* 基因则为精子发生后期所必需。生精细胞减数分裂后期，CDY 蛋白展现出组蛋白乙酰转移酶活性，促使精子发生过程中精蛋白替代组蛋白成为主要的 DNA 包装蛋白，使得更多染色质结构开放。Yen 研究发现 *DAZ* 基因缺失患者至少伴有一个 *CDY1* 拷贝子缺乏，认为 *CDY1* 基因可作为 AZFc 候选基因，但这一结论还需要进一步确认。

CDY1 有两个拷贝位于 AZFc 区，其中一个位于 DAZ 之间，另一个位于远端。所以 DAZ 的缺失必将导致 *CDY1* 的一个拷贝同时缺失，目前尚未肯定 CDY1 对精子产生不利作用。

此外，*BPY2*（basic protein Y 2）基因和 *GOLGA2LY*（Golgi autoantigen，golginsubfamily a2 like Y）基因虽以多拷贝形式存在于 AZFc 区域，并在睾丸组织中特异表达，但其功能及突变体对男性不育的影响尚不清楚。

（二）附睾发育异常

胚胎第 6 周，中肾管和中肾旁管形成，这些管道将衍变成男、女生殖道。当胚胎生殖腺分化成睾丸并产生睾酮后，在雄激素的作用下中肾管逐渐衍变成男性生殖管道。中肾管头端部分变成附睾，由中肾小管衍变而来的睾丸输出管，与位于其下方的中肾管增长曲折盘绕形成的附睾管共同构成附睾头部，余下的附睾管则形成附睾体和尾部。

先天性附睾畸形（epididymal malformation）病因尚不清楚。由于隐睾患者多合并附睾畸形，故其发生可能与胚胎发育过程中内分泌功能失调有关。因睾酮水平低下，中肾小管及中肾管不发育或发育不全，而形成各种类型的附睾畸形，如中肾管完全不发育，则可导致先天性附睾、输精管缺如。若发育在某一部位中止，则形成该部闭锁。当附睾管曲折盘绕障碍时，可出现附睾明显延长，发生长襻形附睾畸形。

附睾畸形患者无任何不适，临床上常以隐睾或男性不育而就诊。B 超、CT 等影像学检查无助于附睾畸形的诊断，临床可见附睾明显变长或与睾丸附着异常。附睾畸形不影响生育时，无需治疗。节段性附睾闭锁可采取附睾管输精管吻合术进行治疗。附睾头囊肿可采取穿刺抽液注射硬化剂的治疗方法，但由于复发率较高，不如手术方法安全可靠，已较少使用。附睾缺如者本身无法治疗，主要解决生育问题。若患者睾丸生精功能正常，可行睾丸取精 - 辅助生殖治疗。附睾畸形合并隐睾者，应及时行睾丸固定。

（三）输精管发育异常

可分为先天性缺失、与输尿管相交通及重复输精管等多种情形。如果不并发其他畸形，只是单纯性输精管缺如时，患者性欲和性功能均正常，唯一症状是不育。临床表现为无精子症，血清激素水平正常，可经睾丸组织活检证实。输精管畸形比较罕见，其中主要包括异位、缺失、发育不全和重复输精管等。然而，附睾、精囊、射精管和输精管也是由中肾管发生，因此，附睾、精囊存在畸形时往往伴有输精管异常。

1. 输精管缺如　输精管缺如这种畸形相对多些。据统计，在无精症患者中1%~10%有输精管缺如。单侧或双侧缺如常合并附睾发育不全或缺如，亦可有精囊、射精管、输尿管甚至膀胱三角区完全缺如，但输精管缺如不一定意味着睾丸缺如，因为两者胚胎来源各异。

2. 输精管发育不全（vas deferens hypoplasia）　输精管存在但发育不全，全部或部分长得纤细或闭锁不通，其病理表现为严重纤维化及组织结构发育不良，患者往往因不育症诊治而发现。

3. 输精管异位（vas deferens ectopic）　有一侧或双侧输精管异位，位置偏离精索或开口异常，还可合并其他泌尿生殖器官畸形。

4. 输精管重复（duplication of vas deferens）　输精管重复较罕见，临床一般无症状，往往在绝育手术后发生再孕，在追述再孕原因时才被发现。因此，在男性绝育中必须仔细检查，若有患有该疾病的患者，应分别结扎。双侧输精管先天畸形，一般是没有生育力的。患者身体发育及双侧睾丸均正常，性生活、射精及精液量亦可无异常。

（四）尿道发育异常（尿道下裂）

尿道下裂（hypospadias）是指前尿道发育不全而导致尿道开口达不到正常位置的泌尿系统常见畸形，即尿道口可能出现在正常尿道口至会阴部之间。我国文献报道发病率为3‰，国外发病率较高，约1/300~1/125。

尿道下裂依据尿道口的位置不同可分为以下四型：①阴茎头、冠状沟型；②阴茎体型；③阴茎阴囊型；④会阴型。由于阴茎下弯程度与尿道口的位置不成比例，有些前端型尿道下裂却合并严重的阴茎下弯。为了便于估计手术效果，Barcat按阴茎下弯矫正后尿道口退缩位置来分型的方法被许多人接受，此分型包括：①前段型：矫正后尿道外口位于阴茎头或冠状沟；②中段型：矫正后尿道外口位于阴茎体；③后段型：矫正后尿道外口位于阴茎阴囊交接部或会阴。

尿道下裂的特征性缺陷可能来自下列一个或多个因素：①胎儿睾丸雄激素的产生异常；②发育中外生殖器的靶组织对雄激素的敏感性受限；③由于胎儿睾丸Leydig细胞的过早退化而引起雄激素刺激的过早终止。其他可能的原因包括睾酮和双氢睾酮合成不足（5α-还原酶缺陷或缺乏）、雄激素受体表达异常或结构缺陷。正常生殖器发育中类固醇激素合成十分重要。母亲孕激素暴露在尿道下裂形成中也有一定因素。ICSI出生的男婴尿道下裂的发生率明显增加。尽管环境因素和内分泌干扰等尿道下裂的可能原因引起了重大关注，但是仍然不明确。

尿道发育约始于胚胎发育的第4周，尿道板被认为是内泄殖腔前壁增厚形成。尿道板任一侧尿生殖窦的生殖部分腹侧的尿道褶发育形成尿道沟。这些尿道褶表面覆盖上皮，尿道褶之间的尿道沟被称为初级尿道沟。次级尿道沟在胚胎35mm阶段发育（大约第8周），是初级尿道沟顶部分解的结果。这个过程的持续形成了最后的尿道沟。在男性胎儿50mm阶段（大约发育的第11周），睾丸间质细胞（Leydig细胞）的数量、大小和功能增加，尿道褶开始向膜侧中线融合形成尿道。经过相似的过程，阴茎头部尿道的近段部分很快形成，并分化自尿道板（内胚层起源）。阴茎头部尿道的远段部分由向尿道板远端生长的表面上皮（外胚层起源）薄层内生形成，发育完成时变为复层鳞状上皮。

“发育停滞”学说是对尿道下裂最合理的解释，它解释了伴随尿道下裂的三个典型特征：阴茎弯曲、尿道下裂的尿道口和包皮缺乏。大约在尿道关闭完成的同时，阴茎完全伸直，这恰好在包皮形成之前。

近期研究证实，纤维生长因子（FGF）-10 基因受到干扰可能导致尿道下裂。*Hoxa13* 基因变异和功能缺失将导致尿道板上皮 Fgf8 和 Bmp7 表达的联合缺失，导致尿道下裂发生。

（黄学锋　范立青）

第二节　内分泌异常

下丘脑 - 垂体 - 性腺轴调控精子发生，其他内分泌轴也可引起性腺轴的改变从而影响精子发生。内分泌因素是男性不育的主要睾丸前因素，通过引起性腺轴相关激素分泌异常而影响精子生成。促性腺激素低下(hypogonadotropin)是最常见的内分泌因素，可以是先天或特发性，也可以是获得性。可以表现为 FSH 和(或)LH 分泌低下，可伴有性激素分泌低下。内源或外源性性激素异常也是男性不育的内分泌因素。导致男性不育的内分泌异常主要病因分类见表 3-1。

表 3-1　导致男性不育的内分泌异常病因分类

先天性促性腺激素低下	
特发性低促性腺激素性腺功能低下（idiopathic hypogonadotropic hypogonadism，IHH）	
	卡尔曼综合征（Kallmann syndrome，KS）
	嗅觉正常的 IHH
选择性促性腺激素低下	选择性 FSH 低下
	选择性 LH 低下
先天性低促性腺激素综合征	Prade-Willi 综合征
	Laurence-Moon-Biedl 综合征
获得性促性腺激素低下	
下丘脑和垂体异常	高泌乳素血症
	累及垂体或下丘脑肿瘤
	下丘脑缺血或出血
	空蝶鞍
	颅底骨折
全身性疾病	肉芽肿病
生育相关的激素异常	
性激素异常	分泌性激素肿瘤
	先天性肾上腺皮质增生症
	肝功能异常
	药物（外源性雄激素）
肾上腺皮质激素过多	
甲状腺功能异常	

一、先天性促性腺激素低下

（一）特发性低促性腺激素性腺功能低下

特发性低促性腺激素性腺功能低下（idiopathic hypogonadotropic hypogonadism，IHH）是一种遗传异质性疾病，其特点是由于不明原因的低促性腺激素而致不同程度的继发性性腺功能低下。典型的IHH表现为FSH和LH同时降低以及睾酮（testosterone，T）降低，如伴有嗅觉丧失或嗅觉减退，则为卡尔曼综合征（Kallmann syndrome，KS），如无嗅觉丧失或嗅觉减退则称为嗅觉正常的IHH（normosmic IHH，nIHH）。

大多数IHH患者在进入青春期后才出现症状，男性常表现为性器官呈幼稚型、小睾丸、性功能低下和不育等。精液检查示无精子症。IHH偶尔也存在其他表现异常，如镜像动作或连带运动、肾功能异常、面部中线缺陷、腭裂、牙齿发育不全、小脑功能障碍、耳聋、眼异常、肥胖和智力迟钝等。大多数患者表现为散发病例，但家族病例的比例可能被低估。家族病例的不同遗传方式包括X-连锁隐性遗传、常染色体显性遗传和常染色体隐性遗传等。IHH的分子遗传发病机制见上节。

在性腺功能低下患者中应该全面评估其下丘脑-垂体-性腺轴，以确定这种缺陷是孤立的下丘脑-垂体-性腺轴病变。通常应用促性腺激素释放激素（gonadotropin-releasing hormone，GnRH）刺激试验，目的在于检查垂体的功能。影像学评价应行垂体和下丘脑区域的磁共振成像（MRI）检查以除外局部占位。骨龄和骨密度常显示为延缓。嗅觉检查传统的方法为嗅觉评分，下丘脑嗅球区域MRI也越来越受到重视。还需要检测铁蛋白水平以排除血色病。

（二）选择性LH缺乏综合征（生育型无睾综合征）

选择性黄体生成素（luteinizing hormone，LH）缺陷症又被称为生育型无睾综合征，是由于促性腺激素部分缺陷而导致的一种疾病。

患者的典型表现是出现部分无睾综合征的体征，如男性化不足、乳房增生等，睾丸发育大小正常，精液检查常为少精子症，典型的内分泌表现是血清FSH水平正常，但LH和睾酮浓度低于正常。通常hCG注射后血清睾酮的水平升高。但给予氯米芬刺激后，血清LH水平常不升高。

（三）选择性促卵泡生长激素（follicle-stimulating hormone，FSH）缺乏综合征

选择性FSH缺陷症（selective FSH defects）较为罕见。表现为第二性征正常，血清LH和T正常，唯独FSH水平降低。精液分析可示无精子或严重少精子。

（四）先天性低促性腺激素综合征

罕见的先天性促性腺激素低下的原因还有一些临床综合征，如Prade-Willi综合征、Laurence-Moon-Biedl综合征和Rud综合征等。

Prade-Willi综合征是印迹疾病，主要原因是父源染色体15q11~13缺失，除表现为IHH外，还表现为多食、肌张力低下、过度肥胖、智力低下和身材矮小等表现，下丘脑-垂体-性腺轴通常无病理改变。Laurence-Moon-Biedl综合征是罕见的常染色体隐性遗传病，表现为IHH、色素性视网膜炎、肥胖、智力低下和多指（趾）畸形。Rud综合征表现为IHH、智力低下和遗传学皮肤过度角化症等。

二、获得性促性腺激素低下

获得性促性腺激素低下是后天获得性的，可由于肿瘤、损伤、出血或缺血和放疗等影响

下丘脑或垂体而导致下丘脑 - 垂体 - 性腺轴分泌异常所致，也可由于全身性疾病和其他内分泌轴异常所致。常见的是高泌乳素血症。

（一）男性高泌乳素血症（hyperprolactinemia，HPRL）

PRL 是垂体前叶泌乳细胞分泌的多肽类蛋白，其分泌受下丘脑双重调节，作用形式有两种，即作为循环激素和细胞因子。生理情况下，下丘脑对 PRL 主要起抑制作用，多巴胺（DA）是主要的生理性泌乳素抑制素（PRL Inhibit factor，PIF），而下丘脑分泌的促甲状腺素释放激素（thyrotropin releasing hormone，TRH）、5- 羟色胺（5-HT）、小肠血管活性多肽物（VIP）等物质，则可以刺激 PRL 的分泌。

1. 病因　导致 HPRL 的原因之一是生理性的，如剧烈活动、乳头刺激、性交等都会使 PRL 升高，生理性 HPRL 通常是暂时性的。很多药物会引起 HPRL，主要有干扰多巴胺合成的药物或多巴胺受体阻断剂，如吩噻嗪类（phenothiazines）、甲氧氯普胺、三环类抗抑郁剂和单胺氧化酶抑制剂等。有报道血管紧张素转换酶抑制剂，如依那普利（enalapril）也可促进 PRL 释放。

导致 HPRL 的常见病理性因素包括：①垂体 PRL 瘤，分泌 PRL 的功能性垂体腺瘤是 HPRL 的最主要病因；②蝶鞍区域或垂体非 PRL 分泌肿瘤刺激垂体前叶泌乳细胞分泌 PRL，HPRL 常是伴发的，如约 40% 肢端肥大症患者可出现 HPRL；③原发性甲状腺功能减退，可由于促甲状腺激素分泌增多导致 HPRL；④肝肾功能不全，可由于 PRL 灭活或代谢异常导致 HPRL。

部分 HPRL 患者未能发现明确的致病因素，临床上称为特发性 HPRL。其中部分病例可能是垂体微腺瘤，也可能与吸烟或精神刺激所致的下丘脑功能紊乱有关。

2. HPRL 对男性生育的影响的机制　HPRL 主要是通过导致继发性低促性腺激素性腺功能低下影响男性生育。其机制可能包括：① HPRL 使内源性鸦片肽产生过多，而后者通过中央突的作用抑制促性腺激素的脉冲释放，从而促性腺激素和性激素的合成减少；② HPRL 还直接抑制性腺合成性激素。

3. 临床表现　HPRL 的临床表现与病因、PRL 水平和持续时间有关。主要表现是性欲减退和阴茎勃起障碍，在男性垂体 PRL 腺瘤者中约 88% 的患者以此为首发症状，逆行射精、体毛减少等也是常有表现。性功能障碍这一临床表现常因缺乏特异性而容易被忽略。约 60% 的垂体 PRL 腺瘤患者有视力下降和（或）视野缺损，决定于肿瘤大小及生长方式有关。HPRL 导致乳腺发育异常约占 21%，但有泌乳症状者较少。青春期后发病者睾丸变软，体积常改变不大。精液检查可见少精子症甚至无精子症。典型的内分泌改变是 PRL 升高，FSH、LH 和 T 降低。

不伴有临床症状以及 FSH、LH 和 T 降低的单纯性轻度 PRL 升高常不是精子质量异常的原因，反而更可能是生精障碍的结果。因此，这类患者予以降低 PRL 的药物治疗无明显临床作用。

（二）其他下丘脑和垂体异常及全身性疾病

导致继发性促性腺激素低下的其他下丘脑和垂体异常包括各种导致下丘脑和垂体功能减退的病理状态，包括各种累及垂体和下丘脑的肿瘤、下丘脑缺血或出血、空蝶鞍综合征和颅底骨折等。这些异常最终导致下丘脑 GnRH 和垂体 Gn 分泌下降，通常可伴有下丘脑和垂体的其他激素分泌异常。垂体和下丘脑的肿瘤还可由于压迫视神经导致视力下降和视野缺失。

一些全身性疾病也可由于导致下丘脑或垂体的改变而导致下丘脑 GnRH 和垂体 Gn 分

泌下降，从而导致睾酮分泌下降而影响男性生育，如肉芽肿病可通过下丘脑或垂体部位周围的肉芽增生影响下丘脑或垂体功能。

三、生育相关的激素异常

（一）性激素异常

1. **雄激素过多**　雄激素（androgen）过多的原因包括体内雄激素产生过多或外源性摄入过多。睾丸和肾上腺肿瘤可有产生雄激素的肿瘤，少见的有产生雄激素的异位肿瘤。先天性肾上腺增生可导致肾上腺来源雄激素增高。雄激素过多可反馈抑制 FSH 和 LH 分泌，从而影响精子生成。雄激素过多患者须行肾上腺和睾丸的详细影像学检查。

2. **雌激素过多**　肾上腺皮质或睾丸功能性肿瘤可分泌雌激素，肝功能异常也会导致雌激素升高。外周血雌激素升高可反馈抑制 FSH 和 LH 分泌，影响精子生成。临床表现为性功能障碍、睾丸萎缩和乳房发育。

（二）糖皮质激素过多

糖皮质激素（glucocorticoid，GC）过多可抑制 LH 分泌，导致 T 降低和精子生成障碍。但糖皮质激素（GC）对睾丸睾酮合成可能有直接的抑制作用，或导致睾酮合成过程中一种或几种酶活性减低，或通过诱导 Leydig 细胞的凋亡使 T 减少。GC 升高见于肾上腺皮质增生或外源药物使用。

（三）甲状腺激素异常

甲状腺功能亢进（hyperthyroidism）可影响男性生育能力，但少有以不育为主诉就诊。男性甲亢患者的高 TH 可导致性激素代谢紊乱，表现为性激素结合球蛋白（sex hormone binding globulin，SHBG）和 T 浓度明显升高，游离睾酮（free testosterone，FT）基本正常，但生物活性明显下降。其机制可能是：甲状腺激素（thyrotropin hormone，TH）可启动 Leydig 干细胞分化增殖、促进成熟 Leydig 细胞分泌甾体类激素以及维持其细胞功能。体外实验发现 TH 作用于 Leydig 细胞，使细胞内甾体生成急性调节蛋白（StAR）大量表达，StAR 介导了胆固醇向线粒体的跨膜运输，从而促进雄激素的合成。而 T 升高可抑制垂体功能，分泌 LH 下降。已发现男性甲亢患者睾丸可出现成熟障碍。

一般甲减对男性生育能力的影响较小。男性甲状腺功能减低（甲减）患者由于 TH 降低可导致 SHBG 和 T 水平下降，部分患者 FT 浓度下降，可伴发 PRL 的升高。但通常短期甲减由于垂体的代偿性 LH 分泌增高，因此这种改变发生在长期甲减后。长期严重甲减并发性腺功能减退的男性患者 LH、FSH 对 GnRH 刺激的反应较正常迟钝，而在人绒毛膜促性腺激素（human chorionic gonadotropin，hCG）刺激后 Leydig 细胞分泌 T 明显增加，表明长期甲减还会影响下丘脑和垂体的功能。甲减对男性精子影响的报道尚不多见。

通常甲状腺功能异常引起的生育能力降低在甲状腺功能恢复后可逆转。

（滕晓明）

第三节　精索静脉曲张

精索静脉曲张（varicocele，VC）指精索静脉蔓状静脉丛迂曲扩张，主要是由于精索静脉回流受阻或瓣膜失效血液反流引起血液淤积所致。VC 在一般人群中的发病率为 10%~15%，多见于青壮年。单侧精索静脉曲张多见，双侧者约占 10%~20%。精索静脉曲张在男性不育人群的发病率各家报道不一，约在 15%~41%，但均比其在一般人群中的发病率明显升高。约 25%VC 患者可出现精子指标异常，一些患者出现同侧睾丸萎缩。因而，VC 被认为是男性不育症最常见的病因之一。但由于其导致不育的机制尚未明了，临床上对 VC 及 VC 伴不育的处理和效果仍存在争议。

一、发病机制

VC 的发病机制主要是静脉回流受阻和静脉反流。

1. **精索内静脉瓣膜异常或缺乏** 由于深静脉的内压高于精索内静脉内压，兼精索内静脉血流向上回流对抗的重力，精索内静脉的血管瓣膜就起到阻止血液反流的作用。VC 在超声和静脉造影检查中都可以观察到反流现象，而尸检发现男性左精索内静脉瓣膜缺乏约占 40%，瓣膜功能不全约占 10%。虽然瓣膜功能不全或者存在反流并不一定发生 VC，但目前认为瓣膜功能异常或缺乏是 VC 最主要的发病原因。

2. **左侧精索内静脉解剖因素** 左侧精索内静脉一般成直角汇入左肾静脉（renal vein），且左精索内静脉一般比右侧长 8~10cm。另外，左肾静脉位于腹主动脉和肠系膜上动脉之间，可能发生"胡桃夹现象"使静脉回流受阻。这样的解剖特点也决定了左侧 VC 相对右侧更高发。

3. **静脉旁肌肉缺乏及精索包膜萎缩、松弛** 病理学研究发现，VC 患者提睾肌萎缩，肌肉和精索包膜本身可能对 VC 存在一定限制作用，也同时对静脉回流存在泵压作用，当然提睾肌萎缩也完全可能是 VC 的继发病变，因而这一推论尚不能确证。

4. **蔓状静脉丛本身病变** 蔓状静脉丛本身可能因为退化导致压力降低，从而引起扩张，但如同提睾肌萎缩的现象一样，并不一定是 VC 发生的原因，也可能是 VC 导致的结果。

二、精索静脉曲张引起男性不育的机制

精索静脉曲张引起男性不育的机制至今尚未完全阐明，以下简述了各种可能的机制，但估计精索静脉曲张导致不育更可能是众多因素共同作用的结果。

1. 睾丸温度升高精索静脉曲张时，由于睾丸内静脉回流不良，可升高阴囊内温度。由于双侧精索静脉间存在交通支，故即使单侧精索静脉曲张也可使两侧睾丸温度升高。临床研究证实精索静脉曲张时两侧阴囊温度升高，而动物研究证实睾丸温度升高可通过热应激引起生精细胞凋亡导致生精障碍。

2. **睾丸微循环障碍** 精索静脉曲张时，睾丸周围的静脉丛血液淤积，静脉压升高，影响了睾丸的血液循环，导致睾丸内缺氧、CO_2 蓄积和各种代谢产物增加，从而对精子生成产生不良影响。

3. **代谢产物和血管活性物质反流** 由于精索内静脉瓣膜发育不全、缺损，肾上腺和肾代谢产物如儿茶酚胺、5-HT、前列腺素等毒素可通过精索内静脉或肾周脂肪、筋膜与精索内静脉的交通支反流至睾丸。而儿茶酚胺、5-HT、前列腺素不仅使睾丸内小血管收缩减少其血供，导致睾丸内不成熟精子过早脱落，亦可作用于 LH 激素受体，抑制 LH 激素活性而影响睾酮的生成。此外，前列腺素还能抑制附睾收缩功能，影响精子在附睾的转运和成熟。

4. **睾丸 Leydig 细胞和 Sertoli 细胞的功能受损** 精索静脉曲张可损害 Leydig 细胞和

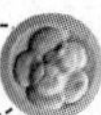

Sertoli 细胞的功能，导致睾酮、抑制素等激素分泌异常，通过反馈机制进一步影响垂体 LH 和 FSH 激素的分泌，从而影响睾丸生精作用的内分泌环境，导致生精异常。FSH 水平升高与 VC 病程发展、生精功能受损的加重有关。由 VC 所致的睾丸损害随时间延长而加重，曲细精管及间质细胞受累程度随之加重，FSH 反馈性升高，刺激间质细胞调节睾酮水平维持在正常范围，这一机制随时间延长逐渐失代偿，直至睾丸曲细精管和间质细胞功能严重受损，FSH 始终处于高值，而 T 则处于低水平。研究显示 VC 术前的 FSH 水平有预判 VC 手术对男性精液参数的疗效的作用。

5. **自身免疫** 精索静脉曲张所引起的一系列病理生理变化还可改变机体的免疫功能，产生抗精子抗体（anti-sperm antibody，ASAB）。ASAB 进入睾丸或附睾，可干扰生精和精子的成熟过程，使精子数目减少，抗体也可黏附在精子膜上，引起精子形态和功能的异常。

6. **活性氧** VC 可致活性氧（reactive oxygen species，ROS）产生增加，过量 ROS 可造成精子损伤。在静脉发生曲张时，由于精索内静脉血流减慢，提高了各种因子、代谢物对一氧化氮合酶（nitric oxide synthase，NOS）的有效刺激，使 NOS 活性增强，一氧化氮（nitric oxide，NO）合成增加。VC 患者精索内静脉 NO 含量与精子浓度、形态及活率异常密切相关。NO 与超氧阴离子反应，可生成超氧亚硝酸阴离子，超氧亚硝酸阴离子有更强的细胞毒性，消耗细胞内抗氧化物质；NO 与细胞内谷胱甘肽（glutathione，GSH）上的巯基结合，生成 S- 亚硝酸巯基复合物，降低了细胞内的 GSH 水平对维持人类精子膜上高浓度的缩醛磷脂和多聚不饱和脂肪酸具有重要意义，它可保护精子膜上多聚不饱和脂肪酸免受过氧化损伤，从而增加了细胞对 ROS 损伤的敏感性。VC 患者可能由于睾丸组织中 NO、NOS 增加，对睾丸组织产生细胞毒作用，影响生精过程。大量的活性氧可损伤精子 DNA，产生异常增多的 DNA 片段，影响精子的发育和成熟。研究表明，精索静脉曲张患者即使精液指标正常，其精浆 ROS 和精子 DNA 损伤都显著增高。

另外，血管内皮细胞富含黄嘌呤氧化酶（xanthine oxidase，XO），正常时这类酶只有 10% 以 XO 形式存在，90% 以黄嘌呤脱氢酶（xanthine dehydrogenase，XD）形式存在。VC 患者由于睾丸动脉的血供改变，三磷酸腺苷（adenosine triphosphate，ATP）减少，膜泵功能异常，Ca^{2+} 进入细胞激活 Ca^{2+} 依赖性蛋白水解酶，而且依次释放二磷酸腺苷（adenosine diphosphate，ADP）、一磷酸腺苷（adenosine monophosphate，AMP）和次黄嘌呤，进一步转变为尿酸。这些反应中都以分子氧为电子接受体，产生大量的 O_2 和 H_2O_2，后者在金属离子的参与下形成 OH^-。过量的 ROS 对精子顶体反应产生副作用，可使精子膜发生脂质过氧化，使其形态改变、功能及代谢异常，从而导致男性不育。

三、诊断

（一）病史

约 30%VC 患者可有相关症状，表现为站立时阴囊胀大、有沉重及坠胀感，行走后加重，而平卧休息后减轻，病程较长的病例可伴有神经衰弱和勃起功能障碍。有报道精索静脉曲张易并发副性腺感染和附睾炎。精索静脉曲张的临床症状和其程度可不一致。

（二）体格检查

VC 的检查主要包括精索蔓状静脉丛的视诊和触诊。通过体检可将精索静脉曲张分为 3 度：Ⅰ度，患者在屏气增加腹压（Valsalva 法）时方可摸到曲张静脉；Ⅱ度，触诊即可摸到曲张静脉，但外观正常；Ⅲ度，静脉曲张如成团蚯蚓，触诊及视诊时均极明显。VC 侧睾丸可变软变小,还可以发现左侧睾丸位置明显低于右侧。

需要注意,视诊和触诊需要在两侧均进行,因为VC不一定仅存在于左侧,并且还可能有一些罕见的情况,比如纤毛不动综合征常见合并内脏反位,其精索内静脉的走行也左右相反。

(三)辅助检查

诊断VC最主要的辅助检查是超声检查,而精索静脉造影由于其具有放射性的原因,目前临床上已基本不用。超声检查可以检测精索内静脉血管内径和血流,是VC临床诊断的主要手段。超声检查也可以排除鞘膜积液和精索内肿瘤等疾病。既往将VC按照体格检查结果分为3级,而因为超声检查的广泛应用,现又增加了亚临床型VC,指即使Valsalva动作也不能检查到,但通过超声检查发现精索静脉增粗或返流。

VC的临床分度与不育症的发生并不一致。大约25%VC患者可并发精液指标异常,严重者可导致无精子症。既往认为VC患者行形态学分析有较多尖头精子。有报道VC精子的DNA损伤明显升高。对于存在睾丸萎缩的VC患者,应予以内分泌检测,FSH的升高提示VC较为严重。

(滕晓明)

第四节　男性生殖系统感染性不育

男性生殖系统感染包括性腺感染、副性腺感染(male accessory gland infection,MAGI)和输精管道感染。睾丸炎(testitis)是主要的性腺感染,MAGI主要为前列腺炎(prostatitis)、精囊炎(seminal vesiculitis)和尿道球腺炎(antiprostatitis),WHO将附睾炎(epididymitis)也纳入MAGI的范畴,而输精管道感染包括尿道炎和输精管炎。不同部位的男性生殖道感染(reproductive tract infections)常可相互影响和累及。导致感染的病原体种类繁多,常见的有细菌、病毒、支原体、衣原体和梅毒等。不同男性生殖道感染对生育的影响不同。

一、病因和分类

(一)尿道炎

尿道炎(urethritis)主要分为感染性尿道炎和非感染性尿道炎,其中感染性尿道炎主要包括淋病奈瑟菌性尿道炎和非淋病奈瑟菌性尿道炎两大类,非感染性尿道炎主要由过敏反应、损伤和尿道操作引起。

1. 淋病奈瑟菌性尿道炎　淋病奈瑟菌性尿道炎(gonococcal urethritis,GU)分急性和慢性,由淋病奈瑟菌(neisseria gonorrhoeae)感染。急性淋病奈瑟菌性尿道炎潜伏期为1~14天,平均2~5天。淋病奈瑟菌侵犯尿道引起黏膜红肿炎性改变,导致化脓性感染,主要临床表现为尿道红肿、发痒及刺痛,尿道口流黄绿色脓液,伴尿频、尿急和尿痛甚至排尿困难,可伴有两侧腹股沟淋巴结肿大疼痛、发热与全身不适。成人淋病主要通过性交传染,亦可通过含菌物品间接传染。慢性淋病奈瑟菌性尿道炎多由于急性淋病治疗不彻底或急性期酗酒、性生活过度等因素造成,常同时有前、后尿道炎症。病变多局限于尿道球部及后尿道的黏膜和黏膜下组织、尿道腺体和隐窝皱襞内,病菌蔓延亦可侵犯精囊、附睾、睾丸等部位。

2. 非淋病奈瑟菌性尿道炎 约40%~50%非淋病奈瑟菌性尿道炎(nongonococcal urethritis, NGU)由沙眼衣原体(chlamydia trachomatis)感染所致,10%~20%由解脲支原体(mycoplasma urealytium)引起。此外还可由其他微生物所引起,如棱状杆菌、阴道嗜血杆菌、卡他奈菌、包皮杆菌、白色念珠菌、阴道滴虫、单纯疱疹病毒、巨细胞病毒和其他需氧及厌氧菌等。非淋病奈瑟菌性尿道炎可表现为尿道刺激症状伴尿道分泌物增加,可与淋病奈瑟菌性尿道炎同时或交叉存在。

(二)前列腺炎

前列腺炎在青年和成年男性中发生较为普遍。前列腺炎的发病原因较为复杂,用单一器官或因素不能阐明患者的各种症状和体征。美国国立卫生研究院(NIH)和国立糖尿病、消化病和肾脏病研究院(NIDDK)提出前列腺炎的分类标准,见表3-2。

表3-2 NIH/NIDDK前列腺炎综合征分类

NIH	分类	临床分类表现
Ⅰ	ABP	急性感染性前列腺炎(acute inflammatory prostatitis)
Ⅱ	CBP	慢性感染性前列腺炎(chronic inflammatory prostatitis)
Ⅲ		慢性非细菌性前列腺炎/慢性盆腔疼痛(chronic pelvic pain syndromes,CPPS)无明确感染
ⅢA		炎症性慢性盆腔疼痛精液、前列腺液和按摩后尿液白细胞阳性
ⅢB		非炎症性慢性盆腔疼痛精液、前列腺液和按摩后尿液无白细胞
Ⅳ		无症状炎症性前列腺炎(asymptomatic inflammatory prostatitis,AIP) 无主观症状,但前列腺活检表明前列腺炎症或前列腺液或精液白细胞阳性

注:ABP:acute bacteria prostatitis;CBP:chronic bacteria prostatitis

Ⅲ型前列腺炎综合征最为常见,但病因尚未完全明了。Ⅲ型前列腺炎综合征的发病机制可能包括:无菌尿液反流导致前列腺化学性炎症、自身免疫反应或免疫障碍和隐匿的支原体、衣原体或其他病原体感染。Ⅱ型前列腺炎的主要病因是细菌感染,主要为革兰阴性杆菌,偶尔由肠球菌引起。

(三)精囊炎

精囊炎多与前列腺炎同时存在,绝大多数继发于后尿道炎。后尿道炎时致病菌侵入扩张的前列腺管,蔓延到输精管壶腹或精囊腺。其致病菌与前列腺炎致病菌相同。下尿路及大肠的感染也可能经淋巴管侵犯精囊而引起精囊炎,但血行感染机会较少。由于精囊结构特点,临床常表现为慢性精囊炎。

(四)附睾炎

非特异性附睾炎常见于中青年,致病菌有葡萄球菌、链球菌、大肠埃希菌和类白喉杆菌等,支原体和衣原体亦是引起附睾炎的主要病原体。主要感染途径是精道逆行感染,尿道炎、前列腺炎和精囊炎的致病菌可经输精管逆行进入附睾导致感染。泌尿和生殖系统其他部位感染也可经淋巴蔓延引起附睾炎。偶见扁桃体炎、牙周炎或其他部位感染细菌经血流进入附睾亦可引起炎症。

临床中特异性附睾炎亦常见。淋病和衣原体感染并发的附睾炎呈现上升趋势。结核性附睾炎是最常见的生殖道结核,多见于生育年龄的青壮年。急性结核性附睾炎首先累及血供丰富的附睾尾部,出现急性附睾和睾丸肿痛,一般不像细菌性附睾睾丸炎出现高热。一部分患者出现较大的阴囊肿块或脓肿,脓肿溃破可出现阴囊窦道,这是附睾结核的较典型表现。大部分结核性附睾炎以慢性结核性附睾结节为首诊症状。大部分附睾结核可能是血源播散的，仅表现为附睾结核。而另一些附睾结核是逆行感染的，这易同时伴有其他生殖道或器官，如输精管、精囊、射精管和精囊的结核。

（五）睾丸炎

睾丸炎可由各种致病因素引起。临床上常见非特异性睾丸炎（一般指细菌性睾丸炎）和腮腺炎后睾丸炎。非特异性睾丸炎常发生于尿道炎、膀胱炎、前列腺切除术后及长期留置导尿的患者，也可继发于全身其他部位的感染。常见致病菌为大肠埃希菌、葡萄球菌、粪链球菌、变形杆菌或铜绿假单胞菌等。

病毒性睾丸炎的最常见致病微生物是副黏液病毒，也可由柯萨奇病毒、虫媒病毒引起，常伴有其他部位的病毒感染症状。副黏液病毒经呼吸道传播，引起流行性腮腺炎，可合并腮腺炎后睾丸炎，多见于青春后期男性，一般在腮腺炎发病后4~7天出现，少数患者可不伴有腮腺炎症状。人类免疫缺陷病毒（HIV）感染者，在感染早期可损伤睾丸生精上皮的精原细胞和精母细胞。

此外，睾丸炎的其他病因包括自身免疫性因素。睾丸损伤后破坏血-睾屏障，睾丸内的抗原物质暴露于免疫活性物质，诱发局部的免疫炎症反应，可导致免疫性睾丸炎。

（六）输精管炎和精阜炎

精阜炎和射精管炎较少见，单纯的输精管炎极少见。精阜和射精管与前列腺、精囊、输精管相通，男性泌尿生殖系统的炎症（包括结核），可以侵入精阜、射精管和输精管而引起炎症。

二、男性生殖系统感染对男性生育的影响

不同男性生殖系统感染部位和不同感染病原体对男性生育能力的影响不同，其影响机制也不同。

（一）感染病原体对精子指标和功能的影响

一些体外研究发现，感染病原体如细菌、真菌、阴道毛滴虫和支原体等可影响共培养精子的精子活力、精子形态、精子线粒体功能和精子核DNA完整性。精子体外培养时加入大肠埃希菌06血清型可显著抑制精子的前向活动，精子膜磷脂酰丝氨酸（phosphatidyl serine，PS）出现外翻，线粒体膜电位降低，可导致精子出现凋亡。大肠埃希菌可抑制精子活力，其机制可能与其精子制动因子（sperm immobilization factor，SIF）有关。白色念珠菌在体外可抑制精子活动，导致精子非特异的头-头黏集，顶体肿胀，顶体膜内翻和破裂，还可引起精子线粒体膜电位下降和PS外翻。阴道毛滴虫感染可导致精液黏稠度增高，精液中出现较多杂质，还可黏附于精子头部和尾部，导致精子黏集，精子活力下降和形态异常。有关支原体与精子体外共同培养的研究发现，由于精子表面可能存在于支原体结合的位点，解脲支原体可吸附在精子表面，使精子由流线形变得“臃肿”，运动速率降低，流体阻力增大；支原体吸附在精子头部、中部及尾部，使精子出现尖头、头尾折角和颈部肿胀等形态畸形；吸附在精子表面的支原体，其质膜上的类脂能渗入精子细胞膜内，导致精子与支原体质膜融合，后者胞质内的毒性蛋白质进入精子内，导致精子损害和精子DNA损伤和精子核浓缩异常；支原体还导致精子的高激活状态和钙离子抑制剂诱导的顶体反应显著下降。

（二）感染病原体对睾丸生精功能的影响

感染解脲支原体的大鼠睾丸Tunel阳性细胞增高，而生精上皮和支持细胞的Fas-Fasl高

表达，提示解脲支原体可导致生精上皮凋亡。引起流行性腮腺炎的副黏液病毒可直接损伤睾丸生精上皮的精原细胞和精母细胞。

（三）氧化应激和炎症介质对精子质量的影响

男性生殖系统感染可导致感染局部多形核白细胞增高，可产生过高的活性氧（reactive oxygen species，ROS），细菌分解产物和机体分泌的细胞因子又可增加其合成 ROS。ROS 可使精子线粒体内、外膜上的不饱和脂肪酸发生过氧化反应，三磷酸腺苷（ATP）合成减少，降低精子活动能力；可导致精子顶体酶活性和精卵结合能力的下降；还可导致精子 DNA 损伤。

男性生殖系统感染还可导致各种细胞因子分泌的大量增加。体外实验显示，IL-6、IFN-γ 和 TNF-α 可影响精子活动力；TNF-α 还导致精子运动轨迹异常，影响精子头侧摆幅度；IL-6 和 TNF-α 抑制自发和诱导的精子顶体反应，而 IFN-γ 抑制自发顶体反应和顶体酶活性；。IL-6、IFN-γ 和 TNF-α 还显著降低精子穿透 Hamster 卵子能力；IL-6、IFN-γ 和 TNF-α 都可导致精子膜脂质过氧化；TNF-α 增加 PS 外翻和精子 DNA 损伤。

临床研究还发现，MAGI 患者的精浆白细胞介素 IL-1、IL-6、IL-8 和 IFN-γ 水平都明显升高，而 MIF 水平下降；精浆 IL-8 水平与活动精子总数呈负相关，与精液中白细胞数呈正相关；TNF-α 在白细胞精液症和细菌性精液症的精浆中显著升高，其水平与 PS 外翻精子比例正相关。

（四）炎症导致的抗精子抗体对精子质量的影响

生殖系统感染的炎性损伤可致血 - 睾或血 - 附睾屏障的破坏，诱导机体对自身精子产生主动免疫反应，导致血清或生殖道局部分泌物中出现抗精子抗体（ASAB）。某些病原体（如解脲支原体）表面的抗原分子与精子细胞膜表面特定分子的结构相似，可导致免疫交叉反应，也可诱导机体产生 ASAB。

（五）副性腺分泌异常对精子质量的影响

病原体感染及其炎症反应导致的副性腺组织损伤和修复可致副性腺功能异常。正常附睾上皮分泌 L- 甘油磷酸胆碱（GPC），高浓度 GPC 可抑制精子代谢，有利于其在附睾尾的保存。附睾液中含有高浓度雄激素，促使附睾上皮合成新的 RNA 和分泌蛋白质（以糖蛋白质为主），使精子成熟并增强活力。附睾分泌的前向运动蛋白诱导精子前向游动。特异附睾蛋白可增加精子固着于透明带的能力。而附睾炎可导致以上功能受损，从而影响精子成熟和运动活力。

精囊腺感染可导致果糖（fructose）含量降低，影响精子运动能源。精囊腺分泌 19- 羟基前列腺素的下降可通过影响子宫颈的松弛作用，降低了精子运动和穿过子宫颈黏液的能力。精囊腺感染还使精囊分泌的凝固因子（coagulating factor）减少，导致精液液化不良，精液黏稠度升高，影响精子活力。前列腺感染可导致其分泌产物如锌、镁、钙、柠檬酸、酸性磷酸酶降低，影响精液 pH、液化和精子活力。

（六）感染导致输精管道梗阻

男性生殖道感染可导致输精管道的部分或完全阻塞，导致少精子症甚至无精子症。细菌和沙眼衣原体感染性附睾炎导致的慢性炎症可导致附睾管阻塞导致阻塞性无精子症。生殖道结核可累及附睾、射精管和精囊，使精道管腔纤维组织增生或钙化，使管腔缩小造成梗阻，出现少精子症甚至无精子症。前列腺炎和精囊急性炎症可造成射精管水肿，引起一过性少精子症或无精子症。精囊慢性炎症可导致炎性囊肿，可致射精管不完全或完全性梗阻导致少精子症或无精子症。

三、男性生殖系统感染性不育的诊断

男性生殖系统感染的诊断主要依靠病史、临床症状、体征与实验室检查，在此不予赘述。急性男性生殖系统感染时的精液改变少有报道，但体外研究表明精液被致病病原体污染可导致精液异常，但其异常可能是一过性的。临床上对急性男性生殖系统感染的准确、及时和合理的诊断及治疗可避免急性感染迁延转变为慢性炎症，从而减少男性副性腺感染（MAGI）性不育的发生。

MAGI 性不育的诊断基于精液指标异常时存在感染的临床和实验室表现，并非所有生殖道感染都引起不育。按照《世界卫生组织不育夫妇标准检查和诊断手册》，表 3-3 列出了诊断 MAGI 不育的临床和实验室指标。MAGI 性不育诊断的必备条件是精液检查示少、弱或畸形精子症，其他条件包括至少两个来自不同组的指标或 C 组中至少 2 个指标。例如少、弱、畸形精子症患者体检发现附睾增大，其精液检查示精浆生化异常，可诊断为 MAGI 性不育（表 3-3）。

表 3-3　男性副性腺感染性不育—WHO 诊断标准

因素	特征
A 组	病史：尿路感染史、附睾炎和（或）性传播疾病史
	体检：附睾头变厚或压痛，输精管压痛和（或）异常肛门指检
B 组	前列腺液：前列腺按摩液异常和（或）前列腺按摩后尿液异常
C 组	精液特征：白细胞 $>10^6$/ml，培养有致病菌生长，精液外观异常，黏稠度增加，pH 增高和（或）精浆生化异常

（滕晓明）

第五节　免疫学因素

男性不育的免疫学因素目前研究最多的就是抗精子抗体。生殖道损伤引起的精子自身免疫反应的现象已经得到证实，但产生抗精子抗体的原因尚不能完全明确。有学者认为是由于生殖道感染引起血 - 睾屏障被破坏，精子抗原暴露，最终出现免疫反应以及附睾睾丸炎引起生殖道梗阻破坏了生理性免疫调节机制。直至目前，多数学者认为抗精子抗体对男性不育存在影响。

一、抗精子抗体的产生机制和临床诱因

许多精子蛋白在成年后精子生成后才出现，因而精子未能获得免疫耐受而具有自身抗原性。在精子发生和传输的不同部位，机体都存在防止抗精子抗体产生的机制。在睾丸内，主要是通过血 - 睾屏障中支持细胞间的紧密连接以有效隔绝生精细胞接触机体免疫系统。此外，睾丸和附睾内及精浆中的免疫调节也是防止产生抗精子抗体的重要机制，睾丸内和精浆存在免疫抑制因子，而附睾上皮内的抗原呈递细胞罕见。

一些临床病理因素可破坏防止抗精子抗体产生的机制，从而诱发了抗精子抗体产生。输精管结扎术后抗精子抗体发生率可达70%，是最常见的诱发因素。这主要是由于输精管结扎后附睾淤积和附睾管破裂，导致精子坏死后被附睾间质巨噬细胞吞噬和与淋巴细胞接触，从而激活免疫系统。输精管复通术后的妊娠几率与是否存在抗精子抗体有关。同样的，长期输精管道梗阻也可导致抗精子抗体的产生。睾丸损伤，甚至睾丸活检，都可能通过血-睾屏障的破坏而诱发抗精子抗体的产生。生殖道感染，如睾丸炎、附睾炎和其他生殖道感染，也可能诱发抗精子抗体的产生，其机制不明，但可能与导致精浆中免疫抑制因子异常有关。

但许多抗精子抗体阳性男性并没有明确的临床诱发因素。有研究发现抗精子抗体的产生与自身免疫倾向有关。

二、抗精子抗体对男性生育力的影响

男性不育患者的抗精子抗体检出率大约为6%~21%。并非所有的抗精子抗体都影响男性生育能力，但大量研究证实，许多男性抗精子抗体可降低男性生育能力。

抗精子抗体影响男性生育能力的机制包括：①影响精子活力和穿透宫颈黏液的能力，精子表面抗精子抗体可导致精子相互凝集，导致精子呈摇摆式运动，影响精子前向活动能力，还影响精子穿透宫颈黏液的能力，在临床上，抗精子抗体阳性患者可以采用Kremer试验评价抗精子抗体对精子穿透宫颈黏液能力的影响；②降低精子活率，抗精子抗体细胞毒作用可以杀死精子；③影响精卵结合过程，抗精子抗体影响精子透明带结合、抑制精子获能和精卵融合过程，在IVF临床中，头部结合抗精子抗体的活动精子比例与受精率呈显著负相关；④对胚胎发育的影响，但目前尚无定论。

三、男性免疫性不育的诊断

WHO定义的男性免疫性不育是指抗精子抗体导致精子质量和功能下降。广义的男性免疫性不育是指细胞或体液免疫异常导致精子质量和功能下降。

男性免疫性不育的诊断主要依据实验室检查。目前对影响精子质量和功能的特异性抗原所知甚少，因此尚缺乏检测具有明确临床意义的抗精子抗体的方法。现有的检测抗精子抗体的方法很多，主要检测不同类型的免疫球蛋白IgG、IgA和IgM，包括MAR、IBT、酶联免疫吸附试验（ELISA）、试管-玻片凝集试验、混合细胞凝集试验、流式细胞检测和精子制动试验等。由于直接检测精子表面抗体的方法（MAR和IBT）比其他方法更具临床意义，检测结果也更稳定，WHO推荐抗精子抗体检测方法是MAR和IBT。

在精液常规检查示存在活动精子的情况下，应行直接MAR或IBT，检查结果显示大于50%活动精子结合抗体可诊断为男性免疫性不育。大于50%活动精子结合抗体影响精子穿透宫颈黏液的能力、降低自然妊娠率和导致常规IVF受精率显著下降。抗体类型和结合的精子部位可能有不同的临床意义。IgA影响更大，同时存在IgA和IgG协同作用。结合精子头部的抗体对男性生育能力的影响更大，单纯尾部结合的抗精子抗体可能不影响男性生育。对特定个体患者，出现高比例精子表面结合抗体可行Kremer试验评价抗精子抗体对精子穿透宫颈黏液能力以评估自然生育能力。抗精子抗体对精卵结合等过程的影响的检测尚不能常规进行。

对输精管结扎术后等梗阻性无精子症（obstructive azoospermia）患者，可采用间接IBT行外周血和精浆的抗精子抗体检测，大于 50% 活动精子结合抗体提示已并发免疫不育，可能影响手术复通后的自然妊娠率，必要时可推荐患者直接行 ICSI 治疗。

（滕晓明）

第六节　精子运输障碍

精子运输障碍是由于输精管道部分或完全阻塞导致精子不能通过输精管道输送到体外。两侧完全性梗阻表现为无精子症，不完全部分梗阻则表现为少精子症。偶有精子运输障碍同时伴有睾丸生精功能障碍者。

一、病因和分类

精子运输障碍的病因主要分为先天性和后天获得性两类。输精管道的梗阻部位可发生在输精管道的任何部位，包括睾丸内、附睾、输精管和射精管等部位。按照病因和梗阻部位的精子运输障碍分类（表 3-4）。

表 3-4　精子输送障碍分类

梗阻部位	先天性病因	后天获得性病因
睾丸内梗阻	睾丸网输出小管连接异常	感染后 外伤后
附睾梗阻	特发性附睾梗阻	感染后 附睾外伤或手术后
输精管	先天性输精管缺乏	输精管结扎后 腹股沟或阴囊手术后 远端输精管道功能性梗阻
射精管	前列腺囊肿	出血、感染、结石、局部肿瘤等

（一）睾丸内梗阻

睾丸内梗阻可由于先天性睾丸网与睾丸输出管连接异常所致。大部分睾丸内梗阻是感染后局部炎症改变导致的，感染后睾丸内梗阻常伴有附睾梗阻。

（二）附睾梗阻

导致附睾阻塞的先天性异常包括附睾发育不全、附睾头位置异常、附睾体尾萎缩、附睾管闭锁、附睾袢和附睾输精管袢缺如、附睾囊肿等，以附睾头部的异常最为多见。附睾发育不全和尾部萎缩可能是先天性输精管缺如的部分表现，可能与 *CFTR* 基因突变有关。Young 综合征表现为慢性肺囊性感染，在附睾管近端可形成梗阻。其他附睾先天性异常的发病机制不明。

引起附睾梗阻的最常见原因是附睾感染。常见的致病菌是淋病奈瑟菌和衣原体。淋病奈瑟菌感染可破坏附睾尾，但很少侵及附睾头部，输精管也常受淋病奈瑟菌侵害而导致局部或全程输精管梗阻。衣原体感染常为隐匿感染。附睾结核也可能造成附睾破坏，脓肿形成可以破溃，引起阴囊瘘，严重者可影响到睾丸组织、输精管、射精管和精囊。附睾外伤和手术也可导致附睾梗阻。长期输精管道远端梗阻可继发附睾梗阻。

（三）输精管梗阻

输精管结扎术（vasectomy）是获得性输精管阻塞的常见原因，可伴有继发性附睾梗阻。腹股沟或阴囊手术中损伤输精管可致输精管阻塞，这些手术包括斜疝修补术、精索静脉曲张结扎术、隐睾固定术和鞘膜积液手术等。在婴幼儿时手术尤其易发生输精管损伤，并常是双侧的，导致成人后无精子症。疝气手术中采用高分子聚丙烯垫可导致局部炎症纤维化反应，可牵拉压迫输精管导致输精管阻塞。生殖道结核导致输精管阻塞以前较多见，约10%~25%为双侧多部位阻塞性。

输精管梗阻可由于远端输精管道功能异常所致，可能与局部神经系统疾病有关，常同时伴有尿流动力学异常。这类异常多见于青少年糖尿病或多囊肾，目前相关的病理生理机制不明。远端输精管道功能性梗阻患者主要表现为不全梗阻，精液检查可为无精子症、死精子症或严重少弱精子症。

（四）射精管梗阻

射精管梗阻的常见病因是先天性前列腺部位囊肿，包括位于前列腺中线的米勒管囊肿（mullerian duct cyst）和射精管囊肿（ejaculatory duct cyst）以及非中线的中肾管囊肿（mesonephric cyst）。米勒管囊肿位于射精管中间，可压迫射精管导致完全或不全梗阻，囊肿内无精子。射精管囊肿常会有一侧或两侧射精管开口进入，囊内可见精子。非中线的中肾管囊肿少见。

出血、感染、恶变、钙化及结石等各种后天获得性病因引起射精管开口狭窄也可导致射精管囊肿，常伴精囊扩张。

二、精子运输障碍对生育的影响

（一）完全梗阻

精子运输障碍导致输精管道的完全梗阻对生育的影响主要由于梗阻性无精子症。但长期输精管道完全梗阻可能会导致睾丸生精功能减退，睾丸病理可显示生精减少，这种现象在输精管结扎后比较明显。输精管结扎后还可导致抗精子抗体，7~10天在血清中出现精子凝集抗体，大约在结扎后6~15个月抗体发生率及其效价达到高峰，并持续10年以上。若梗阻不解除，则有可能持续存在。远端输精管道梗阻有时会导致近端的继发性梗阻，如输精管结扎后可导致附睾梗阻。

（二）不完全梗阻

不完全性输精管道梗阻可导致射精精液量或者精子数量的减少，可见于附睾炎症性导致的不完全梗阻、前列腺囊肿和直径小于1cm的射精管囊肿等。不完全梗阻有不稳定性的特点，有时精液量和精子数量可能正常。

三、诊断

精子运输障碍的诊断应明确梗阻部位及病因（详细的病史和体检见第二章）。应重点关注患者射精情况，有否血精和射精疼痛等，有否前列腺炎和尿道炎等泌尿系统感染史，有否腹股沟和阴囊手术和外伤史。体检应注意检查睾丸大小，附睾是否萎缩、肿大、结节和质地改变，输精管是否可扪及，必要时行肛门前列腺指检了解是否存在囊肿。通常精子运输障碍诊断的前提是睾丸大小正常。

至少行2次以上的按照WHO手册要求的精液分析以确定为无精子症。精液分析时应注意是否存在不成熟生精细胞，完全的精子运输障碍精液不但无精子也无不成熟生精细胞。精液检查时特别注意精液量和pH值。少精液症应注意与逆行射精鉴别，应检查尿液是否有精子。精浆生化检查有助于梗阻部位的确定。精浆果糖降低或消失提示射精管梗阻，中性α-糖苷酶(alpha-glucosidase)明显下降提示输精管梗阻或附睾尾部梗阻。由于FSH在梗阻性无精子症是正常的，但正常的FSH不表明睾丸具有正常的生精功能，内分泌检查(FSH、LH、T、PRL和E_2)仅在睾丸体积变小时予以检查。

影像学检查对以精子运输障碍的诊断有重要价值。输精管精囊造影(vaso-seminal vesiculography)有助于发现输精管和射精管梗阻，但因其系有创性检查，临床已少用。经直肠B超检查(TRUS)是一种敏感无创的检查方法，在怀疑有远端精道梗阻时应是首选检查方法。阴囊超声检查可有助于发现附睾结节、附睾管扩张和睾丸网扩张等梗阻表现。CT和MR等检查也有助于梗阻部位的诊断。

睾丸活检(testicular biopsy)是诊断精子运输障碍的金标准，但因其系有创检查，并非所有怀疑精子运输障碍都需行睾丸活检。精子运输障碍患者的睾丸病理应显示正常精子发生，但应注意长期的梗阻可导致精子生成减少。在有可能行外科复通的情况下，睾丸活检最好与阴囊探查同时进行。

(一) 睾丸内梗阻(intratesticular obstruction)的诊断

在排除附睾及以下输精管道梗阻可能的情况下，确认睾丸有正常生精功能的无精子症患者应怀疑睾丸输出管梗阻的可能。超声检查有提示意义，阴囊超声可发现正常附睾结构，附睾管无扩张，但睾丸网可有扩张。但睾丸网及输出小管的梗阻主要依靠排除性诊断。

(二) 附睾梗阻的诊断

病史和体检在附睾梗阻(epididymis obstruction)的诊断中有重要的作用。有急性或慢性附睾睾丸炎病史，体检发现附睾肿大、质地变硬、结节和囊肿，表明感染后附睾梗阻可能。既往有结核史，阴囊有不规则破溃愈合瘢痕，高度提示附睾结核，应注意检查输精管是否有串珠样改变和射精管部位有否受累。

附睾发育异常提示附睾先天性梗阻可能，需要检查输精管是否存在，以确定是否是CBAVD所致。感染后附睾梗阻患者的精液可发现有WBC，中性α-糖苷酶明显下降提示附睾尾部梗阻。阴囊超声可提示附睾结节、附睾管扩张和睾丸网扩张等梗阻表现。

(三) 输精管梗阻的诊断

先天性双侧输精管缺如(congenital bilateral absence of the vas deferens，CBAVD)依靠体检就可诊断。精液检查为少精液症，精液的pH值降低和精浆果糖的水平下降。TRUS可发现精囊发育不良或缺如。对于单侧先天性输精管缺如还应行肾脏超声，以排除肾脏发育不良。

仔细询问手术外伤史非常重要，有输精管结扎或结扎后复通手术史可诊断为输精管梗阻(vas deferens obstruction)。有腹股沟和阴囊手术，特别是幼时进行的手术，应高度怀疑有手术后输精管梗阻的可能。感染后输精管梗阻主要是结核引起的，输精管检查可发现多发节段性结节改变。精液中性α-糖苷酶常显著下降。

(四) 射精管梗阻的诊断

射精管梗阻(ejaculatory duct obstruction，EDO)的诊断依据临床表现、精液检查特点和影像学检查。

1. **临床表现** 射精管梗阻男性可出现血精、会阴部疼痛、射精痛、精液量减少等症状。这些症状常提示患者存在射精管部位的炎症改变，常出现在获得性射精管阻塞的患者。先天性前列腺囊肿导致的射精管阻塞常没有症状。少数患者由于不全射精管梗阻易并发附睾睾丸炎。

2. **精液检查** 完全性射精管阻塞的精液检查可表现为典型的“四低”特点：精液量少、无精子、精液的 pH 值降低和精浆果糖的水平下降。但不完全性 EDO 的精液量和密度变化范围较大，但一般精子活动率下降和精浆果糖降低。

3. **辅助检查** TRUS 目前已成为主要的影像诊断手段，TRUS 发现以下一种情况即可诊断射精管梗阻：①精囊扩张（横径 >1.5cm）；②射精管扩张（直径 >2.3mm）；③在射精管内或精阜内可见结石或钙化；④精阜附近的中线囊肿或偏心性囊肿。TRUS 下囊肿穿刺有助于米勒管囊肿和射精管囊肿的鉴别，后者囊液中可发现精子。CT 和 MR 也是较好的诊断手段。输精管造影术既往是 EDO 诊断的金标准，但因其系有创性检查，现已少用，除非其他影像诊断不能明确。

（滕晓明）

第七节 睾丸损伤

睾丸损伤是男性生殖系统损伤中比较少见的疾病，按照病因可分为开放性损伤和闭合性损伤。闭合性睾丸损伤比较多见，睾丸外伤多由阴囊直接遭受暴力导致。

睾丸扭转是由于睾丸沿精索纵轴发生异常旋转，导致患侧睾丸、附睾血液供应和回流机制发生障碍，睾丸产生缺血性病变甚至坏死，睾丸萎缩。睾丸扭转多由先天性发育异常导致。

一、睾丸扭转

睾丸扭转（testicular torsion，TT）是指睾丸沿精索纵轴发生异常旋转，可引起患侧睾丸、附睾血液循环发生急性障碍，严重时可以导致睾丸缺血、坏死。约 85% 睾丸扭转发生在 12~18 岁之间，是青春期男性丢失睾丸最常见的原因。睾丸扭转以左侧多见，双侧睾丸同时或先后发生扭转者仅 2%。

（一）睾丸扭转病因和类型

1. **病因** 睾丸扭转的主要致病因素是先天性解剖发育异常，包括：睾丸鞘膜、系膜的异常；睾丸位置、活动度异常、阴囊过大、精索附着异常、精索分叉以及精索过短、输精管活动度过大和精索蔓状静脉丛栓塞等。其他致病因素还有睾丸肿瘤、精液囊肿、睾丸血肿、外伤、阴囊及腹股沟手术史和迷走神经兴奋等。性交、用力提重物等举重等可成为发病诱因。

2. **分类** 睾丸扭转有多种分类方法。可根据缺血程度将睾丸扭转分为两期：不全扭转期和完全扭转期。在睾丸发生扭转后的早期，扭转仅导致睾丸静脉血液回流障碍，而动脉灌注仍在进行，此阶段为不全扭转期。如果能及时施行手法复位或者通过探查手术解除梗阻，恢复睾丸血供，睾丸能够得以挽救。随着梗阻时间延长，梗阻程度加重，精索高度肿胀压迫睾丸动脉，并且睾丸内小动脉血栓形成，睾丸组织失去血流灌注，称完全扭转期，此时睾丸发生梗死，梗死部位精子生成功能丧失。

（二）睾丸扭转的病理生理改变

睾丸扭转初期，睾丸动脉血供尚存在，而睾丸静脉和淋巴回流受阻，导致患侧睾丸、附睾和周围组织的淤血和水肿。扭转后早期出现阴囊水肿、睾丸及附睾体积增大，之后发生出血性梗死。随着扭转时间的延长、睾丸动脉血供逐渐减少直至完全阻断，加上睾丸内小动脉广泛发生栓塞，睾丸出现缺血性梗死，最终将导致患侧睾丸坏死和萎缩。睾丸生精细胞发生坏死、脱落，间质细胞损伤导致雄激素合成分泌减少，曲细精管局部微环境及外周血睾酮水平下降。精子生成过程发生严重障碍，甚至丧失。

睾丸扭转的病理损害程度与扭转的程度和持续时间密切相关，主要决定于扭转后睾丸缺血时间。睾丸扭转在2小时以内病变多数仅累及静脉血管，动脉受阻轻微；扭转6小时以后动脉血管受阻逐渐明显，即使复位后血管再通仍然需要较长时间；当扭转超过12小时，动脉受累严重，即使复位睾丸的组织和细胞也难以存活。睾丸扭转所导致的睾丸组织损伤不仅发生在缺血期，也发生在再灌注期。

（三）诊断

睾丸扭转的典型症状为突然发生的单侧睾丸剧烈疼痛。疼痛常发生于剧烈活动后、夜间睡眠或刚起床时。疼痛可向同侧腹股沟及下腹部放射。患侧睾丸触痛明显，当托起阴囊或移动睾丸时睾丸疼痛不减轻，反而疼痛明显加剧，即阴囊托举征（Prehn征）呈现阳性。体检可发现患侧睾丸、附睾体积明显增大。发病早期，可触及睾丸、附睾的边界，后期睾丸、附睾迅速肿胀，睾丸、附睾边界不清。发病后大多数患侧睾丸上移，甚至上升到外环口或腹股沟管内。随着病情加重阴囊出现红肿、红斑或暗紫色变化。患侧精索增粗、质硬，有时可扪及扭转结节。可伴有全身不适、虚脱、恶心、呕吐和低热等全身症状。

影像学检查对睾丸扭转具有重要诊断价值。彩色多普勒超声显示患侧睾丸的收缩期峰值血流速度明显降低或者缺如，彩色多普勒超声还可以鉴别睾丸扭转与急性附睾炎或睾丸炎。睾丸核素显像可以评估双侧睾丸的动脉血流以及血流灌注情况。CT对早期睾丸扭转复位后的再灌注损伤也有较高的诊断价值。此外，CT图像在显示睾丸解剖结构、病变与邻近结构的关系等方面更为直观，尤其是对隐睾扭转的诊断具有价值。MRI可以判断睾丸血流灌注的减少以及出血性坏死。实验室检查可出现血常规轻度白细胞升高。

睾丸扭转对生育能力的影响主要取决于扭转睾丸是否坏死和萎缩。扭转睾丸发生萎缩可导致精液指标异常。有关睾丸扭转对健侧睾丸的影响仍有不同观点。一些动物研究发现健侧也出现进行性睾丸损伤，对儿童期睾丸扭转患者健侧睾丸活检也表明睾丸生精过程受损。但有报道，青春期睾丸扭转后萎缩患者成年后生育能力未明显下降。睾丸扭转还可以诱导抗精子抗体的产生而影响生育。

二、睾丸外伤

睾丸外伤多由直接遭受暴力导致，可分为开放性损伤和闭合性损伤，以闭合性损伤多见。闭合性损伤多发生于体育运动伤、骑跨伤或踢伤，轻者可表现为单纯挫伤，重者可发生睾丸鞘膜内积血和睾丸实质破裂出血，甚至白膜破裂。

睾丸外伤诊断较易，超声检查有助于判断单纯性睾丸挫伤、睾丸内出血和睾丸破裂。

严重睾丸外伤可导致睾丸萎缩，导致精液质量下降，还可以导致出现抗精子抗体，从而影响生育能力。

（赵永平）

第八节　医源性因素

在实施医学诊断和治疗过程中，许多化学试剂或药物、诊断和治疗产生的辐射、男性生殖系统以及邻近部位的手术或操作等都可能通过不同的途径或病理生理机制影响精液质量，甚至导致男性不育。

一、药物

许多治疗药物都可能影响精液质量。影响机制主要通过下述四种作用途径：①睾丸前靶点：作用于下丘脑 - 垂体 - 性腺轴，可通过影响下丘脑分泌的促性腺激素释放因子、垂体分泌的促性腺激素，导致睾酮合成和分泌紊乱，影响精子生成，进而影响精液质量。②睾丸靶点：一些药物具有睾丸毒性，可直接作用于睾丸生精细胞，影响精子生成与发育；或直接干扰间质细胞的内分泌功能，导致睾酮分泌减少；或损伤睾丸曲细精管支持细胞，抑制生精过程。③睾丸后靶点：有些药物影响附睾内精子成熟过程。④影响男性性功能，导致性欲异常、阴茎勃起障碍和射精异常等。

有些药物的生殖毒性是可逆的。停药一段时间后生精功能可以完全或部分恢复。但有些药物的生殖功能损害是永久性的。

（一）化疗药物

化疗药物（chemotherapy drug）是影响睾丸生精过程的主要药物。具有生殖毒性的化疗药物主要有烷化剂（alkylating agent）（氮芥、环磷酰胺、美法仑、苯丁酸氮芥和白消安等）、抗代谢药（antimetabolites）（羟基脲和阿糖胞苷）、天然抗癌药物（羟喜树碱和长春藤碱）及其他抗癌药（甲磺酸伊马替尼和盐酸丙卡巴肼）。抗代谢化疗药物为细胞周期特异性药物，主要作用于 S 期细胞，通过阻止核苷酸还原为脱氧核苷酸进而选择性抑制 DNA 合成。烷化剂为细胞周期非特异性药物，可作用于 S 期、G1 期或 M 期细胞。化疗药物可对生精细胞、间质细胞和支持细胞具有直接损害作用，可导致暂时性或永久性生精功能障碍，精子数量明显减少甚至无精子，FSH/LH 水平升高，T 水平降低。青春期前和青春期的患者化疗可以导致睾丸萎缩。通常，直接损害生精过程的化疗药物对睾丸的损伤常是剂量依赖性的，超过一定剂量其睾丸损伤常不可逆。

在男性不育门诊，肿瘤化疗后导致的不可逆的非梗阻性无精子症患者并不少见。现代肿瘤治疗的治疗后存活期已明显提高，这些肿瘤患者治疗后常可存活至生育期并希望生育后代。肿瘤科等非不育专科医师的治疗目标除了治愈原发肿瘤外，还应关注生育力的保存。选用睾丸损伤小的可替代药物治疗方案应该在选择化疗药物予以充分考虑。此外，精子冷冻保存是一个简单而可靠的男性生育力保存方法。不育专科医师不但自身要对影响生育力的药物有充分的了解，还应该与其他专科医师有充分的沟通，也应该进行科普宣传让更多的人知晓相关的知识。

（二）成瘾性药物

鸦片类药物（海洛因、美沙酮和吗啡等）可以抑制下丘脑 - 垂体 - 性腺轴功能，导致性功能减退，精液量减少，精子浓度、活力、精子形态学均明显异常。长期吸食可卡因可以抑制阴茎勃起功能。大麻也可以抑制睾丸生精功能，影响精子质量。过量的苯丙胺可以降低性欲。

（三）心血管疾病药物

大部分抗高血压药物是通过影响男子性功能而致生育力低下。利尿剂通过降低血管阻力减少阴茎的动脉血供，导致阴茎勃起功能障碍。β- 受体阻滞剂普萘洛尔可以降低性欲，抑制勃起功能；选择性 β- 受体阻滞剂（selective β-blocker）对性功能影响较小。螺内酯能减少 T 的生成，并能抑制双氢睾酮与其受体的结合，导致性欲减低、勃起障碍和精子生成减少。钙离子通道阻滞剂（calciumchannel blocker）对正常受精过程也存在抑制作用。α- 受体阻滞剂可以降低尿道内压，在治疗膀胱颈梗阻症状同时，可导致部分患者出现逆行射精。

胺碘酮（amiodarone）是目前最常用的抗心律失常药物之一，在使用较大剂量（>400mg/d）时可能导致非感染性附睾炎。表现为附睾肿胀疼痛，病理显示纤维化伴有淋巴细胞浸润，但无感染迹象。胺碘酮引起非感染性附睾炎具有自限性，但建议降低胺碘酮剂量或换用其他抗心律失常药物，采用抗感染止痛药物缓解症状。

（四）精神疾病治疗药物

大多数安定药抑制中枢神经系统的多巴胺生成，抑制下丘脑 - 垂体 - 性腺轴，导致性欲减低。有些扩张血管药物，减少阴茎血流量，导致勃起障碍。三环类抗抑郁药物和选择性复合胺再摄取抑制剂（SSRIs）能导致勃起障碍和性欲低下。抗抑郁药及吩噻嗪都能导致血清 PRL 升高，抑制下丘脑分泌 GnRH，持续的 PRL 水平升高抑制 LH 与睾丸的 Leydig 细胞结合，影响生精过程。另一类重要的抗抑郁药即单胺氧化酶抑制剂可以导致射精和勃起功能障碍。碳酸锂抑制中枢神经系统中的多巴胺生成，导致性欲减低。

（五）激素类药物

长期或大剂量使用外源性睾酮却会抑制精子生成，甚至导致不可逆的生精功能损害。抗雄性激素的药物也能干扰体内正常睾酮的生理功能，产生性欲低下、生精功能减退。长期大剂量糖皮质激素也具有抑制精子生成的作用，但使用治疗剂量可能影响不大。雌激素类药物可抑制男性性欲和性功能从而影响男性生育能力。

（六）抗生素类药物

有资料表明，一些抗生素具有一定的生殖毒性（reproductive toxicity），如大环内酯类抗生素（macrolide antibiotics）（螺旋霉素、新霉素和红霉素）、氨基糖苷类抗生素（aminoglycoside antibiotics）（庆大霉素）、四环素类抗生素（tetracycline antibiotics）和硝基呋喃类抗生素（nitrofuran antibiotics）。但影响常较轻，停药后常可逆。

（七）免疫抑制剂

环胞素 A（cyclosporin A）等免疫抑制剂具有抑制精子生成、降低精液质量作用。中药雷公藤常作为免疫调节剂用于类风湿类疾病的治疗，可直接影响生精上皮，引起睾丸严重的病理改变，造成生精障碍。

（八）其他药物

柳氮磺吡啶（SASP）广泛用于治疗溃疡性结肠炎和克罗恩病的急性发作和防止复发。SASP 可导致少精子症和弱精子症，其机制之一是抑制附睾分泌的顶体膜相关蛋白的合成，抑制精子在附睾中的成熟过程。SASP 对精子的影响是一个可逆的过程，精子质量在停药 2 个月以上便可显著改善，恢复生育能力。

秋水仙碱（colchicine）主要用于痛风等治疗，可能影响精子生成。采用秋水仙碱治疗者可出现少精子症甚至无精子症，同时存在弱精子症，但仍有争议这些精液指标改变是否为秋水仙碱本身引起。

二、医疗辐射

辐射按作用方式可分为电离辐射（ionizing radiation）和非电离辐射（nonionizing radiation）。电离辐射可引起物质电离，包括天然和人工产生的放射性核素蜕变发生的 α、β、γ 射线以及中子和 X 射线等，广泛用于医学放射影像学诊断、核医学和放射治疗等。非电离辐射不引起物质电离，只引起分子能级改变，包括可见光波、红外线、雷达波、无线电波及交流电波等，较少用于医学诊断和治疗。

（一）放射影像学和核医学检查

常规 X 线检查、计算机 X 线断层摄影（CT）和各种造影检查等放射影像学检查以及核医学检查可使接受检查患者暴露于 X 射线和放射性核素等电离辐射。电离辐射对睾丸生精影响存在剂量 - 效应关系，剂量越大，对睾丸生精过程影响越大，恢复所需的时间越长。有报道，6000mGy 剂量的睾丸照射可导致不可逆无精子症，300mGy 剂量可导致暂时性无精子症，而 100mGy 剂量可使精子浓度和 A 型精原细胞数量减半。

不同部位和不同方法的放射影像学检查对睾丸的照射剂量不同，如头颈部 X 常规摄片导致的睾丸照射剂量最小，仅 0.02mGy，远低于可能影响精子生成的有害剂量，而离阴囊较近的复杂 X 线造影检查的照射剂量则明显升高，如静脉肾盂造影的睾丸照射剂量可达 50mGy，较接近可能影响精子生成的有害剂量。核医学核素检查的照射剂量一般低于常规 X 线检查。尽管有流行病学调查报道暴露于医学影像学检查的辐射对远期的男性生育能力没有影响，但仍需要更多的研究证实。在行下腹部近阴囊部位的复杂 X 线造影检查时仍应注意对睾丸的辐射保护。

（二）放射治疗

放射疗法（radiotherapy）是用 X 线、γ 高能电子束等放射线照射在癌组织，通过放射线能量破坏细胞的染色体，使细胞生长停止，杀伤癌组织，破坏癌组织。放射治疗最常作为直接或辅助治疗癌症的方式。放射治疗除了对肿瘤组织具有破坏作用外，还对正常组织有不良影响，会产生放射性皮炎、放射性食管炎以及食欲缺乏、恶心、呕吐、腹痛、腹泻或便秘等诸多毒副作用。

睾丸生精细胞是对放射线敏感的细胞类型，因而睾丸癌患侧切除后健侧的放射辅助治疗会导致精子生成受损。研究发现精原细胞癌在放射治疗后 3 个月精液精子浓度显著下降，可致重度少精子症，但之后开始恢复，在治疗后 24 个月恢复至接近术前水平。此外，对睾丸附近区域肿瘤（前列腺癌、膀胱癌、直肠和大肠癌、盆腔恶性肿瘤等）的放射治疗也会影响精子生成，因而在治疗时应注意睾丸的保护。放射治疗对生精过程的影响取决于治疗前精子质量，睾丸癌术前精液指标可能就已异常，因而术前应予以精液分析了解精液质量。放射治疗的疗程数和放射剂量是重要的影响生精过程受损严重程度的因素。放射治疗前行精子冷冻保存是保护男性生育力的简单和可靠方法。

三、手术损伤

男性生殖系统以及邻近部位的手术或操作都可能造成阴茎勃起功能障碍、射精障碍、睾丸生精功能损伤和精子输送途径阻塞,导致男性生育力低下,甚至男性不育。常见的有直肠癌根治术、腰骶椎手术、睾丸/附睾肿瘤切除术、腹股沟区的手术、精囊囊肿手术、精囊镜探查术、前列腺摘除术和经尿道前列腺手术等。影响输精管和膀胱颈部神经传导的手术可能会导致不射精或逆行性射精,造成功能性梗阻,常见的有输精管和膀胱颈部手术造成的神经损伤。睾丸活检术有可能造成暂时性生精过程障碍,外科睾丸取精在睾丸较小时应特别慎重,因其有可能造成持续的生精障碍。在选择外科取精方法时,除非存在不可逆的梗阻,通常应行睾丸取精,因附睾取精可能造成附睾继发性梗阻。输精管造影术也有可能造成输精管阻塞,作为有创的检查手段应该慎重选择。疝修补中应用修补片后可由于输精管周围的炎症反应导致输精管阻塞。

(赵永平)

第九节　理化、环境和职业因素

目前已确认很多物理和化学因素对男性生殖健康有害,可导致男性不育,甚至还可影响到胚胎发育,造成自然流产、胚胎停止发育或畸形。这些因素对生育的影响与其暴露量和时间等有关。这些不利因素主要通过环境和职业暴露(occupational exposure)起作用。多种不利因素对于男性生育健康的影响存在倍增效应,而非简单的累积叠加。目前,理化、环境和职业因素对男性生育影响的机制尚未完全明了,但可以进行提前干预以减少或者完全避免其对生殖的损害。环境污染中的化学因素可由于存在于生物链而导致对几代人的持续不良影响,因此,避免和消除环境污染对保护人类生殖健康具有长远的战略意义。

一、物理因素

物理因素主要包括电离、射线等造成的辐射和热环境等。

生殖细胞是对辐射最为敏感的细胞之一,其敏感程度由高到低依次为:精原细胞、初级精母细胞、次级精母细胞和精子。支持细胞和间质细胞则有较强的耐受性,因此不会影响性激素的分泌。一般认为,在受照总剂量相同时,分次照射的损伤程度高于单次照射。非电离辐射也会造成男性生殖系统的损害,但其程度远轻于电离辐射。人们最常接触到的非电离辐射是射频辐射,其中包括微波辐射。一些行业里的某些特殊专业,如无线电通讯、雷达、大型服务器设备、科研和医疗(如理疗)等会经常接触到微波辐射(microwave radiation)。微波辐射主要通过以下机制影响精液质量:热效应损害生精细胞;降低精浆中卡尼汀含量而影响精子的活力;影响睾丸的内分泌功能,导致血清中睾酮降低,LH 升高。

比较解剖学和发育生物学认为哺乳动物精子发生所需温度应低于 37℃。人类阴囊内温度较体温低 1~2℃。如果睾丸温度升高则可抑制生精功能。高温可引起细胞损伤,生精上皮病变的顺序与接受的热量有关,主要损伤初级精母细胞,之后逐步损伤精子及精原细胞。

二、化学因素

近年来,人们赖以生存的环境质量的恶化正在悄无声息地影响人类的生育能力。每年约有 500 种新化学物被推向市场,而今已有 5~6 万种化合物进入我们的日常生活,其中许多种化学物的职业性或环境性接触会影响人类的生殖功能。常见的包括类似雌激素样作用物质、有机溶剂(如甲醛、苯、甲苯、二甲苯等)、有害气体(如氨气、二氧化硫等)以及农药及杀虫剂(insecticide)等。

一些类雌激素样物质是通过模拟或封闭内源性激素,破坏内分泌系统的平衡,而导致对生殖系统的损害。隐睾、尿道下裂和睾丸肿瘤的发生就与胎儿时期母体接触类雌激素样物质有关。过多的雌激素干扰了胎儿睾丸和生殖管道的发育,而生殖系统发育障碍,尤其是隐睾,与睾丸肿瘤的发生有密切的关系。有研究表明,孕妇接触有类雌激素样作用和(或)抗雄激素作用的人工化合物增多,是导致男性后代生殖系统发育不良和睾丸肿瘤的危险因素。值得注意的是生活中有些不规范产品、药品或添加剂,如某些促进男性性欲的保健品可能会添加雄激素,生发产品添加雌激素,甚至一些不法商贩在养殖饲料中添加激素类制剂以提高产蛋量或缩短动物饲养周期等,这些有害物质在人体的积累,可导致生殖功能的损害。

有机溶剂广泛应用于化工及相关行业,含有苯及其同系物如甲苯、二硫化碳、甲醛等的有机溶剂对男性生殖系统的损害明显。苯与人类生活联系密切,如油漆、染色剂、图文传真机、电脑终端机及打印机、木制壁板、地毯等均含有苯。很多研究显示,接触苯可能造成男性不育、女性不孕或自然流产、胚胎停育或畸形。研究显示不育患者精液中聚氯联苯及邻苯二甲酸酯明显增高,射精量、精子计数、精子活力、正常形态的精子及受精能力与对照组相比明显降低。研究发现,室内装修材料含有大量甲醛,6 个月内进行过房屋装修且能闻到异味的时间在 3 个月以上可显著降低精液质量,增加孕妇早期自然流产的发生率。随着接触时间延长,早期自然流产的相对危险度增加。

杀虫剂是另一类影响生殖健康的有机物。许多环境物质和杀虫剂对人类生殖细胞发挥着细胞毒性效应,特殊的杀虫剂破坏着内分泌系统,损坏男性生育。有报道滥用杀虫剂使精子质量的下降,数量减少、浓度下降、运动力低下,精子畸形率增加,甚至胎儿先天畸形、流产、低体重儿、早产、胎儿停育和不育。

三、重金属及其化合物

铅主要作用于中枢神经系统,能影响性腺轴的各个水平。铅能干扰精子的顶体反应及诱导染色体异常变化,铅污染能导致男性生殖毒性、精子质量异常。另外,汞、镍、铝、铜、锰、镉等重金属(heavy metal)对于生殖的影响均有报道,但其机制尚未完全明了。

四、职业

一些特殊职业对男性生育力具有潜在的损伤,包括专业司机、职业厨师、锅炉工和长期久坐的工作人员(比如 IT、设计人员、会计员、文书职员等)。文献报道,从事司机职业的不育男性精液质量异常率显著高于非司机职业不育男性和生育组,驾车 8 年以上组精液质量明显低于驾车 8 年以下组。职业司机精液质量下降可能与睾丸局部温度升高、睾丸和附睾缺氧、废物代谢不畅、车辆尾气、汽油添加剂、持续的情绪紧张和噪音的影响有关。职业厨师的工作环境中存在环境高温、燃气废气和烹调油烟等危害因素,可能会引起精液质量下降。

某些职业有特定的理化暴露因素，如雷达操作人员可能暴露于雷达电磁波，影像检查科医师可能暴露于X射线，一些特殊工厂工人暴露于有机溶剂或重金属等。这些职业暴露是否影响精子质量取决于暴露强度和持续时间以及是否具有有效的防护措施。

五、吸烟及酗酒

目前研究表明，吸烟与出生缺陷（birth defect）及异位妊娠（ectopic pregnancy）存在统计学关联。妊娠期母亲吸烟，特别是每天吸烟20支以上，除了可引起胎儿低体重外，还可导致胎儿缺氧、红细胞减少甚至胎儿出生后出血。隐睾也与母亲孕期吸烟的某些特性有关。

研究证实，吸烟影响精子质量以及导致不良孕产或不良人工助孕的结局。对于吸烟影响不育的机制还未完全了解。一般认为，吸烟导致精子异常可能的原因包括：增加白细胞或降低精浆中抗氧化物质水平从而降低精子质量（如浓度、前向运动力、形态等），显著提高精浆中的活性氧（ROS）水平引起精子DNA损伤；尼古丁等物质可直接影响精子发生，重度吸烟还可使阴茎动脉收缩，睾丸和附睾血流动力学改变，影响精子发生和成熟；香烟中的诱变物质，不仅造成体细胞遗传物质的损伤，还可透过血-睾屏障影响生精细胞发育，其氧化剂基团可与DNA共价结合，产生DNA缺口等。

酒精可通过损害睾丸生精上皮和影响性激素的合成两种途径来影响精液的质量。长期酗酒致肝硬化者，血清内睾酮水平明显低下，雌激素水平升高。这是由于酒精对睾丸间质细胞有直接的毒性作用，且可抑制雄激素的合成酶系和FSH的释放；同时，肝脏合成雌激素结合蛋白减少，导致了低睾酮和高雌激素血症。酒精中毒和酒精性肝硬化者均有不同程度的睾丸萎缩，还会引起维持睾丸功能所必需的维生素A及微量元素锌的缺乏。这些均影响了睾丸生精的启动、维持以及附睾内精子的成熟。

第十节 性功能障碍

男性性功能障碍包括性欲（libido）低下或丧失、阴茎勃起功能障碍（erectile dysfunction，ED）、射精异常（ejaculatory disorder）和性高潮障碍等。导致男性不育症的性功能障碍主要包括严重的勃起功能障碍、不射精（anejaculation）和逆行射精（retrograde ejaculation），其共同特点是不育症夫妇在性生活时无或几乎无精子进入女性生殖道。性功能障碍可以是器质性病变所致，也可仅为功能性。不同的性功能障碍可以同时存在。

一、阴茎勃起功能障碍

阴茎勃起功能障碍定义为阴茎持续不能达到和（或）维持足够的勃起以获得满意的性生活，发病时间不短于3个月。它是成年男性的常见多发病，著名的马萨诸塞州研究（Massachusetts male aging study，MMAS）表明，40~70岁男性中勃起功能障碍的患病率为52%，轻、中、重度勃起功能障碍的患病率分别为17.2%、25.2%、9.6%。一项国内调查发现40岁以上男性ED患病率为40.2%，其中30~50岁为24.5%~26.14%，50~70岁为43.37%~65.32%。

（一）阴茎勃起的机制

阴茎勃起是神经内分泌调控下的阴茎海绵体血流动力学变化过程。这一过程是由两个机制协同完成：①动脉灌注机制：阴茎动脉和阴茎海绵体平滑肌松弛使海绵体充血；②静脉闭塞机制：阴茎海绵体窦充盈膨胀后压迫白膜下静脉使阴茎静脉流出阻力增加阻止血液流出。阴茎海绵体平滑肌的松弛过程是通过降低平滑肌细胞胞质内钙离子浓度来实现的，降低细胞内钙离子浓度的机制是由环单磷酸腺苷（cAMP）和环单磷酸鸟苷（cGMP）积聚量以及使细胞膜超极化的钾离子通道的激活状态决定的。

（二）勃起功能障碍的分类

通常根据ED发生的病因学机制将其分为三类：心理性ED、器质性ED（血管性、神经性、内分泌性和海绵体异常等）及混合性ED（器质性和心理性因素同时存在）。

1. **心理性ED** 虽然现在越来越多的研究资料显示ED伴器质性因素，但心理因素仍是ED的一个重要原因。心理性ED（psychological ED）的发生机制是通过中枢神经系统释放抑制阴茎勃起的神经递质，如5-羟色胺等，作用于骶神经脊髓勃起中枢（erection center），并进一步影响控制阴茎勃起的副交感神经的兴奋性，而交感神经则过度兴奋导致阴茎海绵体（corpus cavernosum）平滑肌紧张性增加。

2. **血管性ED** 阴茎血管病变是导致勃起功能障碍的常见原因之一，临床根据阴茎勃起的动脉灌注机制和静脉闭塞机制，将血管性ED（vascular ED）分为动脉性ED和静脉性ED。

3. **神经性ED（neurogenic ED）** 阴茎勃起受中枢神经和周围神经的调控，反射弧的传入神经为来源于阴部神经的阴茎背神经，传出神经为骶副交感神经。脑、脊髓、脊神经根、阴部神经或海绵体神经损伤及病变均可导致这一反射弧（reflex arc）传导通路的中断，导致勃起功能的减退或消失。

4. **内分泌性ED** 各种导致性腺功能减退的疾病可导致内分泌性ED（endocrin ED），包括原发性性腺功能减退症和继发性性腺功能减退症。原发性性腺功能减退症指睾丸功能衰竭导致的性腺功能低下，表现为低T和高FSH，包括克氏综合征及双侧无睾症等先天性因素以及性腺损伤（创伤、梗阻性疾病、肿瘤、手术、放疗等）等后天性因素。继发性性腺功能减退指继发于低促性腺激素的性腺功能低下，表现为低LH和低T，包括IHH、选择性LH缺乏症、先天性低促性腺素综合征等先天性因素以及外源性或内源性激素（雄激素、雌激素、糖皮质激素、生长激素、甲状腺素）过多和高泌乳素血症（特发性、药物性和垂体肿瘤）等后天性因素。

5. **代谢性病因** 糖尿病（diabetes）是最常见的导致ED的代谢性疾病，发生率高达30%~70%。其血管性和神经性并发症共同导致了ED的发生。糖尿病性ED的病理常表现为微小动脉、静脉窦平滑肌、C类无髓神经纤维的变性。另外，糖尿病患者长期高血糖状态影响到下丘脑-垂体-性腺轴的功能，最终导致雄激素的合成能力下降可能也是男性糖尿病患者ED发生的原因之一。血脂代谢异常也是ED重要的危险因素。

（三）诊断

详尽的病史和体检可以对ED及其严重程度作出初步诊断。详细的检查可有助于病因诊断，而病因诊断有助于判断其对生育的影响和作出不育治疗方法选择。一些ED病因本身可导致精子异常甚至无精子症，如内分泌因素。一些病因不影响精子质量，因而只有严重ED几乎无正常阴道内射精时才会影响生育，如心理性和血管性ED。大部分患者可以有手淫射精，因而可以通过精液检查了解精液质量。

1. **病史和体检** 准确详尽的病史对ED诊断非常重要。重点应排查是否存在糖尿病、神经系统疾病、手术外伤和特殊药物使用。应注意是否存在夜间勃起和射精情况。特别询问有关教育背景、婚姻性关系亲密程度、既往心理创伤和心理治疗史等性心理状态。采用勃起功能国际问卷表(International Index of Erectile Function 5,IIEF5)有助于医师判断勃起功能障碍的严重程度。

全面细致的体检有助于发现与ED相关的神经、内分泌、心血管等系统、器官的异常以及生殖器缺陷。应进行基本的神经系统体检,如阴囊、睾丸和腹壁敏感性、提睾肌反射、肛门括约肌张力和球海绵体反射。

2. **常规实验室检查** 血常规、尿常规、空腹血糖、血脂、肝肾功能等常规检查,有助于发现糖尿病、血脂代谢异常及慢性肝肾疾病。内分泌检查可有助于诊断内分泌相关ED病因的诊断。

3. **夜间阴茎勃起检查** 夜间阴茎勃起(nocturnal penile tumescense,NPT)检查有助于ED的诊断和鉴别诊断。心理性ED的阴茎夜间勃起常正常。NPT检查方法有邮票法、Snap-gauge、RigiScan和夜间电子生物阻抗体积测量(nocturnalelectrobioimpedence volumetric assessment,NEVA)。现常用NEVA,能可靠检测NPT的次数和质量,有助于鉴别心理性ED和器质性ED,还有助于鉴别动脉性、静脉性ED。

4. **其他特殊检查** 超声Doppler有助于检查阴茎动脉血供,阴茎海绵体造影可发现静脉漏性ED。DSA和MR有助于血管性ED诊断。怀疑存在神经性ED的可以行进一步的神经检测,如海绵体肌电图(corpus cavernosum electromyogram,EMG)和阴茎背神经躯体感觉神经诱发电位等。

二、射精异常

射精异常病因比较特殊,射精异常可能是功能性或病理性、原发性或继发性。功能性射精异常的患者通常没有解剖或神经系统问题,被认为是性高潮阈值异常,比如早泄和射精延迟(delay ejaculation)。

(一) 不射精

不射精(anejaculation)是指性高潮丧失,缺乏射精过程,没有精液射出。其发病机制是精液从精囊、前列腺和射精管进入尿道障碍所致。部分不射精患者存在高潮感觉,少数情况下(例如不完全性脊髓损伤),高潮感觉可能会降低。不射精通常与中枢或外周神经系统功能障碍或应用药物(如抗精神类疾病药物)有关。神经性病因主要包括脊髓或马尾病变,手术并发症如腹膜后淋巴结摘除、结直肠手术等,另外如多发性硬化症、帕金森病及糖尿病等均可引起神经功能障碍。

诊断依靠详细的病史和体检。必须详细检查患者有无糖尿病、神经病变、外伤、手术史和用药史。尤其要注意患者的排尿和射精特点,包括原发还是继发、有无夜间遗精、特定环境下的射精情况和不射精变化史等,还应详细询问性生理情况,包括性教育、夫妻间的感情、既往心理创伤及治疗情况。体格检查应包括生殖器检查、球海绵体肌反射和肛门括约肌张力等,另外神经反射检查如阴囊、睾丸和会阴部的敏感性,提睾肌和腹壁浅反射及腿部跟腱和足底反射等可以帮助判断其功能。应行性高潮后尿液离心查找精子,以与逆行射精鉴别。

(二) 逆行射精

逆行射精(retrograde ejaculation)是由于精液通过膀胱颈进入膀胱而导致完全或部分无精液顺行射出。常由于膀胱颈部肌肉功能异常、局部神经支配失调和前列腺手术后等所致。

诊断逆行射精时，应当详细了解病史，通常患者有性高潮但几乎无精液射出或少于 0.5ml 可怀疑其为逆行射精，特别是有糖尿病史或前列腺手术史等。

逆行射精需与射精管阻塞和不射精相鉴别。性高潮后尿液浑浊、尿液检查发现精子、果糖阳性可确诊逆行射精。

（三）早泄

早泄（prospermia）是指患者在阴茎插入阴道后不能控制足够的时间、在希望发生射精之前就已射精（达到性高潮）。虽然目前尚无确切的时间标准定义早泄，但一些患者在插入几次甚至刚刚插入后就射精，应该可以确定是早泄。

早泄的原因不仅包括抑郁、自罪感、丧失对性交的自信心等心理因素，而且还包括器质性病因导致的阴茎感觉神经兴奋性增高或阴茎感觉过敏。生殖系统的炎症、交感神经节损伤、末梢神经炎、慢性酒精中毒、服用某些药物、红细胞增多症等均可导致器质性的射精功能障碍。

通过询问病史早泄很容易诊断，利用症状自评量表（symptom checklist-90，SCL-90）可以了解患者的精神心理状况。男科常规检查可以了解有无生殖系统炎性病变存在；阴茎生物感觉测定（penile biothesiometer）可以评价阴茎背神经向心性传导功能和脑神经中枢的兴奋性。

早泄通常不影响生育，除非严重到未插入阴道即射精。

（四）射精延迟 / 性高潮障碍

射精延迟 / 性高潮障碍（orgasmic dysfunction）是指难以达到性高潮，或过度延迟才达到性高潮。18~59 岁男性中有 8% 的人可能经历性高潮障碍。原发性性高潮障碍多数是心理性的，其特点是在任何性行为时都难以射精，没有神经系统疾病，但是存在遗精现象，这表明射精反射功能是正常的。

诊断原发性性高潮障碍时，要明确是否存在细小的神经系统疾病，包括隐匿性脊柱裂合并脊髓膨出或早期多发性硬化症。

心理治疗对原发性性高潮障碍效果不理想。建议采取直肠探头电刺激射精或手术取精用于人类辅助生殖技术。

（赵永平）

第十一节　特发性男性不育

没有明确致病因素的精液指标异常所致的男性不育称为特发性男性不育，约占男性不育的 25%~44%。特发性男性不育为描述性诊断，表现为少、弱或畸形精子症，甚至无精子症。特发性男性不育患者性功能及射精功能必须正常。大部分特发性男性不育同时表现为少、弱和畸形精子症，单独异常较少。

特发性少精子症是指精子浓度小于 15×10^6/ml 但大于 0.0×10^6/ml，而不符合其他诊断，病因不明。

特发性弱精子症是指精子的浓度在正常范围，但前向运动精子的百分率低于 32% 且不符合其他诊断。

特发性畸形精子症是指精子的浓度及活力均在正常范围，但是精子的正常形态率低于4%且不符合其他诊断。

特发性隐匿精子症是指精液常规新鲜标本未见精子但离心沉渣中发现精子且不符合其他诊断。如离心沉渣中也未见精子，则为特发性无精子症。特发性无精子症诊断时必须满足下面条件：血清 FSH 水平增高和（或）睾丸总容积≤30ml 或单侧睾丸容积≤15ml；睾丸活检中没有发现精子；并且不符合其他诊断。

临床上诊断特发性男性不育时，需要进行详细的询问病史和体格检查，并严格按照诊断规范要求进行实验室检测，包括勃起功能和射精功能评估，排除性功能障碍。行 MAR/IBT 检测排除免疫性不育。完成精浆生化分析判断是否存在单纯精浆异常。详细分析是否存在医源性病因及全身性病因导致的男性不育。通过细致体检和遗传学分析，排除先天性异常疾病。仔细询问是否有生殖系统外伤史，并检查外生殖器及生殖腺，了解是否存在后天性睾丸损伤。体格检查及彩色多普勒超声检查评估是否存在精索静脉曲张。详细了解生殖系统感染病史，必要时进行精液、前列腺液微生物培养，明确是否有附属性腺感染疾病。检测性激素水平、甲状腺功能、肾上腺分泌功能，明确是否存在内分泌病因导致男性不育。

随着男性不育诊断技术的改进，一些新的诊断方法可能有助于发现目前诊断为特发性男性不育的病因。精子 DNA 损伤、生精细胞凋亡和氧自由基都可能是导致精子异常的病因。此外，有关生精相关基因的研究可发现一些特发性精液异常的分子生物学基础。

（赵永平）

参考文献

1. Mau-Holzmann U. Somatic chromosomal abnormalities in infertile men and women. Cytogenet Genome Res, 2005, 111(3-4): 317-336.
2. Maiburg M, Repping S, Giltay J.The genetic origin of Klinefelter syndrome and its effect on spermatogenesis. Fertil Steril, 2012, 98(2): 253-260.
3. Aksglaede L, Wikstrom AM, Rajpert-De Meyts E, et al. Natural history of seminiferous tubule degeneration in Klinefelter syndrome. Hum Reprod Update, 2006, 12(1): 39-48.
4. Mancini A, Zollino M, Leone E, et al. A case of 45, X male: genetic reevaluation and hormonal and metabolic follow-up in adult age. Fertil Steril, 2008, 90(5): 2011, e17-21.
5. Stefanidis K, Belitsos P, Fotinos A, etal. Causes of infertility in men with Down syndrome. Andrologia, 2011, 43(5): 353-357.
6. 陈竺. 医学遗传学. 北京：人民卫生出版社，2005.
7. Benet J, Oliver-Bonet M, Cifuentes P, etal. Segregation of chromosomes in sperm of reciprocal translocation carriers: a review. Cytogenetic and genome research, 2005, 111(3-4): 281-290.
8. Anton E, Vidal F, Egozcue J, et al.Preferential alternate segregation in the common t(11;22)(q23;q11) reciprocal translocation: sperm FISH analysis in two brothers. Reproductive biomedicine online, 2004, 9(6): 637-644.
9. Ogur G, Van Assche E, Vegetti W, etal. Chromosomal segregation in spermatozoa of 14 Robertsonian translocation carriers. Mol Hum Reprod, 2006, 12(3): 209-215.
10. Vialard F, Delanete A, Clement P, etal. Sperm chromosome analysis in two cases of paracentric inversion.Fertil Steril, 2007, 87(2): 418, e1-e5.

11. Morel F, Laudicr B, Guerif F, etal. Meiotic segregation analysis in spermatozoa of pericentric inversion carriers using fluorescence in-situ hybridization. Hum Reprod, 2007, 22 (1): 136-141.
12. European Association of Urology.European Association of Urology Guidelines 2009 edtion on male infertility, 2009: 9-10, 28-30, 32-34.
13. 刘新民 . 内分泌代谢疾病鉴别诊断学 . 北京: 科学出版社, 1990: 226- 227.
14. World Health Organization. WHO Manual for the Standardized Investigation, Diagnosis and Management of the Infertile Male. Cambridge: Cambridge University Press, 2000.
15. 郭应禄, 辛钟成 . 男子生殖医学 . 北京: 北京医科大学出版社, 2002: 124-125.
16. 梅骅 . 泌尿外科手术学 . 北京: 人民卫生出版社, 1996: 715.
17. World Health Organization. WHO Manual for the Standardized Investigation, Diagnosis and Management of the Infertile Male. Cambridge: Cambridge University Press, 2000.
18. European Association of Urology.European Association of Urology Guidelines 2010 edition on male infertility, 2010: 41-46.
19. Rowe P, Comhaire F, Hargreave TB, et al. World Health Organization Manual for the Standardised Investigation and Diagnosis of the Infertile Couple. Cambridge: Cambridge University Press, 1993: 45-46.
20. 郭应禄, 李宏军 . 前列腺炎 . 北京: 人民军医出版社, 2007: 364-372.
21. 王益鑫 . 男性不育症诊断与治疗 . 上海: 上海科学技术文献出版社, 1998: 284-292.
22. WHO.WHO laboratory manual for the Examination and processing of human semen.5th ed.2010: 19, 109-113.
23. Wallach EE. Clinical associations and mechanisms of action of antisperm antibodies. Fertil Steril, 2004, 83 (3): 529-535.
24. McLachlan R I. Basis, diagnosis and treatment of immunological infertility in men. Journal of Reproductive Immunology, 2002, 57: 35-45.
25. European Association of Urology.European Association of Urology Guidelines 2009 edition on male infertility, 2009: 22-26.
26. 郭应禄, 李宏军 . 男性不育症 . 北京: 人民军医出版社, 2003: 238-244.
27. 王益鑫 . 男性不育症诊断与治疗 . 上海: 上海科学技术文献出版社, 1998: 211-234.
28. 周永昌, 郭万学 . 超声医学 . 第 4 版 . 北京: 科学技术文献出版社, 2003: 1234-1236.
29. Kapoor S. Testicular torsion: a race against time. Int J Clin Pract, 2008, 62 (5): 821-827.
30. 郭应禄, 胡礼泉 . 男科学 . 北京: 人民卫生出版社, 2004: 1589-1590.
31. Turner TT, Bang HJ, Lysiak JL. The molecular pathology of experimental testicular torsion suggests adjunct therapy to surgical repair. J Urol, 2004, 172: 2574-2578.
32. Clifton DK, Bremner WJ. The effect of testicular x-irradiation on spermatogenesis in man. A comparison with the mouse. J Androl, 1983, 4 (6): 387-392.
33. Sinno-Tellier S, Bouyer J, Ducot B, etal. Male gonadal dose of ionizing radiation delivered during X-ray examinations and monthly probability of pregnancy: a population-based retrospective study. BMC Public Health 2006, 6: 55 doi: 10.1186 /1471-2458-6-55.
34. Bujan L, Walschaerts M, Moinard N, etal. Impact of chemotherapy and radiotherapy for testicular germ cell tumors on spermatogenesis and sperm DNA: a multicenter prospective study from the CECOS network. Fertility and Sterility, 2013: 100, 0.1016/j.fertnstert.2013.05.018.
35. 保毓书 . 环境因素与生殖健康 . 北京: 化学工业出版社, 2002: 306.
36. Komick SA, Chen C, Domokosh AI, et al. Association of DDT with Spontaneous Abortion: A Case-Control Study. AEP, 2001, 11 (7): 491-496.
37. Samanta L, Roy A, Chainy GB, et al. Changes in rat testicular antioxidant defence profile as a function of age and its impairment by hexachlonocyclohexane during critical stages of maturation. Andrologia, 1999, 31(2): 83-90.

38. Al-Omar MA, Abbas AK, AI-Obaidy SA, et al. Combined effect of exposure to lead and chlordane on the testicular tissues of swiss mice. Toxicol Lett, 2000, 115(1): 1-8.
39. 张庆江,许清泉. 三城市 2226 例男性勃起功能流行病学调查. 中国男科学杂志, 2003, 03: 191-193.
40. 张志超,刘永胜,辛钟成. 北京市社区已婚男子勃起功能障碍患病情况调查. 中华泌尿外科杂志, 2003, 12: 63-65.
41. 王涛,刘波,吴志坚,等. 心理性勃起功能障碍的下丘脑 PET 研究. 中华男科学杂志, 2008, 14(7): 602-605.
42. 贺占举,金杰,张凯. 血脂异常与勃起功能障碍. 中国性科学, 2009, 18(2): 6-11.
43. Campbell-Walsh Urology (9th Edition) Volume 1: 835-837.
44. Davis-Joseph B, Tiefer L, Melman A. Accuracy of the initial history and physical examination to establish the etiology of erectile dysfunction. Urology, 1995, 45(3): 498-502.
45. Chan SS, Leung DY, Abdullah AS, et al. Smoking-cessation and adherence intervention among Chinese patients with erectile dysfunction. Am J Prev Med, 2010, 39(3): 251-258.
46. Ayyathurai R, Manoharan M, Nieder AM, et al. Factors affecting erectile function after radical retropubic prostatectomy: results from 1620 consecutive patients. BJU Int, 2008, 101(7): 833-836.
47. Sand MS, Fisher W, Rosen R, et al. Erectile dysfunction and constructs of masculinity and quality of life in the multinational Men's Attitudes to Life Events and Sexuality (MALES) study. J Sex Med, 2008, 5(3): 583-594.
48. Konstantinos H, Edouard A, Ian E, et al. Guidelines on male sexual dysfunction: erectile dysfunction and premature ejaculation. EurUrol, 2010, 57: 804-814.
49. Tom TF. Campbell-Walsh Urology. 9th ed. Philadlphia: Saunders, 2007: 755-760.
50. Arthur L BT, Travis DS, Bruce JT, et al. Serum biomarker measurements of endothelial function and oxidative stress after daily dosing of sildenafilin type 2 diabetic men with erectile dysfunction. J Urol, 2009, 181: 245-251.
51. Porst H, Rajfer J, Casabé A, et al. Long-term safety and efficacy of tadalafil 5 mg dosed once daily in men with erectile dysfunction. J Sex Med, 2008, 5: 2160-2169.
52. Zumbé J, Porst H, Sommer F, et al. Comparable efficacy of once-daily versus on-demand vardenafil in men with mild-to-moderate erectile dysfunction: findings of the RESTORE study. EurUrol, 2008, 54: 204-210.
53. Bannowsky A, Schulze H, van der Horst C, et al. Recovery of erectile function after nerve-sparing radical prostatectomy: improvement with nightly low-dose sildenafil. BJU Int, 2008, 101(10): 1279-1283.
54. Lombardi G, Macchiarella A, Cecconi F, et al. Ten years of phosphodiesterase type 5 inhibitors in spinal cord injured patients. J Sex Med, 2009, 6: 1248-1258.
55. Corona G, Petrone L, Fisher AD, et al. Six-month administration of 1% testosterone gel is able to restore erectile function in hypogonadal patients with erectile dysfunction. Arch Ital UrolAndrol, 2008, 80(3): 103-108.
56. Wang J, Wang Q, Liu BX, et al. A Chinese herbal formula, shuganyiyang capsule, improves erectile function in male rats by modulating NOS-cGMP mediators. Urology, 2012, 79(1): 241-246.
57. 郭应禄,胡礼泉. 男科学. 北京: 人民卫生出版社, 2004: 702-705.
58. 朱积川. 男子勃起功能障碍诊治指南. 中国男科学杂志, 2004, 18(1): 68-72.
59. Hatzimouratidis K, Amar E, Eardley I, et al. Guidelines on male sexual dysfunction: erectile dysfunction and premature ejaculation.EurUrol, 2010, 57(5): 804-814.
60. Yuan J, Hoang AN, Romero CA, et al. Vacuum therapy in erectile dysfunction-science and clinical evidence. Int J Impot Res, 2010, 22(4): 211-219.
61. Juza Chen, Mario Safer, Issac Kaver, et al. Concomitant use of sildenafil and a vacuum entrapment device for the treatment of erectile dysfunction. The Journal of Urology, 2004, 171(1): 292-295.
62. Canguven O, Bailen J, Fredriksson W, et al. Combination of vacuum erection device and PDE5 inhibitors as

salvage therapy in PDE5 inhibitor nonresponders with erectile dysfunction. J Sex Med, 2009, 6(9): 2561-2567.

63. Köhler TS, Pedro R, Hendlin K, et al. A pilot study on the early use of the vacuum erection device after radical retropubic prostatectomy. BJU Int, 2007, 100(4): 858-862.
64. Engel JD. Effect on sexual function of a vacuum erection device post-prostatectomy. The Canadian Journalof Urology, 2011, 18(3): 5721-5725.
65. Konstantinos Hatzimouratidis, Edouard Amar, Ian Eardley, et al. Guidelines on Male Sexual Dysfunction: Erectile Dysfunction and Premature Ejaculation. European Urology, 2010, 57: 804-814.
66. Schwartz BG, Kloner RA. How to save a life during a clinic visit for erectile dysfunction by modifying cardiovascular risk factors. Int J Impot Res, 2009, 21(6): 327-335.
67. Jackson G. Prevention of cardiovascular disease by the early identification of erectile dysfunction. Int J Impot Res, 2008, 20(Suppl 2): S9-14.
68. Wespes E, Amar E, Eardley I, et al. Guidelines on male sexual dysfunction: erectile dysfunction and premature ejaculation. European Association of Urology, 2009.
69. Esposito K, Giugliano F, Maiorino MI, et al. Dietary factors, Mediterranean diet and erectile dysfunction. J Sex Med, 2010, 7(7): 2338-2345.
70. Soner BC, Murat N, Demir O, et al. Evaluation of vascular smooth muscle and corpus cavernosum on hypercholesterolemia. Is resveratrol promising on erectile dysfunction? Int J Impot Res, 2010, 22(4): 227-233.
71. Gamidov SI, Mazo EB, Gasanov RV, et al. Prophylactics of erectile dysfunction in patients with metabolic syndrome. Bull Exp Biol Med, 2009, 148(2): 318-321.
72. Pohjantähti-Maaroos H, Palomäki A, Hartikainen J. Erectile dysfunction, physical activity and metabolic syndrome: differences in markers of atherosclerosis. BMC Cardiovascular Disorders, 2011, 11: 36-45.
73. Lee JC, Bénard F, Carrier S, et al. Do men with mild erectile dysfunction have the same risk factors as the general erectile dysfunction clinical trial population? BJU int, 2010, 107: 956-960.
74. Mulhall JP, Parker M, Waters BW, et al. The timing of penile rehabilitation after bilateral nerve-sparing radical prostatectomy affects the recovery of erectile function. BJU Int, 2010, 105(1): 37-41.
75. Padma-Nathan H, McCullough AR, Levine LA, et al. Randomized, double-blind, placebo-controlled study of postoperative nightly sildenafil citrate for the prevention of erectile dysfunction after bilateral nerve-sparing radical prostatectomy. Int J Impot Res, 2008, 20(5): 479-486.
76. Pahlajani G, Raina R, Jones JS, et al. Early intervention with phosphodiesterase-5 inhibitors after prostate brachytherapy improves subsequent erectile function. BJU Int, 2010, 106(10): 1524-1527.
77. Raina R, Pahlajani G, Agarwal A, et al. Long-term potency after early use of a vacuum erection device following radical prostatectomy. BJU Int, 2010, 106(11): 1719-1722.
78. Bonomi M, Libri DV, Persani L. New understandings of the genetic basis of isolated idiopathic central hypogonadism. Asian Journal of Andrology, 2012, 14: 49-56.
79. Prickett M, Jain M. Gene therapy in cystic fibrosis. Translational Research, 2012: 1-10.
80. AnjuKumari, Sandeep Kumar Yadav, Sher Ali. Organizational and Functional Status of the Y-linked Genes and Loci in the Infertile Patients Having Normal Spermiogram. PLoS ONE, 2012, 7(7): 1-12.
81. McLachlan RI, Ishikawa T, O'Bryan MK. Normal live birth after testicular sperm extraction and intracytoplasmic sperm injection in variant primary ciliary dyskinesia with completely immotile sperm and structurally abnormal sperm tails. Fertil Steril, 2012, 97: 313-318.
82. Rittler M, Castilla EE. Endocrine disruptors and congenital anomalies. Cad. Saúde Pública, Rio de Janeiro, 2002, 18(2): 421-428.

复习思考题

1. Y染色体微缺失主要发生在AZF的哪一区？试述该区特点与缺失的临床表现？

2. 试述雄激素不敏感综合征的主要遗传异常基础。

3. 试述FSH、LH影响精子生成的机制。

4. 特发性低促性腺激素型性腺功能减退症如何诊断？

5. 试述甲状腺激素异常对生育力的影响。

6. 为什么精索静脉曲张多发于左侧，且容易复发？

7. 试述精索静脉曲张引起不育的可能机制。

8. 精索静脉曲张如何分型？什么是亚临床型精索静脉曲张？

9. 试述生殖道结核的临床特点。

10. 诊断生殖道感染引起男性不育需要考虑哪些因素？

11. 前列腺炎如何分型，各型前列腺炎的特点是什么？

12. 简述精浆MAR法检测抗精子抗体的方法。

13. 简述抗精子抗体的实验室检查方法。

14. 免疫性不育的诊断要点是什么？

15. 先天性精子运输障碍包括哪些，应如何诊断？

16. 精子运输障碍和生精功能障碍在体检时如何鉴别？

17. 临床遇到精液量少、精液pH值6.5，多次检查后确诊为无精子症的患者，进一步如何处理？

18. 试述睾丸扭转的病理生理改变及对生育力的影响。

19. 试述睾丸外伤的临床特征。

20. 简述药物影响精液质量的作用机制。

21. 简述可能影响男性生育力的手术或操作。

22. 简述环境雌激素的生殖毒性。

23. 简述勃起功能障碍的分类。

24. 简述不射精和逆行射精的发病机制和诊断原则。

25. 简述特发性男性不育临床特征。

第四章

男性不育症的治疗

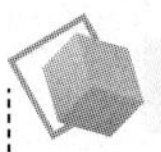

本章要点

1. 男性不育症的治疗目标是去除致病因素、改善精液质量并增加自然或通过辅助生殖技术的妊娠几率。

2. 男性不育症药物治疗的目的是通过药物治疗促进精子生成、提高精子数量和活力以及改善精子功能。阴茎勃起功能障碍引起的不育症可采用PDE5抑制剂等改善性功能障碍获得自然妊娠。特发性少、弱和畸形精子症通常只能采用经验性治疗，有助于改善精子浓度和质量，但其以自然生育为终点指标的疗效未获循证医学证据证实。

3. 器质性病变造成的不育，可考虑选择针对性的手术治疗。

4. ART已成为治疗男性不育的重要手段，但不应作为治疗的首选，而是常规治疗方法无效时的备选方案。在不同ART方法的选择上，也应遵循安全的原则，首先考虑损伤小的技术如IUI和IVF-ET，其次才选择ICSI、PGD等风险大、费用高的技术。

第一节　男性不育症治疗概况

男性不育症分类复杂，大部分病因不明，治疗方法较多，包括内科(包括各种经验治疗)、外科和辅助生殖技术治疗等。

男性不育症的治疗目标是去除致病因素、改善精液质量、增加自然妊娠机会或提高辅助生殖技术(assisted reproductive technology，ART)的成功率。制订男性不育症治疗方案的主要依据应是病因诊断及其影响因素，同时还要充分考虑女方的不孕相关情况。应从病因入手，合理选择各种可能的治疗方法，采取个体化系统治疗。个体化系统治疗应遵循的原则是，首先考虑去除不育相关影响因素，采用常规药物或手术治疗，只有在缺乏常规治疗方法时才考虑直接行ART治疗；在常规治疗时，不应盲目地无限期地治疗和等待，无效时应适时选择ART治疗，以免增加患者负担甚至丧失ART的机会，但也不应轻易放弃常规治疗，不恰当地过度使用ART；在行ART前，应尽可能考虑采用常规治疗方法改善精子数量和质量，以提高ART的成功率和降低潜在的因精子异常导致的子代风险。

一、药物治疗

当不育的病因明确并且有针对性的药物治疗措施可以采用时，药物治疗常可得到满意的疗效。

低促性腺性性腺功能低下采用促性腺激素治疗大多可以促进性腺发育，增强生精功能，明显改善精液质量，获得自然受孕或提高 ART 的成功机会。高泌乳素血症引起的男性不育采用多巴胺受体激动剂（dopamine receptor agonists）（如溴隐亭）治疗，可改善性功能和精液质量。对泌尿生殖系统感染引起的男性不育，使用敏感抗感染药物治疗，可显著改善精液质量，增加妊娠机会。阴茎勃起功能障碍引起的不育症可采用 PDE5 抑制剂（PDE5 inhibitors）等改善性功能障碍获得自然妊娠。

特发性少、弱和畸形精子症通常只能采用经验性治疗（empiric treatment）。抗雌激素类药物如他莫昔芬、氯米芬和来曲唑等，可反馈性促进垂体分泌卵泡刺激素，作用于睾丸促进精子的产生，常用于少精子症的治疗。促性腺激素也常用于特发性少精子症的治疗。少、弱精子症还可以使用其他药物进行经验性治疗，如抗氧化剂（如番茄红素、维生素 E 和维生素 C 等）、左卡尼汀、己酮可可碱、复合维生素、微量元素和中医药等。经验性治疗虽是患者乐于接受的治疗方法，但其以自然生育为终点指标的疗效未获循证医学证据证实。但经验性治疗改善精子数量和质量的研究报告较多，在 ART 前使用的价值尚需要研究证实。

二、男性不育的手术治疗

器质性病变造成的不育，无法通过药物有效治疗时，应首先考虑选择针对性的手术治疗。与 ART 治疗相比，手术治疗的费用相对较低，更主要的是有可能获得自然生育的机会，从而最大限度地降低 ART 治疗的潜在风险。

男性不育手术治疗的适应证主要有：

1. 梗阻性无精子症根据梗阻部位的不同，可以选择输精管吻合术（vasovasostomy）、输精管-附睾吻合术（vasoepididymostomy）以及经尿道射精管口切开术（transurethral resection of ejaculatory duct）等，常可获得一定的复通率和术后妊娠率。

2. 生殖器官畸形或发育异常，如尿道下裂、隐匿阴茎和睾丸下降不全等，适时合理的手术矫正，可改善性功能和精液质量，恢复生育能力。

3. 伴有精液质量异常精索静脉曲张患者，可接受精索内静脉高位结扎术（internal spermatic vein high ligation），术后精液质量有可能好转，恢复生育能力。伴有无精子症的精索静脉曲张患者也可考虑采用手术治疗，术后精液有可能会出现精子或提高外科取精时精子获取率。

4. 器质性病变所致的勃起功能障碍，选择静脉漏结扎术、假体植入术等手术，既可以改善性生活质量，同时可治愈因性功能障碍所致的不育。

三、男性不育的 ART 治疗

ART 已成为男性不育治疗的重要手段。对大部分男性不育症，ART 不应作为治疗的首选，而应是常规治疗方法无效时的最后备选方案。只有在缺乏有效常规治疗方法的情况下，才可直接采用 ART 治疗。

不同的 ART 技术具有不同的适应证。应严格按照国家卫生和计划生育委员会制订的技术规范，根据相关检查、特别是精液常规的检查结果，客观地评估男性生育能力，并结合女方因素综合考虑，制订最佳的治疗方案。应遵循安全的原则，依次考虑选择人工授精（artificial insemination）、体外受精 - 胚胎移植（in vitro fertilization-embryo transfer，IVF-ET）、卵胞质内单精子注射（intracytoplasmic sperm injection，ICSI）和植入前遗传学诊断（preimplantation genetic diagnosis，PGD）等技术。

夫精人工授精（artificial insemination with husband's semen，AIH）的适应证包括：①轻中度少精子症或弱精子症，且非严重畸形精子症；②因性功能障碍而不能在阴道内射精的；③精液液化异常；④免疫不育及不明原因不育。

供精人工授精（artificial insemination with donor's semen，AID）的适应证包括：①不可逆性的无精子症；②梗阻性无精子症无法复通或复通失败者；③极度少弱畸形精子症；④射精功能障碍（不射精），经治疗无效；⑤男方或其家族患有不宜生育的遗传学疾病者。其中，第②、③、④条，应告知患者可通过 ICSI 方法获得自己的生物学子女，如行 ICSI 治疗失败且患者夫妇坚决放弃再行 ICSI 并要求做 AID，才能进行 AID 治疗。

IVF-ET 的适应证包括：①轻、中度少弱精子症，合并严重畸形精子症者；②轻、中度少弱精子症，无严重畸形精子症，最多经 4~6 个周期宫腔内人工授精治疗失败的；③免疫性不育或不明原因不育，最多经 4~6 个周期宫腔内人工授精治疗失败者。

ICSI 的适应证包括：①极度少精子症、弱精子症或畸形精子症；②严重的少弱畸精子症，回收的前向运动精子不足以行常规 IVF-ET；③不可逆的梗阻性无精子症（不能进行复通手术，或复通手术失败）；④生精功能障碍（非梗阻性无精子症）；⑤免疫性不育（明确诊断，行 IVF-ET 失败）；⑥不明原因不育，行 IVF-ET 失败；⑦精子顶体异常；⑧需行 PGD 者。

辅助生殖技术采用非自然方式受孕，在一定程度上绕过了机体对精子的自然选择屏障，加上体外培养中对配子和胚胎的干扰，可能使胚胎和胎儿的安全面临风险，因此必须对所选用的助孕技术的安全性作出评估，并根据伦理学原则告知患者，真正做到知情同意。

（陈振文）

第二节 男性不育症的药物治疗

男性不育症药物治疗的目的是通过药物治疗促进精子生成、提高精子数量和活力以及改善精子功能，以达到提高女性妊娠机会的作用。在男性不育症的诊治过程中，药物治疗往往被首先考虑采用。

一、内分泌性不育的特异性药物治疗

一些内分泌原因导致的不育症病因或发病机制明确，可以采用特异性内分泌治疗恢复生精功能所需的内分泌环境。

（一）低促性腺激素性性腺功能低下

低促性腺激素性性腺功能低下（hypogonadotropic hypogonadism，HH）是少数几种可以有效治疗的男性不育症病因之一。大部分 HH 是先天性的，通常患者到生育年龄因为不育而就诊，主要表现为幼稚性外生殖器和无精子症，CT 和 MR 未能发现垂体和下丘脑器

质性改变，这种 HH 称为特发性低促性腺激素性性腺功能低下（idiopathic hypogonadotropic hypogonadism，IHH）。IHH 的特异性内分泌药物治疗的目的是通过外源性内分泌药物补充 LH 和 FSH，恢复睾酮分泌及生精功能。

IHH 的内分泌治疗可以采用 GnRH，适用于下丘脑水平 GnRH 分泌低下的 IHH。采用模拟人体生理节律的 GnRH 脉冲治疗 - 人工下丘脑来治疗 IHH，一般治疗时间需要 1 年左右。但需要脉冲治疗泵，患者较难接受，治疗费用也较大。第二种方法是采用 hCG 和促性腺激素（常用 HMG）序贯及联合用药，适用于下丘脑或垂体水平的 IHH。先采用 hCG 2000~5000IU 每周 2 次肌内注射，通常 1~3 个月后可促使间质细胞恢复分泌睾酮，在睾酮水平达到正常近上限后，加用 HMG 150IU 每周 2 次肌内注射。大部分 IHH 患者可通过 hCG 和 HMG 治疗改善男性第二性征，阴毛生长、阴茎和睾丸增大，但通常外生殖器大小不能达到完全正常水平。约 75% 以上的 IHH 患者可在治疗后 6 个月 ~2 年精液出现活动精子，但其精液指标常为少精子症。如果女方正常，应该鼓励患者至少尝试 1 年以上以期自然生育，因为即使治疗后表现为重度少精子症，其自然妊娠率远较特发性少精子症患者高。1 年后如女方仍未怀孕，可考虑行辅助生殖技术。

hCG 和 HMG 的治疗一般无明显副作用，大剂量应用可出现暂时性乳头触痛和男性乳房发育。需要注意的是，人为长期大剂量应用 hCG/HMG，不同于 GnRH 脉冲式分泌后出现的 LH/FSH 生理性脉冲峰 - 谷现象，长期使用可能导致睾丸上受体数目减少，变得对外源性促性腺激素不敏感。

（二）高泌乳素血症

血清泌乳素（PRL）水平升高主要通过抑制下丘脑 - 垂体 - 睾丸轴的功能来损害生殖功能的，其病因可以包括垂体肿瘤、甲状腺功能减退、肝脏疾病和某些作用于中枢神经系统的药物，如三环类抗抑郁药。所以，男性高泌乳素血症（HPRL）患者在治疗前应该首先检查丘脑和垂体部位的磁共振（MRI），以排除功能性肿瘤的存在。

高泌乳素血症最常用的治疗药物是多巴胺激动剂——溴隐亭（bromocriptine）。多巴胺可以通过作用于下丘脑，并与其受体结合，使泌乳素释放因子（PIF）释放增加，而 PIF 可明显抑制泌乳素分泌，多巴胺可以抑制泌乳素的分泌。临床常用的剂量是 2.5~10mg/d，常分 2~4 次给药，根据血清 PRL 水平调节剂量。卡麦角林（cabergoline）是一种长效多巴胺激动剂，也可有效用于临床治疗 HPRL，只要每周用药 1~2 次。一般建议卡麦角林剂量可以从每周 0.5~1.0mg 开始，分一次或两次用药，并应该同时随访泌乳素、睾酮及精液指标。如果精液指标没有恢复正常，应该对该患者做进一步检查，以查找其他导致不育的原因。

（三）先天性肾上腺增生症

尽管先天性肾上腺增生症（congenital adrenal hyperplasia，CAH）多在儿童中出现，但已有报道在成年男性中发现继发于 CAH 的不育病例。CAH 主要是由于缺乏 21- 羟化酶，使类固醇在肾上腺合成过程中 17- 羟孕酮转化成 11- 脱氧可的松发生障碍，并最终导致可的松分泌减少，ACTH 的产物增加，雄激素过多，这样过多的雄激素又反馈抑制垂体产生促性腺激素，造成男性生精障碍。针对继发于 CAH 的男性不育症，可以用可的松来治疗。

（四）甲状腺功能减低

在男性不育症中甲状腺功能减退（hypothyroidism）的发生率约为 0.6%，并对男性的精子发生和生育能力产生一定的不良影响，甲状腺素替代治疗通常可以恢复患者的生育功能，推荐口服甲状腺片 20mg/d，连续应用 3~6 个月。甲状腺功能亢进也可能改变生精功能而导致不育，这些患者的临床表现常常很明显，因此一般不对男性不育症患者常规进行甲状腺功能的筛检。

二、性功能障碍性不育的药物治疗

男性性功能障碍包括性欲异常、勃起功能障碍（erectile dysfunction，ED）和射精障碍，后者包括早泄、不射精和逆行射精。其中，持续完全的勃起功能障碍、不射精和逆行射精的患者没有阴道内射精，一些严重早泄患者则可出现射精在阴道下段，都可导致男性不育。对性功能障碍性不育的治疗首先旨在通过药物治疗恢复患者正常阴道内射精的能力，其次考虑采用辅助生殖技术解决生育问题。

（一）勃起功能障碍

对勃起障碍导致的男性不育症，首先考虑完全治愈勃起功能障碍使患者获得正常性生活。在没有治愈可能的情况下，如女方检查后无不孕因素，应考虑使患者至少在 3~6 个月内获得性生活时暂时性勃起，指导患者在女方易孕期进行性生活以获得生育的机会。

ED 患者的康复需要有计划、按疗程进行系统治疗；强调综合治疗和对诱发 ED 原发疾病的有效控制，包括改善内皮功能、营养神经血管、纠正性腺功能低下等；精神心理支持有助于患者的全面康复，增强自信心、打消对勃起的顾虑等将有助于恢复勃起能力，因为 ED 与心血管疾病、内分泌及代谢疾病、精神心理疾病等密切相关。

口服药物是 ED 患者首选方法。壮阳补肾类中成药、α- 肾上腺素受体阻滞剂（育亨宾、酚妥拉明）、多巴胺类（溴隐亭）、5- 羟色胺受体阻滞剂及内分泌激素治疗有一定效果，但选择性 5 型磷酸二酯酶（PDE5）抑制剂是目前治疗 ED 理想的首选口服药物，其作用机制是通过选择性抑制 PDE5 的作用，阻断性刺激后释放的一氧化氮（NO）诱导生成的 cGMP 降解，松弛动脉血管平滑肌，增强阴茎勃起功能。选择性 5 型磷酸二酯酶（PDE5）抑制剂，包括西地那非（sildenafil，50~100mg/ 次）、伐地那非（vardenafil，10~20mg/ 次）和他达拉非（tadalafil，10~20mg/ 次）可作为一次性治疗药物，在性生活前 0.5~1 小时口服，有效率高达 70%~80%。现在认为小剂量使用 PDE5 抑制剂可能使部分患者获得持续长时间的勃起功能改善。根据文献资料及专家用药治疗 ED 的共识，在药物治疗的有效性、耐受性和安全性方面，三种 PDE5 抑制剂（西地那非、伐地那非和他达拉非）都是治疗 ED 的一线药物；在药物的有效性、安全性和耐受性方面，PDE5 抑制剂与阿朴吗啡没有显著差别。在辅助生殖技术（ART）中，由于紧张、焦虑和不适应等影响，男性在取卵当天取精时容易发生境遇性勃起功能障碍（situational erectile dysfunction）导致精子获取失败，PDE5 抑制剂也是治疗这种临时性 ED 的一种有效的治疗药物，是在决定其他有创取精方式之前的优先选择。

局部应用各种血管活性药物（vasoactive agent）（罂粟碱、前列腺素 E_1 等）也可有效改善阴茎血管的功能。根据给药途径不同可分为经阴茎皮肤涂抹、经尿道塞入、经海绵体直接注射等。其中后者具有用量小、使用方便、无痛感、无明显副作用、治疗年龄范围广、有效率和治愈率高等优点。海绵体内注射前列腺素 E_1 是 ED 的二线治疗方法，还可以考虑经尿道内给予前列腺素 E_1，但其有效性要比海绵体内注射差一些。在以上治疗方法无效时，外科手术行阴茎假体治疗也是治疗 ED 的有效方法之一。

（二）射精障碍

射精障碍（dysfunction of ejaculation，ED）包括早泄（premature ejaculation，PE）、不射精（anejaculation）和逆行射精（retrograde ejaculation）。

1. 早泄 可视病因、病情和具体情况，采用心理、性生活技巧、药物、去除原发疾病等多种方法综合施治，个体化治疗，才会取得最佳效果。目前早泄的治疗是性功能障碍中治疗效果最满意的，几乎可以使所有的患者都恢复正常的性生活。

多数抗抑郁药（antidepressant）能够提高射精阈值，有效延缓射精时间。可以选择的药物很多，例如氯丙咪嗪，25mg，每天 2 次，连续应用 4~8 周，多可获得明显的效果，但应该在停药后 3 个月后妊娠。5- 羟色胺再摄取抑制剂目前在治疗早泄中应用最为广泛，包括舍曲林、氟西汀、帕罗西汀、米氮平等，但是考虑到患者的生育诉求和药物对生育的潜在影响，一般不建议使用药物治疗早泄。近年来也有采用阴茎皮肤表面麻醉剂，例如利多卡因凝胶等药物的局部治疗。海绵体内注射血管活性药物可以延长阴茎勃起时间。

2. 不射精 不射精的治疗包括病因治疗和对症治疗两种。针对性知识缺乏的夫妻，应该进行对症的精神心理疏导，并使双方充分了解性器官的解剖生理和性反应过程，注意性生活的姿势和方法，使得阴茎能够得到最大的刺激。目前治疗不射精症的主要办法是围绕加强性刺激和增强男人生殖器官的直接性感受。有相当部分的不射精患者的治疗是可以在家庭内部进行的，通过性技巧和方法指导，获得体外排精。按摩刺激器可以强化地刺激患者阴茎的冠状沟和系带处，往往可以使患者成功地获得射精及情欲高潮，并建立起正常的射精反射。

器质性不射精的治疗有时十分困难，可以首先采用药物治疗。药物治疗的目的是降低射精的阈值（threshold value），主要药物是 α- 肾上腺素能激动剂，如米多君、麻黄碱和伪麻黄碱等。米多君可能是最有效的药物，可刺激输精管、前列腺和精囊的交感活性，引起射精相关肌肉的节律收缩。电刺激仪是最强化的治疗手段，也是最后选择的治疗方法，几乎可以让绝大多数的不射精男性恢复射精，但常是一次性的治疗措施。个别患者可以考虑包皮环切、尿道整形等手术方法治疗，但治疗效果往往难以确定。

一部分患者性生活时不射精，但手淫可有射精。对于生育愿望迫切，而又难以获得满意的病因治疗效果的这些患者，可以采用手淫获取精子行人工授精治疗。手淫无射精患者可以考虑电刺激获取射精精液，但精液质量常较差，难以采用人工授精治疗。采用射精精液或经附睾或睾丸直接取精，进行辅助生殖技术可解决生育问题。

3. 逆行射精 建议积极控制导致逆行射精的原发性疾病，例如糖尿病等；停用那些容易导致逆行射精的药物，例如胍乙啶、利血平、酚苄明等。对于局部解剖结构完整的患者，一些拟交感药物以增强膀胱颈部的张力，一般约有 30% 患者可在某种程度上恢复正常射精。如果单一药物没有作用，还可以考虑两种药物联合使用，一般可以在射精前几天开始用药。可以采用的 α- 肾上腺素能受体兴奋剂类药物治疗，例如丙咪嗪、麻黄碱、苯丙醇胺和辛内弗林等，可以增加交感神经对膀胱颈的控制力，提高其张力，因而可防止精液逆流。文献报道如丙咪嗪（25~50mg，每天 2 次）、Nasal-D（每天 2 次）、Ornade（每天 2 次）、Sudafed Plus（60mg，每天 4 次）等都已有成功治愈逆行射精的实例，但这些药物都有些副作用，并因此而影响对男性不育的治疗。麻黄碱的用法是 25mg，每天 1~2 次，连续应用一段时间（一般持续 2~4 周）；或者使用 25~50mg，性生活前 30 分钟服用。一定要注意麻黄碱的副作用，患者可以表现为心慌、心悸、心跳加速、面色苍白等。所以，应该从小剂量开始应用，逐渐增加药物剂量，观察药物的治疗作用和副作用，并最终确定治疗剂量控制在无明显副作用的最小有效剂量。苯丙醇胺 15~30mg，每天 2 次。辛内弗林 60mg，性生活前 60 分钟口服。

尿道狭窄（urethrostenosis）导致的逆行射精可以采用定期的尿道扩张。对于膀胱颈扩大造成的膀胱颈关闭不全的患者，轻症者可以用硝酸银烧灼膀胱颈和后尿道；重症者可以采用膀胱颈内括约肌成形术，缩窄膀胱颈，阻止精液的逆流，但要认真掌握手术范围，尽量避免因手术范围过广而造成的排尿困难，或者因为手术范围不足而难以达到纠正逆行射精的目的。

对于反复治疗逆行射精仍然不能恢复正常射精的患者，可以采用辅助生殖技术解决生育问题。首先考虑采用尿液精子。由于尿液的 pH 值是偏酸性的，尿液几乎可以立即杀死精子，因此可以通过碱化尿液来获得性高潮后尿液，收集精子。具体的方法如下：在收集精液前，口服碳酸氢钠 1~2g，每天 2~4 次，使尿液的 pH 值达到 7.5 左右。收集精液前插入导尿管排空尿液，用 Ringer 葡萄糖液冲洗膀胱后排出，留取少量（约 2ml）于膀胱内。拔除导尿管，嘱咐患者手淫性高潮后，采用排尿法或插入导尿管法收集尿液，显微镜下简单地进行精液常规分析，营养性碱化溶液（Eagles 或 TEST）离心洗涤精子，HamsF10 溶液洗涤上游技术收集活动能力良好的精子。如洗涤后精子达到行人工授精的标准，可进行人工授精。尿液精液较差患者可以采用 ICSI，而尿液精子未见活动精子可行外科获取精子行 ICSI。

三、特发性少弱畸形精子症的药物治疗

无明确男性不育病因的少弱畸形精子症为特发性少弱畸形精子症（idiopathic oligo-astheno-teratospermia，OAT）。由于病例来源、诊断方法和分类等不同，不同研究显示的特发性 OAT 占男性不育症的比例相差甚大，约占 31%~66%。大部分特发性精子指标异常表现为混合性少、弱和畸形精子症，其次是特发性少精子症或弱精子症，少部分表现为特发性畸形精子症。

特发性 OAT 的发病机制不明，因而其药物治疗是经验性的。文献报道了大量的治疗药物，但几乎所有治疗药物缺乏随机、双盲、安慰剂对照和多中心的大样本研究，这些治疗药物的确切疗效尚未获得足够的循证医学证据支持。但由于药物治疗方便、简单和相对经济，同时药物治疗与男性患者对自然生育的期望更为吻合，所以多数男科医师和患者常首先选择这些经验性治疗药物治疗特发性 OAT。

在进行经验性治疗时，应注意：①纠正不良生活习惯和特殊药物及化学物接触；②选择适应证，主要应用于治疗轻中度特发性 OAT，治疗严重特发性 OAT 常是无效的，即使其精子指标获得一些改善，但仍可能无法获得自然生育的能力；③针对不同特发性 OAT 选择不同的药物，以少精症为主要表现的 OAT 以采用可能改善生精功能的药物为主，以弱精子症为主要表现的 OAT 以采用提供能量、维生素和微量元素及改善 ROS 的药物为主，而混合性特发性 OAT 则可采用多种药物联合治疗；④选择合适的疗程，治疗疗程以 3~6 个月为宜，不应盲目地无限期地治疗，无明显效果时应适时终止治疗，选择 ART 治疗；⑤考虑女性配偶的生育能力，在女性配偶生育能力下降时应放弃经验性治疗；⑥确定治疗目标，在不存在女性配偶生育力异常的情况下，经验性治疗的终点目标应为自然生育，但要告知患者目前经验性治疗实现这一终点目标的疗效并不确切。特发性 OAT 经验性治疗的药物介绍如下：

（一）激素类

1. 促性腺激素 常用的促性腺激素包括人绒毛膜促性腺激素（hCG）、人绝经期促性腺激素（HMG）和单纯卵泡刺激素制剂（FSH）。治疗目的是通过促性腺激素刺激精子发生。通常 hCG 需联合应用 HMG 或 FSH，但 HMG 或 FSH 可以单独使用。治疗疗程应涵盖一个

生精周期，至少 3 个月，治疗剂量每次 hCG2000~5000U，每周 2 次，促性腺激素每次 150U，每周 2 次。很多研究应用促性腺激素治疗血 FSH 正常的特发性少精子症，但疗效仍未获明确证实（图 4-1）。

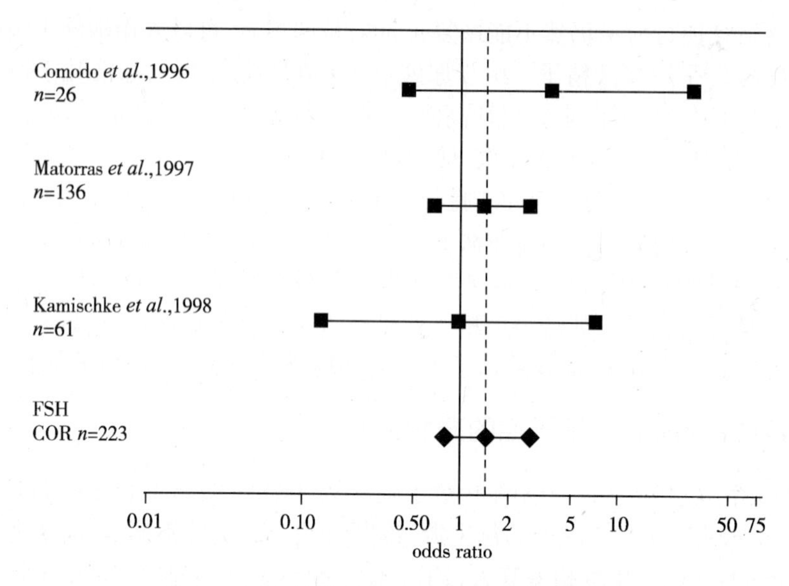

图 4-1　FSH 治疗特发性 OAT 的荟萃分析结果

2. **雄激素**　雄激素（androgen）很早就用于特发性 OAT 的治疗。有两种治疗方案：大剂量雄激素反跳疗法和小剂量雄激素疗法。大剂量雄激素反跳疗法是短期内给予超生理剂量的外源性雄激素，抑制垂体促性腺激素的释放，再停用睾酮，反馈抑制去除后促使垂体大量释放促性腺激素。但是，反跳疗法可能会导致约 4%~8% 患者出现永久性无精子或精液质量更差，也不能明确证实有改善精子质量的作用，已不再推荐使用。

小剂量雄激素疗法通常采用十一酸睾酮胶丸，每天 40~120mg，但其临床作用也未获研究证实。有报道小剂量雄激素联合他莫昔芬可显著改善特发性 OAT 精子质量，《欧洲男性不育指南》（2010）认为其可能有效但需要多中心研究证实。

3. **生长激素**　生长激素（growth hormone，GH）可以增强睾丸间质细胞功能，还可刺激释放胰岛素样生长因子 -1（IGF-1），而 IGF-1 可促进精子生成。通常皮下注射 4U，每天，持续 2~3 个月。

（二）抗雌激素类药物

抗雌激素类药物（anti-estrogens）可能主要通过与下丘脑雌激素受体结合，降低循环中雌激素对下丘脑 GnRH 的负反馈抑制，增加下丘脑的 GnRH 脉冲和垂体释放 FSH 和 LH，从而促进生精过程。较常用于精子活力较好的单纯性少精子症。常用的抗雌激素类药物为非甾体类雌激素拮抗剂枸橼酸氯米芬（氯米芬）和他莫昔芬。氯米芬结构类似于己烯雌酚，有较弱的雌激素作用，但主要表现为抗雌激素作用，使用后可升高 FSH、LH 和睾酮水平。氯米芬的常用剂量口服 25~50mg/d，每月 25 天，连续治疗 2~3 个月，使用过程中应检测内分泌，注意保持睾酮在正常水平。他莫昔芬的雌激素作用较氯米芬弱，使用剂量为 10~30mg/d（图 4-2）。

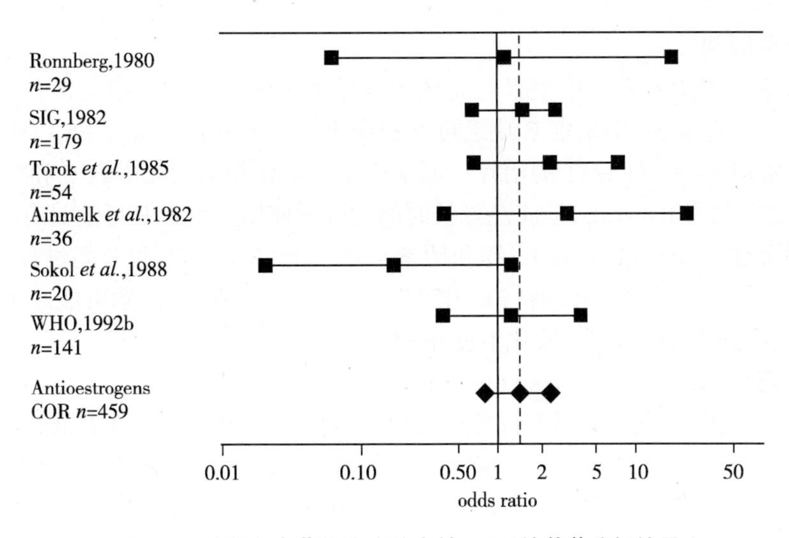

图 4-2 抗雌激素药物治疗特发性 OAT 的荟萃分析结果

（三）芳香化酶抑制剂

芳香化酶抑制剂（aromatase inhibitors）可抑制芳香化酶活性，减少睾酮及其他雄激素转化为雌激素，降低雌激素对垂体释放促性腺激素的负反馈性抑制作用，促进了促性腺激素的释放。来曲唑是非甾体的第四代芳香酶抑制剂，通常使用剂量每天 2.5mg，连续 3 个月。芳香化酶抑制剂促进精子发生的作用仍只有少数报道，可能适用于外周血中睾酮 / 雌激素水平比例降低但促性腺激素水平正常的特发性少精子症患者。

（四）抗氧化剂

特发性 OAT 患者的精液氧化应激明显增高，提示其可能在特发性 OAT 发病中起一定作用。抗氧化治疗已广泛应用于特发性 OAT 的治疗。

1. **肉碱肉碱**（carnitine） 在附睾中高浓度存在，是长链脂肪酸被转运到线粒体过程的载体，补充肉碱可以改善精子能量供应，增加精子运动能力，促进精子成熟，保护精子膜和精子 DNA 不受到氧化应激损伤。肉碱不但在附睾原因的弱精子症中广泛应用，还应用于特发性 OAT，特别是特发性弱精子症。文献报道肉碱可以改善精子活力和提高精子 DNA 完整性，但并不显著提高自然妊娠率。L- 肉碱和 L- 乙酰肉碱联合使用效果更佳，通常总剂量每天 3g。

2. **番茄红素** 番茄红素（lycopene）是一个强抗氧化剂，其抗氧化作用是维生素 E 的 100 倍。使用剂量每天 40~80mg。在流行病学调查中发现，体内番茄红素含量与精子活动率呈正相关。但其治疗作用仍需研究证实。

3. **谷胱甘肽** 谷胱甘肽（glutathione）有较强的抗氧化作用，服用后可到达精浆并在精浆内浓缩，有报道称弱精子症患者的谷胱甘肽含量较正常人低。还有报道，谷胱甘肽转移酶基因突变男性精液的氧化应激更为明显。目前，少数几个临床应用报告显示使用谷胱甘肽可改善精子浓度、活力和形态。

4. **辅酶 Q10** 辅酶 Q10（coenzyme Q10）能阻止脂类和蛋白的氧化，清除自由基，保护生物膜的完整性，是体内自然存在的抗氧化剂，其在精浆和精子内的水平对男性生殖系统的抗氧化损伤能力有重要影响。有报道使用辅酶 Q10 可提高精子活力。

（五）营养制剂

1. **维生素** 维生素E和维生素C是体内重要的抗氧化物质。维生素E，又名生育酚，与生殖系统的发育有关，维生素E缺乏可导致睾丸萎缩和精子数量下降。因此，维生素E和维生素C常用于特发性OAT的治疗。通常用于抗氧化作用的维生素E和维生素C的使用剂量应增加到每天0.8~1.0g，但应注意长时间大剂量使用维生素E可能具有副作用。

2. **微量元素（microelement）** 锌和硒参与精子的生成、成熟和获能过程，缺乏后可引起一系列的生化功能紊乱，导致器官和组织生理功能异常，补充锌、硒可能改善特发性少弱精子症患者的精子质量，对精液液化不良亦有效。

（六）中药（traditional Chinese medicine）

在我国，传统中药广泛应用于特发性OAT的治疗。采用辨证施治的滋阴、补肾、壮阳、活血化瘀等中药对特发性OAT有一定疗效。研究发现，中药具有抗氧化、改善内分泌和促进精子生成的作用。但中药对特发性OAT的治疗缺乏严格的临床研究证实，迫切需要前瞻、随机、对照和多中心临床研究。

（七）其他

1. **己酮可可碱（pentoxifylline，PF）** 己酮可可碱是甲基黄嘌呤衍生物，是一种非选择性磷酸二酯酶抑制剂，能阻断cAMP转变为AMP，因此可以调节cAMP浓度。体外研究证实，己酮可可碱可以显著提高精子活力。有报道应用口服己酮可可碱治疗特发性OAT，可提高精子活力，但需要进一步的临床研究证实。

2. **血管舒缓素（kallidinogenase）** 又叫胰激肽原酶，可以使精液中的激肽原裂解为血管舒张素和缓激肽。精浆中的活性激肽影响精子活力和代谢作用，精液中添加血管舒缓素可增加精子活力，提高精子运动速度，增强精子的宫颈黏液穿透能力。一些研究表明使用血管舒缓素提高精子活力，但缺乏进一步的循证医学研究证实。

3. **其他** 经验性使用抗生素、氨基酸、α-受体激动剂、维生素A、前列腺合成酶抑制剂、糖皮质激素、碱性成纤维细胞因子β（FGF-β）、血管紧张素转化酶抑制剂（卡托普利）和肥大细胞阻滞剂等都有报道，但都缺乏明确的临床研究支持证据。

四、男性免疫性不育的药物治疗

男性免疫性不育主要是由于抗精子抗体（ASAB）所致。精子表面结合ASAB，同时性交后试验和精子宫颈黏液接触试验表明，ASAB可能是导致免疫性不育的原因。对免疫性不育的治疗应首先考虑去除诱发ASAB产生的原发疾病或异常，例如损伤、精索静脉曲张、炎症、感染、肛交等因素，均有助于ASAB的降低或消失。

治疗男性免疫性不育常用的药物主要是免疫抑制剂，如皮质激素。目前人们还无法区分或得到所有的有特异性的精子抗原，治疗这些免疫性不育的方法还只是采用类固醇激素以减少抗体的产生。类固醇激素可能的治疗机制包括：①阻止细胞因子和淋巴生长因子释放；②减少抗体产生；③弱化抗体抗原结合；④阻碍炎性细胞趋化性；⑤影响体液免疫和细胞免疫。

常用的糖皮质激素使用方法是，在女性月经周期第1~10天使用泼尼松20mg/d，接下去第11~12天使用5mg/d，连续3个周期。这种方案是否有降低精子表面抗体的作用有不同报道，但大部分文献报道都没有显著提高自然妊娠率。但同样方案使用后，采用人工授精则显著提高了临床妊娠率。在使用糖皮质激素治疗时，应注意其副作用。

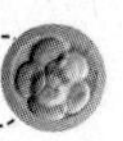

采用中医中药的辨证施治，也有助于ASAB的消失或使其滴度降低，但需要更多的研究证实。

近年来，对于男性免疫性不育患者，也可以直接考虑选择ART。可以考虑采用精子体外处理/宫腔内人工授精，但如精子表面抗体大于80%及抗体主要结合在头部，则需要行ICSI治疗。

五、生殖系统感染不育的药物治疗

生殖系统感染，特别是副性腺感染，可能影响男性生育能力。WHO将男性副性腺感染（male accessory gland infections，MAGIs）定义为尿道炎、前列腺精囊炎、附睾炎和睾丸炎。急性生殖系统感染对生育的影响显而易见，大部分致病菌本身或炎症产物会影响精子质量和功能，一些致病因素（如腮腺炎病毒）还可破坏睾丸生精细胞。此外，急性炎症可导致输精管道炎症病理改变，急性炎症消退后引起输精管道部分或完全性梗阻，引起少精子症甚至无精子症。因此，针对急性生殖系统炎症的治疗应着眼于杀灭致病菌，保护睾丸生精细胞，减轻输精管道组织的炎症病理改变。慢性生殖系统感染，特别是前列腺炎，对生育的影响仍不明确，如果存在精液异常，则予以针对性治疗。

（一）尿道炎

尿道炎的致病菌包括沙眼衣原体、解脲支原体和淋病奈瑟菌等导致性传播疾病病原菌和非特异性致病菌等。治疗目的是彻底尽快杀灭致病菌，避免局部炎症瘢痕形成，避免上行性感染导致附睾、前列腺和精囊炎症。性传播性尿道炎需要男方和配偶同治。

1. **淋病性尿道炎** 治疗原则是早期、大剂量应用敏感抗生素。青霉素类是过去淋病治疗的首选药，可以选择青霉素480万U，两侧臀部各注射240万U，单次肌内注射；普青80万U，每天2次，肌内注射，连用5~7天。第三代头孢抗生素罗氏芬（头孢曲松钠，ceftriaxone）问世以来，由于其抗菌谱广、杀菌力强、半衰期长，已成为治疗淋病的首选药。推荐剂量为单剂250mg肌内注射，即将罗氏芬250mg溶于1%的利多卡因溶液2ml，作深部的臀部肌内注射。还可采用大观霉素（淋必治，spectinomycin）2g，1次性肌注，或氧氟沙星（氟哌酸，ofloxacin）400mg，1次性口服，共2天。以上三种药物对耐青霉素（产青霉素酶的淋病奈瑟菌）感染者也有很好的效果。其他尚可采用：诺氟沙星，急性800mg清晨一次口服；慢性200mg口服，每天2次，共7天为一疗程；或用四环素0.5U，每天4次，口服，共7天；或多西环素0.1U，每天2次，共7天；或氟哌酸0.4U，口服，共2天。

2. **非淋菌性尿道炎** 解脲支原体和沙眼衣原体引起的非淋菌性尿道炎首选新型氮内酯环抗生素希舒美（阿齐霉素）1g单剂口服。其他药物可用四环素，500mg，每天2次，共7天；或多西环素100mg，每天2次，共7天；米诺环素，100mg，每天1次，共15天。

疗程结束后复查2次以上阴性方可停药。如再次培养阳性，则应该重复治疗一个疗程。

（二）慢性前列腺炎

慢性前列腺炎对男性不育的影响仍不确定，大部分慢性前列腺炎患者的精液指标是正常的，也具有正常的生育能力。慢性前列腺炎伴有不育的治疗主要目的是：减少或杀灭前列腺液和精液中的致病微生物、改善精液中的炎性指标，如白细胞和弹性硬蛋白酶（PMN-elastase）和改善精子指标。针对前列腺炎的治疗，与一般前列腺炎的治疗方法一样，主要包括针对病因的治疗和针对临床症状的对症治疗，有精液指标异常则予以相应的治疗。

除了慢性细菌性前列腺炎病因明确外，其他慢性前列腺炎的病因和机制不明。慢性前列腺炎需采用综合治疗方案，包括一般性治疗（生活调节与心理治疗，做到生活和工作有规律，避免过度劳累和刺激性食物，戒烟戒酒）、α-肾上腺素能受体阻滞剂、植物制剂、生物反馈疗法、互补和替代疗法等。尽量避免采用损伤性治疗（输精管穿刺、直接注射给药和前列腺热疗等）。抗生素治疗用于慢性细菌性前列腺炎，但在非细菌性慢性前列腺炎也可选用，因其可能有隐匿的细菌等致病微生物感染。

1. **抗生素治疗** 慢性细菌性前列腺炎常用抗生素治疗，长期适当的抗生素治疗可以治愈和改善前列腺炎的临床症状。通常选用敏感抗生素，其应是在前列腺中浓集的、弱碱性和脂溶性的药物。而对于非细菌性慢性前列腺炎，可选择喹诺酮类和四环素类联合用药。通常用药时间要达6~8周以上，可达3个月，可持续和间断用药。抗生素可以清除局部的病原微生物，但是抗生素治疗通常对炎症性反应、前列腺分泌功能和解剖结构缺乏有效的改善作用。因此治疗后，精液白细胞数等炎症指标常可获得较明显改善，但精子浓度和活动率指标改善可能并不明显。

2. **抗氧化和抗炎症治疗** 近年来的许多研究结果显示，白细胞产生的氧化应激反应可能是精液质量损伤的原因，尤其是精子DNA损伤和精子形态缺陷。伴有精液白细胞增高和精子指标异常的慢性前列腺炎，在采用治疗前列腺炎综合治疗的同时，可加用抗ROS药物（如L-卡尼汀等）和非甾体抗炎药物（nonsteroidal anti-inflammatory）（如伐地考昔等），可能有助于改善精子指标。

3. **中医中药** 中医中药对慢性前列腺炎有一定疗效，可采用基于利湿利尿、通经活络、活血化淤、清热解毒的中医理论而研制的中药口服制剂，或经肛门给药的栓剂。在前列腺炎控制后，还可实施中医中药治疗，提高精液的质量，以达到生育的目的。

（三）附睾睾丸炎

1. **睾丸炎** 通常睾丸炎常并发于附睾炎，单纯的睾丸炎一般是腮腺炎病毒引起的睾丸炎。腮腺炎病毒还可直接破坏生精细胞，累及双侧的腮腺病毒性睾丸炎常导致睾丸萎缩，进而导致无精子症。

腮腺炎病毒性睾丸炎的治疗应包括杀灭病毒、减少睾丸炎症改变和保护生精细胞受损。对症治疗包括对托起阴囊和局部降温，应用糖皮质激素可减少睾丸炎症反应，可使用泼尼松60mg/d，10天之后逐渐减量。干扰素-α-2b（interferon-α-2b）具有广谱的抗病毒作用，降解病毒mRNA和抑制蛋白合成，减少病毒复制。干扰素-α-2b治疗可能有助于减少睾丸萎缩和无精子症的发生，可采用300万IU皮下注射，每天1次，连用7天。腮腺炎病毒性睾丸炎的早期治疗非常重要，导致双侧睾丸萎缩后其睾丸组织生精细胞的破坏常非常广泛，外科获取精子的可能性极小。

2. **附睾睾丸炎** 除病毒性睾丸炎外，其他致病微生物（如细菌、支原体和衣原体等）导致的睾丸炎常并发于附睾炎，称为附睾睾丸炎。附睾睾丸炎分急性和慢性。

（1）急性附睾睾丸炎：急性睾丸炎可导致大量白细胞渗出到曲细精管，可导致曲细精管纤维化。附睾炎时附睾管的炎症改变可导致附睾管急性阻塞和纤维化后慢性阻塞。急性附睾睾丸炎时可导致精子浓度下降和活动率降低。急性附睾睾丸炎的治疗针对可能的感染病因，杀灭致病菌和减少睾丸炎症改变，避免转为慢性附睾睾丸炎。

在采用抗生素治疗前留取尿液作细菌培养以及支原体和衣原体检测。可先予以静脉点滴头孢类抗生素，在药物敏感试验结果出来后改用敏感抗生素。在出现急性附睾睾丸炎前有性传播性尿道炎病史者，应加用针对支原体和衣原体的药物，如口服喹诺酮类和四环素类抗生素。通常静脉用药1~2周,再口服2~4周。可加用非甾体抗炎药物止痛和减轻炎症反应。

(2)慢性附睾睾丸炎:一部分急性附睾睾丸炎未彻底治愈可转成慢性附睾睾丸炎,大部分慢性附睾睾丸炎则无明显的急性发病史,通常主要表现为慢性附睾炎。慢性附睾炎症可导致附睾梗阻或部分梗阻,炎症导致附睾功能下降及炎症产生的白细胞、ROS和炎症介质对精子浓度、活动力、精子DNA完整性以及精子功能产生不良影响。双侧附睾炎症可导致梗阻性无精子症(obstructive azoospermia)。

药物治疗方案需根据慢性附睾炎的发病因素和发病情况而定。细菌性慢性附睾炎和急性炎症后久治不愈的慢性附睾炎患者,附睾肿大但仍未形成明显局限性结节时,可以采用抗生素治疗结合非甾体抗炎药物治疗。抗生素应根据药物敏感试验结果选用,可加用大环内酯类和四环素类以针对衣原体。治疗疗程应足够长,以期精液白细胞和弹性硬蛋白酶等指标恢复正常。如伴有精子指标异常,可加用内毒碱改善附睾功能低下导致的卡尼汀缺乏。抗炎和活血化瘀的中药也有一定的效果。慢性附睾炎患者,其两侧附睾出现明显局限结节,精液检查常示无精子症,如存在急性炎症发作,也可采用上述治疗。但治疗后精液出现精子的可能较小,应择期选择进一步的辅助生殖技术治疗。

结核性附睾炎是常见的生殖系统结核,可伴有输精管、精囊和睾丸结核,甚至肾结核,通常无明显急性结核病史或在较长时间前有结核病史。当发现有全身结核,特别有泌尿系统结核,或有前列腺、精囊结核者,应积极采取药物治疗,特别要注意预防治疗及早期治疗,以保护其生育能力。常用的抗结核药物(antituberculosis drugs)治疗方法为异烟肼(isoniazide)300mg,口服,每天1次;利福平(rifampicin)600mg,口服,每天1次;吡嗪酰胺(pyrazinamide)1.0g,口服,每天1次;乙胺丁醇750mg,口服,每天1次。在治疗过程中,不单独使用一种药物,可将2~3种药物有计划地交替轮换和联合使用。利福平、异烟肼和吡嗪酰胺联合使用,配合维生素C1.0g,每天1次,使尿液酸化,2个月后改为利福平和吡嗪酰胺或乙胺丁醇或异烟肼,选2种药物继续治疗4个月。药物治疗可治愈生殖系统结核,有助于保存生育功能。但生殖系统结核,如附睾结核,如出现无精子症,常表明输精管道的广泛破坏以及纤维化导致的梗阻性无精子症,药物治疗常没有可能恢复输精管道的通畅性,常需要行附睾或睾丸精子ICSI治疗。

六、ART前的药物治疗

ART技术(特别是ICSI)的出现彻底改变了男性不育症的治疗方式。早期的研究表明,精子指标不影响ICSI的治疗结果。这使得实施辅助生殖技术医师不重视男性精子异常的病因检查,也不重视在ICSI治疗前改善精子质量。

近来有证据表明,严重精子常规指标异常和精子DNA损伤可影响ICSI的临床结果,还可能影响出生子代的安全性。应进行研究探讨在ART前改善精子质量是否有助于改善ART治疗的短期和长期临床结果。ART前药物治疗可于治疗前3个月开始,持续至取卵日,其治疗目的是获得更多和更好质量的精子行IVF或ICSI。

(一)非梗阻性无精子症外科取精前治疗

睾丸生精功能障碍导致的非梗阻性无精子症(non-obstructive azoospermia,NOA)可能存在局灶的正常生精组织,这是NOA可通过外科获取精子的基础。使用外源性促性腺激素或提高内源性促性腺激素有可能促进局灶生精组织的生精过程。有文献报道术前使用促性腺激素可以提高外科获取精子的成功率,甚至可使精液出现活动精子。通常用于FSH正常或轻度升高的NOA患者,使用方法是注射重组FSH150IU,每周2次,使用3个月。但该方法费用较大,疗效仍未获更多研究证实。也有使用芳香酶抑制剂(来曲唑)的报道。在患者知情情况下,可以使用这些方法。

(二)极度少精子症ICSI前治疗

极度少精子症患者在ICSI时有可能未能获取活动精子,这时采用外科取精也常失败。采用促性腺激素、芳香化酶抑制剂和一些中药可能会改善精子数量和活动率,有助于在ICSI时获得活动精子。但在开始治疗前应该冷冻保存微量活动精子,治疗过程中应反复进行精液检查,必要时重复冷冻活动精子。抗雌激素类药物不主张使用,因有可能恶化精子质量。

(三)在IVF和ICSI前治疗改善精子质量

精子形态影响ICSI的临床治疗结果。高DNA损伤精子行ICSI也导致临床妊娠率下降、流产率增高。动物研究表明高DNA损伤精子行ICSI可导致出生子代的遗传学和表观遗传学异常。在ART前,改善精子形态可能会改善临床治疗结果。采用抗氧化剂改善精子DNA损伤,提高精子DNA完整性可能有一定效果。通过ART前治疗以改善精子质量应成为提高临床治疗结果和改善ART安全性的研究方向之一。

(李宏军)

第三节 男性不育的外科治疗

男性不育的手术治疗主要包括针对生殖道梗阻、生殖系统发育异常、生殖系统外伤、精索静脉曲张等不育因素,可归纳为两大类:促进精子生成的手术及改善精子传送的手术。

一、促进精子产生的手术

手术目的是纠正损害精子生成的不育因素,以改善精子生成。主要包括精索静脉曲张手术和睾丸下降固定术等。

(一)精索静脉曲张的手术治疗

1. 手术适应证

(1)精索静脉曲张患者伴有少弱畸形精子症或精子DNA损伤增高。

(2)精索静脉曲张患者伴非梗阻性无精子症,可考虑手术治疗,但须慎重。有文献报道术后精液可出现精子或提高了外科取精的精子获取率,但需要更多研究。

(3)精索静脉曲张患者伴明显阴囊或睾丸坠胀、疼痛,保守治疗不能改善。

(4)Ⅱ~Ⅲ度精索静脉曲张伴血睾酮水平明显下降,排除其他疾病所致。

(5)青少年期的精索静脉曲张伴有睾丸容积缩小者。

2. 手术方式 精索静脉曲张手术方式较多,主要包括经腹膜后精索静脉结扎术(retroperitonealligation of cord vein)、经腹股沟精索静脉结扎术/阴囊精索静脉部分切除术、精索静脉结扎加分流术(cord vein shunt)、显微外科精索静脉结扎术(microsurgical ligation of cord vein)、经皮静脉插管精索静脉栓塞术、腹腔镜下精索内静脉高位结扎术及精索静脉栓塞术和外环精索静脉集束结扎术等。通常行曲张侧手术,对于一侧临床型,另一侧为亚临床型的精索静脉曲张患者,有手术指征时,推荐行双侧手术治疗。

显微外科精索静脉结扎术可有效保护精索淋巴管及睾丸动脉，彻底结扎除输精管静脉外的所有精索静脉，术后精索静脉曲张复发率和术后睾丸鞘膜积液、睾丸动脉损伤等并发症的发生率大为降低，但其长期治疗效果是否比常规手术更好尚需要循证医学依据。

（1）经腹股沟途径和腹股沟下途径精索静脉结扎术：包括传统的开放术式和显微技术。经腹股沟下切口精索静脉结扎术的优点：不切开腹外斜肌腱膜、疼痛轻微、术后恢复快、术后并发症发生率较低；儿童和少年精索静脉曲张患者、单睾症患者及低位外环患者建议采用经腹股沟途径精索静脉结扎术。对于肥胖、腹股沟部位手术史和外环位置较高的患者建议应用显微技术结扎精索静脉。

（2）经腹膜后途径精索静脉结扎术：包括保留睾丸动脉和不保留动脉的集束结扎方式。该术式操作较为便捷，但复发率和静脉曲张未缓解率可达 10%~15%。

（3）腹腔镜下精索内静脉结扎术：腹腔镜下精索内静脉结扎术已经得到广泛应用。腹腔镜技术可以分辨睾丸动脉，同时处理双侧曲张静脉。腹腔镜下精索静脉结扎术的复发率为 2%~11%，约 5%~8% 发生术后水肿。

（4）经皮精索静脉栓塞术：即选择性精索静脉栓塞技术。包括顺行和逆行技术。可以使用明胶海绵、弹簧圈及硬化剂。主要适用于复发性精索静脉曲张或其他治疗方法未能缓解静脉曲张，使用造影技术明确精索静脉解剖。

3. **手术并发症** 精索静脉结扎术后常见的并发症主要有术后水肿、睾丸动脉损伤和精索静脉曲张未缓解或复发。

（1）水肿：精索静脉结扎术后水肿是最常见的并发症，发生率为 3%~39%，平均为 7%，淋巴管损伤或被误扎是引起水肿的主要原因。理论上栓塞技术不会产生水肿，显微精索静脉结扎术水肿率较低。个别患者术后发生睾丸鞘膜积液，部分可于数月后自行消退，否则需手术治疗。

（2）睾丸动脉损伤：术后睾丸萎缩的发生多数是由于手术时结扎或损伤睾丸动脉引起，总体睾丸萎缩的发生率约为 0.2%。由于睾丸血液供应还包括输精管动脉和提睾肌动脉，结扎部位越接近阴囊，睾丸动脉损伤后睾丸萎缩的发生率越高。美国泌尿外科协会明确推荐在精索静脉结扎术时采用放大技术以便更好地保护睾丸动脉。

（3）精索静脉曲张持续存在或复发：精索静脉曲张术后持续存在或者复发的原因被认为在于漏扎精索内静脉的分支、精索外静脉以及引带静脉等。精索静脉结扎术后复发率为 0.6%~45%。不同学者、不同手术方式的报道各不相同。现有研究显示外环下途径显微精索静脉结扎术复发率较低。

（4）其他：腹腔镜手术可以导致盆腔、腹腔脏器及血管损伤等严重并发症。

4. **手术治疗结果** 精索静脉曲张手术治疗的临床效果可以依据以下几个指标进行评估：

（1）睾丸生精功能：精索静脉曲张术前应对患者睾丸生精功能进行评估，睾丸生精功能是评估手术治疗效果的主要指标。相当一部分患者是考虑生育问题才接受手术治疗。睾丸生精功能的评估指标主要有：睾丸的容积、质地，精液质量，性激素水平（FSH、LH、PRL、抑制素 B），必要时行睾丸活检术。

（2）配偶妊娠率：配偶妊娠是伴有生育障碍的精索静脉曲张患者接受手术治疗的最根本的目的。WHO 多中心前瞻性随机临床研究表明，精索静脉曲张手术可显著提高配偶妊娠率。Ⅱ~Ⅲ度精索静脉曲张伴有中度少精子症患者立即手术与延迟治疗比较，一年内配偶获得妊娠率、周期妊娠率、妊娠时间及总妊娠率均明显提高。

不同精索静脉曲张手术方式的治疗结果也不完全相同。经腹股沟途径和腹股沟下途径显微技术术后自然妊娠率分别为44.75%和41.78%，复发率分别为2.07%和9.47%。传统经腹膜后途径手术和介入手术术后自然妊娠率分别为34.21%和31.93%，复发率分别为12.5%和4.29%。传统经腹股沟途径手术和腹腔镜技术术后自然妊娠率分别为30.06%和27.53%，复发率分别为15.65%和11.11%。

（二）睾丸下降固定术（orchidopexy）

隐睾（cryptorchidism）、睾丸下降不全（incomplete orchiocatabasis）是重要的引起精子指标异常甚至无精子症的先天性病因。所有隐睾患者应行睾丸下降固定术，对于生育前幼儿或儿童，治疗是预防性的，6个月~1岁前完成手术可预防睾丸损伤导致的不育症以及隐睾恶变；对于生育年龄男性，即使手术治疗改善睾丸精子生成的作用不显著，但仍应手术治疗减少隐睾恶变。

睾丸下固定术的传统手术方式是采用腹股沟切口，行睾丸松解下降阴囊固定，如腹股沟难以找到睾丸，还需扩大切口，在腹膜后，甚至打开腹腔寻找睾丸。腹腔镜手术的最大优点是不破坏腹股沟区解剖结构，准确定位找到睾丸或确诊无睾症，高位松解精索，使其无张力下降至阴囊底部固定。当精索或血管太短而不能固定在阴囊位置时，可以分期实施睾丸固定术。当睾丸体积<10ml，精液无精子时，手术后生精功能恢复效果不好；单侧隐睾术后60%~90%生精功能得到改善。术后应常规测定性激素水平（FSH、LH、PRL、抑制素B），以确定是否使用hCG治疗。

二、改善精子传送的手术

输精管道梗阻是造成梗阻性无精子症的主要原因，梗阻部位包括睾丸内、附睾管、输精管和射精管等。梗阻的致病因素主要包括：先天性狭窄及发育不良、医源性损伤或结扎和炎症等。治疗输精管道梗阻的手术治疗方式根据梗阻部位而定，主要有输精管吻合术、输精管-附睾管吻合术和射精管切开术等。这些手术方式应是梗阻性无精子症首先考虑的治疗方法，只有在手术治疗失败或由于复杂、多发和广泛梗阻致手术复通率较低时才考虑外科取精行ICSI治疗。

性功能障碍和生殖系统发育异常患者可由于不能完成阴道内精子传送导致不育症，相应的手术治疗也属于改善精子传送手术。

（一）输精管吻合术

输精管吻合术（vasovasostomy）主要适用于输精管结扎术后再通以及疝气或睾丸下降固定等腹股沟手术中误扎导致的单侧或双侧输精管近端梗阻。输精管感染性疾病导致的输精管多处梗阻常不适合行输精管吻合术。

输精管吻合术有直视吻合法、吻合术和激光焊接法三种。吻合成功的关键是对合准确、无张力和通畅。显微外科吻合的成功率更高。

输精管吻合术术中应当进行输精管通液试验，并检测梗阻输精管切口远端（近睾丸端）溢出液中是否有精子。如果远端输精管切口溢出液中未查到精子、为牙膏样黏稠液无精子或只有少量精子头和进一步远端输精管冲洗无精子时，建议改行附睾管-输精管吻合术。

儿童时期输精管误扎可能会伴有输精管缺失和对侧睾丸萎缩，这时可行交叉手术将患侧输精管残端与对侧输精管或附睾管吻合。

（二）输精管 - 附睾管吻合术

输精管 - 附睾管吻合术（epididymovasostomy）适用于获得性附睾梗阻，主要适应证是输精管结扎术后伴有附睾淤积梗阻和附睾局限性炎症结节。附睾梗阻伴有多发输精管道部位梗阻不适宜手术，术前应明确远端通畅。

输精管 - 附睾管吻合术可采用直视下或显微镜下输精管 - 附睾管吻合术。显微外科吻合术的成功率要比非显微外科明显高。吻合方式有端端和端侧吻合，端侧吻合的复通率要高。附睾尾部梗阻比头部梗阻术后的自然生育率高。附睾精子是否存在是判断再次手术适应证及判断预后的重要指标。手术强调黏膜吻合准确。

（三）射精管梗阻的手术治疗

射精管梗阻（ejaculatory duct obstruction）比较少见，包括射精管囊肿、射精管口狭窄或梗阻。

射精管梗阻有多种治疗方法可以选择。射精管囊肿可行经尿道射精管切开术（transurethral resection of ejaculatory duct）及射精管囊肿切除术。射精管口狭窄或梗阻可行经尿道射精管口切开加精囊镜探查术。由于临床报道不多，两种手术的长期治疗效果、并发症尚需要进一步研究。

术前进行输精管造影术或经直肠的精囊造影术，从输精管或精囊中流出的液体可以确定有否精子存在；输精管造影和精囊造影可以证实梗阻；造影剂中混有亚甲蓝可以对切开术进行引导。米勒管囊肿的患者同时行经直肠超声也可以指导切除术。射精管切开术用标准24F电切镜，切除包括射精管的精阜近侧部分。如果是米勒管囊肿，仅需要囊肿去顶减压打开射精管。如果是管道狭窄或是结石引起的梗阻，那么必须沿着射精管切除直到梗阻部位完全切除。在这两种情况下，通过膀胱镜看到亚甲蓝从射精管自发流出或是通过肛诊轻压精囊腺流出可以证实解除梗阻，电烧使用最少，可以避免血管阻断和射精管狭窄。术后需要经尿道留置尿管24小时，6周~3个月后行精液分析。

经尿道射精管切开术后约50%~90%的患者会改善精液参数，约9%~43%男性可以获得自然怀孕。如果术后精子数量和质量低下，建议实施辅助生殖技术。先天性原因造成的梗阻用经尿道射精管切开术处理比后天原因造成梗阻成功率高。部分性射精管梗阻比完全性射精管梗阻会有更好的手术结果。有些患者精液量得到改善可是仍然无精子，可能存在其他梗阻部位。

经尿道射精管切开术并发症发生率约为20%。射精管切开术后狭窄是最重要并发症，可能术后立即发生或迟缓发生。术前精液有精子的部分射精管梗阻男性可能经尿道射精管切开术后反而无精子。尿液反流到精囊腺可能是继发于切除了正常的射精管尿液抗反流机制，这可能会导致排尿后漏尿。此外，精液中污染尿液可能会损害精子的功能，并可以解释在男性精液参数改善后低于预期的怀孕率。尿液反流入射精管可导致梗阻复发或慢性附睾炎。

（四）尿道下裂矫正手术（hypospadias operation）

尿道下裂是男性下尿路及外生殖器常见的先天性畸形。尿道下裂患者可由于性交时侧向射精于阴道前端而降低了生育能力。治疗目的主要是矫正腹侧屈曲畸形，使阴茎抬竖直，重建缺损段之尿道，通过恢复前向射精提高生育能力。治疗宜在学龄之前完成最好，即在5~7岁时间为宜。手术方式较多，基本原则：①一期完成手术治疗，即将阴茎下屈矫正与尿道成形两步手术一次完成；②分期完成手术治疗，第一期完成阴茎下曲矫正术，第二期完成尿道成形术。

（五）器质性性功能障碍手术治疗

器质性性功能障碍（organic erectile dysfunction）包括因阴茎严重创伤、骨盆骨折、血管性因素（如静脉瘘）或神经性疾病引起的阴茎勃起障碍（erectile dysfunction，ED）以及一些因器质性病变引起的逆行射精（retrograde ejaculation）患者。这些不育因素可导致传送精子失败或不足。

1. 阴茎勃起障碍的手术治疗 ED 的一线治疗方法应是药物治疗，阴茎内注射为二线治疗方法，手术方法治疗器质性 ED 应列为三线治疗手段。

（1）动脉性 ED 的手术治疗：动脉血管重建术的最佳适应人群是年轻的动脉性 ED 患者，多由于骨盆或阴部外伤引起，无全身性动脉硬化症、内分泌性及神经性因素。血管重建手术包括直接的腹壁下动脉与海绵体吻合和间接的利用腹壁下动脉与阴茎背动脉或海绵体动脉吻合，但是远期效果不理想，也有报道采用背深静脉动脉化的海绵体血管重建手术治疗动脉性 ED。

（2）静脉性 ED 的手术治疗：多见于阴茎海绵体内存在大的伴行静脉，白膜破裂、阴茎海绵体与尿道海绵体间静脉漏形成，静脉膜封闭不全，阴茎海绵体先天性缺陷等。手术方法包括阴茎背深静脉结扎术（ligation of the deep dorsal vein of the penis）、背深静脉切除术（resection of the deep dorsal vein of the penis）、背深静脉栓塞术、阴茎脚结扎术（ligation of penile crura）、阴茎海绵体松解术（penisspongiosolysis），但这些手术方法远期疗效均不理想。有学者认为静脉性 ED 病变并不在静脉而是在海绵体，是海绵体平滑肌及白膜封闭静脉通道的作用障碍，简单静脉结扎只能表现为短期效果。另外，对于继发性静脉性 ED，通常也不主张手术治疗。

（3）阴茎假体手术（penile prosthesis implantation）：阴茎假体适用于外伤、盆腔手术伤及阴部神经、血管因素等器质性 ED 以及少数顽固性功能性 ED 经药物治疗无效者。阴茎假体有半硬棒状可屈性假体、可膨胀性假体和自容水压可屈性假体。半硬棒状假体手术方法简单，但阴茎长期处于勃起与半勃起的状态。自容水压可屈性假体，可择时勃起，加压后，硬度可与棒状假体也相似，是目前推荐的植入性假体。在术前有正常性欲、阴茎感觉、性高潮和射精的患者术后一般也会有正常高潮和射精，可获得生育机会。

2. 逆行射精的手术治疗 手术治疗的适应证为过去曾有膀胱颈手术史者，可作膀胱颈 Y-V 成形术（Y-V plasty of bladder neck），疗效不明确。

（赵永平）

第四节 男性不育症的辅助生殖技术治疗

人类自然生育的基本生理和解剖条件包括：①正常生理和遗传功能的精子和卵子；②精子和卵子体内受精；③合子和胚胎在合适的宫内环境中正常发育生长。上述任何一个环节的异常都可能导致不育。人类辅助生殖技术通过对精子、卵子、配子和胚胎进行体外操作和处理，以有助于或甚至完全在体外完成受精和早期胚胎发育等相关生理过程，最终达到治疗不育的目的。

现代人类辅助生殖技术主要包括人工授精（artificial insemination，AI，包括使用丈夫精液人工授精—AIH；和使用供精者精液人工授精 -AID）、常规体外受精 - 胚胎移植（in-vitro fertilization and embryo transfer，IVF-ET）、卵胞质内单精子注射术（intracytoplasmic sperm injection，ICSI）、植入前遗传学诊断（preimplantation genetic diagnosis，PGD）和未成熟卵子体外成熟培养（in vitro maturation of immature oocyte，IVM）等。其中 AIH/AID、IVF-ET、ICSI 和 PGD 都可应用于男性不育症。

一、男性不育症的辅助生殖技术方法选择

选择 ART 方法应遵循从简单到复杂、侵入性从小到大的原则，首选 IUI 等简单而治疗费用低的治疗方式，其次考虑常规 IVF、ICSI 等，PGD 的选择应有严格的指征。精子来源、精子质量和精子制备技术处理后的结果是男性不育症行辅助生殖技术方法选择的主要决定因素。女方因素也予以综合考虑。此外，可否获得其他有效的非 ART 的治疗、中心的治疗策略也应是考虑因素。

（一）精液精子

1. 常规精液指标 精子浓度、活动率和正常形态率等常规精液指标是选择 ART 方法的最重要依据之一。图 4-3 是 WHO2000 年版男性不育标准化诊断和处理手册推荐的一般性处理指南。指南推荐的精子浓度和洗涤后数量标准都有较大的范围。此外，考虑到精子形态评价主观性较高，不同中心的参考值（尽管都称按照了 WHO 手册）可能有较大的差异。因此，不同中心应严格执行标准化的精子分析操作程序，建立严格的质量分析控制体系，才能建立有意义的精液分析指标作为 ART 方法的选择依据。

轻、中度少精子症，精子浓度 $\geq 5\times10^6$/ml，如精子正常形态率正常，洗涤后前向活动精子 $\geq 2\times10^6$，可行 IUI 治疗。由于男方少、弱、畸形精子症行 IUI 治疗的周期妊娠率较低，连续 3~4 个周期的人工授精是有必要的，失败后才考虑行 IVF 或 ICSI。精子浓度 $\geq 5\times10^6$/ml，

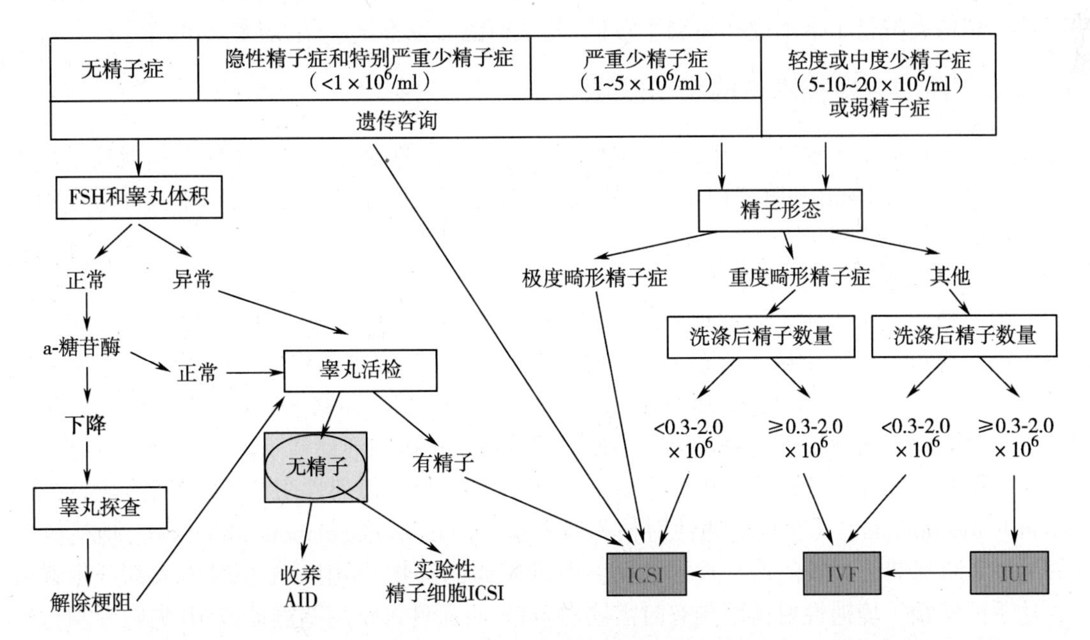

图 4-3 WHO2000 年版男性不育标准化诊断和处理手册推荐的一般性处理指南

注：精子形态分析按照 WHO 4th ed

精子正常形态率≥1%，洗涤后前向活动精子 $<2\times10^6$ml，但 $\geq0.5\times10^6$/ml，可以考虑行常规IVF。精子浓度 $<1\times10^6$/ml，精子正常形态率 $<1\%$，精子活动率 $<1\%$，均是ICSI的适应证；精子浓度 $<5\times10^6$/ml，精子活动率 $<10\%$，如实验室可回收的前向运动精子不足以行常规AIF，亦可行ICSI。

在IVF临床实践中，取卵当天精液的指标与术前的不一致并非少见。术前检查指标正常，当天首次取精的精液质量较差，可行再次取精，常可获得正常精液，再次取精的精液量较少，浓度可能降低，但活动率通常提高，一般可行常规IVF治疗。但如术前精液指标符合行ICSI的标准，而取卵当天指标正常或为轻、中度异常，ICSI仍应为首选，至少应予Half-ICSI或早补救ICSI。

2. 其他精子质量指标　缺乏顶体的圆头精子症可行ICSI获得受精和妊娠，但受精率常较低，采用电或化学物质激活可提高成功率，但仍应谨慎使用。纤毛不动综合征的完全不动精液精子可在低渗试验后选择肿胀精子行ICSI，也可采用睾丸精子行ICSI。此外，IBT显示高滴度的抗精子抗体（$>50\%$头部结合抗体）也是ICSI的指征。

一些新的精子质量指标也可以在选择ART方法上作为参考，如精子DNA完整性。精子DNA损伤是一个独立的精子质量评价指标，损伤指数（DFI）$>27\%$（采用SCSA法）时，IUI的成功率极低，因而应行IVF或ICSI。精子DNA损伤指标是否有助于选择常规IVF或ICSI仍有争议，有一些研究表明精子DNA损伤较高时行ICSI可以获得更好的临床治疗结果。

（二）尿液精子

逆行射精患者在碱化尿液后获取的尿液精子一般可用于IUI，由于其精子功能是正常的，其行IUI的精子质量和洗涤后的精子数量标准可稍低于针对少、弱、畸形精子症的标准。不适宜行IUI的逆行射精患者可予以ICSI治疗。

（三）外科获取精子

有用MESA精子行常规IVF而成功妊娠的报道，但临床妊娠率较低。来自睾丸、附睾、输精管和精囊的精子常浓度和活动率较低，其受精能力也不足，一般需要行ICSI。

二、辅助生殖技术中的精子获取

男性不育症用于辅助生殖技术的精子可以是不同来源的精子。手淫获取精液精子最为常用，外科获取的睾丸和附睾精子也常用，偶有采用逆行射精后尿液中的精子及外科穿刺获取的输精管和精囊精子。

（一）精液精子

精液精子通常采用手淫取精获取。正常精液在取精前禁欲2~7天，取精多在取卵手术前1小时进行。但严重精子活动率低下或精子DNA损伤严重的患者可以在首次手淫取精后约2小时再次取精，第二次获取的精子活动率可显著增高，而精子DNA损伤率显著下降，甚至一些完全无活动精子的患者再次手淫取精精液中可出现活动精子。

男性在取卵日手淫取精失败并非少见，最常见的原因是境遇性阴茎勃起障碍（situational erectile dysfunction），其次是境遇性射精困难（circumstances ejaculation difficulty）。他达拉非等PDE5抑制剂是有效的治疗境遇性阴茎勃起障碍的药物，服用后1小时内大部分患者可成功手淫取精。境遇性射精困难有时需同房取精，有条件可行阴茎震动取精，失败者须行外科取精。既往取精过程中有类似取精困难的男性应在取卵日前取精子冷冻备用，这还可降低患者在取卵日取精的精神压力有助于成功手淫取精。

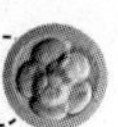

不射精患者可以采用阴茎震动器或电按摩刺激诱导射精获取精子。70% 的脊髓损伤患者阴茎震动器震动取精可获得成功，75% 的失败者可采用电射精取得成功。不同脊柱损伤部位对阴茎震动器或电射精的反应不一，胸 10 以上的脊髓损伤患者的射精反射弧是完整的，射精诱导率达到 88%，而胸 6 以下则不到 15%。阴茎震动和电射精取精需要在专业人员的严密观察下进行，因其可能会诱发自主神经异常反射（autonomic dysreflexia），引起严重的交感反射性高血压，导致抽搐、脑卒中甚至死亡，是一个可能导致生命危险的严重并发症。预防措施之一是治疗前使用硝苯吡啶。电射精获取的精子质量较差，常需行 ICSI。

（二）尿液精子

逆行射精患者可采用性高潮后尿液中的精子行 ART。取精前需要碱化尿液，以提高获取精子活力。口服苏打片 1.0g 每天 3 次，通常 3~7 天可碱化尿液至 pH7.2~7.8，诱发性高潮前排空尿液，获得性高潮后 5 分钟内排尿收集入取精杯，立即用精子洗涤液处理精子。也可诱发性高潮前插入导尿管，排空膀胱尿液，注入 10ml 精子洗涤液，拔除导尿管，获得性高潮后再次插入导尿管引流膀胱内液，用精子洗涤液洗涤精子。

（三）外科获取精子

外科取精可采用经皮穿刺或开放的方式行附睾或睾丸精子获取，也可采用开放手术，开放手术又可借助显微外科技术，其取精损伤小，精子获取率更高。图 4-4 列举了常用的 4 种外科取精方式，偶有采用输精管或精囊穿刺取精。外科取精可在预定取卵日前一天或取卵日进行。外科获取精子行 ICSI 后多余精子可予冷冻保存。

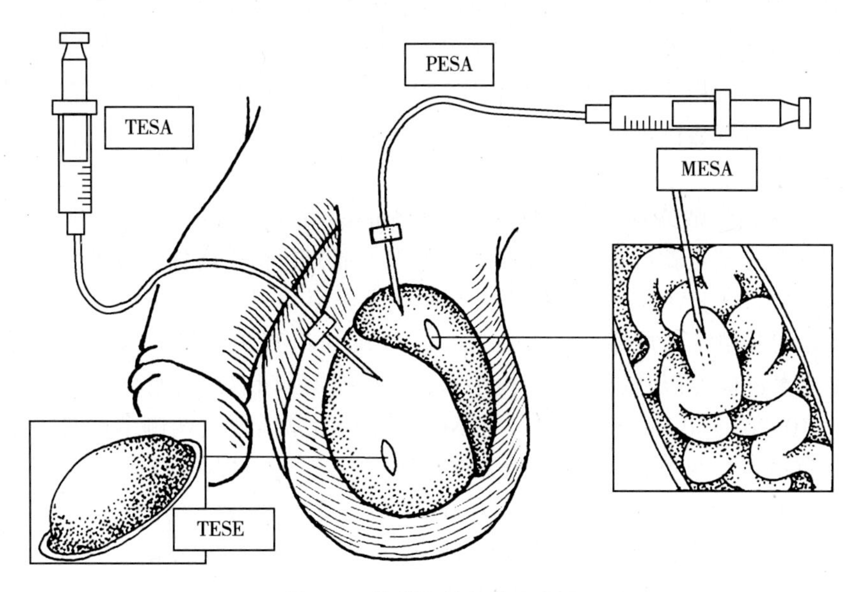

图 4-4　外科取精方法示意图

TESA= 睾丸精子抽吸术；TESE= 睾丸精子获取术；PESA= 经皮附睾精子抽吸术；MESA= 显微外科附睾精子抽吸术

1. 外科取精手术方法

（1）经皮附睾穿刺（percutaneous epididymal aspiration，PESA）：PESA 取精的主要手术过程包括：患者常规消毒铺巾后，行术侧精索阻滞麻醉。手术者用左手拇指和示指固定附睾头部两侧，用左手将术侧睾丸推至术侧大腿内侧以利附睾固定，减少穿刺时附睾移动。将连接

10ml 注射器的 8 号蝶形注射针从附睾头侧向尾侧方向缓慢刺入附睾头部，固定附睾的左手拇指和示指可帮助定位。将注射器回抽拉至 10ml 刻度处，以保持注射针内负压，轻轻按摩附睾头部。通常可见到液体渐渐进入针头和硅胶管连接，如液体为乳白色稍稠液体、乳白色带有血性液体或深褐色，可能为附睾液。如吸出液为清稀薄液体或血性液，通常是组织液或伴血液，可再次确认注射针位于附睾头，保持负压下来回移动注射针头，以增加吸取附睾液的机会。用血管钳夹住注射针后硅胶管，放松注射器负压，缓慢拔出刺入附睾的注射针。用 0.5ml 左右精子培养液将注射针内液体冲入井状培养皿，倒置显微镜下观察是否有精子和活动精子。PESA 可反复用于同侧附睾。

（2）显微外科附睾精子获取术（microsurgical epididymal sperm aspiration，MESA）：MESA 在手术显微镜下切开附睾管，抽吸管内附睾液，获得的附睾液血细胞较少，精子质量较好。在输精管结扎或附睾炎症梗阻患者，MESA 可同时行显微外科重建手术。

（3）经皮睾丸精子抽吸术（testicular sperm aspiration，TESA）：各种经皮睾丸精子获取术的主要差别在于采用穿刺针的类型（直径不同、注射针还是特制的活检取材针）。主要手术过程包括：局麻下，手术者用左手拇指和示指固定睾丸，绷紧睾丸表面皮肤。穿刺点通常选择睾丸中上极附睾对侧，这些位置的白膜下睾丸动脉分支较少。将连接 10ml 注射器的 8 号蝶形注射针刺入睾丸，将注射器回抽拉至 10ml 刻度处，以保持注射针内负压，将穿刺针向上、下等 4~5 个方向来回抽吸。通常可见到睾丸液及曲细精管渐渐进入针头和连接硅胶管。用血管钳夹住注射针连接硅胶管，以保持注射针内负压。放松注射器负压，缓慢拔出刺入睾丸的注射针。多数情况下可见针头带出曲细精管，用血管钳夹住拉出。用 0.5ml 左右精子培养液将注射针内睾丸组织冲入井状培养皿。将所有获取的睾丸组织置于井状培养皿，可在井状培养皿底部用粗注射针头划出垂直各 5~10 条井状划痕，将睾丸组织在划痕上碾磨以磨细曲细精管。倒置显微镜下观察是否有精子和活动精子，即时观察睾丸精子常不活动，培养后可改善。

通常手淫取精失败或梗阻性无精子症（obstructive azoospermia，OA）等生精功能正常患者仅行单侧 1 个穿刺点就可获得足够的睾丸组织。部分死精子症伴有重度少精子症患者的病因是生精障碍，这与 NOA 一样可能需要行两侧多点穿刺。

（4）睾丸切开精子获取术（testicular sperm extraction，TESE）：TESE 取精有两种方式，常规 TESE 的手术过程类似开放睾丸活检手术，切开白膜后切取睾丸组织。通常获取的单块睾丸组织为 10~20mg（0.3cm × 0.2cm）。在 NOA 取精时，常需要行两侧多点取睾丸组织。但多点活检位置的选择可能是盲目的，因为没有发现特定睾丸部位会更易出现具有生精功能睾丸组织。一种地图匹配的多点 TESE 技术，在睾丸表面作标志，先行多点 TESA，在再次 TESE 时，在 TESA 发现睾丸精子的部位行 TESE，这提高了精子获取率。

在显微外科手术镜下获取睾丸组织的手术称为 Micro-TESE（microsurgical TESE）。Micro-TESE 的主要手术过程包括：①硬膜外麻醉或静脉麻醉下，切开阴囊皮肤和鞘膜，完全暴露出睾丸；②在 ×6~×8 手术显微镜下于无包膜下血管的位置纵行切开白膜，广泛暴露睾丸皮质；③在 ×16~×25 手术显微镜下从浅至深分离曲细精管，有局灶精子生成曲细精管直径较粗、膨胀而且较不透明，采用显微血管剪切取 2~3 处这样的曲细精管（5~10mg），在曲细精管直径都相似的情况下，可随机切取多处曲细精管；④切取的睾丸组织机械碾磨后检查是否存在精子；⑤如实验室检查未见精子，可继续分离、寻找和切取膨胀的曲细精管，直到如继续切取可能影响睾丸血供为止。

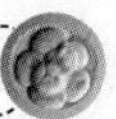

2. 外科取精手术的并发症 PESA 手术操作简单，偶有导致术后附睾血肿，但常不需特殊处理。PESA 有可能引起附睾瘢痕导致医源性附睾阻塞，因此不宜用在有可能行外科修复的患者。MESA 需要显微外科器械，局麻下 MESA 几乎无并发症。

睾丸取精手术的主要并发症是睾丸损伤。睾丸血供来自精索内动脉、睾提肌动脉和输精管动脉，后两者穿入睾丸白膜和纵隔。睾丸损伤的原因包括手术直接损伤睾丸血供、睾丸组织取材过多或睾丸血肿压迫睾丸血供。TESA 在盲视下穿刺睾丸深部，有损伤睾丸血管导致睾丸内出血的可能。偶然见出血较多致睾丸明显肿大，但通常不须切开止血。多点穿刺增加了睾丸内出血的机会。

NOA 取精行 TESE 可能需要获取较多的睾丸组织和多点睾丸组织，更易引起睾丸损伤。睾丸损伤的发生与睾丸体积有关，较小睾丸在取材后容易发生睾丸损伤。单点或多点 TESE 后 3 个月，约 80% 术侧的睾丸出现超声下血肿、瘢痕和无血供区域。这可引起暂时性的性腺功能低下（hypofunction），出现低 T 和高 FSH，T 在术后 1~12 个月可降低 30%~35%，但在术后 18 个月可恢复至术前 95% 水平。过分取材可导致术后睾丸萎缩和持续性腺功能低下。

Micro-TESE 由于在显微外科手术镜下进行，取材量较少，血管受损的可能也小，术后超声显示其睾丸血肿、瘢痕和无血供区域的发生率明显少于 TESE。但 Micro-TESE 在用于较小睾丸（如克氏征患者）时仍会发生性腺功能低下，应注意保护睾丸组织尽量减少取材量以减少睾丸损伤。

3. **外科取精手术选择和精子获取结果**　外科取精手术适用于：①精液精子获取失败；②精液精子仅为不活动精子；③梗阻性无精子症；④非梗阻性无精子症。近来有报道高精子 DNA 损伤可外科获取睾丸精子行 ICSI。不同的外科取精方法各有优缺点，应根据患者适应证、既往睾丸活检检查及精子获取结果、外科取精手术方式的并发症和是否具有手术条件等综合考虑后予以选择。表 4-1 列出了外科取精方法的主要优缺点和适应证（表 4-1）。

表 4-1　不同外科取精方法比较

	优点	缺点	适应证
PESA	操作简单，时间短 可重复 不须手术探查	潜在附睾损伤 附睾血肿	外科不能纠正的 OA 外科修复失败的 OA
MESA	获取附睾精子质量较好可同时行显微外科重建多余精子适宜冷冻	需要显微外科手术器械和经验	各种 OA
TESA	操作简单，时间短 可重复	睾丸血肿 获取精子数较少 NOA 精子获取率较低	精液精子获取失败 精液精子不符合 ICSI 要求 OA 和 NOA
TESE	操作简单，时间短 可重复	睾丸血肿和萎缩风险 NOA 精子获取率低	OA 和 NOA
Micro-TESE	NOA 精子获取率高 并发症发生率低 多余精子适宜冷冻	费用高，费时 需要外科探查 需要显微外科手术器械和经验	NOA

注：TESA= 睾丸精子抽吸术；TESE= 睾丸精子获取术；PESA= 经皮附睾精子抽吸术；MESA= 显微外科附睾精子抽吸术；Micsro-TESE= 显微外科睾丸精子获取术；OA= 梗阻性无精子症；NOA= 非梗阻性无精子症

（1）精液精子手淫获取失败：手淫精子获取失败在药物等处理无效或不射精患者可行外科取精，通常选择TESA。对此类患者，TESA的精子获取率为100%，通常单侧单点穿刺即可获取足够精子行ICSI。

（2）精液无活动精子：精液精子仅为不活动精子，但精子存活试验正常提示为纤毛不动综合征，可采用精液活动精子行ICSI。精液精子不活动证实为死精子症，可行外科取精，通常应采用TESA。如精液精子浓度正常，常提示生精功能正常，通常可获得睾丸活动精子。如精子浓度为严重少精子症，则要怀疑存在生精功能障碍，取精方法要类似NOA的取精方法。

（3）梗阻性无精子症：有可能外科复通的OA应使用TESA，而不应采用PESA。PESA可能会造成附睾纤维瘢痕增加以后复通手术的难度。手术不能纠正的OA（如CBAVD）或手术失败的OA可以采用PESA或MESA获取附睾精子。在ICSI出现后，由于PESA获得的精子可足够用来行ICSI，MESA已较少用于外科取精。通常附睾肿大时PESA精子获取率较高。PESA未见精子或无活动精子需要进一步行TESA。在附睾液中仅偶见活动精子，或见大量精子头，或见大量成堆圆形细胞，提示附睾存在严重炎症，也可考虑行TESA。OA行TESA的精子获取率应是100%。

（4）非梗阻性无精子症：NOA外科取精可以采用TESA、TESE或Micro-TESE。三种方法的精子获取率不同，对睾丸的术后影响也明显不同。TESA的精子获取率最低，为10%~30%；TESE的精子获取率高于TESA，约为15%~50%，采用多点取材的TESE比单一取材TESE的精子获取率高（49%vs37.5%）；Micro-TESE的精子获取率最高，可达35%~77%。NOA外科取精的临床结果证实，睾丸单一活检组织的病理诊断并不能代表整个睾丸的病理改变，其未活检的部位可能存在具有生精功能的局灶睾丸组织。睾丸组织中局灶生精组织的分布可为片状，也可为均匀散在分布，因此Micro-TESE比盲目的多点TESE有更高的精子获取率。

睾丸外科取精适用于除AZFa和AZFb缺失外的各种原因导致的NOA。不同病理类型的精子获取率不同，但病理检查示曲细精管玻璃化也可能获得精子。一项包括460个NOA患者的研究发现，支持细胞综合征、生精阻滞和生精减少的精子获取率分别是41%、44%和81%。生精减少采用Micro-TESE精子获取率可达100%。睾丸外科取精还适用于遗传因素导致的NOA。虽然AZFa和AZFb缺失的睾丸精子获取机会几无，但AZFc缺失的睾丸精子获取率可达70%左右。非嵌合体的47，XXY克氏征患者采用Micro-TESE的精子获取率也可达50%。FSH和睾丸体积通常也不能预测睾丸内不存在精子。

（5）精液精子高DNA损伤：在考虑精液精子高DNA损伤可能是ICSI失败的原因时，采用外科取精获取睾丸精子行ICSI的临床妊娠率明显增高，因为睾丸精子的DNA损伤明显减少。通常可以采用TESA取精。但该适应证仍需要更多的研究证实。

三、男性不育症的辅助生殖技术治疗结果

（一）男性不育症辅助生殖治疗临床结果

1. AIH（宫腔内人工授精-IUI）治疗结果 男性不育症采用IUI的临床结果与指征有很大关系。男性性功能障碍是IUI最佳的适应证，获得精液精子行IUI可获得较好的结果，即使逆行射精采用尿液精子也有较高的临床妊娠率，因为其精子功能是正常的。男方生殖器畸形行IUI的成功率也很高，可以获得比自然周期妊娠率25%更好的临床结果。男方少、

弱、畸形精子症,即使是轻、中度,采用IUI的疗效也不佳,其周期妊娠率在5%~10%,因为这类精子可能会伴有精子功能的异常。

2. 常规IVF治疗结果 由于精子功能的复杂性,目前缺乏临床可行且可靠的预测精子受精能力等精子功能的检测。虽然轻、中度的男方少、弱、畸形精子症可行常规IVF,但其受精失败的风险可高达15%~30%以上。即使精子参数正常也有可能出现常规IVF受精失败。一些临床因素,如原因不明而又不育年限过长,提示有常规IVF受精失败的可能。为避免有受精失败高风险者出现完全受精失败,可以采用两种策略:行Half-ICSI或受精后早期去颗粒细胞观察极体以能行早期补救ICSI,两者都能减少常规IVF后的完全受精失败率,不同的中心应根据自身情况而采取合适的策略。

在获得正常受精的情况下,常规IVF胚胎的发育潜能一般不受影响,与正常精液行常规IVF的相似,临床妊娠结果也相似。各种常规IVF出生后代的随访研究表明,其出生缺陷发生率较自然妊娠出生婴儿增高了25%~40%,尚缺乏精子异常行常规IVF后出生后代畸形率的随访数据。

3. ICSI治疗临床结果

(1)周期临床妊娠结果:早期的研究发现不同异常程度精液精子的ICSI妊娠结果无明显差异,但现有证据表明,精子质量可能影响ICSI的胚胎种植率和临床妊娠率。严重生精功能障碍导致的重度少精子症或NOA行ICSI的临床妊娠率较低,其冷冻复苏胚胎移植的临床妊娠率也较低。

OA的睾丸和附睾精子(新鲜或冷冻)的ICSI结果也无明显差异,而且不受梗阻性病因的影响。最近有报道采用睾丸精子可获得更高的临床妊娠率,因为其精子DNA损伤较低。

NOA和OA的ICSI治疗结果有较大差异,NOA行ICSI后的受精率、胚胎质量和妊娠率都较低,而流产率较高。这与NOA患者的精子质量较差有关,NOA的睾丸精子可能存在功能缺陷、较高的染色体非整倍体、精子DNA损伤和基因印迹异常等。

(2)妊娠结局:ICSI妊娠及后代随访结果发现:①ICSI后代染色体异常轻微但却显著升高。Bonduelle等在大样本的随访研究中发现,1586个ICSI妊娠产前诊断中总的染色体异常发生率为2.96%,其中1.58%为新发(de novo)染色体异常,1.38%为来自父亲的获得性染色体异常,大部分的新发异常为性染色体非整倍体,与一般自然妊娠新生儿的新发染色体异常率0.4%相比,ICSI可轻微但却显著增加出生后代新发染色体异常。②ICSI妊娠产科结果与常规IVF相似。③有关ICSI婴儿畸形率的随访资料目前结果并不一致,大部分研究显示,ICSI的出生婴儿畸形率与常规IVF的相似,但都较自然妊娠出生婴儿增高了25%~40%,有关ICSI后泌尿生殖系统畸形特别是尿道下裂的发生率也有不同的报道。

4. AID治疗临床结果 目前我国平均AID周期妊娠率是24%左右。

(二)男性不育症行辅助生殖技术的后代安全性

ART出生后代的安全性是一个备受关注的问题。据ESHRE和美国CDC统计,ICSI从2002年开始就超过常规IVF成为最主要的ART技术。ICSI技术将一条人工选择的精子通过机械方法直接注入精子,可能会损伤卵子膜、细胞骨架和纺锤体,带入异源性物质,注入的精子常是不具正常受精能力并有遗传缺陷的精子,因而,ICSI后代安全性更受到普遍关注。应该注意的是,ICSI的安全性应放在所有ART的框架内考虑,因为ICSI的大部分的处理和操作与常规IVF相比是同样的。

影响ART后代安全性的因素包括两方面:①不育相关病因及其配子异常;②ART相关治疗过程(促排卵治疗、体外受精、显微操作和体外培养过程等)。比较IUI、常规IVF和ICSI后单胎妊娠出生儿后代的研究表明,IUI的先天畸形率最低,而常规IVF和ICSI之间没有显著差异。提示两方面因素都可能影响ART后代安全性。

1. 不育相关病因及配子异常 不育相关病因对ART结果的影响正获得临床长期随访结果的支持。一项基于丹麦全国出生登记的队列研究中发现不育(大于12月未能自然生育)的人群和采用不育治疗的一样,其出生后代畸形率增高(OR:1.2;95%CI:1.07-1.35),而且随着不育年限的增加而增高。这表明不育症患者的相关病因本身对其后代健康可能有不良影响。一些文献报道ICSI后泌尿生殖系统畸形特别是尿道下裂的发生率增高,特异性的出生后代先天性畸形也提示男性精子因素的可能作用。

大量研究已经发现行ICSI治疗的严重男性不育症患者精子存在遗传异常。这些异常包括:特异的遗传异常、染色体非整倍体、DNA损伤和印记异常等。①常见的ICSI患者包括先天性两侧输精管缺乏(CBVCD)和Y染色体微缺失(AZF缺失);②严重的少、弱精子症和NOA的精子染色体非整倍体率明显增高。Bonduelle等的研究发现,精子浓度低于20×10^6/ml的ICSI后代新发染色体异常发生率为2.09%,而高于20×10^6/ml的发生率为0.23%,提示新发染色体异常确与较低的精子质量存在相关性;③表现为单链和双链DNA断裂的精子DNA损伤在少、弱精子症中发生率较高,甚至可出现在正常精液参数的精子中。研究表明精子DNA损伤率与IVF受精率、胚胎质量、胚胎种植率和早期流产率等相关。虽然没有DNA损伤与ART后代健康的直接临床相关证据,但小鼠实验研究表明,DNA损伤精子行ICSI可导致胚胎印记异常,导致包括生长异常、早衰、行为异常和肿瘤发生等长期不良后果。④研究发现严重的少、弱精子症的精子存在基因印迹异常。虽然印记异常精子行ICSI的治疗结果和结局尚没有相关的研究报告,但其有可能导致ICSI后代出现基因印迹异常疾病。⑤ICSI男性患者存在的异常精子因素可能还包括精子核包装、精子mRNA和端粒长度异常。虽然有证据表明这些因素与受精和胚胎发育有关,但其与ART后代安全性的关系没有报道。

2. ART相关治疗过程 大量的研究表明,ART相关过程(包括促排卵、卵子体外成熟、体外受精和培养等)都可使卵子和胚胎出现印记异常,可能会通过基因表达和印记的异常而影响ART后代,而这些可能的影响因素即存在于常规IVF,也存在于ICSI。

目前有关ICSI技术操作对ICSI后代健康的影响的实验研究没有一致的结论。研究发现自然出生、常规IVF和ICSI的孕中期胚胎的转基因目的基因DNA点突变的频率和频谱都没有明显差异,这提示ART存活子代的DNA是稳定的,不产生新发的(de novo)DNA突变,而DNA突变是导致遗传改变的主要基础。也有研究发现,与常规IVF小鼠相比,ICSI子代小鼠在表型、记忆和学习能力上都没有显著差异,但ICSI雄性子代小鼠的睾丸组织中生精细胞凋亡明显增高,提示ICSI可能影响雄性后代的生育能力。

目前大部分临床随访研究显示,ICSI的出生婴儿畸形率与常规IVF的相似,但都较自然妊娠出生婴儿增高了25%~40%。但目前这些随访研究都存在明显的研究设计缺陷,主要是缺乏合适的对照,研究类型和方法、研究时期、随访时间和方式、病例入选标准和畸形的诊断标准等也常不同。因此,更有说服力的大规模严格对照的临床随访研究结果对于阐明ICSI安全性极为重要。

四、男性不育症行辅助生殖技术治疗前的遗传咨询

男性不育症与遗传病因密切相关，这些遗传因素包括：染色体异常、特异基因异常和AZF缺失。严重生精功能障碍导致严重少精子症，常伴有精子染色体非整倍体率增高、精子DNA损伤和精子其他遗传异常。通过辅助生殖技术特别是ICSI，一些不能自然生育的男性不育症可以生育自己的生物学孩子，但增加了将精子遗传缺陷传递给下一代的机会。在男性不育症行辅助生殖技术前予以合适、详尽和准确的遗传咨询，有助于患者在充分知情下作出治疗选择。

（一）染色体异常

男性染色体数目和结构异常可导致精子染色体非整倍体率增高，也可导致生精功能障碍，其后果是男性不育、配偶流产或出生染色体异常后代。

染色体异常的遗传咨询需要了解其导致精子染色体非整倍体的几率。可通过精子FISH可了解精子染色体非整倍体率。24，XY精子在性染色体数目异常的嵌合体（chimera）克氏征患者中占0.9%~7%，在非嵌合体患者中占1.36%~25%，此外，克氏征（Klinefelter syndrom）患者精子的常染色体非整倍体（如13、18和21号染色体）也显著增高。应建议克氏征患者行PGD或ICSI妊娠后行产前绒毛染色体核型检查。47，XYY患者的精子FISH结果报道不一，一般未发现染色体非整倍体精子显著增多，但ART妊娠后仍应予以产前绒毛染色体核型检查。

染色体结构异常如染色体易位、倒位等在减数分裂时产生不同比例的染色体非整倍体精子。其比例决定于结构异常类型、累及染色体及其数目和部位等。因此，对每例染色体结构异常患者行精子FISH有助于提供准确的遗传咨询。详见扩展阅读一。常见的罗氏易位的正常和平衡精子占50%~70%，染色体相互易位的正常和平衡精子占30%~70%，常见的小范围倒位如染色体9号臂间倒位几乎不产生染色体不平衡精子。应综合考虑患者精子指标、既往生育史和染色体非整倍体（aneuploid）率等予以生育指导和遗传咨询，可建议其自然生育或行IVF/ICSI，在行IVF/ICSI时，推荐采用PGD。在不能获得PGD治疗时，IVF/ICSI后妊娠后应予以产前绒毛染色体核型检查（karyotypic analysis）。

（二）特异基因或遗传异常

男性不育症伴有特异基因或遗传异常的遗传咨询应该根据其基因突变特点和遗传方式给予相应的遗传咨询。一些基因突变是明确的，其遗传方式将也是明确的。另一些遗传异常和基因突变仍不明确，难以予以明确的突变检测，遗传方式也可能是多样的，应告知患者多种可能的遗传后果。

1. 先天性双侧输精管缺如 先天性双侧输精管缺如（congenital bilateral absence of the vas deferens，CBAVD）是常见的OA病因，其与囊性纤维化（cystic fibrosis，CF）的基因（*CFTR*）突变有关。患者在治疗前应进行充分的遗传筛查和遗传咨询。咨询内容包括出生后代出现CF和CBAVD的风险。

CF是高加索人种最常见的致死的常染色体隐性遗传病，在欧洲的发病率可达1/625。目前发现的*CFTR*基因突变越来越多，已达1800种以上（http://www.genet.sickkids.on.ca/cftr/），白色人种中最常见的突变包括*ΔF508*缺失、*R117H*突变和*W1282X*突变。文献报道几乎所有男性CF患者有CBAVD，而50%~80%无CF的CBAVD患者有*CFTR*基因突变。目前筛查的常是特定人群多发的突变位点，随着突变位点检测的增多，可能会发现所

有 CBAVD 患者都存在 *CFTR* 基因突变。大多数 CBAVD 患者为 *CFTR* 基因突变杂合子，少部分为纯合子。这些杂合子患者可能存在未知的其他突变，但约 2/3 杂合子患者在 *CFTR* 基因非编码区有 5T 等位基因变异体，这是否与 CBAVD 发病有关尚待进一步研究证实。CBAVD 患者的配偶应行 *CFTR* 基因突变检测，其配偶如为 *CFTR* 突变携带者，杂合子和纯合子 CBAVD 患者的后代患 CF 的概率分别为 25% 和 50%，这些夫妇在选择 ICSI 前应慎重考虑，可以考虑行 PGD 以避免 CF。如其配偶未检测到已知突变，其携带未知基因突变的概率仅为约 0.4%（人群中突变率），杂合子和纯合子 CBAVD 患者的后代患 CF 的几率分别为约 0.1% 和 0.2%。因此有建议对 CBAVD 患者夫妇在 ART 治疗前进行完整的 *CFTR* 基因突变分析。

出生后代 CBAVD 的风险则较难评估。理论上，杂合子和纯合子 CBAVD 患者的男性后代携带 *CFTR* 基因突变的风险分别为 50% 和 100%。但 CBAVD 的发病机制仍未完全清楚，携带单拷贝突变男性后代是否会发生 CBAVD 仍未明确。CBAVD 患者的 ICSI 后代随访结果可以提供证据，但目前尚未见类似报告。

以上的咨询策略主要基于对白色人种的 CBAVD 大量文献研究。研究表明 *CFTR* 基因突变频率及热点随民族、种族及地理位置不同而不同，如在白色人种中发生率最高的 *ΔF508* 缺失在国人中发生率极低。国人的 CF 发病率远较白色人种低，表明 *CFTR* 突变率较低。但国人 CBAVD 的发生率并不低，与白色人种的发生率相似。在国人大样本的 *CFTR* 筛查研究报告和 CBAVD 患者的 ICSI 后代随访结果出来之前，治疗前遗传咨询可能仅限于将目前有限的研究结果充分告知患者。部分 CBAVD 患者在治疗前可能要求行 PGD 作性别筛选。女性后代患 CF 的几率不会因性别筛选而降低，但女性后代有可能避免男性后代的生育难题。因此，在充分知情后，PGD 性别筛选可以作为 CBAVD 患者行辅助生殖技术的选项之一。

2. Kallmann 综合征　Kallmann 综合征是不育相关的最常见的 X 连锁遗传疾病（x-linked hereditary diseases）。主要形式为 X 连锁的隐性遗传（recessive heredity），由位于 Xp22.3 上 *KALIG-1* 基因突变引起。X 连锁的隐性遗传基因突变只传给女性后代。但现在还发现常染色体基因突变也可引起 Kallmann 综合征。Kallmann 综合征患者常表现为无精子症，但可经过内分泌治疗可恢复生精功能，大部分可恢复自然生育能力，一部分需要予以 IVF/ICSI。已知的遗传基因筛选有助于遗传咨询，了解后代发生 Kallmann 综合征的风险。但目前国内未能提供全面的遗传基因筛查。

3. 成人显性遗传多囊肾　男性成人显性遗传多囊肾（adult dominant polycystic kidney disease，ADPKD）可由于生殖道器官的囊性化导致男性少精液和少精子症，而需要行 IVF/ICSI。*ADPKD* 基因突变是多囊肾发病的原因。目前 *ADPKD* 突变难以检测，常需对整个家系进行连锁分析才能确定突变。由于 ADPKD-I 为常染色体显性遗传，因此行常规 IVF 或 ICSI 后代的遗传几率可达 50%，可以通过 STR 分析行 PGD。

（三）AZF 缺失

AZF 缺失是严重少精子症和 NOA 的一个遗传病因。AZFa 和 AZFb 缺失常没有行 ICSI 的机会。AZFc 缺失患者的表现多样，也可表现为生精障碍的生精低下、生精阻滞和支持细胞综合征。部分 AZFc 缺失（gr/gr 缺失）还可以表现为正常的生精功能，在正常生精人群中发生率为 0.5%~1%，但其可发展为少精子症。AZFc 缺失可通过 ICSI 传给男性子代。子代 AZFc 缺失可能会比父代范围更大，部分 AZFc 缺失在传给子代后也可成为完全的 AZFc 缺失。目前还很难确定子代的 AZFc 缺失表型。AZFc 缺失患者的 22,O 精子比例明显升高,提示其后代出现 45,XO Turner 综合征的机会可能增加。应建议 AZFc 男性后代在年轻时行精子冷冻保存,以避免其可能的进展为无精子症后生育困难。患者要求行 PGD 筛选女性胚胎行胚胎移植也可予以考虑。

(四)精子遗传异常的遗传咨询

严重生精功能障碍常伴有精子染色体非整倍体率增高、精子 DNA 损伤和精子其他遗传异常。精子染色体非整倍体率在严重的少弱精子症和 NOA 患者中显著升高,可能是导致 ICSI 后代新发染色体异常增高的原因。应该建议严重的少弱精子症患者 ICSI 后妊娠应行产前绒毛(chorionic villus)染色体核型检查。精子 DNA 损伤影响 IVF/ICSI 的临床结果和流产率,但对后代的安全性影响仍缺乏临床证据。精子基因印迹、核包装、精子 mRNA 和端粒(telomere)长度异常等精子遗传异常也尚缺乏临床证据其影响后代安全性。大量特发性生精异常可能存在生精相关基因的突变。ICSI 可使这些遗传缺陷精子传给下一代,但对其安全性的影响仍少有报道。

(陈振文　黄学锋)

第五节　男性不育症的诊治流程

由于男性不育不是一种独立的疾病,是一种主要表现为没有后代的现象,病因构成复杂多样,还受到女性因素及许多社会和心理因素的影响,对其诊治的认识也存在差异。以下列举出 4 个诊治流程,分别包括:男性不育的病因诊断分类流程、不育症的初诊评估流程、男性不育的诊治流程及无精子症的诊治流程,供大家参考,希望能够在临床实践中不断完善,并在再版时加以修订。

一、男性不育的病因诊断分类流程

男性不育的正确诊断是合理治疗的基础,但在诊断环节中也始终存在问题。通常来讲,针对男性不育的诊断应该包括三个层面:一是疾病诊断,明确患者是否患不育,是原发还是继发;二是病理诊断,即精液分析和睾丸活检病理结果及严重程度,如轻度少精子症、严重少精子症、生精功能阻滞、唯支持细胞综合征等;三是病因诊断,寻找出导致不育的病因、伴发疾病或致病因素,如双侧睾丸发育不良、左侧精索静脉曲张Ⅱ度等。具体的男性不育病因诊断分类流程见图 4-5。

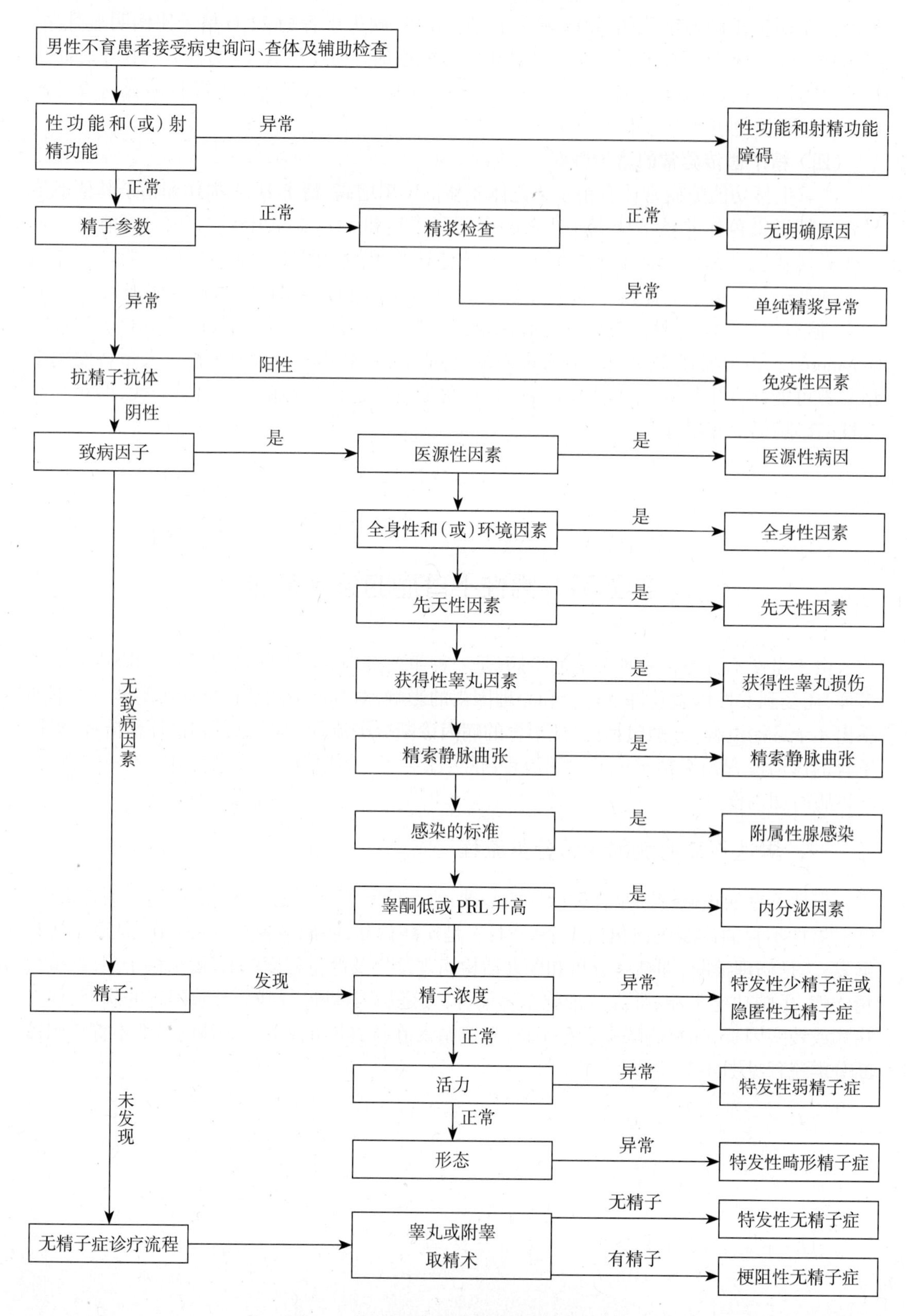

图 4-5 男性不育的病因诊断分类流程图

二、不育症的初诊评估流程

医师对不育夫妇的初诊很重要，为后续评估和治疗方案奠定了基调。初诊时希望夫妻双方均在场，而且在治疗过程中也希望夫妻双方同时在场。表明医师重视其伴侣的需求与接受患者的要求是一样的重要，并且给其伴侣提供询问问题和表达自己想法的机会。

医师应询问不育夫妇完整的内科、外科和生殖病史，了解不育的危险因素，对于垂体、肾上腺和甲状腺功能有关的系统回顾也是有益的，还应包括是否有发育缺陷（如睾丸未降）、既往生殖器手术、感染（包括腮腺炎性睾丸炎）、外阴创伤和药物治疗的病史，关注双方的职业有害物质接触。性生活频率、性交困难和性功能障碍对妊娠的影响也很重要。初诊还使医师有机会了解不育对夫妻双方情感与精神方面的影响。初诊能够概括出不育的大致原因，同时对以后的诊断和治疗方案进行讨论（图 4-6）。

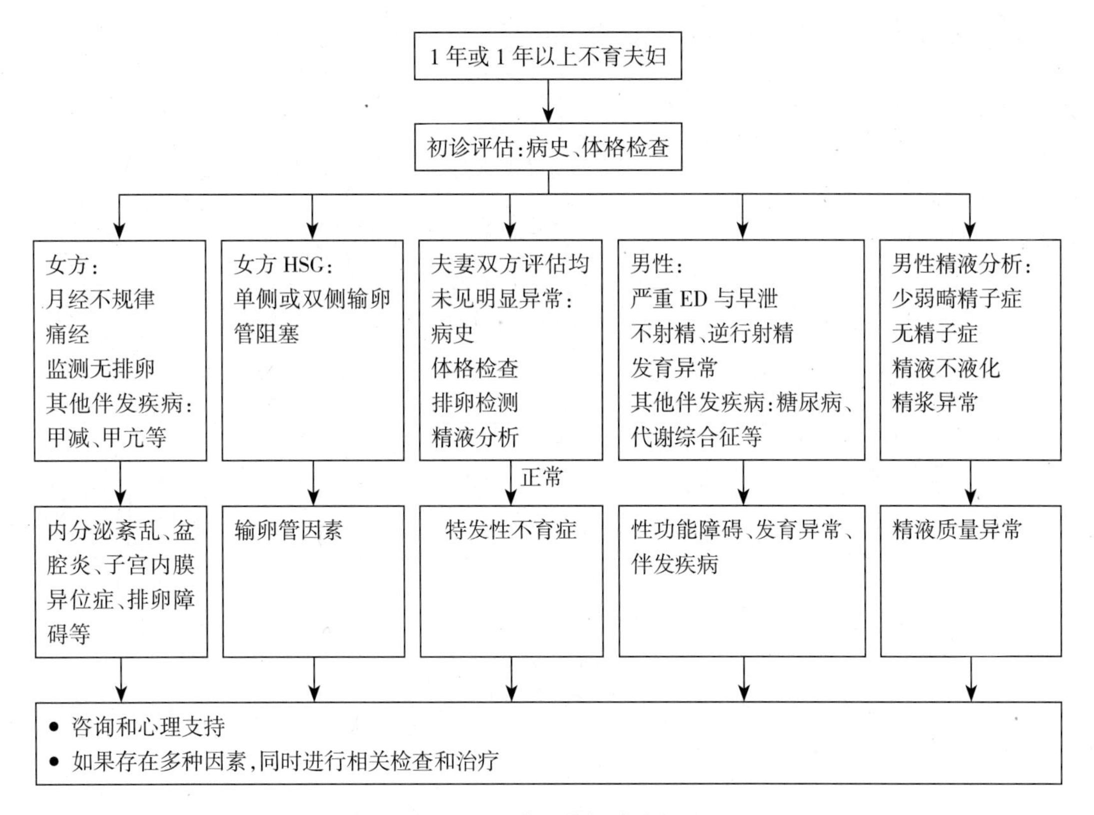

图 4-6　不育症的初诊流程图

英文缩写：HSG：子宫输卵管造影；ED：勃起功能障碍

三、男性不育的诊治流程

男性不育的诊治流程见图 4-7。

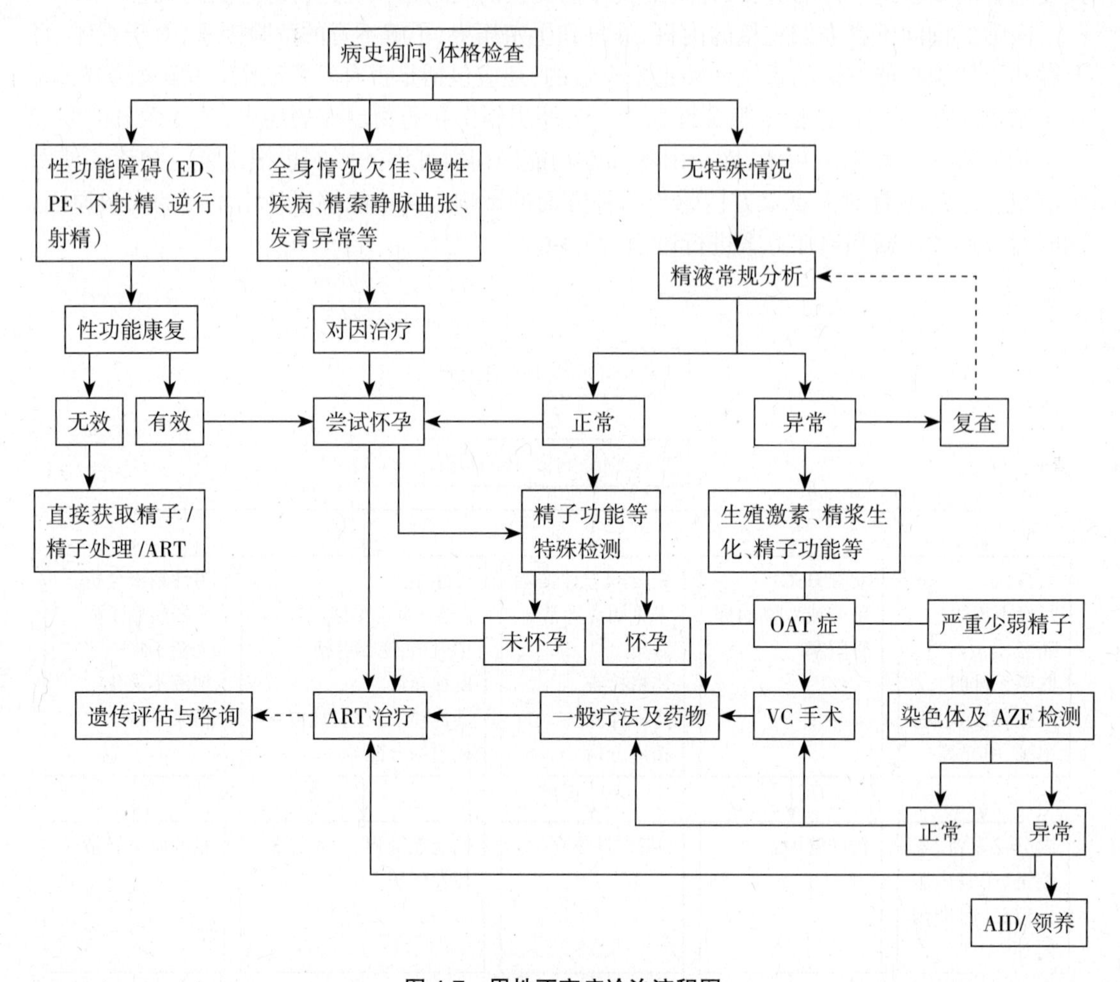

图 4-7　男性不育症诊治流程图

英文缩写注释：ED：勃起功能障碍；PE：早泄；ART：辅助生殖技术；OAT：少弱畸精子症；VC：精索静脉曲张；AZF：无精子因子；AID：供精人工授精

四、无精子症的诊治流程

无精子症的诊治流程见图 4-8。

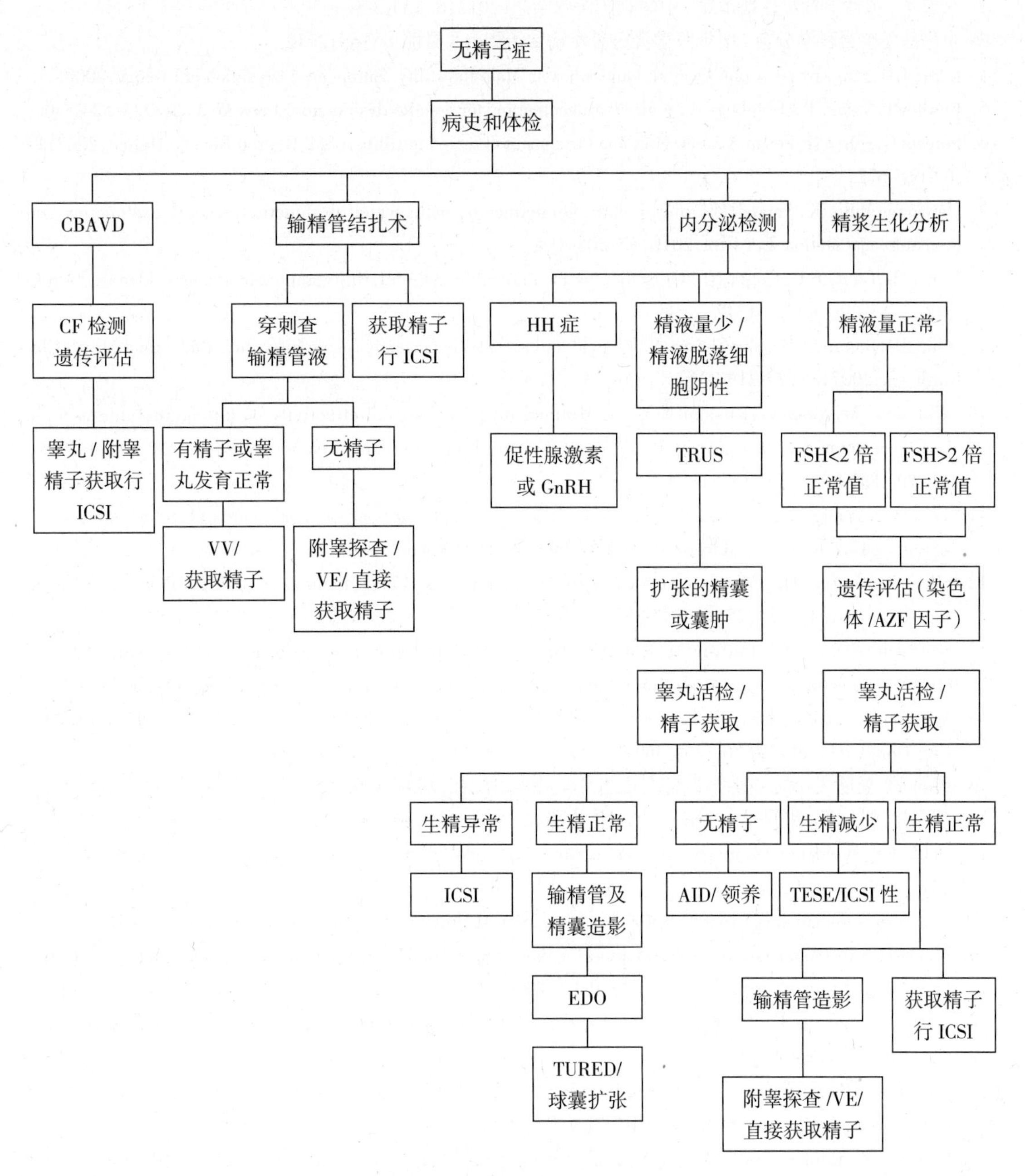

图 4-8　无精子症的诊治流程图

英文缩写注释：CBAVD：先天性双侧输精管缺如；CF：囊性纤维化；ICSI：卵胞质内单精子注射；HH：低促性腺性性腺功能低下；VV：输精管吻合术；VE：输精管附睾吻合术；GnRH：促性腺激素释放激素；TRUS：经直肠超声；EDO：射精管梗阻；TURED：经尿道射精管切开术；FSH：卵泡刺激素；AID：供精人工授精；TESE：睾丸精子获取术

（李宏军）

参 考 文 献

1. 郭应禄,李宏军.男性不育症.北京:人民军医出版社,2003.
2. 李宏军.男性不育治疗新策略.中华临床医师杂志,2012,6(13):3-5.
3. 中华医学会男科学分会.中华医学会男科疾病诊治指南-男性不育症,2012.
4. Dohle GD,Jungwirth A,Colpi G,et al. Guidelines on Male Infertility. European Association of Urology,2008.
5. Eardley I,Corbin J,El-Meliegy A,et al. Pharmacotherapy for erectile dysfunction. J Sex Med,2010,7:524-540.
6. Foresta C,Selice R,Ferlin A,et al. Hormonal treatment of male infertility:FSH. Reprod Biomed Online,2007,15(6):666-672.
7. Hatzimouratidis K,Amar E,Eardley I,et al. Guidelines on male sexual dysfunction:erectile dysfunction and premature ejaculation. Eur Urol,2010,57:804-814.
8. Kumar R,Gautam G,Gupta NP. Drug therapy for idiopathic male infertility:rationale versus evidence. J Urol,2006,176(4 Pt1):1307-1312.
9. Schiff JD,Ramirez ML,Bar-Charna N. Medical and surgical management male infertility. Endocrinol Metab Clin North Am,2007,36(2):313-331.
10. Watanabe M,Nagai A,Kusumi N,et al. Minimal invasiveness and effectivity of subinguinal microscopic varicocelectomy:a comparative study with retroperitoneal high and laparoscopic approaches. Int J Urol,2005,12(10):892-898.
11. Tuccar E,Yaman O,Erdemli E,et al. Histomorphological differences of spermatic cords regarding subinguinal versus inguinal levels:a cadaveric study. Urol Int,2009,82(4):444-447.
12. Silber SJ,Grotjan HE. Microscopic vasectomy reversal 30 years later:a summary of 4010 cases by the same surgeon. J Androl,2004,25(6):845-859.
13. Schroeder-Printzen I,Ludwig M,Kohn F,et al. Surgical therapy in infertile men with ejaculatory duct obstruction:technique and outcome of a standardized surgical approach. Hum Reprod,2000,15:1364-1368.
14. Mouriquand PD,Gorduza DB,Noché ME,etal. Long-term outcome of hypospadias surgery:current dilemmas. Curr Opin Urol,2011,21(6):465-469.
15. 吴阶平.吴阶平泌尿外科学.济南:山东科学技术出版社,2004:1491-1511.
16. 郭应禄,胡礼泉.男科学.北京:人民卫生出版社,2004:942-967.
17. Dohle GR,Weidener W,Jungwrith S,et al. Guidelines on Male Infertilyty.Europearn Association of Urology,2010:1-63.
18. European Association of Urology. European Association of Urology Guidelines on Male Infertility. 2010.
19. World Health Organization. WHO Manual for the Standardised Investigation and Diagnosis of the Infertile Couple. Cambridge:Cambridge University Press,2000.
20. Carpi A,Sabanegh E,Mechanick J.Controversies in the management of nonobstructive azoospermia. Fertil Steril,2009,91:963-970.
21. Sakkas D,Àlvarez JG,et al. SpermDNAfragmentation:mechanisms of origin,impact on reproductive outcome,and analysis. Fertility and Sterility,2010,93:1027-1036.
22. Ombelet W,Deblaere K,Bosmans E,et al. Semen quality and intrauterine imsemination. Reprod Biomed Online,2003:485-492.
23. Alukal JP,Lipshultz LI. Health and development of ART conceived young adults:a study protocol for the follow-up of a cohort. Nature clinical practice,2008,5:140-150.
24. Zhu JL,Basso O,Obel C,et al. Infertility treatmentand congenital malformations:Danish national birth cohort. BMJ,2006,30,333(7570):679.
25. Lee SH,Song H,Park YS,et al.Poor sperm quality affects clinical outcomes of intracytoplasmic sperm injection

in fresh and subsequent frozen-thawed cycles:potential paternal effects on pregnancy outcomes. Fertility and Sterility,2009,91:798-804.

26. Bonduelle M,Van Assche E,Joris H,et al.Prenatal testing in ICSI pregnancies:incidence of chromosomal anomalies in 1586 karyotypes and relation to sperm parameters. Hum Reprod,2002,17:2600-2614.
27. Ludwig AK,Sutcliffe AG,Diedrich K,et al. Post-neonatal health and development of children born after assisted reproduction:a systematic review of controlled studies. European journal of obstetrics,gynecologyand reproductive biology,2006,127:3-25.
28. Bonduelle M,Liebaers I,Deketelaere V,et al. A Neonatal data on a cohort of 2889 infants born after ICSI (1991—1999) and of 2995 infants born after IVF(1983—1999). Human reproduction,2002,17:671-694.
29. Lie RT,Lyngstadaas A,Orstavik KH,et al. Birth defects in children conceived by ICSI compared with children conceived by other IVF-methods,a meta-analysis.International journal of epidemiology,2005,34:696-701.
30. Doornbos ME,Maas SM,McDonnell J,et al. Infertility,assisted reproduction technologies and imprinting disturbances:a Dutch study. Human reproduction,2007,22:2476-2480.
31. Caperton L,Murphey P,et al. Assisted reproductive technologies do not alter mutation frequency or spectrum. Proc Natl Acad Sci,2007,20,104(12):5085-5090.
32. Yang Yu. Chun Zhao,Zhuo Lv,et al. Microinjection manipulation resulted in the increased apoptosis of spermatocytes in testes from intracytoplasmic sperm injection(ICSI)derived mice. Plos One,2011,6(7): e22172.
33. 庄丽丽,陈子江,卢少明,等.先天性双侧输精管缺如患者囊性纤维化跨膜转运调节物基因*ΔF508*突变的研究.中国男科学杂志,2006,20:9.
34. Mau Kai C,Juul A,McElreavey K,et al. Sons conceived by assisted reproduction techniques inherit deletions in the azoospermia factor(AZF)region of the Y chromosome and the DAZ gene copy number. Hum Reprod,2008, 23(7):1669-1672.
35. World Health Organization.The standardized investigation and diagnosis of the infertile couple,1993.
36. WHO manual for the standardized investigation,diagnosis and management of the infertile male. World Health Organization,2000.
37. WHO laboratory manual for the examination of human semen and sperm-cervical mucus interaction. 4th ed. World Health Organization,1999.
38. 中华医学会.男科疾病诊治指南,2007.
39. 郭应禄,胡礼泉.男科学.北京:人民卫生出版社,2004.
40. Li PS,Dong Q,Goldstein M. 显微外科技术治疗梗阻性无精子症的新进展.中华男科学杂志,2004,10(9): 643-650.
41. Hendry WF. Vasectomy and vasectomy reversal. Br J Urol. 1994,73(4):337-344.

复习思考题

1. 简述特发性男性不育药物治疗的基本原则。
2. 简述男性不育药物治疗的基本过程。
3. 试述精索静脉曲张手术治疗的适应证、手术方式、并发症及临床效果评估。
4. 简述射精管梗阻的手术方法、手术治疗效果。
5. 男性因素不育行ICSI治疗的选择策略。
6. 简述无精子症外科取精方法及其选择。
7. 先天性输精管缺如患者行ICSI治疗前的遗传咨询。

第五章

人类精子库

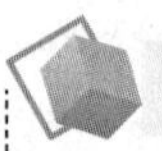

本章要点

1. 人类精子冷冻保存的基本原理与方法。
2. 人类精子库的基本标准与技术规范。
3. 人类精子库的质量控制。
4. 人类精子库工作人员的行为准则。

第一节 概 述

人类精子库(human sperm bank)是利用超低温冷冻保存等技术,采集、检测、保存和外供人类精子用于治疗不育症、提供生殖保险,并进行相关研究的机构。"人类精子库"概念的提出历史久远。1776年,意大利著名生物学家Spallanzani发现冰雪冻存的精子经复温处理仍有部分精子存活。1886年,Mouteyazza发现在低于-15℃时人类精子能够生存,并认为这能为在战场牺牲的军人提供生育后代、继承遗产的机会,他首次提出了"精子库"的概念。但直到1949年,Polge等发现甘油具有良好的细胞冷冻保护特性才使这一设想成为可能。1954年,Bunge和Sherman报道采用保存于干冰中(-78℃)的人类精子解冻后人工授精获得成功。1963年,Sherman优化了精液的冷冻方法,将精液冷冻储存于液氮(-196℃)获得理想效果,至此,人类精子库技术平台基本形成。继而,在美国、英国、法国、丹麦、瑞士、意大利等先后建成人类精子库,冷冻精液也在临床被广泛使用。从1963至1973年,10年间全世界约有1000例用冷冻精液人工授精出生的婴儿,这些精液多数冷藏期在3年以内,少数几例冷藏期在10年以上。目前,人类精子库已发展成为常规的临床服务机构,仅美国就有100多家。

1981年,原湖南医学院(现中南大学)卢光琇等建立了我国第一家人类精子库,并用于供精人工授精。1986年,原国家计划生育委员会科学技术研究所(现国家卫生和计育生委员会科学技术研究所)陈振文承担了国家计生委重点项目"人类精子超低温冷冻保存技术的研究和人类精子库的建立",并在WHO的培训和资助下建立了人类精子库,其目的在于开展生殖保险,为输精管绝育志愿者解除后顾之忧。此外,青岛、山东、上海等地也相继建立了人类精子库,并将人类精子库的精液用于供精人工授精。由于缺乏管理,人类精子库的建立进入了无序状态，人工授精技术的滥用也相继出现，这不仅降低了此项技术的科学价值，一些社会、伦理、法律等方面的问题也随之而来。因此，加强人类精子库和人工授精技术的管理，日益凸显其必要性和紧迫性。

2001 年 2 月 20 日，我国原卫生部（现国家卫生和计划生育委员会）以第 14 号和第 15 号部长令颁布了《人类辅助生殖技术管理办法》和《人类精子库管理办法》（以下简称“两个《办法》”），同年 5 月 14 日以卫科教发〔2001〕143 号发布了《人类辅助生殖技术规范》、《人类精子库基本标准》、《人类精子库技术规范》和《实施人类辅助生殖技术的伦理原则》（以下简称《技术规范、基本标准和伦理原则》），对设立人类精子库执行准入制度，从此我国人类精子库的建立及精液的冷冻保存和使用步入系统化规范化管理轨道。两个《办法》和《技术规范、基本标准和伦理原则》实施以来，对促进和规范我国人类辅助生殖技术和人类精子库技术的发展和应用，保护人民群众健康，特别是保护妇女和后代的权益，起到了积极的推动作用。但是，随着国内外人类辅助生殖技术、人类精子库技术和生命伦理学的不断进步与发展，特别是从 2001~2003 年三年间在十几个省、自治区、直辖市的实施情况看，《技术规范、基本标准和伦理原则》的局限性也逐步显现出来，需要及时进行适当的修改、补充和完善，使其更符合技术发展的要求，并以此促进技术应用质量和水平的提高。

自 2002 年 3 月起，原卫生部（现国家卫生和计划生育委员会）多次组织有关专家，参考和借鉴先进国家的相应技术规范、基本标准和伦理原则，结合我国实际，对原《技术规范、基本标准和伦理原则》进行了修改。并决定于 2003 年 10 月 1 日起执行重新修订的《人类辅助生殖技术规范》、《人类精子库基本标准和技术规范》、《人类辅助生殖技术和人类精子库伦理原则》并予以公布。同时废止了原《技术规范、基本标准和伦理原则》。

《人类精子库基本标准和技术规范》、《人类辅助生殖技术和人类精子库伦理原则》的实施是为了保证人类辅助生殖技术和人类精子库能安全、有效地在我国全面实施，切实保护人民群众的健康权益，修改稿在原有的基础上提高了应用相关技术的机构设置标准、技术实施人员的资质要求及技术操作的质量标准和技术规范，并进一步明确和细化了技术实施中的伦理原则。同时，为了防止片面追求经济利益而滥用人类辅助生殖技术和人类精子库技术，切实贯彻国家人口和计划生育政策，维护人的生命伦理尊严，把该技术给社会、伦理、道德、法律乃至子孙后代可能带来的负面影响和危害降到最低程度，修改稿对控制多胎妊娠、提高减胎技术、严格掌握适应证、严禁供精与供卵商业化和卵胞浆移植技术等方面提出了更高、更规范、更具体的技术和伦理要求。

重新修订和颁布的《人类精子库基本标准和技术规范》、《人类辅助生殖技术和人类精子库伦理原则》，对人类精子库的准入标准、管理体系、技术规范及伦理原则等都进行了具体指导与规定。

从 2007 年，人类精子库的审批和监管下放到省级卫生行政部门。目前，人类精子库已经成为辅助生殖技术不可或缺的重要组成部分，其解决了男方为不可逆无精子症的夫妇生育后代的问题，此外，对接受辅助生殖技术治疗的少、弱精子症患者，可以通过多次精液冷冻保存，累积到治疗所需的精子数量；为了预防治疗当天取精困难或取不到精子，可先行预保存精子；为从事危险或影响生育力职业的人，或将要接受可能损伤生育力治疗的患者提供生殖保险；对于男方有严重遗传性疾病而不适宜生育的夫妇提供优生选择。

精子冷冻保存是人类精子库的核心技术内容。成功的精子冷冻保存要求在解冻后保持精子结构和功能的完整性。为了保证正常的体内、体外受精能力，精子的细胞器必须在冷冻和解冻过程中得到保护，特别是顶体、鞭毛和中段等结构。然而，这些细胞器对冷冻损伤（例如渗透压）的敏感性是不同的。有时候，当精子活动率得到很好保护时，或许顶体的完整性却受到了严重的损伤。因此，设置理想的冷冻解冻流程在某种程度上是一门平衡的艺术。

尽管人类精子库技术被认为是一项成熟的常规应用技术，但在临床实践中还是面临许多有待解决的问题：

1. 如何提高冷冻技术，进一步减少冷冻对精子的损伤，提高精子冷冻复苏率？特别是对于那些精子质量差的样本，如何降低冷冻对精子质膜、顶体和DNA的损伤等。

（1）对精子活动能力的影响：冷冻可导致精子运动能力受损，实验结果显示，冷冻后精子的活动率会下降。不同样本、不同冷冻方法，其冷冻复苏率不同。Oberoi等（2014）证实正常精液冷冻解冻后，精子的活动率会从86%下降到63%。Araki等（2015）采用微囊单精子冷冻，解冻后冷冻复苏率在78%左右。Stein等（2015）采用冷冻环冷冻严重少弱精子症精子（每环10~20个精子），93%的样本在解冻后至少能找到一个活动精子。Saeednia等（2015）采用正常精液精子进行冷冻，解冻后的冷冻复苏率为82%。

（2）顶体损伤：冷冻可导致精子顶体的损伤，顶体损伤程度直接影响冷冻精子的受精能力。冷冻后部分精子会出现顶体肿胀及破损。顶体损伤主要发生于解冻时，严重时可致精子死亡。与新鲜精子相比，冷冻精子获能及顶体反应提前。

（3）精子质膜损伤：冷冻和解冻过程可导致精子质膜受损，进而损害精子的运动能力。膜损伤的程度可以通过测定细胞膜不饱和脂肪酸的脂类过氧化值（lipid peroxidation，LPO）确定。

（4）DNA损伤：冷冻和解冻过程可引起精子DNA损伤。Spano等（1999）使用吖啶橙对精子头进行DNA染色，发现冷冻后精子头荧光强度下降，表明精子DNA的完整性受损。Chohan等（2004）进一步证实上述结果，同时发现不同个体精子DNA在冷冻后的损伤程度不同，因个体差异，部分个体的精子DNA更易因冷冻受损。有研究报道，当DNA受损的精子超过30%时精子无法正常受精，因此，Chohan等（2004）建议在使用冷冻精液进行人工授精前应检测精子DNA的损害程度。

2. 自精冷冻与生殖保险的问题 在我国，癌症的发生率达2.9%，且男性高于女性（3.7%比2.1%；NENGL J MED，2005，353：11）。儿童期肿瘤发生呈上升趋势，常见的肿瘤包括黑色素瘤、非霍奇金和霍奇金淋巴瘤、白血病以及睾丸肿瘤等。早期诊断结合改进的治疗方案，肿瘤治疗后的长期生存率大幅增加，特别是儿童肿瘤，过去50年已从50%提升到了80%，霍奇金淋巴瘤甚至达90%。据推算2010年每250~1000人中就有一位是儿童期肿瘤的生存者。

癌症治疗，如霍奇金淋巴瘤等的治疗对男性生育力有负面影响，采用烷化剂化疗方案，特别是含有丙卡巴肼或环磷酰胺的方案，90%~100%的患者将出现无精子症，生育力受损成为肿瘤治愈后最常见而严重的并发症。维持生育力使其将来能成为父亲，是癌症治愈患者生命质量的基本问题，是这些患者的希望。调查显示，生存者情感满足最强的因素之一是让患者感到自己已恢复健康并有资格成为一个好父亲。

睾丸组织、精原干细胞（SSCs）冷冻保存和自体移植是男性儿童生育力保存的重要补充，但这一途径目前尚处在研究阶段。研究显示，SSCs注射重建精子发生的效率与移植干细胞数量多少相关。活检获取的睾丸组织，经分离，特别是经冷冻解冻后（80%的冷冻复苏率），所剩细胞数量已不足以支持重建生育能力，于是，能够在体外富集、扩增SSCs成为临床上实施精原干细胞生育力保存的最大障碍。值得强调的是，这一方法恰恰是青春期前男孩生育力保存的唯一方法（图 5-1）。

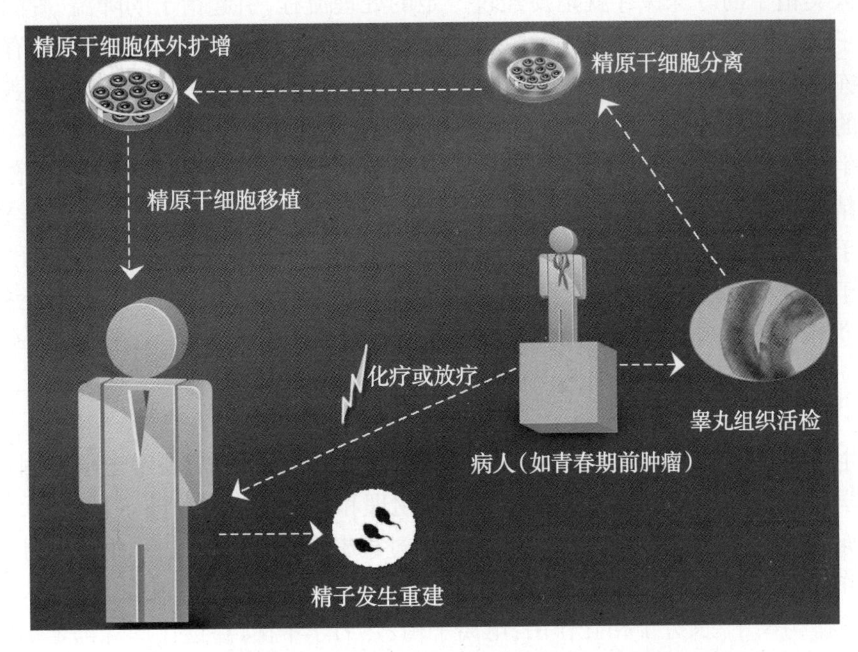

图 5-1　青春期前男性儿童精原干细胞生育力保存技术路线图

3. **男性生殖遗传资源库**　《全国"十五"人口与计划生育事业发展规划》中曾明确要求组织生殖遗传资源的研究和保护，通过系统检测和技术整合，形成具有国际竞争力的生殖遗传资源保存、开发、利用的综合体系。男性生殖遗传资源是指人类精子以及与不育疾病、环境致生殖毒性相关的血液等其他样本和信息的专题库，人类精子库同时面向健康人群和男性不育患者两个群体，应当承担男性生殖遗传资源的保存、开发和利用的研究任务。

（陈振文）

第二节　人类精子的低温生物学

低温生物学（cryobiology）研究低温对生物的影响，和冷冻医学一样是现代制冷学和生物学的一个重要分支，其涉及的领域至少还包括数学、生物物理、生物化学、分子生物学和生殖医学等。低温生物学的发展带动了超低温保存技术的进步与广泛应用。大的器官，如心脏、肾脏等，可以短时间低温保存以便运输到其他地方进行移植。细胞悬浮液，如血液、精液、卵子和胚胎，可以在超低温状态下长期保存。目前，超低温保存技术已成为人类精子库和辅助生殖技术的常规临床治疗技术。

虽然暴风雪低温常常会导致恒温动物死亡，但冷血动物在冬季会产生一种类似昏迷一样的冬眠状态，并且持续到第二年春天再复苏。因此，低温生物学需要研究低温情况下的生物有机体反应。低温对生物组织的作用可以概括为两个方面：对生命的破坏和保存。液氮(–196℃或者 –320℉)可以在数秒内破坏生物组织,也可以在极低的生化代谢率下使组织基本完整地保存许多年或者几个世纪。最终表现出哪种状态取决于受作用细胞中热量消散的过程。人类精子的冷冻保存就是要经过一定的处理流程,引起精子的降温、凝固,使精子细胞内分子运动的速度减慢、细胞代谢趋于停止,处于休眠状态,从而达到长期贮存的目的。随着对冷冻过程中细胞死亡基本原理的认识和预防死亡发生方法的不断创新、完善,目前我们对精子的长期保存已经成为一项成熟的临床应用技术平台。

低温生物学是精子冷冻保存的基础理论。早期的应用主要在动物精子的保存冷冻,通过人工受精进行家畜动物的工业化繁殖,并因此形成了庞大的产业。低温生物学在人类的应用也始于人类精子的冷冻保存。1963 年,Sherman 优化了人精液的冷冻方法,证实将精液冷冻保存于液氮(–196℃)可以获得更理想的效果。至 20 世纪 70 年代末为止,全世界已有 40 余家人类精子库建成。

一、低温生物学的物理化学基础

低温生物学是一门复杂的学科,要设计一套理想的冷冻程序需要考虑很多因素。现代低温生物学是关于细胞或组织冷冻过程中生物物理和生物化学现象的定量研究,包括添加和去除冷冻保护剂导致的跨膜流动、冷冻和复温过程中的化学势能改变、细胞内外的冰晶形成(crystallization)、降温和复温速率以及储存温度的影响、溶液和组织中的热转移,特别是水分子中的氢键与离子、大分子相互作用,电离平衡、热力学平衡,渗透作用等都是细胞低温冷冻保护需要考虑的重要因素。研究低温生物学最重要的目的是把这些信息有机地整合起来应用于优化超低温保存技术的流程。

(一)水的本质

水有三种存在形态:气态、液态和固态。水蒸气是看不见的气体,水在标准大气压下呈无味的液体。3.98℃时水的密度最大,结冰后密度下降,体积膨大 9%。这一特性导致水上出现浮冰,阻隔低温的渗透,使底层的水温仍保持在 4℃左右。于是,生物可以生存在冰下的水中抵御环境低温的影响。在海平面和一个标准大气压下,水的凝固点(冰点)非常接近 0℃,在有冰核存在的情况下,将由液态转为固态。在没有冰核存在时水可以超冷至 –42℃维持液态。

水在从液态转化为固态之前可以低于冰点,因为冰晶形成(crystallization)的前提是有冰核存在。冰成核现象是指微小冰晶的形成过程。冰晶形成之后会快速地长大,这个过程叫生长。当纯水形成的冰晶开始生长,原液体存在的溶质开始从冰中析出。如果冰晶的形成速度快于某种溶质从冰面扩散的速度,这种溶质将很快在冰晶的周围形成一个浓度梯度,高浓度的溶质会降低溶液的冰点,因此,当有冰晶形成时,交界面上溶液的温度等于这个时点的冰点,也就是说,冰晶的生长速度会受到溶质从冰晶内扩散出去的速度的影响。如果采用极快的降温速度,并降至远低于冰点的温度,溶液就不会形成适合冰核形成和冰晶生长的环境。如果水被冷却的速度足够快,冰晶就不会形成,水溶液被冷冻形成不规则的玻璃化样固态,保存了液态时分子、离子和细胞内成分的分布状态,这个过程称为玻璃化转变。

依照水的性质,目前设计出的精子冷冻保存方法包括了慢速程序冷冻方法(slow programmed-freezing)和超快速玻璃化冷冻方法(ultra-rapid vitrification)两类。前者主要通过减少和取代细胞内水分,减少细胞内冰晶形成来降低细胞的冷冻损伤;后者则通过在细胞内发生玻璃化来实现对细胞的冷冻保护作用。

（二）水性溶液

溶液是由至少两种纯物质组成的均一、稳定的混合物。多数溶液中，占多数和主导的物质称为溶剂（solvent），被分散的物质称为溶质（solute）。溶质以分子或更小的质点分散于溶剂中。水性溶液对低温生物学的重要性是因为被冷冻保存的生物学样本都是包含电解质、非电解质和聚合物等组成的水性溶液体系。

在一定温度和压力条件下，某固态物质在100g溶剂中达到饱和状态时所溶解的溶质质量，叫做这种物质在这种溶剂中的溶解度（dissolubility），或饱和度（saturatant），是描述溶质和溶剂结合能力的重要参数。溶液的溶解度在同一温度条件下不会变，但会随着温度降低而降低，因此溶解度是一个温度依赖指标。温度降低时溶液会发生超饱和，但进一步降温会使饱和溶液里的溶质析出，析出的溶质通常会在液体中形成晶体。

（三）依数性

溶液中溶剂的蒸汽压下降、凝固点降低、沸点升高和渗透压的数值，只与溶液中溶质的量有关，与溶质本身的性质无关，这些特性被称为稀溶液的依数性（colligative property）。溶液凝固点是指从溶液中开始析出溶剂晶体时的温度。凝固点是物质的液相和固相建立平衡的温度，达到凝固点时，液、固两相的蒸汽压必定相等，否则两相不能共存。例如，纯水的凝固点为0.0099℃，这时水和冰的蒸汽压均为610.6Pa（4.58mmHg）。对于水溶液，溶剂固相即纯冰。当水性溶液的温度为0.0099℃时，冰的蒸汽压仍为610.6Pa，但溶液蒸汽压必然低于610.6Pa，这样，溶液和冰就不能共存，只有在0.0099℃以下的某个温度时，溶液蒸汽压才能和冰的蒸汽压相等，这时的温度才是溶液的凝固点，所以溶液的凝固点总是比纯溶剂的低，这种现象称为凝固点下降。溶液溶质浓度越大，蒸汽压下降越多，凝固点下降也越多。在同一溶液中，随着溶剂不断结晶析出，溶液浓度将不断增大，凝固点也将不断下降。

（四）玻璃化和玻璃化转变温度

玻璃化（vitrification）是将某种物质由液态转变成玻璃样无定形状态的过程，这种状态介于液态与固态之间，以没有任何晶体结构形成为特征。玻璃化转变温度（glass transition temperature，Tg）是指使某种物质处于非结晶固体（玻璃化）状态的临界温度，继续降温时会变成易碎的玻璃样状态，加热时则变软，这是物质或材料本身固有的重要特性参数。玻璃化转变是一种假性第二相转变（pseudo-second phase transition），是在超速降温过程产生的。低于Tg时非晶形固体物质处于玻璃化状态，它们的大多数结合键是完整的。需要特别注意的是，Tg是一个依赖于熔化冷却速率（melt cooling rate）的动力学参数，熔化冷却速率越慢，Tg值就越低。

某种温度下，当分子的平均动能不超过相邻分子之间的结合能量时，组织形成的固体结晶开始生长。一个有序系统的形成需要相当多的时间，因为分子必须从现在的位置移动到能量匹配的晶体节点上。随着温度的下降，分子运动进一步变慢。如果冷却速率足够快，分子将不会到达它们的目的地——晶体节点，分子遭遇动力学阻滞，于是形成无序的玻璃化状态。深入地讨论Tg需要了解特定分子功能基团和分子重排的力学丢失机制。Tg值在某种程度上依赖于该物质晶体熔点温度相对应的时间尺度的改变，即在玻璃化处理时，时间和温度可以定量互换，这常常被表述为时间-温度叠加原则。

处在亚稳定状态的液体，降温到低于特定的Tg值时会出现急剧的放热现象。这种热的丢失伴随着亚稳态分子群，即拥有较化学键束缚更高能量的分子群的失去，并出现短时的震荡。一旦达到Tg值,多余的能量将会丢失,分子群趋于稳定。一旦低于Tg值,系统不仅仅不再是黏稠液态,而是处于一种热动力学稳态的固体。

通过玻璃化冷冻保存细胞时,细胞内外的水都不形成冰晶,细胞的结构也不会受到破坏,是一种理想的细胞冷冻保护方法。但是,伴随着玻璃化出现物质相态变化,溶剂的浓度和分布也将改变,有时候还会出现不可逆转的化学变化。

(五)细胞通透性

水能够穿过半透膜(细胞膜),但对溶质没有透性,这种特性叫通透性(permeability)。细胞通透性对于活的生物体非常重要,水通过渗透进出细胞是最重要、最常见的过程。细胞外渗透压的改变会引起细胞吸入或者排出水分,直到膜两侧不再有渗透压梯度,达到新的平衡。如果把细胞体积当做时间功能来测定,那么平衡需要消耗一定时间才能达成。水流动的动力学取决于膜的物理结构,对于细胞膜,影响因素则更加复杂。冷冻和解冻过程会导致细胞渗透性的改变,了解细胞在暴露于低温时对渗透压改变的承受力对优化冻融流程非常重要。

二、冷冻损伤与冷冻保护

(一)冷冻损伤

关于细胞的冷冻损伤,目前被广泛接受的是Mazur(1972)的"两因素假说"(two factor hypothesis),其中,第一个因素是降温速度与细胞内冰晶形成间的相互作用,第二个因素是细胞在高浓度盐中暴露时间过长会引起不可逆的膜损伤。所以,理想的降温速度应该为快到能避免高浓度溶液对细胞的影响,慢到能充分脱水避免细胞内冰晶形成。

细胞生活在细胞外液之中,细胞膜将细胞内液和细胞器与细胞外部环境分隔开来,水分可以自由通过细胞膜双向流动,其流向和速度主要取决于细胞内、外溶液中渗透压差异。在细胞冷冻过程中,随着温度不断下降,细胞外液中的水分(溶剂)首先形成细小的颗粒状冰晶(冰核形成),并不断生长,导致细胞外水分减少,电解质等(溶质)浓度增加,细胞外液渗透压升高,使细胞内外液渗透压失去平衡,水分从渗透压低的内液通过细胞膜流向渗透压高的外液,导致细胞脱水皱缩。细胞外液中形成的冰晶是热交换的不良导体,起某种程度的绝热作用,所以外界冷源不易影响细胞内液;加之细胞脱水,水分减少,使冰晶主要形成在细胞外液中。用冷冻过程中产生的渗透压的梯度使细胞脱水皱缩,而不在细胞内形成冰晶,避免细胞损伤——这就是细胞冷冻贮存的基本原理。

冰晶在细胞外形成还是在细胞内外同时形成主要取决于冷冻降温速度。在快速冷冻时,细胞冷却太快,细胞内液来不及脱水,因而在细胞内的水分形成冰晶。细胞内冰晶形成对细胞有着很大的破坏作用,冰晶形成的机械损伤将破坏细胞膜和细胞内超微结构,造成细胞死亡。这一现象称为"快速冷冻损伤(cryoinjury of rapid-freezing)"。否则,在慢速冷冻时,细胞外液中冰晶迅速大量形成,细胞外液渗透压突然升高,在尚未达到低温贮存温度前,细胞就可能由于过分地暴露在它们周围的高浓度的溶质环境中,或由于细胞严重脱水皱缩而死亡。这种现象称为"慢速冷冻损伤"(cryoinjury of slow-freezing)。细胞冷冻贮存需要选择一个既不引起快速冷冻损伤,又不会产生慢速冷冻损伤,并能得到细胞最大冷冻生存率的降温速度。实际上,要寻找这种理想的降温速度是很困难的,因为在这种引起损伤的降温速度之间,并无明显界限。

目前,Morris(2006、2007、2012)等通过对电子显微照片的分析,发现无论采用哪种冷冻保护方法、采用哪种降温速度，人类冷冻精子中都没有冰晶形成，因而提出相对高的细胞质蛋白质浓度和相对低的水容量使溶液获得了非常高的玻璃化转变温度（大约为 -30℃），从而对“两因素假说”在人类精子冷冻损伤中的理论地位提出了挑战。

（二）冷冻保护

对细胞或组织进行冷冻保存需要考虑细胞或组织对冷冻解冻处理的敏感度。冷冻损伤因细胞种类、细胞大小、膜渗透性、脂质内含物和细胞内蛋白质等因素的不同而差异，从而对冷冻解冻方法提出不同的要求，其中，最重要的因素是冷冻保护剂（cryoprotectant）（可以保护细胞免受冷冻损伤的物质）的选择。尽管在没有保护剂的情况下，深低温冷冻保存的细胞偶尔能获得一定的复苏率，但是，只有借助于冷冻保护剂的作用，才能得到理想的冷冻复苏率。

Polge 被认为首先报道了甘油的冷冻保护作用，其证明甘油能改善冻融后鸡精子的复苏率。其实，甘油冷冻保护作用的发现可追溯到更早。有相当重要的一部分文献在此之前就已经发表，其中一些提出了其科学的基础、工作的原理和未来的发展，这些平行的文献没有参与到精子低温生物学的主流中，其主要原因是这些文献是用俄文发表的。

现在已经知道，多种物质具有冷冻保护作用，约有 56 种化合物在不同细胞中发挥冷冻保护作用。依据其在冷冻过程中调节水流动的方式，我们把冷冻保护剂分成两类：渗透型和非渗透型。

1. 渗透型冷冻保护剂（penetrating cryoprotectant）　渗透型的冷冻保护剂通常为小分子，属于非离子化合物，在低温状态下易溶于水。这些化合物能透过细胞膜进入细胞内替代溶剂维持胞质中的电解质平衡，降低细胞内溶质的浓度以减轻高渗对细胞的损伤。同时，进入细胞内的保护剂就像溶剂水一样起作用，防止细胞过度脱水、皱缩。渗透型保护剂的凝固点比水低，因此在特定温度下可防止细胞内冰晶的形成，从而保护细胞内的细胞器和细胞膜。

最常见的渗透型冷冻保护剂包括 DMSO、丙二醇、乙二醇和甘油。其中，甘油是最早用于人类精子冷冻保存的保护剂。冷冻保护剂的选择主要取决于其穿透细胞膜的速率，而这种速率受到多重因素的影响，例如精液黏度。然而渗透作用不仅受保护剂本身的影响，也受细胞膜性质的影响，不同的细胞，甚至不同的细胞分裂阶段其膜的属性不同。虽然各种类型冷冻保护剂起着类似的冷冻保护作用，也有许多假说用来解释这种冷冻保护剂作用的机制，但是我们对冷冻保护剂在冷冻过程中所起作用的确切机制至今仍不清楚。但仍有一些相关的研究，比如，Lovelock 提出甘油是通过改变溶液的依数性，减少冷冻时出现的高盐浓度来起冷冻保护作用的。

渗透型冷冻保护剂的冷冻保护作用机制至少包括两个方面：首先，是缓解高浓度溶质对细胞内重要分子，特别是蛋白质分子的毒性影响。随着冷冻的进程，溶液降到 0℃以下，溶液中出现冰核，纯水结晶形成冰晶，剩余的液相中溶质浓缩，导致溶液的依数性改变，冻结点下降。随着温度的继续下降，达到新的冻结点又再形成冰晶。上述过程延续，溶液的液相冻结点不断下降，直至达到被冷冻细胞的玻璃化转变温度，在这一点上，溶液不再存在液相和结晶的转变过程。我们把不断下降的冻结点描成的曲线图称为相图。这种溶质浓度的不断升高可以使蛋白质分子变性，对细胞有巨大的损害。任何溶液冻结点下降都会带来重量摩尔渗透压浓度的倍增，因此，如果有低毒的冷冻保护剂在室温下承担主要重量摩尔渗透压浓度，则随着水的减少，冷冻保护剂与盐之比是相对稳定的。例如，最初为等渗的细胞溶液从室温降到 -10℃，按照 Raoult 法则细胞最终将暴露在 5.6mOsm/kg 或 2.8mol/kg 盐溶液中。

但如果最初溶液中冷冻保护剂与NaCl之比为8∶1(大致为等渗盐溶液中2.4mol/kg CPA),则-10℃时溶液的重量摩尔渗透压浓度仍将是5.6mOsm/kg,但仅0.7mOsm/kg盐溶液(大致对应于0.35mol/kg盐溶液),其余4.9mOsm/kg来自于冷冻保护剂。

由盐、冷冻保护剂和水组成的相图称为三元相图(ternary phase diagrams),它是从理论和实验来确定三者关系非常重要的工具。

冷冻保护剂第二方面的保护机制是引导溶液玻璃化形成倾向。冷冻保护剂能通过减少冰核形成和细胞内冰晶形成来增加非结晶玻璃化状态的形成倾向。玻璃化形成与冷冻保护剂浓度、降温速度和最终转变温度有关。随着溶液的冷冻保护剂浓度增加,无论是渗透型的甘油或DMSO,还是非渗透型的蔗糖、棉子糖或海藻糖,对形成非结晶玻璃化状态所需的降温速度的要求都是下降的。

达到Tg温度,溶液仅仅是趋于稳定,也就是说玻璃化状态虽然形成,但玻璃化状态总的能量不是最小的,重新组织形成结晶体仍是可能的。此外,更重要的是,如果溶液升温到Tg之上,会出现去玻璃化、晶核形成和重结晶过程。鉴于此,降温控制对冷冻保存极为重要,因为Tg通常在-80℃以下,必须选择好储存温度和规划好冷冻样本的传送流程,避免潜在的去玻璃化状态事件发生。这也是干冰和液氮蒸汽冷冻储存方法的不足之处所在。最后,尽管玻璃化转变基本是无害的,但过快速度降温到Tg可能会引起精子轻微的破裂。

甘油(glycerol)又称为丙三醇,无色、无臭、有甜味的黏稠液体,溶于水,低细胞毒性。每个甘油分子含有三个碳链,每条碳链上附着一个羟基,羟基使甘油具有水溶性和吸湿性。吸湿性使甘油能够吸收外环境中的水分子。甘油是许多脂类物质的中心组成成分。甘油有多种用途,它是低于0℃酶类试剂储存溶液中溶剂的共同组分,因为甘油的存在能降低溶液的冰点。甘油与活细胞内其他生化物质兼容,经常被用于细胞保存以减少因冰晶形成造成的损伤。

甘油是人类精子冷冻保存目前仍被广泛使用的冷冻保护剂,有研究报道乙烯乙二醇(EG)更容易渗透精子细胞膜,有望取代甘油成为更好的冷冻保护剂。DMSO被认为对精子的冷冻保护效果不如甘油和EG,但有研究显示DMSO对维持睾丸和精子结构有特别好的效果。

2. **非渗透型冷冻保护剂(non-penetrating cryoprotectant)** 是一类不能穿透细胞膜渗透至细胞内的冷冻保护剂,如蔗糖等。由于非渗透型冷冻保护剂不能进入细胞,所以在冷冻前能通过提高细胞外的渗透压,使细胞内水分外溢,细胞皱缩,从而减少细胞内冰晶的形成。因此,此类保护剂对快速和慢速冷冻有同样效果的冷冻保护作用。

值得提出的是,冷冻保护剂一方面因在零下温度的良好表现而被广泛应用于冷冻保存中,但它们的高浓度,无论是添加时还是去除时,造成细胞严重的皱缩或肿胀而对细胞都是有害的。不同细胞有对皱缩或肿胀不同的耐受程度,称为渗透容忍限度(osmotic tolerance limits,OTL)。有些化学物质能够提高精子的这个容忍限度。

三、人类精子的冷冻保存

人类精子的冷冻保存方法概括起来可分为慢速冷冻保存、快速冷冻保存和玻璃化冷冻保存,均具有可行的冷冻保存效果。目前常规的精液冷冻保存方法多采用慢速冷冻保存法(或平衡降温法),通常包括如下四步:①精液与冷冻保护剂混合;②从室温降温到接近0℃或稍低;③以每分钟-5~-10℃的降温速度降至中间零下温度(通常为-80℃),然后直接投

入 -196℃液氮中储存;④解冻复苏精子,去除冷冻保护剂。

人类精子在经超低温冷冻保存、解冻及随后的临床治疗过程中,会受各种因素影响而受到损伤,继而影响治疗的临床结局,甚至会影响到出生后代的健康。为使冷冻对精子的影响降到最低限度,我们需要通过分析精子的生物学特性、细胞损伤等因素来探讨人类精子冷冻保存方法的优化。

(一)低温对精子生物学性状的影响

1. 冷冻对精子活动能力的影响 在细胞水平,冷冻导致精子运动能力受损是最显著的特征。尽管人类精子库目前已经成功地在全球应用,但由于对冷冻损伤和冷冻保护机制还不完全了解,我们还无法建立标准化的优化流程,因此,对冷冻复苏率的改进也非常有限。依据 WHO(2001)收集资料的报道,大约有 50% 的精子细胞在冷冻解冻过程受损或死亡,可能的原因是冷冻和解冻过程中导致了精子质膜受损,进而损害精子的运动能力。膜损伤的程度可以通过测定细胞膜不饱和脂肪酸的 LPO 来确定。有研究显示,解冻后精子的 LPO 上升 1~3 倍,LPO 值与精子的运动能力呈负相关。

一般而言,所有男性的精子在冻融过程中前向运动的精子都会出现一定比例的受损,但不同个体,即使是精液质量正常的供精者,其受损程度均存在显著差异。对于正常的精液而言,这种损失或许是无关紧要的,但对于不正常的精液这种损失可能对生育是决定性的。这一结果还提示不同的冻融流程可能适用于不同男性精子的冷冻保存,即个体化的精子冷冻保存方案或许能改善精子保存的效率,这特别适应于那些患有癌症等需要生殖保险的患者(精液质量较差),或者是来源于睾丸、附睾活检或穿刺获得的精子。

2. 精子质膜对冷冻的耐受性 人的精子对冷冻的耐受性较强,但精子质膜被认为是在低温环境中最易受损伤的细胞结构。冷冻过程影响到质膜的正常流动性和结构完整性,从而降低精子的受精能力。Medeiros 等(2002)发现冻融过程可导致精子细胞膜通透性增强、精子质膜表面胆固醇流失和精子活率降低等现象。

冷冻和解冻过程中,冰晶的形成和冷冻保护剂均可对精子膜的结构和功能造成一定的损伤。一般认为在冷冻解冻过程中,精子膜的通透性由于膜蛋白的变性而发生改变,精子表面的电荷随之而改变。精子质膜及其内在的酶(如谷丙转氨酶和乳酸脱氢酶等)活性降低,能量代谢紊乱,能量的供应减少。解冻过程中,大量的水进入精子内,造成了缺氧的微环境,最终导致了生物膜的破损。低温对线粒体的损伤可能是引起冷冻解冻后精子活动率下降的主要原因。在冷冻复苏过程中,低温对精子尾部的损伤导致了解冻后不规则和环形运动精子的增加。

精子顶体是细胞表面的膜结构细胞器,也是受低温影响最严重的部位之一,顶体损伤程度直接影响冷冻精子的受精能力。顶体损伤主要发生于解冻时,与新鲜精子相比,冷冻精子获能及顶体反应会提前。唐福星等(2004)探讨了冷冻保存对人类精子顶体完整性及超微结构的影响,证实解冻后正常生育力精液标本和不育症精液标本组的顶体完整率与冷冻前的比较均有显著性下降,且不育组的降低程度明显大于正常组。透射电镜观察到冷冻精子头部超微结构发生不同程度的损伤,质膜和顶体膜出现肿胀、破损,顶体结构异常改变显著增多,顶体内容物丢失,甚至顶体帽缺失。

3. 渗透耐受性(osmotic survivability) 研究表明,渗透压变化对精子有显著影响。精子冷冻过程中由于冰晶的形成会造成精子所处环境渗透压变化,冷冻保存对精子造成的损伤与渗透压变化密切相关。如果冷冻速度过快,渗透压升高导致的精子脱水会不充分,因此不能阻止细胞内有害冰晶的形成；如果冷冻速度过慢，精子将充分脱水，但精子体积的缩小会对质膜造成较高的压力应激。

解冻过程中精子超微结构变化的主要原因是水分内移，细胞肿胀，因此，必须保护细胞膜的完整和通透性的稳定。葡萄糖是小分子的细胞内冷冻保护剂，能够穿过细胞膜调节细胞内外的渗透压，防止过多的水分内移，起到保护作用，因此，也是目前常用的人类精子冷冻保护剂成分之一。而蔗糖是细胞外非渗透性冷冻保护剂，在胚胎冷冻中起到很好的效果，它不能穿过细胞膜，通过提高细胞外液的浓度而产生跨膜的渗透压梯度，将水分从细胞内吸出，从而引起细胞脱水，发挥非特异性保护作用，胡京美等分别用添加葡萄糖和0.1mol/L蔗糖的冷冻保护剂对精子冷冻后前向精子的活动率和总活动率进行比较研究，没有发现有明显的统计学差异，提示用蔗糖作为冷冻保护剂冻存精子也是可行的。

4. 冷冻对精子DNA的损伤 冷冻和解冻过程会导致DNA损伤，并且，这已经成为确定男性生育力的补充生物标志。精子DNA碎片化（sperm DNA fragmentation，SDF）是精子DNA质量的标志。许多研究证实，在不育、精索静脉曲张、反复流产和染色体异常患者中SDF会升高；DNA受损严重的精子，其受精、胚胎发育也会受到影响。Fei等（2015）认为女性的年龄、卵子的质量也会影响到DNA受损精子对受精的影响。近期的研究显示，冷冻和解冻过程中出现的精子DNA损伤主要是活性氧类(reactive oxygen species，ROS)作用的结果。但也有研究认为没有影响，导致这些矛盾结果的可能原因是不同样本采用了不同方法或不同判断标准。Ribas-Maynou等（2013）采用碱性彗星试验分析了正常供精者、未发现女性因素的反复流产患者以及精液异常的不育患者冷冻前后精子DNA损伤的情况，结果显示冷冻解冻后精子DNA损伤均有10%的增加，且会影响到受精，但没有证实对反复流产的影响。

（二）精子冷冻保存原理

研究显示，精子活动率及形态正常率越高，冷冻效果越好。有关精子能从冻结状态继而复苏的冷冻保存原理，目前尚未定论，比较公认的论点是，精液冷冻过程中，在冷冻保护剂的作用下，通过调控降温速率，使溶液最大限度地从液态转变成为玻璃化固态，尽量防止水形成冰晶而伤害精子。

有研究认为冰晶形成是造成冷冻精子死亡的主要因素之一。同时，随着冷冻的进程，精子细胞外液中冰晶形成、电解质浓度和渗透压的增高，使水分由细胞内液向细胞外液流出。冰晶形成越多，电解质浓度增加越高，细胞的化学损伤越大，这是精子致死的另一原因。因此，精液冷冻过程中对精子的伤害主要有两个方面：

1. 化学伤害（chemical cryoinjury） 细胞外液的冰晶形成使精子中的水分由内向外渗透，导致精子细胞严重脱水、膜内的溶质浓度和渗透压增高，造成精子细胞发生不可逆的化学毒害而死亡。此外，精液冷冻保护剂中添加的甘油、二甲基亚砜等也具有一定的毒性，进一步加重了化学伤害。

2. 物理伤害（physical cryoinjury） 精子中水分形成冰晶，由于冰晶的扩展和移动，造成精子膜和细胞内部结构的机械损伤，导致精子死亡。

由此可见，冰晶形成对精子是有危害的，冰晶越大，危害越大。冰晶在-60~0℃的温度范围内形成，缓慢降温有利于冰晶形成，降温越慢，形成冰晶越大，-25~-15℃时形成冰晶最多，对精子危害最大。在冷冻精液过程中，只有尽量避开-60~0℃这个有害温度区，才利于精子长期保存。

玻璃化的冷冻方法使水性溶液在超低温条件下仍维持原始的分子分布状态，形成无结晶状态的玻璃样坚硬固体。精子在这样的状态下没有形成细胞内外的冰晶，或发生细胞严重脱水，避开了源自物理和化学的冷冻损伤，维持了细胞结构、功能正常。为了避免发生冰晶形成，必须快速降温通过发生冰晶的温度范围，并保存在远远低于这种温度范围内的超低温条件下，形成玻璃化冻结。形成玻璃化转变温度区域是 –250~–60℃，但这一过程具有不稳定的可逆性，当缓慢升温时又转化为冰晶形成、再液化，同样会造成精子死亡。为此，在冷冻精液技术中，无论降温或升温均应采取快速处理，以避免出现有害温度区。

另外，精液冷冻保护剂能增强精子的抗冻能力，防止冰晶形成。例如，甘油具有较强的吸水性，能阻抑水分子形成冰晶，使溶液处于超冷状态，降低水形成冰晶的温度，缩小危险温度区。但研究表明，甘油浓度过高对精子有毒害作用，可能造成其顶体和颈部损伤、尾巴弯曲及某些酶类破坏，降低其受精能力。所以在冷冻精液稀释液中加入甘油要适量，才能对精子起到保护作用。大多数人类精子库采用 5%~10% 的甘油添加到冷冻保护剂中。

（范立青）

第三节　人类精子库设置和建立

人类精子库是以治疗不育症以及预防遗传病等为目的，利用超低温冷冻技术，采集、检测、保存和提供精子。冷冻后的精子主要有 4 个用途：一是用于治疗不育症，提供给男方不能产生精子或精子严重异常的不育夫妇，使用辅助生殖技术解决生育问题；二是用于预防遗传病，阻断严重致病基因的垂直传递；三是为从事危险或影响生育力职业和将要接受可能损伤生育力的某些治疗的及其他有需求的男性提供生殖保险；四是用于科学研究。

一、精子库的设置

2001 年 2 月 20 日，原中华人民共和国卫生部发布了第 15 号令《人类精子库管理办法》，并于 2001 年 8 月 1 日起施行。规定设置人类精子库应当经国家卫生部批准。国家卫生部主管全国人类精子库的监督管理工作。县级以上地方人民政府卫生行政部门负责本行政区域内人类精子库的日常监督管理。2007 年 10 月 9 日，人类精子库的审批下放到了省、自治区、直辖市卫生行政主管部门。2015 年 5 月 11 日，国家卫生和计划生育委员会又发布了《国家卫生计生委关于加强辅助生殖技术与人类精子库管理的指导意见》、《国家卫生计生委关于规范人类辅助生殖技术与人类精子库审批的补充规定》及《人类辅助生殖技术配置规划指导原则》。

国家卫生和计划生育委员会根据《人类精子库管理办法》，以省（区、市）为基本区域，以辅助生殖技术服务需求为依据，以促进辅助生殖技术规范有序应用为目的，合理利用区域内医疗卫生资源，建立健全规范的辅助生殖技术服务体系，促进生殖医学事业健康发展，人类精子库规划设置要严格遵守人类遗传资源管理现行办法和现有的规定。按照《人类辅助生殖技术配置规划指导原则》的要求，严格控制人类精子库设置，每省（区、市）设置人类精子库原则不超过 1 个，直辖市和常住人口 1 亿以上的省份，在数据库信息共享前提下，可设置 2 个人类精子库。

二、人类精子库的审批

人类精子库的设置，要按照配置规划筹建。严格依照相关技术标准、技术规范和伦理原则进行申请、评审、审核、和审批。尤其在筹建过程中，要严格按人类精子库的基本标准、技术规范和伦理原则进行。筹建完成后，向所在省（区、市）卫生计生行政部门申请评审。

1. 各省（区、市）按照《人类辅助生殖技术配置规划指导原则》做出区域规划，上报国家卫生计生委。

2. 申请设置人类精子库的机构必须向辖区内省（区、市）卫生计生行政部门提出申请，纳入规划并批准筹建。

3. 筹建过程要按照人类精子库基本标准、技术规范和伦理原则，进行场地建设、仪器设备添置、人员配备、技术培训、冷冻预实验，并建立各项规章制度。

4. 筹建完成后，将书面材料上报省（区、市）卫生计生行政部门，省（区、市）卫生计生行政部门受理并组织评审。

提交材料包括：设置人类精子库可行性报告，医疗机构基本情况，拟设置人类精子库的建筑设计平面图，将开展的技术业务范围、设备条件、人员配备情况和组织结构，人类精子库的规章制度、技术操作手册等资料，以及省级以上卫生计生行政部门规定的其他材料。

5. 接到申请后，各省（区、市）卫生计生行政部门通过国家辅助生殖技术管理信息系统提出申请，由信息系统随机抽取 7 名评审专家组成评审专家组。先推选出组长，由组长主持专家组现场论证评审，听取汇报、提问、现场考察。评审专家采取无记名投票方式，提出是否批准申请的建议意见。7 名专家中如有 5 名及以上专家同意批准申请，则专家组应当出具建议批准申请的评审意见，否则出具建议不予批准申请的评审意见，经省级卫生计生行政部门审核是否予以批准试运行。

6. 试运行一年后再申请正式运行。

7. 凡未经卫生计生行政部门批准，擅自设置人类精子库的，省（区、市）卫生计生行政部门要严格按照两个《办法》第四章《处罚》规定予以处罚（punish）。

8. 人类精子库必须具有安全、可靠、有效的精子来源；机构内如同时开展人类辅助生殖技术，必须严格分开管理。

9. 我国人类精子库批准证书每 2 年校验（verify）一次，校验合格的，可以继续开展人类精子库工作；校验不合格的，收回人类精子库批准证书。校验工作由省级卫生计生行政部门负责。

三、精子库的建立

我国人类精子库严格执行技术准入，《人类辅助生殖技术配置规划指导原则》（2015 版）规定，新筹建的人类精子库应当设置在三级综合医院、三级妇幼保健院或三级妇产医院。符合条件的医疗机构可向省级卫生计生行政部门申请设置人类精子库。人类精子库基本标准和技术规范对精子库的部门设置和人员的构成及技术水平都有具体的要求，对精子库的场地和设备也有明确规定。

申请设置人类精子库的医疗机构应具有医疗机构执业许可证，设有医学伦理委员会，具有与采集、检测、保存和提供精子相适应的卫生专业技术人员，具有与采集、检测、保存和提供精子相适应的技术和仪器设备，具有对供精者进行筛查的技术能力，应当至少符合原国家卫生部制定的《人类精子库基本标准》（2003）。然而《人类精子库基本标准》（2003）中的基本要求很多已无法满足精子库发展的需求，因此建议新筹建的精子库在面积、仪器设备、信息网络管理、人员等方面充分考虑未来几年的发展。

（一）人类精子库基本任务

1. 对供精者进行严格的医学和医学遗传学筛查，并建立完整的资料库。

2. 对供精者的精液进行冷冻保存，用于治疗不育症、提供生殖保险等服务。

3. 向持有国家或省（区、市）卫生计生委供精人工授精或体外受精 - 胚胎移植批准证书的机构提供健康合格的冷冻精液和相关服务。

4. 建立一整套监控机制，以确保每位供精者的精液标本使妇女受孕数不超过技术规范的规定。

5. 人类精子库除上述基本任务外，还可开展精子库及其相应的生殖医学方面的研究，如供精者的研究、冷藏技术的研究和人类精子库计算机管理系统的研究等。

（二）部门设置

根据人类精子库的任务，下设 4 个工作职能部门：

1. **精液采集部门** 负责征集和筛选志愿供精者，采集精液。

2. **精液冷冻部门** 负责精液的冷冻与保存。

3. **精液供给部门** 负责受理用精机构申请、审核其资格并签订合同、供给精液。

4. **档案管理部门** 负责建立供精者及用精机构人工授精结局的反馈信息等档案管理制度和计算机管理系统。

（三）人员要求

依照现行《人类精子库基本标准》(2003) 的要求，精子库至少配备 5 名专职专业技术人员，所有工作人员必须具备良好的职业道德。

1. 配备 1 名具有高级专业技术职称、从事生殖医学专业的执业医师。

2. 配备 1 名具有医学遗传学临床经验中级以上职称的技术人员。

3. 配备实验技师 2 名，要具备男科实验室操作技能并熟悉世界卫生组织精液分析标准程序、生物细胞冷冻保存有关的知识及冷冻保存技术，掌握传染病及各类感染特别是性病的检测及其他临床检验知识和技能。

4. 配备管理人员 1 名，具有计算机知识和操作技能并有一定管理能力。

（四）工作用房要求

人类精子库各种工作用房的规模至少符合《人类精子库基本标准》的要求。根据 2003 年颁布的《基本标准》要求，供精者接待室使用面积 $15m^2$ 以上；取精室 2 间（每间使用面积 $5m^2$ 以上），有洗手设备；人类精子库实验室使用面积 $40m^2$ 以上；标本存储室使用面积 $15m^2$ 以上；辅助实验室（进行性传播疾病及一般检查的实验室）使用面积 $20m^2$ 以上；档案管理室使用面积 $15m^2$ 以上。

随着精子库规模的扩大，原规定的取精室间数和精液标本存储室的使用面积已无法满足运行需求。推荐根据精子库规模增加取精室间数，扩大精液标本存储室的使用面积，并按供精的不同阶段将存储室分区。

为保证精液操作区域局部达到百级净化标准，减少精液污染，建议冷冻实验室应设置层流实验室，达到万级净化标准。

（五）仪器设备配制基本标准

人类精子库仪器设备配制至少满足以下条件（2003 年《人类精子库基本标准》）：

1. 能储存 1 万份精液标本的标本储存罐。
2. 程序降温仪 1 套。
3. 34L 以上液氮罐 2 个。
4. 精子运输罐 3 个以上。
5. 37℃恒温培养箱和水浴箱各 1 台。
6. 超净台 2 台。
7. 相差显微镜 1 台。
8. 恒温操作台 1 套。
9. 离心机 1 台。
10. 电子天平 1 台。
11. 加热平台及搅拌机各 1 台。
12. 计算机 1 台及文件柜若干个。
13. 冰箱 1 台。
14. 纯水制作装置 1 套(或所在机构具备)。
15. 精液分析设备。

推荐根据精子库规模增加程序降温仪、精液标本的标本储存罐、精子运输罐等精液冷冻复苏、储存和外供运输设备,以及精液分析、档案管理等其他仪器设备。为减少交叉感染的机会,建议精子库配备气相储存罐。

(六)人类精子库或其所在机构必须具备染色体核型分析的技术和相关设置

(七)人类精子库的管理

1. **业务管理** 人类精子库必须对供精者的筛选,精液的采集、冻存、供精和运输制定规范的流程并做好详细记录。所有资料都用计算机设密码专人分级管理并录有备份,永久保存。严格控制每 1 位供精者所捐精液最多只能为 5 名妇女妊娠。要防止 1 位供精者在多处捐精。人类精子库要及时搜集外供精液的反馈信息,记录每一份精液的受孕情况和子代信息。

2. **质量管理** 人类精子库必须严格执行供精者的筛查程序及健康标准,保证所捐献精液的质量;要建立并完善各项规章制度并定期对规章制度的执行情况、精液质量、服务质量、档案管理进行自查。

人类精子库只能向经国家或省(区、市)卫生计生委批准开展辅助生殖技术的医疗单位提供冻存的精液,人类精子库所提供的冻存精液必须检验合格,用精单位必须根据流程及时向人类精子库反馈精液使用情况和子代信息。

3. **保密原则** 人类精子库应严格执行保密原则,对供精者的档案保密。除精子库负责人外,其他人员不得查阅供精者的身份资料和详细地址。如确因工作需要查阅时,要经精子库负责人批准并隐去供精者的社会身份。

4. 我国人类精子库须坚持社会公益(social benefit)的原则。捐献精液是无偿的,但捐精者可获得一定的误工补贴。

5. 精子的采集和提供应当遵守当事人自愿和符合社会伦理原则。任何单位和个人不得以营利为目的进行精子的采集与提供活动。

(八)供精者的筛查标准(screening criteria)

按照 2003 版《人类精子库基本标准》要求,供精者应是年龄 22~45 岁的中国健康男性,自愿捐献精液，能够提供真实有效的个人身份信息，病史中没有全身性疾病和严重器质性疾患；还要求进行个人生活史和家系调查，了解是否有有害物质接触史和不良嗜好、家族遗传病等信息；捐精者的临床筛查主要包括体格检查、生殖系统检查等；实验室检查须排除性传播疾病和其他传染病及染色体核型异常。入选的供精者精液参数要按照国家卫生计生委的现行标准执行，为保证冷冻精液的使用安全，还强调精液冻存6个月后，需再次对供精者进行HIV检测，检测阴性且证实没有艾滋病相关临床表现，冷冻保存的精液方可外供使用。供精者对所供精液的用途、权利和义务完全知情并签订供精知情同意书。

（九）自精保存者基本条件（general conditions）

接受辅助生殖治疗的患者在接受辅助生殖技术时，有合理的医疗要求，如取精困难者和少、弱精症者。"生殖保险"需求者，如需保存精子以备将来生育者；男性在其接受致畸剂量的射线、药品、有毒物质、绝育手术之前，以及夫妻长期两地分居，需保存精子准备将来生育等情况下要求保存精液等。

申请者须了解有关精子冷冻、保存和复苏过程中可能存在的影响，并签订知情同意书。

（十）精液冷冻的基本流程

对精液的采集时间、采集方法、精液运送、显微镜检验及样品的安全处理均进行了明确规定。目前常用的精子冷冻保护剂是甘油-卵黄-枸橼酸钠复合剂（GYEC），根据精液质量可选择1∶1或3∶1的添加比例；冷冻方法有直接冷冻、三阶段冷冻和慢速冷冻；目前我国多数人类精子库采用程控冷冻仪进行三阶段程序冷冻，其复苏率高且效果稳定；冷冻复苏后精子参数按照国家卫生计生委的现行标准执行。

（卢文红）

第四节　供精志愿者精子的冷冻保存

人类精子库的主要任务之一是对已知或者假定有生育能力的健康供精志愿者的精液进行冷冻保存，提供给生殖中心用于辅助生殖技术治疗。所有供精志愿者均要通过筛查（screening）和实验室检查，达到健康检查标准后，方可对其精液进行冷冻保存。

一、供精志愿者的筛查

（一）供精志愿者的初筛

供精者（semen donor）的初筛（preliminary screening）是指用非实验室手段进行的对供精志愿者的选择。初筛的过程应由男科医师、临床遗传学专家、相关心理咨询人员等精子库工作人员会同供精志愿者共同完成，初筛通过的主要依据是供精志愿者具有良好的身体健康状况、良好的心理状态且无遗传病家族史。

1. 基本条件

（1）供精者认可捐献精液是一种人道主义行为并自愿参与。同时，供精者须全面了解其所捐献精液的用途、可能承担的风险以及为降低这些风险所采取的措施，如限制供精的次数（根据国家卫生和计划生育委员会的相关规定，每1位供精者的精液标本最多只能使5名妇女受孕）、永久保存数据库等，知晓其有无条件终止供精的权利、精子库对供者的隐私有严格保密的义务，强调供精者与其出生后代没有任何权利和义务等，最后，应签署书面的同意供精的知情同意书。

（2）根据国家卫生和计划生育委员会的相关规定，要求供精者原籍必须为中国公民，并能提供真实、有效的个人身份信息，主要包括姓名、年龄、身份证号和指纹等相关的生物学特性标志，并与中央数据库比对，以保证所有供精志愿者只在一处精子库供精。

（3）供精者的年龄要求在22~45周岁之间。22周岁是依据我国婚姻法对男性最低结婚年龄的要求而制定的，在此年龄男性的身体发育、心智成长较为成熟，能够对自己的行为选择作出理性的判断。

（4）身体健康：所有供精者必须身体健康，排除性传播疾病的高风险人群。男科医师通过询问供精者的既往病史、个人生活史和性传播疾病史来对其进行排除，要求供精者提供的本人病史必须真实可靠，能如实回答医师提出的其他问题。

1）既往病史：供精者不能有全身性疾病和严重器质性疾患，如心脏病、糖尿病、肺结核、肝脏病、泌尿生殖系统疾病、血液系统疾病、高血压、精神病和麻风病等。

2）个人生活史：供精者应无长期接触放射线和有毒有害物质等经历，没有吸毒、酗酒、嗜烟等不良嗜好和同性恋史、冶游史。

3）性传播疾病史：询问供精者性传播疾病史和过去6个月性伴侣情况，是否有多个性伴侣，排除性传播疾病（包括艾滋病）的高危人群。供精者应没有性传播疾病史，如淋病、梅毒、尖锐湿疣、传染性软疣、生殖器疱疹、艾滋病、乙型及丙型肝炎，并排除性伴侣的性传播疾病、阴道滴虫病等疾患。

4）根据精子库严防商业化的原则，禁止以盈利为目的的捐献精液行为，金钱刺激不应成为供精的基本动机，但精子库应对供精志愿者提供必要的误工、交通和其所承担的医疗风险等方面的补偿；不同地方的精子库支付供精者的补助或有差别。需要指出的是中国不允许在互联网、广播和大学生报纸上做商业广告来进行捐精者的招募和精子的买卖。

2. 家系调查（family survey of hereditary disease） 根据国家卫生和计划生育委员会的相关规定的要求，所有合格供精者及其家族成员不应有染色体病、单基因遗传病和多基因遗传病，具体如下：

（1）染色体病（chromosomal disease）：染色体病是因染色体数目或结构的异常所致的遗传病，包括各种常染色体、性染色体数目、结构异常而发生的遗传性疾病。

（2）单基因遗传病（monogenic disease）：排除白化病、血红蛋白异常、血友病、遗传性高胆固醇血症、神经纤维瘤病、结节性硬化症、地中海贫血、囊性纤维样变、家族性黑蒙性痴呆、葡萄糖-6-磷酸脱氢酶缺乏症、先天性聋哑、Prader-Willi综合征、遗传性视神经萎缩等疾病。

（3）多基因遗传病（polygenic disease）：排除唇裂、腭裂、畸形足、先天性髋关节脱位、先天性心脏病、尿道下裂、脊柱裂、哮喘、癫痫症、幼年糖尿病，精神病、类风湿性关节炎、严重的高血压病、严重的屈光不正等疾病。

鉴于遗传病的多样性和散发性，家系调查时的内容虽以上述疾病为核心，但不应仅限于这些疾病，以最大限度避免或减少受者的后代罹患遗传病的风险。

家系调查是排除供精者遗传异常十分重要的环节。供精者的家系调查应由具有医学遗传学临床经验且中级以上职称的技术人员（遗传咨询员）来完成。供精者应保证真实提供本人及其家族成员的遗传病史。基于供精者可能不具有临床遗传学的知识背景，咨询员应逐一说明上述遗传病的临床表现、遗传方式，使得供精者能够充分理解。

3. **体格检查**(physical examination)

(1) 一般体格检查:要求供精者必须身体健康,无畸形体征,无斜视,心、肺、肝、脾等检查均无异常,同时应注意四肢有无多次静脉注射的痕迹、有无面肌痉挛等。体格检查时应进行视力的检查,若视力低于0.1,则可能与遗传因素有关。

(2) 生殖系统检查:要求供精者生殖系统发育良好,无畸形,无生殖系统溃疡、生殖系统疱疹、尿道分泌物和生殖系统疣等疾患。至少一次精液常规分析检查(参见实验室检查),其相关参数应达到或超过《人类精子库技术规范》的要求。一次检查不符合要求时,应分析可能的原因,并指导进行第二、第三次检查,剔除三次检查均未达到规范要求的供精志愿者。供精者在供精过程中至少每隔6个月就需接受一次上述项目的随访检查,如发现有相关疾患,则所采集的精液须全部销毁。

4. **其他事项**

(1) 人类精子库工作人员及其家属不得供精。

(2) 精子库应配备相应的心理咨询(psychological consultation)服务,解决供精者可能出现的心理问题。建议由有资质的心理健康医务人员对所有供精者进行心理鉴定与辅导。心理鉴定应包括对供精者家族史、受教育背景、人际关系、性生活史、主要精神病学和人格障碍史的了解,应进行稳定性鉴定,了解其供精的动机、目前生活中的压力和心理应对的技巧、违法史和被虐待或忽略的历史。对有明显异常因素者,应进一步评估和进行心理咨询。

排除的标准包括:有明显精神病、有可遗传的精神病家族史、正在使用抗精神病药物治疗、过度紧张、认知功能障碍、心智功能障碍者。对被排除的供精志愿者,工作人员应给予耐心细致的解释,如有可能则可提供必要的心理疏导。

(3) 供精者生物学特征(biologic character):要求建立完善的供精者体貌特征表,尊重受者夫妇的选择权。应收集供精者的一些基本特征供受者夫妇进行选择,这些特征包括民族、身高、体重、体格、肤色、脸型、眼睛颜色、是否重睑、头发颜色和曲直,甚至包括体育、文艺方面的爱好和个人嗜好等。

(二) 实验室检查

通过初筛的供精志愿者,还须接受进一步的实验室检查,达到健康检查标准后,方可成为合格供精者。主要进行精液分析、性传播疾病的检查和染色体的检查等。

1. **精液分析** 精液分析是评价男性生育能力的重要实验室检查方法。供精志愿者的精液必须在精子库内采集,要求在精液采集前禁欲3~7天,具体的检查内容包括世界卫生组织(WHO)建议的精液分析内容和精子冷冻复苏实验。

精液分析应在液化后尽快进行,最好在射精后30分钟内,尽量不要超过60分钟,以避免脱水或温度的变化影响精液的质量。根据原卫生部人类精子库技术规范(卫科教发〔2003〕176号)相关规定,供精者精液质量参数要高于WHO第四版参数值标准:精液液化时间少于60分钟,量大于2ml,精子浓度大于60×10^6/ml,存活率大于60%,前向运动精子大于60%,正常形态率大于30%。

2. **ABO血型及Rh血型检查**。

3. **冷冻复苏率(cryo-survival rate)检查** 对符合冷冻标准的标本应进行精子冷冻复苏实验,一般在标本冷冻储存24小时后进行复苏实验。如标本冷冻复苏后前向运动精子(a+b)级不低于40%,每管冷冻精液的前向运动精子总数不低于12×10^6,且前向运动精子冷冻复苏率不低于60%,则认为该志愿者精液冷冻复苏实验合格,否则为不合格。

4. **性传播疾病（sexually transmitted disease，STD）的检查** 至今尚无法确保任何传染因子都不会通过供精精液来传播，但如严格遵守国家卫生和计划生育委员会的相关要求，加上足够的病史了解，排除 HIV 和其他性传播疾病高风险人群，则确能显著降低这些风险。供精者乙肝及丙肝的相关检查结果应正常；梅毒、淋病、艾滋病、衣原体、支原体、巨细胞病毒、风疹病毒、单纯疱疹病毒和弓形虫等检查阴性；精液应进行常规细菌培养，以排除致病菌污染。

5. **染色体检查** 供精者必须进行染色体常规核型分析且必须为正常核型。不同地区、民族来源的供精者应考虑对一些区域或民族高发的遗传病进行携带者（或杂合子）检测，如在中国南方地区应考虑地中海贫血、G-6-PD 缺乏症等疾病的排查。

二、常规精液采集（semen collection）

（一）采集精液标本的时机

经筛选合格的供精者应根据每个人的具体情况确定禁欲时间。要求禁欲时间在 3~7 天，有研究表明，绝大部分人是在禁欲 3~5 天时精液的质量最好。为了保证精液质量，建议供精者在供精前不要熬夜、避免剧烈的体育运动、不洗桑拿浴、少喝浓茶、咖啡等，同时要保持愉悦的心情。另外，由于精液分析的结果，特别是精子活动率受环境温度的影响较大，所以要求精子库的取精环境温度最好在 20~30℃之间，环境隐秘、洁静且温馨舒适。在取精时尽量不要打扰供精者，以免造成精神紧张导致取精困难。

（二）采集精液的方法

供精者精液的采集必须到精子库取精室内进行。身份确认（如身份证核查和指纹比对等）完毕，领取一次性无菌取精杯和消毒用品，如一次性坐垫、生理盐水和苯扎溴铵棉球，并在取精杯上做好标示，标示内容为志愿者号、禁欲时间等，并告知其取精注意事项。

（三）精液转交

精液取出后，供精者应尽快将精液标本转交至精子库实验室人员。实验室人员收到标本后，应核对标示查对并注明供精者的正式密码编号、采集时间等，标识字迹要端正、清晰，放入 37℃温箱或水浴箱中液化。

三、精液处理与储存

（一）精液检查

待精液液化后（一般约 10~30 分钟），将其充分混匀，加样器取样进行镜检。建议每份标本至少取两个样本并检测，以尽可能减少抽样误差。依据国家卫生和计划生育委员会的相关文件标准进行检测，对符合要求的精液除立即冷冻保存外，还要留取部分精液标本进行细菌培养，同时要求记录精液的量、精子浓度、活力、pH 值、圆形有核细胞的数量和冷冻日期、分装管数、冷冻方式等，并输入精子库数据库管理系统。对于初次筛查的志愿者，精液质量参数达到标准的，还要留取部分精液标本进行精子形态学检查。目前多采用改良巴氏染色法对精子形态进行评估。精子冷冻实验室不接受未经性传播疾病检验或检验不合格的精液标本，不经冷冻检查或结果未达到精液质量标准的精液样本。

（二）精液标本处理（processing of donor's semen）的安全要求

1. 精子库应建立取精、检测、分装、冷冻和存储区域的环境质量控制制度。精子库精子冷冻实验室为空气净化实验室，实验室内洁净等级应达万级标准，精子操作区域应达百级标准，取精室、实验室每天紫外线消毒两次，每次 30 分钟；所有实验室人员必须穿无菌手术衣，戴手术帽、口罩。洗手后方可进入工作区域，工作时要戴无粉尘无菌手套；尽量减少人员的流动，杜绝无关人员进出实验室，工作人员进出实验室要随时更换手术衣。工作区域定期清理、消毒，并做好空气培养和质量控制记录。

2. 所有物品需按无菌区、污物区分开放置，各种无菌用品按规定消毒并记录消毒日期，有灭菌指示带，灭菌有效期为7天；对实验过程中使用的所有吸头、注射器、容器和废弃的精液等均需要按照《医疗废物产生地对医疗废物的处置要求》进行处理，以防交叉感染；严格执行培养等操作过程中一人一管一皿一使用的规定。

3. 因人类精液可能带有HBV等传染因子，精子库工作人员均要求接种乙肝疫苗，以防感染。

（三）精液的冷冻储存

1. 冷冻保护剂（cryoprotectant）选择 实验表明，直接进行冷冻的精液在冷冻储存和解冻复苏后，精子顶体膜严重皱缩，甚至破裂，大约只有0.1%的精子保持一定程度的运动。为了减轻冷冻和复苏过程中对精子的损伤，获得理想的冷冻生存率，必须在冷冻精液时加入一些具有保护作用的物质，这种物质称为冷冻保护剂。所有的冷冻保护剂必须具备下列两个基本条件：第一，对被冷冻的细胞无毒性；第二，必须具有高水溶性，保证在冷冻保护剂的浓度增加时仍然能留在溶液中而不被析出。冷冻保护剂的作用主要是减少冰晶形成，同时稀释细胞外液中溶质的浓度，适当降低细胞外液的渗透压，缓解了细胞内过度脱水而导致渗透压过高的现象，从而保护细胞得以顺利地通过临界温度阶段。

目前冷冻保护剂有多种，各家精子库根据自己的工作经验也各有选择，其中比较常见的为甘油-蛋黄-枸橼酸钠保护剂（GYEC）和改良的冷冻保护剂（TGG）。

WHO推荐的精液冷冻保护剂（GEYC冷冻保护剂）配置的标准程序是：

（1）称量1.5g葡萄糖（glucose）和1.3g柠檬酸三钠二水（sodium citrate tribasic dihydrate），加消毒的纯净水至65ml。

（2）加入15ml甘油（glycerol）完全混匀。

（3）加入1.3g甘氨酸（glycine），完全溶解后用0.45μm微孔滤器过滤。

（4）加入20ml新鲜卵黄（fresh egg yolk）：清洗鸡蛋，去壳，刺破卵膜，用注射器吸取卵黄（每只鸡蛋可获得约10ml卵黄，最好由特定的无病原蛋中获得）。

（5）所制成的悬浮液置56℃水浴中40分钟，经常搅拌。

（6）检测溶液的pH值。如果pH值在6.8~7.2范围之外，丢弃溶液重新制备，以防加入了不正确的试剂成分或剂量。

（7）细菌培养可在这一环节进行，以检测溶液是否无菌。

（8）精子毒性试验也可在此环节进行。

（9）在超净台中将溶液以2ml分装，-70℃保存。

（10）在3个月内使用。

GYEC的1∶1配方如表5-1所示：

表5-1 GYEC的1∶1配方

成分	含量	成分	含量
甘油（AR级）	14ml	蛋黄	20ml
5%的葡萄糖溶液	26ml	青霉素	1000U
2.9%的枸橼酸钠溶液	39ml	链霉素	1000U

因为冷冻保护剂中常添加青霉素、链霉素或庆大霉素之类的抗生素，使用时应注意个别受者发生过敏反应。每批新配冷冻保护剂在使用前均需做细菌培养和对照实验。

TGG 配方：40ml 无菌 Tyrode 液，加入 5ml 无菌人血清白蛋白储液（100mg/ml）、0.9g 葡萄糖和 5ml 甘油。0.45μm 微孔滤膜过滤。

近年来，商品化的精子冷冻保护剂也已面市，但价格相对昂贵，且尚未获得注册证书。

接触冷冻保护剂的时间和温度：冷冻保护剂在温度较高的情况下随着温度的上升，毒性也随之增加，因此，在冷冻精液前，室温应保持在 20~24℃。同时，也要注意在室温下平衡的时间不宜太长，一般以 5~10 分钟为宜。

2. **精液分装** 根据供精者精子的浓度，精液与冷冻保护剂的体积比例可选择 1∶1 或 3∶1。对浓度大于 80×10^6/ml 的精液标本采用 1∶1 的比例进行分装冷冻，较容易达到使用标准，即冷冻复苏后前向运动精子不低于 40%，每份精液中前向运动精子的总数不得低于 12×10^6；而对于浓度小于 80×10^6/ml 的精液标本，采用 3∶1 的比例进行冷冻效果比较好。

添加保护剂应严格无菌操作。可以采用在添加保护剂的同时缓慢晃动容器，逐滴加入到精液中再进行分装的方法，也可以先将精液分装到冷冻管中再逐一按比例添加保护剂；其目的都是为了减少保护剂高渗对精子的冲击。保护剂与精液混合后，应有适当的时间在室温下平衡（如 5~10 分钟），使冷冻保护剂中的甘油等成分有时间进入精子内部发挥作用。

精液可以采用冻存管或者麦管装载，用冻存管储存法为目前使用最多的精液冻存方法。冻存管每次分装的精液量较大，便于操作，也容易在管上进行标记；采用无菌无毒的塑料冻存管免去了消毒的麻烦，提高了工作效率。对不同血型的供精者的冷冻精液采用不同颜色管帽的冷冻管储存，便于入库出库时对标本的操作核对等；冷冻开始之前应在冻存管上标注供精者编号、血型和日期等信息，有的精子库采用打印的具有在低温下粘贴功能的条形码，避免手写误差，则更方便准确。

3. **冷冻方法** 精子在冷冻、储存过程中，必须通过如下温度阶段，在各温度阶段中，精子处于不断的变化中（表 5-2）。

表 5-2 精子的降温过程

阶段	温度	阶段	温度
温度休克阶段	室温 ~5℃	再结冰晶阶段	-15~-80℃
冰晶的潜热阶段	5~-5℃	储存阶段	-80~-193℃
冰晶形成阶段	-5~-15℃		

（1）温度休克（temperature shock）：是指细胞不是由于直接的冷冻作用，而是由于温度急剧变化而造成的损伤。就细胞致死力而言，温度急剧变化的作用要比绝对温度值本身更为重要。相对于其他动物的精子而言，人类精子的冷冻相对容易一些，因为大部分人类精子对冷冻休克不敏感，可以 1℃/min 的降温速度通过温度休克阶段。

（2）结冰热效应（thermal effect）：随着精液的冷却，在通过 5~-5℃的温度阶段时，由于精浆内冰晶形成时放出热量，温度忽然升高。为了减少潜热的释放，温度的升高对精子的损伤，应快速通过这一阶段。

(3) 临界温度范围(critical temperature range):从 -5℃至 -30℃,尤其是 -5~-15℃阶段时,精液作为一个整体从液态相转变为固态相,伴随着冰晶的形成及由此产生的温度急剧变化,精子往往被杀死。在添加冷冻保护剂后,以 5~7℃/min 的降温速度通过此阶段时,可获得较为理想的精子生存率。

(4) 温度波动:在温度低于临界温度范围时,由于冰晶的生长和相互的结合,产生温度波动,再结冰则改变了细胞内电解质平衡,造成精子进一步的损伤,这种现象称为迁移性再结冰。为了尽量避免这种损伤,则需要快速地通过这个阶段,通常用 2 分钟的时间从 -30℃降至 -196℃。

WHO 推荐的方法:

(1) 使用程控冷冻仪冷却:程控冷冻仪能够控制液氮蒸汽注入冷冻室的速率。

1) 把麦管或冷冻小瓶放入程控冷冻仪中,按照厂商的操作指南启动程序。

2) 常用的冷却麦管的降温程序是:从 20℃到 -6℃,每分钟降温 1.5℃;然后每分钟降温 6℃直到 -100℃。整个过程大约需要 40 分钟。仪器冷冻室温度在 -100℃,30 分钟,将麦管转移到液氮中。

3) 也可以使用其他更复杂的程序,这主要取决于每个实验室自己的经验。

(2) 精液的人工降温和冷冻:与程控冷冻相比,人工方法较不易控制,但仍能取得适宜的效果。人工程序有多种方案可供选择。

1) 把麦管置于冰箱冷冻室(-20℃)中 30 分钟,然后放入干冰(-79℃)上 30 分钟,最后投入液氮(-196℃)中。

2) 麦管可以从 -20℃冷冻室移到 -70℃冷冻室,或放入一个提篮或小筒内,置于小液氮罐颈部液氮蒸汽与空气的混合气中,温度 -80~-100℃,放置 15 分钟,然后投入液氮中。也可以在大液氮罐的液面上方 10~20 ㎝处放置支架,在上面放置 1 小时以上,利用液氮上方的温度梯度而逐渐降温。

目前我国各精子库多采用液氮蒸汽作为制冷剂,用液氮作为储存剂。冷冻方法较多,总结起来,基本上分为以下三种类型:

(1) 手工冷冻法(manual freezing):将混匀后的标本装入无菌无毒塑料冻存管中,用布袋悬吊在液氮水平面上方一定高度的液氮蒸汽中(-100~-80℃)25 分钟,最后投入液氮(-196℃)中。

(2) 程序冷冻法(program freezing):将分装后的标本经三个温度阶段降温冷冻(表 5-3),是利用细胞程序冷冻仪进行冷冻完成的。在程序完成后冷冻仪会自动报警提示取出标本,此法的优点是可以大批量冷冻标本,标本降温同步,降温速度可以根据需要随时设置;缺点是耗时较长,液氮消耗量较多,而且仪器的费用也比较昂贵。

表 5-3 程序冷冻法

温度	降温速度	成分	含量
20℃降至 -6℃	1.5℃/min	-100℃至液氮中	30min 内完成
-6℃降至 -100℃	6℃/min		

冷冻完成后,应将冷冻好的标本转入专门的冷冻储存罐保存,要求记录冷冻管数、保护剂类型比例与配比、冷冻方法与储存的位置,并及时输入精子库数据库管理系统。另外,经过 6 个月 HIV 复查的标本要和未经复查的标本分开存放,便于管理,避免误取误用。

4. 供精志愿者精液的冷冻储存 对供精志愿者冷冻精液的储存目前最常采用两种方法:①液氮保存:其储存效果已经达到了公认。液氮是一种无色、无臭、无味、低黏度的物质,其沸点为 -195.8℃,细胞在此温度下基本停止了一切代谢活动。而且液氮具有降温低、不自燃、不易爆炸、来源丰富等优点。缺点是其易蒸发,损耗量较大,长期储存精子时必须定期检查罐体内液氮量。另外,由于其温度太低,对操作人员也存在不安全隐患。②液氮蒸汽保存:与液氮中相比,在液氮蒸汽中储存冷冻精液标本能够减少标本间交叉污染的机会。Clarke 等研究证实在液氮蒸汽中用冷冻管保存人类精液时,可以获得令人满意的冷冻复苏率。国内也有精子库研究表明采用液氮蒸汽储存人类精子已获得理想的储存效果;采用气相储存的优点还有:液氮的消耗量明显降低,长期储存可以节约液氮 40%~60%;同时在存取标本的过程中不会将液氮带出,避免液氮喷溅,提高了操作安全性。

(1) 精子质量与冷冻前放置时间:一般来说,冷冻精子活动率和正常形态率越高,冷冻效果就越好;否则,冷冻后的精子质量也越差。个体差异也会影响到冷冻的效果。研究表明,选择高质量、高浓度的精子标本冷冻可提高 AID 的成功率。冷冻前精液标准为:体积大于 2ml,精子浓度大于 60×10^6/ml,前向运动精子大于 60%,精子正常形态率大于 30%。精液冷冻应在取得精液后 1 小时内进行。因为随着放置时间的延长,精子的活动力有可能衰减并影响临床使用效果。

(2) 储存时限:现在较为一致的观点是,如果储存的方式恰当,在很长的一段时间里,精子的存活率不会有太大的变化。储存在 -196℃液氮中的精子,其可能会出现的生物化学变化是很小的。精子在 -196℃的液氮中至少可以储存 5~10 年而不会有太大的变化。有报道用冷冻保存了 28 年的精液授精后成功出生了孩子。但是,由于可能存在的伦理问题,冷冻保存不宜超过 20 年。

(3) 冷冻精液复苏(thawing of freezing semen):冷冻过程中,精子发生的一系列变化也反向顺序表现在复苏过程中。在复苏过程中,随着温度的升高,精液温度也升高,又因处在高浓度的电解质环境中,精子易被破坏。研究表明若采用慢速复温,可能在精液溶解前(常在 -10~0℃之间)再次形成冰晶,由此形成的大冰晶可以损伤精子。而快速复温(100℃/min)则可避免这种损伤。精液冷冻复苏的温度和方法有多种,目前效果比较好的一种是,将冷冻精液标本从液氮罐中取出,置于 37℃水浴箱中,并且水面不要超过冷冻管和冷冻帽的连接处,10 分钟后混匀镜检。

1) WHO 推荐冷冻精液的解冻程序:应用之前,从液氮罐或液氮蒸汽罐中取出所需数量的麦管,放在棉纸或支架上复温到室温(大约需要 6 分钟),冷冻小瓶的复温时间更长(10~20 分钟)。

在 10 分钟之内,用无菌剪剪去麦管末端,连接授精装置(治疗用),或排出管内液体检测解冻后的精子活力。

如果是快速冷冻程序,用快速复温的效果可能更好。

用小量连续稀释方式去除冷冻保护剂,以避免高渗透压状态,可能改善妊娠结果。

2) 国内推荐冷冻精液的解冻程序:国内报道关于精子冷冻复苏有许多方法,一般在 37℃水浴 10 分钟的复苏方法使用较多,效果较好。

(4) 其他相关问题:为了保证冷冻精液具有良好的复苏率,在储存冷冻精液的过程中,应注意以下问题:①只将复苏检测合格的冷冻精液标本进行储存;②根据供精者冷冻编号,将分装好的冷冻精液储存于相应的位置;③记录该精液标本的冷冻管数及所放置在罐、层、格的位置；④定期检测液氮罐内部液氮液平面的高度并添加液氮，确保精液标本浸入液氮液面以下，特别是经常开启液氮罐时，应随时注意补充液氮；⑤及时将标本有关信息输入精子库计算机信息管理系统中；⑥所有精液均需至少冷冻储存6个月，待供精志愿者HIV复查合格后，方可对外供应，建议每位供精者的冷冻精液标本至少应当预留1支精液永久保存，以备今后可能的核查。

（5）污染和安全管理问题：在冷冻精液的保存过程中，需采取必要的措施，以防止污染并加强安全管理。所采取的预防措施如下：①对于供精时间超过6个月的志愿者，应对其进行一次全面的体检，包括外生殖器检查，观察其有无生殖器疣、生殖器疱疹、生殖器溃疡、尿道分泌物等，还有血液学检查、性传播疾病检查（乙肝、丙肝、梅毒、淋病、艾滋病、衣原体、支原体、巨细胞病毒、风疹病毒、单纯疱疹病毒、弓形体）和精液细菌培养。对出现异常结果的志愿者，应取消其供精资格并将已储存标本销毁。②按照供精志愿者状态分别储存于不同的液氮罐中，分区管理的建议：正式供精者的精液标本应与初筛的精液标本分开储存；尚未复查HIV供精者的精液标本与已复查合格的精液标本分开储存。③储存罐有一定的使用年限，应注意储存罐的有效使用期；每天进行液氮面的监测并进行液氮的添加，有条件时可安装相应的预警装置。④标本储存室应保持良好的通风，防止因液氮溢出形成气雾而造成的缺氧，尤其是在工作期间室内氧气含量要充足，应配备相应测定空气含氧量的预警装置，如氧气感应器等。⑤标本储存室必须加强防火、防盗等安全管理，应为精液标本储藏室及储存罐加锁，并有专门人员负责，必要时也可安装视频监控系统。

四、冷冻精液外供及信息反馈

人类精子库只能向持有供精人工授精或体外受精-胚胎移植批准证书的医疗单位提供精液标本，且所提供的精液必须为检验合格的标本。人类精子库精液标本的供给按照供精管理制度执行。

（一）冷冻精液的供给

1. 人类精子库按照计划向获得批准开展供精人工授精或体外受精-胚胎移植的医疗单位提供健康合格的冷冻精液及相关服务，用精医疗单位需提供医疗机构营业执照复印件、供精人工授精或体外受精-胚胎移植批准证书的复印件、申请单位介绍信及单位用精申请书等相关资料。

2. 精液供给部门负责受理用精单位提供的所有资料，并负责审查用精医疗单位的资格，在所有资料审查合格后提交精子库负责人，由精子库负责人代表精子库与用精医疗机构法人代表或其代表人签订《供精合同书》等相关内容的文书。

3. 根据用精医疗单位的具体用精申请，人类精子库从精子库计算机管理系统中筛查出能最大满足用精医疗机构要求的冷冻精液标本，记录于《冷冻精液出库单》，内容有编号、数量并附所选精液标本的供精者体貌卡，经精子库负责人审批后，交给供给部门；供给部门根据《冷冻精液出库单》提取冷冻精液标本，供给部门核对无误后在《冷冻精液出库单》上签字，存档。档案管理部门将本次所发送的冷冻精液供精者的体貌卡及该次所发送冷冻精液的合格证，一并交于供给部门，核对无误后，供给部门在《人类精子库冷冻精液发送、运输、领取登记表》上签字。

4. 同一供精者的精液标本可发送至同一用精医疗单位，可便于管理。每一位供精者首次提供用于供精人工授精的冷冻精液标本最多不超过 8 人份，用于体外受精 - 胚胎移植的冷冻精液标本数量最多不超过 5 人份，待用精医疗单位受者受精结果信息反馈后，再以递减方式（下次提供的受者人数 =5 名受者 - 其中已受孕人数）决定下一轮发放该供精者冷冻精液的数量。当某一供精者的精液标本已使 5 名妇女受孕时，应停止对外发送该供精者的冷冻精液，同时上报人类精子库负责人。对接受供精人工授精或体外受精 - 胚胎移植手术治疗后失访的患者，若未取得确切的受孕信息前，均按受孕计算；若体外受精 - 胚胎移植治疗的患者有冷冻胚胎保存，暂时按照临床妊娠的结果予以登记和管理。

5. 精子库供给部门工作人员与实验室人员协同办理冷冻精液标本的出库手续。

6. 用精医疗单位在使用人类精子库提供的冷冻精液标本时，如发现标本存在质量问题，应及时与该人类精子库取得联系。人类精子库按时征询用精医疗单位对精子库所供冷冻精液及相关服务的反馈意见，并将反馈结果上报精子库负责人。

7. 精子库在不暴露供精者社会身份信息的情况下，有义务向供精人工授精所得的后代提供有关医学信息的婚姻咨询服务。

（二）冷冻精液的运输

1. 建立专门的冷冻精液标本供给运输登记表，由专人负责登记，并永久保存。

2. 冷冻精液运输，应由接受过培训的专人负责，以确保标本安全。

3. 精子库供给部工作人员应与实验室人员仔细核对精液标本的编号、数量、血型、检验报告等，并办理外运手续。

4. 精子库供给部工作人员将冷冻精液和《人类精子库冷冻精液发送、运输、领取登记表》（一式两份）、《体貌卡》与该次所发送冷冻精液的合格证安全准时地转运或直接转交用精医疗单位所约定的地点，并与用精单位仔细核对供精者编号、数量、血型、日期、检验报告等相关信息。核对无误后，由用精医疗机构的接收人在《人类精子库冷冻精液发送、运输、领取登记表》上签字（一式两份），双方各保留一份，并办理交接手续，同时附带《冷冻精液质量反馈表》和《冷冻精液使用情况反馈信息表》，以便随访。

每次运输冷冻精液标本前，精子库供给部门工作人员须仔细检查液氮运输罐是否处于正常状态，以确保冷冻精液标本安全送达。

（三）用精信息的反馈

1. 人类精子库在与经批准的人类辅助生殖技术的医疗机构签署供精协议书的同时，须明确该用精单位有向人类精子库及时、准确反馈冷冻精液质量及精液使用后受者有关信息的义务。

2. 精子库供给部门工作人员与用精医疗单位交接冷冻精液标本时，应附带《冷冻精液质量反馈表》及《冷冻精液使用情况反馈（feedback）信息表》。

3. 用精医疗单位在冷冻精液使用后的 2 个月以内，要对受精结果进行随访，及时填写《冷冻精液使用情况反馈信息表》，由生殖中心负责人签字并加盖单位公章后及时反馈给人类精子库。

4. 若接受供精人工授精治疗或者体外受精 - 胚胎移植的患者确定妊娠，则用精医疗单位必须每 3 个月对其进行一次随访，直至分娩，并将分娩结果、子代发育、有无出生缺陷等信息及时反馈给人类精子库。

5. 相关卫生行政部门对用精医疗机构提供的所有供精使用信息资料进行必要的核查，以保证资料的完整性、真实性、准确性。

6. 如果用精医疗单位在精液使用后2个月以内不能按时完成对受者的受精结果进行随访，则精子库应暂停向该单位提供精液标本；如果3个月内仍不能提供反馈结果，精子库有权力在追回其他尚未使用的冷冻精液标本的同时，并向用精医疗单位的上级行政主管部门反映，由其上级主管部门进行相应的处理。

7. 精子库供给部工作人员负责每个月收集各用精医疗单位《冷冻精液质量反馈表》及《冷冻精液使用情况反馈信息表》，包括供精者编号、供给日期、供给份数、未使用份数、已使用份数、使用时间、周期数、未反馈结果周期数、已反馈结果周期数、妊娠数、未妊娠数、冷冻胚胎数、孕产情况、子代信息等，以及受者在使用精子库所提供的冷冻精液后是否出现性传播疾病的临床信息，并将所收集的反馈记录整理后及时准确地输入精子库计算机管理系统，同时将反馈信息文字材料移交给精子库档案管理人员归档、保存。

8. 精子库供给部门工作人员在收集用精医疗单位、受精者编号、受精结果等相关信息时，禁止询问受精者身份资料及详细住址等。

9. 精子库每个月对所有冷冻精液使用单位的反馈信息进行整理、归纳、汇总，及时向精子库负责人汇报。档案管理部门负责统计每一供精者的妊娠、分娩总数，并录入供精者档案及供精者计算机档案管理系统。如某一供精者的冷冻精液已致5名受者成功妊娠，则应将该供精者所有剩余冷冻精液封存，并上报医院生殖医学伦理委员会。

（四）冷冻精液供给流程图

根据以上冷冻精液标本的供给、运输和随访管理的叙述，可以将对外供精的流程进行简单的汇总，冷冻精液供给流程见图5-2。

注：①用精医疗单位必须持有供精人工授精或体外受精-胚胎移植批准证书；②冷冻精液出库时同时附带《冷冻精液质量反馈表》及《冷冻精液使用情况反馈信息表》；③申请表及反馈信息表必须由用精医疗单位负责人签名，并加盖公章

（五）人类精子库精液销毁

1. 人类精子库应建立和实施精液标本的销毁程序，规定可销毁标本的范围、销毁方式、审批程序和相应责任人，并建立标本销毁记录。已进行销毁处理的精液移交给医疗废物收集处进行医疗废物的集中化处理。销毁包括日常销毁和集中销毁。

（1）日常精液标本销毁包括以下几种情况：

1）筛选期的精液异常或化验结果异常。

2）冷冻前，未达到人类精子库质量标准的精液。

3）冷冻复苏后，未达到人类精子库外供标准的精液。

4）正式捐精过程中，精液的细菌培养或病原体检测发现异常。

5）其他不宜保存及外供的精液。

（2）以下几种情况下该供精员所有剩余冷冻精液应当集中销毁：

1）有证据表明发生了使用捐精者精液导致的子代出生缺陷。

2）有证据表明存在捐精者精液的原因而导致的胚胎污染。

3）停止捐精6个月后，未进行HIV复查或复查结果阳性。

4）其他：如未严格按国家卫生和计划生育委员会技术规范要求采集的精液标本；自精保存者要求销毁的精液标本；人类精子库正式审批前冻存的精液标本等。

2. 精液销毁程序分为日常销毁程序和集中销毁程序。

（1）日常销毁程序：

1）填写精液临时销毁申请单，说明需要销毁的理由。

2）由两名实验室工作人员核对需要销毁精液的代号及数量。

3）按精液销毁方法进行销毁。

4）实验室负责人每天根据捐精人数对销毁的精液进行审核。

5）保存精液销毁记录。

（2）集中销毁程序：

1）由人类精子库填写精液销毁申请单，并说明需要销毁的原因及待销毁精液的清单。

2）召开生殖医学伦理委员会并获得销毁的许可。

3）由伦理委员会委托代表与人类精子库工作人员核对需销毁精液的代号及数量。

4）在伦理委员会的监督下按照有关精液销毁方法进行销毁。

5）记录销毁过程，包括销毁的视频、图片等文件。

3. 精液销毁方法

1）新鲜精液标本直接倒入0.5%的次氯酸钠消毒液中。

2）冷冻精液在室温条件下复温，拧开冻存管的盖子，完全浸泡在0.5%的次氯酸钠消毒液中。

3）将含有精液的消毒液按医疗废弃物进行处理。

五、档案管理及计算机辅助管理系统

随着供精人工授精（artificial insemination with donor's semen，AID）及供精体外受精-胚胎移植（供精IVF-ET）技术在我国广泛的开展，冷冻精液需求量不断升高，这势必要求人类精子库必须加强自身建设，努力扩大供精志愿者群体，不断提高精液采冻量，着力提高冷冻精液质量，因此对人类精子库的科学规范管理尤其重要。精子库若不对供精者进行严格的筛选，将使后代出生缺陷发生率及遗传性疾病的发病率增高，还有可能造成性传播性疾病的扩散和蔓延，给家庭和社会造成沉重的负担；若不严格限制供精者仅在一家人类精子库供精及对受孕人数加以严格控制，则有可能增加后代近亲婚配的几率，导致人伦关系的复杂混乱。因此，人类精子库必须从国家强盛、民族复兴的角度，以对人民高度负责的精神和严谨的科学态度，努力做好精子库管理工作。近几年全国精子库均建立了人类精子库的计算机管理系统，设计严密、技术先进、运行高效的计算机管理系统的建立，有助于实现对供精者、冷冻精液标本以及与供精有关的人类辅助生殖技术进行科学、有效的管理。

国家卫生和计划生育委员会相关文件中明确要求建立供精者及用精机构人工授精结局的反馈信息等档案管理制度和计算机管理系统。

（一）档案管理

1. 要求配备至少一名具有良好职业道德，具备计算机知识和操作技能并有一定管理能力的人员。

2. 精子库档案管理应设专用计算机，作为单机使用，禁止接入其他的局域网或广域网。与计算机相连的同一电路电源上，禁接空调、冰箱等大功率设备。除备份用的专有移动存储设备外，档案管理专用计算机禁止使用U盘及其他一切移动储存设备。除计算机档案管理人员外，其他工作人员不得使用档案管理专用计算机。档案管理专用计算机应设置密码，计算机档案管理人员不得泄露密码并按需要定期更换密码。非精子库工作人员不得以任何理由使用人类精子库计算机。

3. 要贯彻执行“以防为主,防治结合”的原则,所有资料应备份,文字资料应放置整齐有序,注意防火、防盗及保密。使用适宜保存档案的库房、柜具。档案房内柜具要整齐一致,横竖成行。档案库内严禁吸烟及放置易燃、易爆危险品以及对档案保护不利的其他物品。档案室应配备灭火器。提高警惕,加强保密观念,出入档案库房要注意关门落锁,下班前要将门窗、照明及其他用电设备全部关闭。保持档案库房的清洁卫生,定期检查。

4. 档案管理人员不得将供精者档案带出档案室,除司法机关出具公函或相关当事人具有充分理由同意查阅外,其他任何单位和个人一律不得查阅供精者的档案;确因工作需要及其他特殊原因非得查阅档案时,则必须经人类精子库负责人批准,并隐去供精者的社会身份信息资料。档案管理人员应尊重当事人的隐私权并严格保密。除人类精子库负责人外,其他任何工作人员不得查阅有关供精者身份资料和详细地址。

5. 人类精子库的档案资料应永久保存(不少于75年)。

(二)人类精子库计算机管理系统

人类精子库必须对供精者、冷冻精液标本存储、冷冻精液标本发送、使用及使用后的反馈信息、子代出生发育信息等相关数据和信息做到严格、准确、有效的管理。建立并完善一整套运行高效、使用便捷的人类精子库计算机管理系统(computer management system for human sperm bank)是实现人类精子库管理现代化、信息化的必然要求。该管理系统不仅应实现对上述信息的系统化管理,而且应具有统计、查询、预警等功能。

一般而言,人类精子库计算机管理系统可按功能分为4个工作平台:采集部工作平台、档案管理部工作平台、精液冷冻部工作平台和供给部工作平台。4个工作平台应相对独立、均可单独工作、互不影响,但信息需实现即时传输、数据即时共享。

1. **采集工作平台**　供采集部工作人员使用,一般可实现如下功能:志愿者信息采集与录入、志愿者管理、统计与查询。

(1) 信息采集与录入:包括志愿者信息,信息应包括基本信息、精液采集信息和精液冷冻信息。初次登记供精者的基本信息,如姓名、身份证号、年龄、联系方式、家庭住址、指纹、既往史、性传播疾病史、个人生活史。采集信息包括采集时间、禁欲时间。在这个过程中,指纹甚至包括头像的采集是很重要的,是确认志愿者身份的重要依据之一。

(2) 志愿者信息管理:通过对志愿者查体信息与随访信息等的录入,实现对志愿者状态的管理。

(3) 统计与查询:按条件实现多种查询,按时间段查询志愿者接待人次、按状态查询志愿者人数、不合格原因分析等。

2. **档案管理部工作平台**　供档案管理部工作人员使用,一般可实现如下功能:对志愿者档案的电子化管理、标本发送、反馈信息管理以及统计查询等。

(1) 档案管理:建立供精者电子档案,涵盖供精者基本信息、既往史、家族遗传史,体格检查及实验室检查结果等;实现志愿者流水号和正式编号之间的关联。

(2) 发送:按需求完成出库冷冻精液标本信息的电子发送,并出具相应的纸质资料。

(3) 反馈:可以完成反馈信息的填写与导入。

(4) 统计与查询:与其他部门相比,档案管理部门需要的统计与查询相对较多,功能更显重要,内容涵盖志愿者、冷冻精液标本发送、使用和反馈的方方面面。这些统计查询内容与人类精子库管理质量紧密相关,统计查询的方便性和统计查询结果的准确性,与人类精子库日常档案管理工作开展难易相辅相成。

3. **精液冷冻部工作平台** 供精液冷冻部工作人员使用，可按工作流程实现冷冻精液标本的接收、检测、分装、标示、冷冻、复苏至入库每一步的电子化管理。

库存标本管理是精液冷冻部工作平台的一个重要部分，应做到简便、快捷与准确。冷冻精液标本的管理应具体到每一管标本。

如果愿意，也可以将人类精子库实验室质控部分或全部放入精液冷冻部工作平台，实现对人类精子库实验室的更全面的管理。

4. **供给部工作平台** 供给部工作人员使用，实现对人类精子库冷冻精液标本对外提供和合同用精医疗机构的联系和管理。

理想的人类精子库计算机管理系统应该可以对人类精子库工作的每一步均可做到高效管理，在数据录入的同时进行数据核对，如有异常数据即时提醒；不同部门之间工作信息和数据即时共享。人类精子库工作人员对于该管理系统的工作权限应根据其不同的岗位需要进行设置，每个工作人员设有唯一的登录口令及密码。人类精子库管理系统服务器可记录工作人员在管理系统中的每一步操作，必要时方便溯源。

另外，人类精子库计算机管理系统的数据应每天备份并且安全保管。

（三）应用计算机管理系统对精子库进行管理的优势

1. **安全** 精子库的计算机管理系统为一多用户的数据库系统，根据不同用户设置了4个工作平台。精子库负责人的权限最大，可以进入所有界面，根据需要出具各类报表，便于对精子库的工作进行管理；而不同岗位的工作人员只能进入所在部门的工作平台进行录入等操作，负责人可以根据工作人员的需要开放或关闭部分功能，每个工作人员都有自己唯一的登陆口令和密码，在某个操作未完成但需离开时，界面可以设置到锁定状态，防止其他人员的误操作。另外，有数据库管理系统的计算机是专用的，不能连接其他的局域网或者外部的网络，档案管理人员每天下班前及时将当天新增的所有资料信息进行备份，以防数据丢失。历年备份资料应放在专用保险箱中。

2. **方便** 资料的录入可以采用多种汉字录入方法，操作者可以选用自己喜欢的录入方式熟练地进行录入。

3. **快捷** 在数据资料的录入过程中，平均每项记录的录入时间比手工操作资料记录能节省至少1/2的时间，而且能够实现不同界面间的直接导入；尤其是在进行数据的查询统计工作时，大大节省了人工操作的时间，避免了人为出错的概率，提高了工作效率。

4. **节约** 本系统可以将精子库的所有资料和信息备份储存到光盘上，因此即便是几十年的资料所占用的空间也很小，并且可以长期保存。

5. **高效** 本系统能快速查询供精者的详细资料，包括体格检查、既往史、个人史、家族遗传史、体貌特征、实验室检查结果以及每次捐献精液的冷冻结果信息；快速查询符合要求的供精者及冷冻精液标本、受精者的受精情况以及妊娠结果；制作工作报表及统计工作量；应用此系统可使工作效率明显提高。

随着计算机进入网络时代，应用计算机管理系统对精子库进行管理具有明显优势和不可或缺，不仅为将来中央数据库的建立、数据汇总打下了基础，对未来进行网上查询也会更加得方便、快捷。全国各地精子库计算机管理系统的建立和启用，必将大大增强全国精子库的协调管理工作（图5-2）。

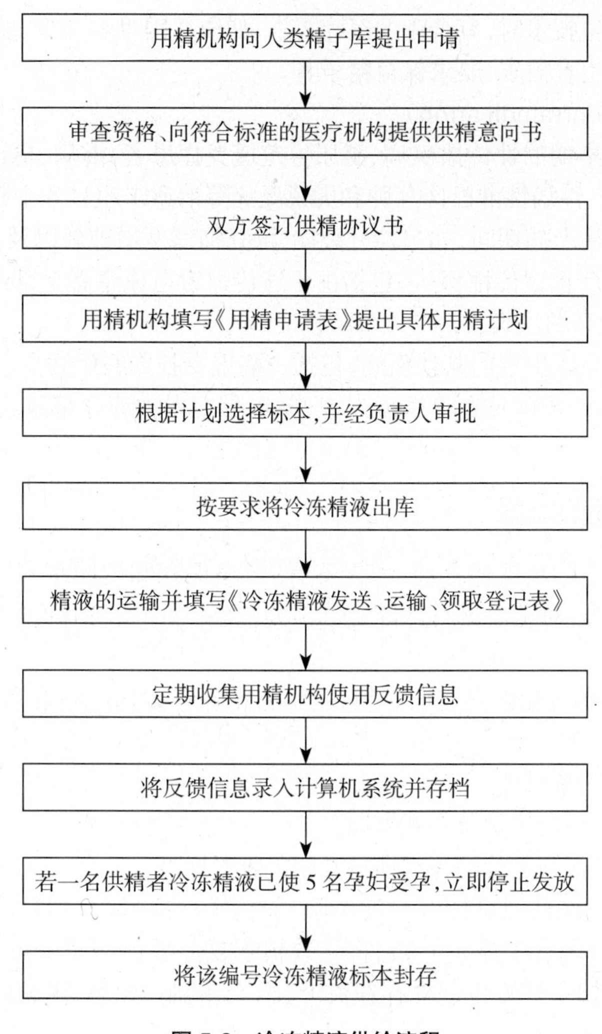

图5-2　冷冻精液供给流程

（许成岩）

第五节　自精精子的冷冻保存

自精精子的冷冻保存，简称为“自精保存”，是男性将自身的精液取出体外，经过处理后冷冻保存于人类精子库的液氮中（-196℃），待需要生育时将冷冻精液取出复苏后使用，自精保存者有可能通过辅助生殖技术（人工授精或试管婴儿技术）而得到自己的后代。

一、适应证和禁忌证

（一）适应证（indication）

1. 出于“生殖保险（reproductive insurance）”目的普通男性群体

（1）从事某些高风险职业，如试飞、消防、深海潜水等需保存精子以备将来生育者。

（2）男性在接受致畸剂量的射线、药品、有毒物质、绝育手术之前。

2. 接受辅助生殖技术时,有合理的医疗要求,如取精困难者和少、弱精子症者。

3. 夫妻为未来生育需求,要求保存精子者。

(二)禁忌证(contraindication)

1. 处于急性感染期的性传播疾病、泌尿生殖道炎症患者,淋病、梅毒、生殖器疱疹、软下疳、非淋菌性尿道炎、性病性淋巴肉芽肿和尖锐湿疣等治愈未超过6个月者。

2. 严重精神疾病患病期间,如精神分裂症、躁狂抑郁型精神病以及其他重型精神病。

3. 不宜生育的严重遗传性疾病,包括由于遗传因素造成患者全部或部分丧失自主生活能力,子代再现风险高的疾病。

4. 医学上认为不宜生育的其他疾病,包括一些重要脏器的疾病。

另外,HIV、HBV等病毒携带者,虽非禁忌证,但应单独冻存精液,以避免可能发生的交叉污染。

二、自精保存的流程

自精保存者在进行精液保存前,需先签署"自精保存知情同意书",然后进行相关精液及传染性疾病的筛查,对精液进行冷冻复苏试验,确认适合冷冻保存后,与自精保存者签订"精液保存协议书"。

1. 自精保存者在自精保存之前必须签署"自精保存者知情同意书(informed consent)",其内容应包括:

(1)告知适应证、禁忌证。

(2)告知自精保存的流程及注意事项。

(3)告知自精保存需进行的检查项目及相关收费标准。

(4)告知使用冷冻精液可能存在的风险,如精子冷冻、保存和复苏过程中将对精子造成一定的损伤,其损伤有个体差异,它将导致精子复苏后活动率降低甚至无活动精子;使用冷冻保存精液后妇女妊娠也同样存在流产、早产、畸胎、死胎、生育畸形儿等不良结局的风险。

(5)告知精液的提取方式等。

2. 进行相关精液及传染性疾病的筛查,筛查项目同"供精者部分",对精液进行冷冻复苏试验,以确认其精液适合冷冻保存。

3. 签署"精液保存协议书",主要内容如下:

(1)精子库设备及档案材料在受到不可抗力的事件损害而造成精液保存者利益受损时,精子库将不做赔偿。

(2)人类精子库工作人员应尊重自精保存者和受精当事人的隐私权,并按照国家卫生和计划生育委员会有关规定保密。

(3)费用及其支付方式。

(4)违约和争议的相应解决办法,尤其必须约定自精保存者如未按合同期限要求交纳精液保存费用,将如何处理其精液。

三、自精保存者精液的使用及销毁

(一)自精保存者精液的使用

1. 精子库只向经过国家或省(区、市)卫生计生委批准开展相应辅助生殖技术服务的医疗机构提供自精保存者的精液。

2. 接受辅助生殖技术的妇女必须符合国家卫生和计划生育委员会辅助生殖技术服务的相关法规。

3. 利用保存精液进行辅助生殖技术服务时，自精保存者夫妇双方应与医院办理辅助生殖技术服务手续，自精保存者到精子库提交申请和有关复印件。如自精保存者本人因病或其他原因不能亲自前往精子库，则须提交相关法律公证、身体健康的证明以及同意为其目前合法妻子提供自身精液并接受辅助生育技术服务的书面申请。

4. 在精液保存协议的有效期内，自精保存者提前1个月向精子库提出使用冻存精液的要求，需要携带的相关证明：本人身份证、由经国家或省（区、市）卫生计生委批准的可实施辅助生殖技术的单位出具的接收其行辅助生殖技术的证明文件、结婚证。

5. 自精保存者在接受辅助生殖技术医疗服务1个月内，必须向精子库及时反馈妊娠结局。

6. 自精保存者在精子库冻存的精液只可用于对自精保存者的合法妻子（以身份证、结婚证为准）进行辅助生育技术服务，不得用于对他人进行辅助生育技术。

（二）自精保存者的精液销毁

1. 对于已经通过自然怀孕或辅助生殖技术怀孕，得到健康后代的自精保存者，或者由于各种原因，不想继续保存的，可以携带本人身份证，到精子库提出销毁精液申请，并签字确认。

2. 在召开伦理委员会时，由精子库将需要销毁的精液提出申请。伦理委员会讨论通过后，按规定技术程序销毁。

四、自精保存的精子冷冻方法

自精保存多采用常规的冷冻保存方法（见前节），但如精液质量差，使用常规的精液冷冻方法精子冷冻复苏效果不理想，如严重的少、弱、畸形精子症患者；附睾睾丸取精的患者等，若采用玻璃化冷冻或微量精子冷冻等方法，可获得较好的冷冻复苏效果。具体方法介绍如下：

（一）玻璃化冷冻

主要适用于精液量少或者精子浓度低的患者，如癌症治疗前患者的样本，或者通过经睾丸或者附睾取精获得的样本。

1. **玻璃化冷冻技术的主要影响因素** 玻璃化冷冻（vitrification）技术的诸多变量因素极大地影响精子冷冻效果和冻融后的存活率，这些因素包括：冷冻保护剂的类型和浓度、玻璃化冷冻液的作用温度、精子投入液氮前与保护剂的接触时间、玻璃化冷冻时使用的冷冻工具、精子本身的质量等，其中，冷冻保护剂和冷冻降温速度是影响精子玻璃化冷冻效果的主要因素。

2. **玻璃化冷冻原理** 将精子置于高浓度保护剂中急速降温，形成无结构的玻璃态，由于其质点不规则排列，能始终保持精子细胞内外溶液中的水分子和离子分布，使跨膜物质的浓度和渗透压差别不大，从而避免了细胞内冰晶的产生对精子造成的机械性损伤，同时也消除了细胞外因冰晶形成而对精子造成的理化损伤。

3. **冷冻保护剂** 玻璃化冷冻所需的高浓度保护剂，其浓度可高达8mol/L，易使精子发生毒性效应和渗透性休克，因此，冷冻保护剂的选择及优化是玻璃化冷冻技术应用的关键。较常用的冷冻保护剂有2种：①渗透性保护剂：二甲亚砜、乙二醇（EG）、1，2-丙二醇（PROH）

等;②非渗透性保护剂:蔗糖、海藻糖、聚蔗糖(Ficoll)、聚乙二醇(PEG)、聚乙烯吡咯烷酮(PVP)等。

4. 玻璃化冷冻速率和冷冻载体 提高冷冻速率,迅速通过冰晶形成温度区是实现玻璃化的另一重要途径,较高的降温速率能减少精子与高浓度冷冻保护剂接触的时间,降低冷冻保护剂的毒性作用。目前,提高降温速度的策略是减少标本体积,增加标本与液氮的作用面积。将冷冻标本与液氮直接、快速接触,可弱化气态氮的热隔绝作用,加快热交换过程,以达到提高冷冻速率的目的。目前,一般采用开放式冷冻载体,如冷冻环、冷冻薄膜等。运用冷冻环表面张力,精子附在环的表面,直接投入液氮中,可使降温速率高达 20 000℃/min,获得较好的冷冻效果。

5. 玻璃化冷冻面临的问题

(1) 安全性问题:在玻璃化冷冻过程中,由于考虑冷冻速率的问题,大多采用开放性冷冻载体,虽然达到了提高冷冻速率的目的,但精子与液氮直接接触,潜在的微生物污染及精液之间相互污染问题不容忽视。

(2) 冷冻体积的问题:由于玻璃化冷冻过程中需提高降温速率,故精子冷冻体积受到极大限制,冷冻体积过大,则降温速率达不到玻璃化冷冻要求,且降温幅度不均匀,容易形成冰晶。

(3) 降温速率问题:玻璃化冷冻时要求冷冻速率达 20 000℃/min,目前所使用的冷冻设备无法达到如此高的冷冻速率,只能将标本直接投入液氮。理想的冷冻降温速率是以完全阻止冰晶的产生为标准。例如,以 -150~-2500℃/min 的降温速率玻璃化冷冻小鼠胚胎,与 -20 000℃/min 玻璃化冷冻时所获得的存活率无显著性差异。

(4) 复温时渗透性问题:由于玻璃化保护剂为高浓度保护剂,复温时,精子对水的渗透性高于对保护剂的渗透性,在保护剂尚未完全渗出细胞的情况下,大量水的进入引起精子顶体过度膨胀,破裂,造成渗透性休克。为了避免复温过程中的损伤,可使用非渗透性物质蔗糖,以维持细胞外液较高的渗透压,以抵抗大量水分子快速进入细胞内而引起的细胞渗透性死亡。

(二) 微量精子冷冻

1. 卵透明带内微量精子冷冻法 利用卵透明带冷冻保存经选择的单精子,是国外应用较为广泛的微量精子冷冻(trace sperm freezing)方法。操作方法为:在显微操作仪上,借助显微注射技术和细胞克隆技术,用激光或显微注射针在人类或动物的卵母细胞上打一个7.5μm 左右的小孔,去除卵母细胞的胞质和胞核,将精子进行制动,用显微注射针将经过选择的精子注入卵透明带内,每个卵透明带内最少可注入 1 条精子,最多可注入 5~7 条经过选择的精子,然后将注入精子的卵透明带内置入含卵黄、甘油保护剂的麦管中,用程序冷冻仪进行程序冷冻或手工液氮蒸汽冷冻。此外,也可先将冷冻保护剂注入已去除胞质和胞核的卵透明带内中,再将经选择的精子注入,然后将含精子的卵透明带置入含保护剂的麦管中进行程序冷冻或手工液氮蒸汽冷冻。人类或啮齿类的卵母细胞适于作为单精子冷冻的载体。

利用卵透明带为载体的单精子冷冻保存技术,特别适合精子活率极低的患者,因为此类患者,在显微镜下寻找一条活动的精子,会耗时 1~2 小时。因此,冷冻方法的选择显得尤为重要。在技术操作上,卵母细胞极易观察并固定,利用显微技术去除细胞内物质亦确实可行,冷冻保护剂也很容易注入卵膜,复苏精子也方便从卵膜内移走进行 ICSI。尽管此方法已被成功用于临床,但大量应用还有安全性和技术性方面的限制。首先,此方法必须运用卵透明带作为精子冷冻保存的载体，其安全性及伦理问题是广泛用于临床的最大障碍，将暴露于动物制品和冷冻保存于人类卵透明带内的人类精子用于临床，精子本身有可能成为载体，将冷冻载体卵母细胞内未去除干净的遗传物质载入待受精的卵子；其次，在冷冻储存过程中，精子与卵膜蛋白结合，可诱发顶体反应而使精子复苏率及受精率下降；最后，卵透明带冷冻前的准备费时耗力，操作者技术的熟练程度及透明带上所穿孔的大小都能影响精子冷冻保存的结果。

2. **冷冻环玻璃化冷冻法**　冷冻环首先被用于冷冻胚胎，随着玻璃化冷冻研究的深入，冷冻环也被用于冷冻微量精子。严重少、弱精子症患者的精子或睾丸穿刺抽吸所获的精子，经选择后与冷冻保护剂混合均匀，将直径 1~3mm 的尼龙环或铜环直接浸入含有精子的保护剂中，在表面张力的作用下，冷冻环表面形成一层薄膜，所需冷冻的精子均匀地承载在薄膜上，直接将冷冻环置入液氮中，10 秒后移入冻存管，液氮中保存。

3. **麦管微量精子冷冻**　在现代辅助生殖技术中，麦管被大量运用于冷冻受精胚胎，现在亦被运用于冷冻微量精子。方法是：将直径 0.2mm 用于冷冻胚胎的空麦管截成 2.5cm 左右，一头用橡胶塞塞住，从附睾或睾丸穿刺取出的精子与保护剂按比例混匀，用显微注射针取 10~20μl 注入麦管中，另一端再用橡胶塞塞住，置于液氮蒸汽上 30 分钟后，放入液氮中冷冻保存。须进行 ICSI 时，再将麦管中的冷冻精子复苏。麦管冷冻微量精子简单易行，但当极微量的精子用此法冷冻时，由于复苏后精子可能黏附在管壁上而丢失，同时经选择的单精子也不容易从麦管中取出。

4. **直接冷冻法**　为了克服麦管冷冻法精子黏附管壁的缺点，研究人员发明了人类微量精液冷冻的新方法——微滴直接冷冻法。少、弱精子症患者的冷冻方法是：将精子离心，与适量冷冻保护剂混合，取 50~100μl 混合液直接滴在干冰表面或经液氮蒸汽预冷的不锈钢盘表面，再将冷冻的微球放入冻存管后置液氮中保存。严重少、弱精子或睾丸穿刺所获精子的冷冻方法是：将选择好的 4~6 条精子与保护剂相混合，滴在预冷的无菌塑料培养皿中，再用液状石蜡覆盖，盖上盖子，用塑料膜封好，置液氮蒸汽上 2 小时后，放入液氮槽中贮存。虽然直接冷冻法已成功应用于临床，但该法也有以下不足：①在干冰或预冷的不锈钢表面直接冷冻精液，其安全性不能得到保证；②经选择的精子冷冻在无菌塑料培养皿上，安全性可得到保证。但由于培养皿的形状及尺寸，不易在传统的液氮容器中保存。同时由聚苯乙烯制造的培养皿也不能长时间在液氮中保存，限制了此方法的临床应用。

5. **显微注射针冷冻法**　与用麦管冷冻微量精子原理一样，经附睾或睾丸穿刺后取出的精子与保护剂混合后，在显微镜下用显微注射针挑选 5~50 条精子，再将含有精子混合液的显微注射针直接浸入液氮或置于液氮蒸汽上 20 分钟后浸入液氮，复苏后可用于显微授精，运用此方法也可冷冻经选择的单精子。显微注射针冷冻法简单方便，但由于显微注射针针尖易碎且极易破损，故不能长期保存。同时，由于显微注射针不能被封闭，在贮存中直接与液氮接触，临床上也增加了交叉感染的风险。

6. **藻酸盐微囊冷冻法**　藻酸盐为一种无细胞毒性的多聚糖，在常温下呈胶体状态。精子可通过钙的螯合作用从藻酸盐中释放出来。运用藻酸盐的这种特性，将穿刺取出的微量精子进行优选、离心，与冷冻保护剂混合后立即加入藻酸盐，混合均匀，再逐滴滴入氯化钙溶液中，待藻酸盐颗粒凝固成微囊后进行洗涤，洗涤后将包含精子的微囊置入已预先添加冷冻保护剂的麦管中，用程序冷冻仪进行程序冷冻后浸入液氮中保存。

7. **球形团藻微量精子冷冻**　球形团藻是由 1500~20 000 个细胞紧密排列形成的一个球

形结构。将经过选择的活动精子用显微注射针注入球体内,再将包含精子的团藻球移入事先已注入冷冻保护剂的麦管中,将麦管进行程序冷冻或液氮蒸汽冷冻后浸入液氮中。

8. **改良微量精子冷冻法** 为了克服以上微量精子冷冻方法的不足,研究人员利用麦管冷冻胚胎的原理,对微量精子的冷冻方法进行了改良,并已在临床上应用,其方法如下:在显微操作仪上,将2μl精子冷冻保护剂滴在长0.5cm、宽0.2cm无毒、耐冻的塑料硬片上,用显微注射针将1~5条经选择的精子注入冷冻保护剂中,每100ml冷冻保护剂含丙酮酸钠1.17g、葡萄糖1.43g、甘氨酸1.5g、甘油15ml、蛋黄20ml、青霉素39 000U及链霉素19.5mg,再将已进行过精子处理的塑料硬片置入长度为2.5cm左右、直径为0.2cm的安全耐冻塑料管中,两端热封口,用程序冷冻仪进行程序冷冻或手工液氮蒸汽冷冻30分钟后放入液氮中冷冻保存。解冻时,剪开塑料管的一端,取出塑料硬片,直接放入37℃预热的矿物油中,待冷冻精液液化后在显微操作仪上用显微注射针将精子取出,即可进行ICSI。此方法可避免交叉感染并可获得100%的复苏率,已开始试用于临床。

五、自精保存面临的困境

为什么在癌症治疗开始前不选择保存精子,患者有各种各样的理由。包括患者的羞怯、隐私、费用高、急于开始治疗等,但最普遍的原因还是信息缺乏。

国内的多数精子库都开展自精保存业务,这也为有精子保存需求的人,特别是癌症患者,提供了一个保存自身生育力的可能性。但是大部分人并没有得到相关信息,不知道有精子库,可以提供相关的服务。

肿瘤科的医师、护士在癌症患者的自精保存中起着非常关键的作用。他们在化疗或者放疗开始前,应抓住最佳时机与患者讨论不育以及精子保存问题,并且对患者提供适当的自精保存的建议。

能够方便地找到精子库的信息也很重要,由于精子库不适宜对外进行公开大规模宣传,对大众来说它仍然是一个认知度不高的单位,这也阻碍了部分想要自精保存的患者。如何在国家允许的范围内,扩大精子库的影响,提高知晓度,是当前面临的一个问题。开展知识讲座、发放科普资料、和相关科室密切合作等都是可以采用的方法。

费用是自精保存业务开展的又一障碍。对患者来说,自精保存的精液处理以及保存的费用较高,这对普通的家庭来说,是一笔不小的费用,如果能适当降低成本费用,也有利于这项业务的开展。

此外,围绕自精保存还存在一些法律上和伦理上尚待解决的问题,如自精保存的最长年限以多少为好,自精保存者去世后的冷冻精液标本应如何处理,妻子要求用已故丈夫冷冻保存的精液行人工授精是否可行等。

六、男性恶性肿瘤与自精保存

大约15%新发男性癌症患者是55岁前被诊断出来的,这其中大约26%的人小于20岁。当前75%以上的年轻癌症患者可长期存活。生活品质已经成为儿童和成年癌症患者关注的重要问题。育龄癌症患者中发病率最高的恶性肿瘤是白血病、霍奇金淋巴瘤和睾丸生殖细胞肿瘤。随着早期诊断与治疗技术的不断发展,癌症患者的存活率得到很大提高。肿瘤治疗的焦点,从仅仅关心患者的生存问题扩展到治疗后的生活质量上来。在治疗期间及治疗后,维护和保存生育力对于许多男性及他们的家庭来说很重要,对患者治疗有一定的积极的心理作用。但是抗肿瘤药物、放疗和手术疗法都会对男性生育力造成威胁，而恶性肿瘤本身也能造成一定影响。肿瘤治疗所造成的男性不育可以是暂时的或永久的，程度从轻微到严重不等。

（一）恶性肿瘤及其治疗对男性生育力的影响

疾病过程本身就会影响精子发生。在没有开始进行任何治疗前，恶性肿瘤患者中的少精子症就比较常见。大约有 12% 男性患者，在化疗前已没有活动精子可供冷冻。少精子症存在于 28% 的睾丸癌患者、25% 的霍奇金淋巴瘤患者、57% 的白血病患者以及 33% 的胃肠道恶性肿瘤患者中。

化疗药物对性腺具有毒性。细胞毒性药物对精子发生所产生的副作用已经得到广泛的研究。药物能到达位于生精小管边缘的睾丸间质细胞和精原细胞，很多甚至可以穿透支持细胞屏障并损伤晚期生精细胞。其中分化中的精原细胞增殖最活跃，对细胞毒性药物尤其敏感。烷化剂、盐酸丙卡巴肼与无精子症相关。人类在化疗期间以及化疗后的最初几周存在产生染色体异常的高风险，但这些变化随着时间逐渐减退。

放疗的性腺毒性。放疗直接损伤 DNA，对精子的发生会造成暂时或永久性负面影响。许多变量会影响放疗对性腺的有害效应，包括总剂量、放射源、性腺防护、散射辐射以及个体敏感性等。恶性肿瘤如白血病骨髓移植前的全身辐射通常会引起精子发生的不可逆损伤并造成永久不育，新式放疗（比如断层放疗）对生殖细胞毒性较低。

一些手术如睾丸癌患者腹膜后淋巴结清扫术，由于骨盆神经丛损伤可能导致的射精功能障碍，发生不射精或逆行射精而引起不育。改良后的术式能减少这些风险。前列腺、膀胱、尿道或结肠手术可能会导致逆行射精，使男性有不育的危险。腹会阴处的胃肠道恶性肿瘤也可引起男性射精障碍。

（二）治疗后男性生育力的恢复情况

恶性肿瘤的类型和治疗前精子浓度是影响治疗后精子参数以及精子发生恢复的最重要的因素。这些男性患者中精子发生的恢复，在时间（从数月至数年）和精子质量上是多变的。而对于青春期前经历抗肿瘤治疗的儿童，除了肿瘤类型、治疗方法和剂量外，治疗时的年龄以及可能存在的遗传风险因子都有可能导致他们治疗后的永久不育。

在睾丸癌存活者中，大部分人（71%~82%）能成功生育，其中有些病例须花费多年时间，而且这也取决于放疗和化疗的强度以及治疗后的健康护理。霍奇金病存活者在治疗后通常要经历一段时期的无精子症，许多患者可在一定程度恢复精子发生，但可能需要 5~10 年。非霍奇金淋巴瘤疗法通常比治疗霍奇金症的性腺毒性小一些，这与没有用盐酸丙卡巴肼有关。所有基于环磷酰胺、阿霉素、长春新碱和泼尼松化疗的患者，在治疗期间是无精子的，但 5 年之后有 67% 的人会恢复。此外，近年来前列腺癌在年轻男性中的发病率不断升高，他们的治疗后生育力也应该得到重视。

（三）子代患恶性肿瘤的风险

恶性肿瘤的治疗会导致生殖细胞的突变，从而可能增加发育不良、先天性恶性肿瘤以及与上一代患相同恶性肿瘤的风险。到目前为止，经过癌症治疗的男性，其子代的出生结局与非癌症人群出生的子代并没有差异，尤其重要的是没有发现先天恶性肿瘤风险增加的报告。而且，除了一些遗传性癌症外，过去经过化疗或放疗的男性，其出生的子代患青少年恶性肿瘤的风险也没有增加。另外，与女性癌症存活者出生的子代相比，男性癌症存活者的子代没有表现出分娩和围产期问题或体重下降风险的增加。但这些子代大部分是自然受孕出生的，随着体外授精(IVF)和卵胞浆内单精子注射技术(ICSI)应用的增加,尤其是化疗后精液质量差和无精子症的男性,其下一代在出生缺陷和先天畸形方面的风险可能与非癌症人群辅助生育所生的子代有差异。因为在IVF/ICSI中自然选择机制不再发挥作用,所以有缺陷的遗传物质传递到下一代的几率更大。用癌症存活者的精子做IVF/ICSI,子代患遗传病的几率可能会增加,因此应该强制要求对这些子代进行长期随访。

(四)冷冻精子ART的结局

冷冻保存的精子可用于IUI、IVF及ICSI,ICSI仅需要来自射精精液或从附睾及睾丸组织中获得的很少几个精子,所以彻底改变了男性不育的治疗。怎样把冷冻精子最佳应用于ART,这取决于精子的来源、数量和质量,精子在冻融过程中的存活率以及非常重要的女方因素。

用新鲜精液或者冷冻精液行ICSI,两者在妊娠率和出生率的统计学比较没有显著性差异。如果男性癌症存活者的精子发生得到恢复,就不会选择使用他们的冷冻精子,但达到了冷冻保存精子对患者所带来的正面心理效应。

恶性肿瘤的发病率在不断增加,但同时患者的存活率也在不断提高。随着年轻癌症存活者数量的增加,应该重视他们治疗后的生活质量以及成为人父的渴望。化疗、放疗、手术或联合治疗会导致精子质量显著降低,引起患者暂时或永久的不育症。肿瘤类型和治疗前的精子浓度是影响治疗后精液质量和精子发生恢复的最重要的因素。精子发生的恢复时间以及精液质量的恢复,在男性癌症存活者中是不确定的。经抗肿瘤治疗的男性,其生育的子代目前并没有发现先天恶性肿瘤风险增高,但这些大部分是自然受孕的情况。随着新型细胞毒性药物和不同的治疗方法被常规地引进,在评价新疗法潜在的长期效应方面,需要进行持续长久的随访研究。IVF/ICSI广泛的临床应用,使得男性癌症存活者成功生育的可能性得到大幅提高,但子代出生缺陷和先天畸形的风险可能会增高。这些情况下也必须进行长期持续随访。在未来还需要进行更多的生物学机制研究,为临床医师更好地关护癌症存活者,提供有循证医学证据支持的指导。

(姚康寿)

第六节　人类精子库的管理

人类精子库良好的管理是精子库正常运作的保证,通过建立全面质量管理体系可使人类精子库的管理更加科学、规范。人类精子库的管理内容主要包括:准入和校验的管理;精子库的制度、人员、技术管理;仪器、耗材的管理;精子库各部门工作流程的管理等。通过人类精子库计算机管理系统,可以实现计算机自动管理与控制,减少人为差错的发生。

一、全面质量管理的概念及组织实施

全面质量管理(total quality management)是以组织全员参与为基础的质量管理形式。全面质量控制代表了质量管理发展的最新阶段,起源于美国,后来在其他一些工业发达国家开始推行,并且在实践运用中各有所长。20世纪60年代以后推行的全面质量控制取得了丰硕的成果,引起世界各国的瞩目。20世纪80年代以来,全面质量控制得到了进一步的扩展

和深化,逐渐由早期的全面质量控制演化成为全面质量管理,其含义远远超出了一般意义上的质量管理的领域,而成为一种综合的、全面的经营管理方式和理念。

(一)质量考核标准(quality assessment standards)

国际临床化学联合会于1990年提出了5项建议标准作为实验室全面质量管理标准,也作为对实验室的考核标准,人类精子库的全面质量管理参考了这些标准。

1. 每个实验室要制定自身的质量目标,确定自身的服务标准。

2. 实验室应根据临床的需要,要求所采用的方法达到合理的精密度、准确度及灵敏度。

3. 实验室应建立质量控制体系,使内部质量控制与实验室所提出的质量要求一致。

4. 实验室要有完整的质量保证记录以及本实验室的室内质量评价系统,以确保对实验室工作的全面检查。

5. 实验室应参加有效的外部质量评价活动,以保证及时发现并改进不符合要求的检测方法。

(二)质量控制的环节

质量控制(quality control)是为满足质量要求所采取的作业技术和手段,是指从供精志愿者招募开始,包括志愿者的筛选、标本收集、精液分析、冷冻储存、精液外供、信息反馈到为子代提供婚姻咨询为止。为了控制各种误差或错误,人类精子库应采取行政和技术上的各种有效措施和方法,包括人类精子库的设置和工作环境要求;人员要求及岗位培训,规章制度及操作手册的制定及修改;仪器设备的维护、检查及校准;室内质量控制及室间质量评价等。

(三)质量管理的组织实施

1. 人类精子库质量管理的组织结构

(1)人类精子库的质量管理体系(quality management system)应该有对应的管理组织,各组织成员应有不同的分工,人类精子库主任作为质量管理体系的负责人。

(2)管理部门应有组织结构图,明确管理层级、管理范围、分工形式、人员结构等。

(3)人类精子库按精液采集部门、精液冷冻部门、精液供应部门及档案管理部门进行分级管理。

2. 人类精子库质量管理体系文件的内容 根据国家卫生和计划生育委员会《人类精子库基本标准及技术规范》等国家已有标准的要求,建立人类精子库各部门质量综合管理体系文件。体系文件分为四大层级:质量手册、程序文件、作业指导书和记录。

(1)质量手册(quality manual):该手册是人类精子库管理体系运行的纲领性文件。它应该对人类精子库管理的方针、目标、组织结构、人员岗位设置及职责、安全及质量管理要求和技术要求等基础性问题作出明确规定和具体描述。人类精子库质量手册应该包括如下内容:

1)关于质量方针的声明:应包括负责人对其提供的服务标准的声明;建立、执行并维护质量管理系统的承诺;负责人对良好职业规范以及检测、校准、验证和确认工作质量的承诺;负责人对遵守这些指导原则的承诺;所有与检测和校准活动相关的人员应熟悉与质量及工作程序有关的文件。

2)与质量有关的活动和职能,明确职责范围和限度。

3)人类精子库质量管理体系用到的文件结构,针对具体工作操作的标准或资料。

4)人类精子库内部和外部质量控制的策略。

5)实施并确认整改及预防措施的策略。

6）处理志愿者或用精机构投诉的策略。

7）人类精子库实施质量管理评审的策略。

8）选择、建立及批准检验方法的策略。

9）处理超标结果的策略。

（2）程序文件（program files）：是质量手册的支持性文件。它对人类精子库所涉及的工作程序都应有详细的描述，同时明确实施各项管理任务的责任部门、责任范围、责任人、任务安排、工作人员的操作要求等。程序文件一定要结合人类精子库的实际情况，工作流程应清晰，应按照工作顺序，对人员、设备、环境、材料、信息、控制、记录等方面提出明确具体的要求。人类精子库程序文件包括但不限于以下方面：

1）工作人员方面，包括资质评价、人员培训、着装及卫生等。

2）人类精子库内部及外部质量控制。

3）人类精子库仪器、耗材及试剂的采购、验收及储存等。

4）仪器、设备的资格评定、校准及保养维护等。

5）人类精子库环境、卫生等监测。

6）人类精子库的安全。

（3）作业指导书（operating instructions）：是某个具体操作的指导性文件，指导具体操作人员如何一步步操作的文件。作业指导书应说明使用者的权限及资格要求、设施设备的功能、具体操作步骤、防护和安全操作方法、应急措施等内容。人类精子库作业指导书包括但不限于以下几个方面：

1）人类精子库各部门工作流程。

2）仪器、设备使用操作规程。

3）供精志愿者招募、接待、体检、取精、精液分析、分装、冷冻、复苏、储存、外供及用精机构信息反馈、档案管理等的操作规程。

4）人类精子库各项规章制度。

5）人类精子库计算机管理系统操作手册。

（4）记录（record）：是管理体系运行中各要素实施执行的证据。它描述具体操作的过程及执行的结果，以备后查。特别要注意的是，记录要即时体现每项具体工作实施的信息。人类精子库记录应该注意以下几个方面：

1）建立并维护对所有记录的识别、收集、检索、存储、维护、销毁和使用进行控制的程序。

2）保存原始记录及经计算公式处理后的数据，并根据各国家的规定，选取较长的周期进行保存，每一项实验记录应包含足够的信息，使该试验在必要时能够被重复或对数据进行重新计算。

3）记录应包括取样、制备以及分析等样品检测过程中相关人员的签字。

4）记录应清晰易懂、便于调用，保存在不能被修改、破损、毁坏、丢失的地方。保存原始记录的地方应确保安全、保密，只有经过批准方可进入。允许采用电子文件保存并使用电子签名，但应符合电子记录的有关规定。

5）应包括所有内部质量控制和外部质量控制、管理评审报告、所有的投诉及调查情况，以及相关整改和预防措施的记录。

3. 人类精子库质量管理体系文件的建立及修改 体系文件是质量管理的基本组成部

分。人类精子库应建立并维持对质量体系文件(包括内部和外部)组成部分的控制和审核程序。体系文件的建立及修改时应注意以下几个方面:

(1) 建立便于获取的主控目录,阐明文件的现行版本和分发情况。

(2) 每份文件(不管是技术文件还是质量管理文件)都有唯一性标识、版本号和执行日期。

(3) 及时更新文件并按要求进行审核。

(4) 用修订后并经过批准的有效文件及时替换无效文件。

(5) 修订后的文件中应包括以往文件的信息。

(6) 旧的无效的文件储存于档案室中,以确保程序的可追溯性;无效的旧文件副本应销毁。

(7) 质量管理文件(包括记录)至少保存5年。

(8) 应建立体系文件变更管理系统,以便及时将新的和修订后的程序通知相关人员,变更管理系统至少应该确保以下两个方面:

1) 修订后的文件由起草人(或者负责该项事物的人员)起草,按照原文件的程序进行审核并批准,最终由人类精子库负责人发布。

2) 有关人员签字确认了解文件的变更情况及实施和执行日期。

4. 人类精子库质量控制的实施

(1) 人类精子库全体工作人员系统学习及掌握该质量管理体系文件,相关人员掌握程序文件、作业指导书。新修订的文件应重新学习并进行相关培训。

(2) 工作人员严格按质量管理体系文件的要求进行操作。

(3) 定期或不定期分部门开展自查。

(4) 定期进行质量管理体系的评审,至少每年进行一次。内容包括:内部质量控制、外部质量控制及相关检查的报告,以及对缺陷项整改措施的跟踪情况等。

二、人类精子库的管理内容

2001年8月1日起施行的《人类精子库管理办法》(中华人民共和国卫生和计划生育委员会第15号令),国家卫生和计划生育委员会关于修订人类辅助生殖技术与人类精子库相关技术规范、基本标准和伦理原则的通知(卫科教发[2003]176号)和国家卫生和计划生育委员会关于印发人类辅助生殖技术与人类精子库校验实施细则的通知(卫科教发[2006]44号)是我国人类精子库管理的规范性文件。文件从机构设置、人员组成、技术规范、质量控制和实施校验等多个方面全面规范了人类精子库的管理,其中人类精子库伦理原则和实施技术人员的行为准则始终是整个管理的体系中的核心思想。

(一) 人类精子库准入和校验的管理

对于人类精子库准入和校验的管理,国家卫生和计划生育委员会有明确的规定,经过多年的实践应该是符合我国的国情,是行之有效的(详见上述章节)。

(二) 制度管理

人类精子库必须建立各项管理制度,它是保证人类精子库正常运作所必需的,一个有效的、合理的、适合本单位发展的管理制度能规范工作人员的行为,提高工作人员的工作效率。在正确的管理制度下,人类精子库工作人员才能严格遵循人类精子库伦理原则和实施技术人员的行为准则,保证人类精子库有序健康地工作。国家卫生和计划生育委员会在一系列规范性文件中提出必须建立十项规章制度:①生殖医学伦理委员会工作制度;②病案管理制度;③随访制度;④工作人员分工责任制度;⑤接触配子、胚胎的实验材料质控制度;⑥各项技术操作常规;⑦特殊药品管理制度;⑧仪器管理制度;⑨消毒隔离制度;⑩材料管理制度。人类精子库应根据各个工作部门制定相关的制度:

1. **采集部的制度** 采集部工作人员分工责任制、采集部岗位职责、计算机权限管理制度、保密制度、定期自查制度、供精者资料和相关检测结果的收集管理制度。

2. **冷冻部的制度** 冷冻部工作人员分工责任制、冷冻部岗位职责、计算机权限管理制度、保密制度、定期自查制度、标本接收确认制度、标本销毁管理制度、原始记录的登记保管制度、实验室技术质量控制制度、反馈信息的核查和录入管理制度。

3. **供给部的制度** 供给部工作人员分工责任制、供给部岗位职责、计算机权限管理制度、保密制度、定期自查制度、精液外供的管理制度(含控制 5 名妇女妊娠的发放程序)、随访制度、突发事件的报告和处理制度。

4. **档案管理部的制度** 档案管理部工作人员分工责任制、档案管理部岗位职责、保密制度、定期自查制度、计算机权限管理制度,纸质档案的收集、积累、整理和归档制度,电子档案的收集、积累、整理和归档制度,档案室管理制度、档案查阅管理制度、责任追究制度、档案销毁管理制度。

制度的建立固然重要,制度的落实才是至关重要的。由于工作人员对制度有不同的认识理解,管理制度在落实过程中有可能出现偏差,因此跟踪执行的过程是全面落实制度管理的重要环节。人类精子库所在机构的伦理委员会和人类精子库负责人要经常检查和监督各项制度的执行情况,发现问题及时解决。

(三)从业人员管理

根据国家卫生和计划生育委员会的规范性文件,人类精子库工作人员的学历资历要求有严格的规定最低配置标准。在实际工作中,如果精子库的工作任务太重,应该适当增加工作人员,增加的人员学历资历和培训标准也应符合国家卫生和计划生育委员会的要求。

1. 所有人类精子库工作人员必须具备良好的职业道德。严格执行以下的行为准则:

(1)人类精子库只能向由国家或省(区、市)卫生计生委批准开展辅助生殖技术的医疗机构提供冷冻精液。

(2)严格执行每个供精者编号只能使 5 名妇女妊娠的规定,严格控制发放冷冻精液样本的份数。

(3)人类精子库不得提供新鲜精液或 2 人及 2 人以上的混合精液。

(4)人类精子库提供精液必须是冷冻储存 6 个月以上,并且经过复检合格的精液样本。

(5)人类精子库工作人员及其家属不得供精。

(6)设置人类精子库的科室不得开展人类辅助生殖技术,其专职人员不得参与实施人类辅助生殖技术。

2. **工作人员专项培训的管理** 人类精子库工作人员要努力学习,不断更新知识,以保证人类精子库技术的稳定和发展。国家卫生和计划生育委员会规定:2006 年 9 月 30 日后,已纳入省级卫生计生行政部门规划,拟设置人类精子库的机构,在申请专家评审前,其临床、实验室负责人及主要技术人员,必须到国家卫生和计划生育委员会确定的培训基地接受不少于 3 个月的培训,并获得《岗位培训合格证书》。培训后新参加精子库的工作人员必须有严格的考核标准,考核合格后才能独立从事精子库的技术工作和管理工作。

(四) 技术管理

根据国家卫生和计划生育委员会的规范,人类精子库承担了对供精者进行医学和医学遗传学筛查、精液冷冻保存、外供精液等基本任务,同时还可开展精子库及其相应的生殖医学方面的研究,如供精者的研究、冷藏技术的研究和人类精子库计算机管理系统的研究等。精子库的核心技术是:精液的标准化分析技术,冷冻保护剂的研制,精液的冷冻保存技术,精液解冻精子复苏技术,各种仪器设备的使用保管维护技术,各种精液储存位置的科学管理等。

1. 精液的标准化分析技术必须按照世界卫生组织(WHO)精液分析标准程序。目前各家人类精子库都按照《WHO 人类精液及精子 - 宫颈黏液相互作用实验室检验手册,第 4 版,1999 年》的标准开展工作。国家卫生和计划生育委员会 2003 年制定的人类精子库相关技术规范,都以第 4 版的参考值为基础的。在 2010 年 WHO 发表了《世界卫生组织人类精液检查与处理实验室手册,第 5 版,2010 年》,在实验室技术操作、结果的评估、参考值的制定等等都有了较大的变化。人类精子库精液分析如何由第 4 版向第 5 版过渡是值得认真探讨的问题。

2. WHO 第 5 版第六章提供了精子冷冻保存的技术规范,对精子库的运作有很大的帮助。应该按照 WHO 的规范,严格配制冷冻保护剂,执行标准冻融程序,特别是少精子症标本和手术取精的冻融方法。人类精子库工作人员必须掌握使用程序冷冻仪冷冻精液,同时也必须掌握精液的手工操作降温和冷冻技术。

3. 各家精子库必须对上述精液的标准化分析技术、冷冻保护剂的研制、精液的冷冻保存技术、精液解冻精子复苏技术、各种仪器设备的使用保管维护技术等,制定每个技术细节的标准化操作文件(SOP 文件),指导并规范每位工作人员的操作,以便保证实验结果的可信性、准确性、可重复性。严格执行 WHO 第 4 版和第 5 版推荐的实验室质量控制方法,制订本精子库的质控方案,发现问题及时纠正。

4. **各种精液储存位置的科学管理** 精液从初筛、冷冻保存到最后出库使用经历了 6 个月以上,应该按照不同时期的精液储存将液氮罐分为以下几类:

A 类(预冻试验液氮罐):用于冻存初筛时,等待精液微生物学检查和血液学检查结果的供精精液。注意 A 类液氮罐有污染的可能,一旦发现要立即处理。

B 类(等待结果的液氮罐):当初筛者精液微生物学检查和血液传染病学检查合格时,应将 A 罐中精液样本转移(或升级)至 B 罐,等待染色体核型分析的精液。

C 类(在供过程液氮罐):将合格的精液由 B 罐转移到(或升级为)C 罐,储存合格供精者在供过程每次冷冻精液样本。

D 类:可外供冷冻精液储存罐,用于冻存已达到疾病检疫期,6 个月复查 HIV-Ab 阴性的储存罐;由 C 罐转移到(或升级为)D 罐。

E 类:已使 5 人妊娠的精液储存罐,放置已经使 5 名妇女成功妊娠的冷冻精液样本,指定储存液氮罐。将随访到已使 5 名妇女成功妊娠的冷冻精液标本及时转至此储存罐中,永久保留,以备核查。

F 类:自精保存者冷冻精液储存罐,放置自精保存者的冷冻精液样本,储存在指定的液氮罐。

每个时期不同血型的精液应该以不同颜色的冻存管显著标注,每位供精者的精液放置科学合理的地方。每次操作均有2人以上同时进行,做好核对、书面登记并及时录入计算机。

不同类型的液氮罐最好有独立的房间储存,除了科学管理的考虑,也有安全性的考虑,WHO认为,分区储存,可以降低全部灭失的风险。因此,现正在运作的精子库如果需要改建,和准备筹建的精子库必须考虑预留足够面积的储存空间。

5. 耗材、试剂及仪器设备的管理

(1)耗材的管理:

1)所有耗材必须证书齐全,进货途径规范。耗材到货后立即清点、核对,记录到货时间、耗材名称、编号、批号、数量、单价、发票号码、收货人等。

2)使用前必须检查包装是否完好无损和有效期,不使用过期用品及包装破损用品。

3)对产品质量有疑问时,立即停止使用并及时反馈给采购部门,检测其消毒效果。

4)每周清理耗材,并合理安排使用。

5)同一批号的耗材需要进行精子毒性试验后方可使用。

(2)试剂的管理:

1)试剂必须在岗位职责中明确由专人配制及负责。

2)所有的试剂应有明显的标签标记。购置的试剂标签应包括:含量、浓度(如有)、开启日期、制造商、收到日期、储存条件及有效日期等;自行配制的试剂标签应包括:试剂名称、配制日期、配制者姓名、浓度(如有)、有效日期等。

3)所有购置的试剂必须证书齐全,进货途径规范。试剂的运输和分装,应尽量使用原包装容器运输试剂,当需要分装的时候,应使用洁净的容器并进行适当的标识。

4)做好试剂的外观检查。当试剂验收或分发至使用部门时,应对试剂容器进行外观检查,确认其密封完整;不使用包装已经损坏的试剂,如果试剂的性质和纯度能够被实验确定,则可以作为例外,但须登记注明。

5)试剂的储存要求包括:试剂应在适宜储存条件下(室温、冷藏或者冷冻)存放于仓库。按照规定,试剂库里应备有清洁的试剂瓶、小瓶、称量勺、漏斗和标签,以便将试剂从大容器分装到小容器。转移大体积的腐蚀性液体时,应配备专用设备;试剂保管员负责储存设备的巡查工作、查验存货清单、标注化学药品和试剂的有效期。应接受处理化学药品方面的安全培训并提供必要的防护。

6)试剂的购置应向信用良好并经过评估的供应商购买试剂,并索要检验报告书,必要时应取得化学品安全说明书。

(3)仪器设备的管理:

1)每台仪器设备必须建立专门档案,其内容包括:制造商名称,仪器型号、序列号等,当前安装位置、仪器说明书、仪器设备的操作规程及负责人,仪器设备损坏、故障、改装和维修及日常保养、校准记录,也建议保存仪器设备的使用记录及仪器使用中观察到的现象、仪器设备维护计划等。

2)在每台仪器、设备上进行标识,包括仪器编号、负责人、购买日期及下次校准日期等。

3)严格按照仪器设备的操作规程进行操作,由专人负责。

4)每台仪器使用后做好记录。

5)仪器、设备定期进行校准、确认及评定。

6)使用仪器设备过程中,当由于超载或误操作,得到可疑结果,出现缺陷或者超出规定限度时,应停止使用并对相关仪器设备进行标记。只有停用仪器被修好并再次评定合格后才能继续使用。

7）当仪器设备脱离实验室一段时间或进行了较大维修后，实验室应在使用前对相关设备进行再次评定，保证该设备符合使用要求。

6. 人类精子库常用技术的质量控制方法

（1）精液常规分析技术的质量控制方法（详见精液分析部分）。

（2）精子冷冻技术的质量控制方法：

1）以精子冷冻复苏率为指标，监测每次或每天冷冻过程是否在质控范围之内。内容还包括对不同技术人员、不同的冷冻程序、不同的冷冻保护剂等进行监测。

2）方法是每隔一段时间（如一个月）将该时间段内所有志愿者（或合格期的志愿者）的精子冷冻复苏率的均值制作成 X_{bar} 图，并分别以 2 个和 3 个标准误在均值两端设置警戒限和处置限。各时间段内原始观察值的标准差除以精子冷冻复苏率次数的平方根即为标准误，或直接从均值分布估算标准误。控制限的设置应至少采用 6 个月的观察值，并定期修改。每个均值应至少来自于 20 个结果，志愿者少的精子库可能要汇总 1 个多月的结果。偏离预期值可反映不同的志愿者特性（被分析志愿者的时间依赖性改变）或技术因素（人员的改变、冷冻程序及冷冻保护剂的改变、实验室用品的改变、季节温度的变化等）。

（3）耗材及试剂毒性检测方法（toxicity testing methods）：

1）精液容器的相容性试验（compatibility test）：该方法用于检测与精液接触的容器对精子的毒性，如取精杯、冻存管、吸管等。具体方法为：选择数份精子浓度高和活力好的精液标本，将每份标本的 1/2 放在已知无毒性的容器内（对照组），另 1/2 放在待检测的容器内，在 4 小时内、室温或者 37℃下每间隔 1 小时重复评估 1 次精子活力。如果每个时间点在对照组与测试组之间没有差异（配对 t 检验，$P>0.05$），即可认为待检测的容器对精子是无毒性的，达到精液采集容器的要求。

2）精子存活试验（sperm survival test）：该试验用于检测人类精子库相关试剂及耗材的毒性。具体方法为：对照组为已证明无细胞毒性的试剂或耗材，质控组为待测的试剂，两组各加入 5×10^6/ml 处理后精子，室温下培养，48 小时后观察，如果对照组精子存活率≥70%（48 小时后精子活动率 /0 小时精子活动率），质控组存活力达到对照组的 85% 或以上，则通过测试。目前这一实验有的中心已延长至 5 天，延长培养时间能够提高质量控制实验的灵敏度。

3）鼠胚实验（mouse embryo toxicity experiments）：鼠胚实验在检测耗材、培养基，特别是新的实验室环境潜在的胚胎毒性方面具有更佳的指导意义。其大致方法为取小鼠卵子和精子进行体外受精，采用 2- 细胞胚胎，放入待检测的培养基微滴中培养，观察胚胎的早期生长情况并记录。第 5 天鼠胚囊胚形成率大于 90%，培养基达质控标准。为了克服不同鼠的个体差异，应将收集的鼠卵平均分配到各个处理组。另一个更灵敏的指标为记数囊胚的细胞数，有效的鼠胚实验是在含清蛋白的培养基中从合子期开始培养 24 小时，之后在完全无蛋白的培养基和无氨基酸的培养基中继续培养 72 小时。使用无蛋白的培养基的理论基础是血清或清蛋白可以与培养基中存在的毒素，例如重金属离子形成螯合物。培养基中的蛋白质可以掩盖培养基毒素因素。

（五）人类精子库各部门工作流程管理（work process management）

人类精子库对供精者的筛选、精液的采集，冻存，外供、运输、随访和销毁等过程，要建立一套科学、实用、操作方便的流程，便于日常工作的监督和规范的操作。

人类精子库要建立一套完善的管理记录登记，如《供精者初筛准入登记本》、《精液初筛实验室登记本》、《历次供精实验室登记本》、《精液冷冻登记本》、《精液储存登记本》、《精液移交登记本》、《精液 1∶5 发放登记本》、《用精单位来往电话记录本》、《精液使用随访本》、《档案查阅登记本》、《精液销毁登记本》等。这些登记必须与计算机记录相一致，计算机必须实行严格的权限管理。

人类精子库工作流程中，伦理委员会始终要履行监督、指导、培训和审查等职责，保证其良好的运作。人类精子库负责人要认真检查每个流程中的情况，严格执行各项规章制度，落实各环节的标准化操作程序。以下详细介绍四个部门的工作流程管理。

1. 精液采集部门的管理

（1）供精者的招募及筛选：

1）招募的志愿者必须达到“人类精子库技术规范”的基本条件。

2）严禁用商业广告形式招募供精者，要采取社会能够接受、文明的形式和方法。

3）招募宣传时，首先强调捐精是一种人道主义行为，避免片面夸大捐精所得报酬，仅给予适当的交通、误工补助。

4）详细向志愿者介绍捐精的意义、精液用途及相关权利义务，志愿者签署知情同意书后，方能进行相关检查。

5）确保志愿者筛选结果达到国家卫生和计划生育委员会的筛选标准，有关病史、体格检查及实验室检查结果没有异常。

6）精液检测及冷冻复苏率结果达到国家卫生和计划生育委员会技术规范的标准。

（2）供精者的精液采集：

1）取精前，通过指纹或身份证核对供精者的身份。

2）取精杯上贴好标签，包括供精者编号、日期、禁欲时间等信息。

3）供精者禁欲 3~7 天，提供精液前一段时间禁烟酒、避免接触放射线及其他有毒物质，如有发热情况，也不宜提供精液。

4）供精者应在精子库专门的取精室内取精，以保证标本的新鲜及时送达实验室，并可防止标本被替换。

5）应督促供精者按照规定的方法无菌取精。采用一次性无菌样本容器，供精者使用物品每人一份，尽量避免精源性污染和交叉污染。

2. 精液冷冻部门的管理

（1）建立从精液分析、分装、冷冻到储存的标准操作技术规范，并选数个环节建立质量监控点。

（2）不接受未经性传播疾病检验或检验不合格的精液标本冷冻和保存，不外供未达到国家卫生和计划生育委员会技术规范标准的冷冻精液，建议每份标本都进行精液细菌培养。

（3）捐精时间超 6 个月的供精者应再次全面体检，特别要进行 HIV、HBV、HCV 以及性传播疾病的筛查。

（4）建议每份标本的冷冻都要预留一部分进行解冻试验，以动态评估精液冷冻的效果。建立精子冷冻复苏率的质量控制，对冷冻复苏的效果进行日常监控。

（5）常规进行供精者 HIV 检测。

（6）在项目负责人的主持下，每月进行一次质量评估，对精子冷冻前、冷冻后的质量，受精的妊娠率进行分析，并对工作提出改进意见。

3. **精液供给部门的管理** 人类精子库仅向经国家或省（区、市）卫生计生委批准开展供精人工授精或试管婴儿的医疗单位供精，精子库所提供的精液为检验合格的标本。人类精子库精液供给及信息反馈制度在精子库负责人监督下，由精液供给部门执行。

（1）认真核对用精机构相关技术的批准证书及校验结果。

（2）签署的供精协议书中需强调供精人工授精与供精试管婴儿的精液不能改变精液用途及辅助生殖技术的方式，用精机构应定期反馈精液的使用信息。

（3）同一供精者的精液标本尽量发送至一个用精单位。同一供精者第一次外供的冷冻精液标本数量，用于供精人工授精最多不超过 8 份，用于体外受精 - 胚胎移植最多不超过 5 份。

（4）确保精液运输的安全。

（5）及时了解用精单位使用精液的情况，如冷冻精子复苏率、污染情况等。

（6）认真核对用精机构的反馈信息，如有可疑之处，及时与用精机构核实；每月对用精单位反馈的信息进行整理、归纳、总结，发现问题及时向精子库负责人汇报。

4. **档案管理部门的管理** 人类精子库工作中所积累的各种资料，无论在临床上或是科研上都有十分重要的价值，国家卫生和计划生育委员会技术规范要求人类精子库的档案应永久保存，并为供精人工授精出生的子代提供婚姻咨询，避免血亲通婚。因此，精子库各种信息记录的保存和管理极为重要。同时，必须严格执行人类精子库保密制度，建立信息安全管理体系，确保供精者信息的安全。人类精子库信息档案按保存方式可分为计算机数据保存及纸质档案保存。

（1）纸质档案的管理：内容包括人类精子库档案管理部门应定期收集、分类、保存供精者或自精保存者的身份信息、体检档案、精液处理信息、精液使用结果及用精机构的反馈信息等。

1）所有资料及时整理归入档案，档案资料由专人负责。

2）档案应分门别类放置，既便于查找，也节省空间。

3）档案室注意防火，必须干燥、清洁，不易霉变。

4）定期对所有档案资料进行全面的清点登记。

5）建立档案、人员出入库及档案资料借阅登记制度。

6）档案室及保存重要档案的箱、柜门锁的钥匙应指定专人负责保管。

（2）计算机数据的管理：

1）人类精子库应建立网络化的计算机管理系统，各部门联网，数据即时输入。该系统数据应包括所有纸质档案的信息。

2）计算机数据仅储存在服务器内，及时备份，妥善保管，确保信息安全。

3）按人类精子库各部门职责及每名工作人员的工作分工，分层次进行授权，这种层次化的授权策略可以更好地适应各部门不同级别的工作人员权限分配的需要，加强信息的保密性。

4）为确保安全，防止火灾、地震等灾难性因素的影响，建议将备份光盘定期放置在银行的地下保险柜内保存。

5）定期对人类精子库计算机管理系统进行维护、升级。具体流程管理见表 5-4。

表 5-4　人类精子库工作流程管理

部门分工	精子库工作流程	管理
采集部负责人对每个环节负责，精子库负责人审查各项记录后批准成为正式供精者	初次见面	知情同意、宣教
	首次精液分析	如果精液合格（预冷冻和相关实验室检查）；不合格者放弃，做好登记和录入计算机
	体格检查和各种相关实验室检查	认真排除各种遗传病、传染病
	成为合格者每次供精	初筛合格者建立供精者档案，签署各种文书后成为合格供精者
冷冻部负责人对每个环节负责，精子库负责人审查各项记录后批准可以外供的精液转移	每次供精	冷冻保护剂和冷冻技术的质控。根据经验收集足够数量的精液
	精液的储存	科学、合理、编号分类储存精液
	等待 HIV 复查	6 个月后对供精者做 HIV 的复查
	可发放精液的转移	冷冻部把可以外供的精液转移到供给部，办好交接手续，保存原始记录和资料录入计算机
供给部负责人对每个环节负责，精子库负责人随时审查各项记录	供给部接受精液	做好登记的书面记录并录入计算机
	接收用精单位的申请	审查用精单位的资质，签订有关协议
	审查外供的资料	精子库负责人审查签署意见后才能外供
	精液发放	根据用精单位的申请，按 1∶5 原则安排发放
	精液的安全运输	根据供需双方的实际情况选择合适的运输途径
	随访	及时了解精液使用情况、妊娠结局、出生状况等信息
	已使 5 人妊娠的精液保存	可以永久保留，以备核查，或在伦理委员会的监督下销毁
档案部负责人对每个环节负责，精子库负责人随时审查各项记录	不合格初筛者登记	记录初筛的人数、不合格原因
	每时段自查记录的归档	各部门每月、每季度、每 6 个月、每年的自查记录
	合格者档案的整理和保存	包括所有筛查、每次入库出库的记录和使用后随访情况，永久保留
	已使 5 人妊娠的精液档案	可以永久保留，以备核查或在伦理委员会的监督下销毁
	每 6 个月的自查报告	每 6 个月由档案部整理供精者筛查、精液入库出库、使用随访的自查报告，并统计各项技术指标
	与中央信息库保持联系	合格和不合格的供精者均上报中央信息库，接受中央信息库的反馈通知

（文任乾　姚康寿）

第七节　人类精子库面临的心理与社会心理问题

行为遗传学研究证明，人格在某种程度上受遗传的影响。人格是个体在先天遗传素质的基础上，通过与后天社会环境的相互作用而形成的相对稳定而独特的心理行为模式。遗传不仅决定了个人的相貌特征，也会影响人的行为和个性。研究发现xq28位置的基因与男性的同性恋行为密切相关；寻求新异刺激的个性，是药物滥用和药物依赖的相关因素。

人格作为一种稳定的个体内部特质与心理健康相关。心理健康的调查显示，心理健康的状况与某些人格特质具有高度相关性。健全的人格体系是心理健康的保证和前提。因此，无论是心理健康的界定，还是影响心理健康因素的探索都离不开对人格的分析。

人类精子库是以治疗不育症及预防遗传病和提供生殖保险等为目的，利用超低温冷冻技术，采集、检测、保存和提供精子的医疗机构。人类精子库，特别是涉及第三方参与的辅助生殖技术治疗，打破了传统的生育模式，改变了家庭这个社会最基本单元的结构基石，生物学父亲不再是家庭成员，这对供精者、受者夫妇和后代都产生了深远而复杂的影响，在传统的婚姻家庭道德观念浓厚的我国，无论是供精者还是受者都潜在地承受着社会舆论和心理压力。

从有利于供精者的伦理原则出发，精子库工作人员在接待供精者时，必须尊重他们的人格尊严，理解他们的心理困境，通过临床观察、个别交谈、问卷调查等方式对他们的负性心理进行分析，并制定出缓解这些心理困境的途径和措施。供精者可能受传统思想的影响，对精液捐献难为情，甚至对精子库工作人员的询问也觉得难以启齿。为此，精子库工作人员应友好接待，耐心启发，多给他们解释与鼓励，为他们营造宽松、温馨的心理环境。

从有利于受者和后代的伦理原则出发，精子库应严格供精者筛查的流程，包括对供精者心理健康状况的筛查。基于人格受遗传因素的影响，精子库有必要建立合理的供精志愿者心理健康评估体系和筛查流程，剔除那些可能与遗传相关、有潜在人格障碍的志愿者，降低供精ART治疗后代的负性心理影响风险。

随着ART技术的发展和生育年龄推后，继发性不育不断上升，自精冷冻保存服务越来越受到重视。目前，自精冷冻保存技术主要适应于：①接受辅助生殖技术时，通过多次累积精子数量，治疗少、弱精子症患者；或预防ART治疗当天取精困难或取不到精子而先行预保存精子。②男性因疾病或职业的需要在接受致畸剂量的射线、药品、有毒物质接触前，或绝育手术之前预先保存精子。③需保存精子供未来生育者。在第一类患者中，他们在精子库陌生的环境中常常会加重取精困难的心理困境。研究显示，心理干预是化解这一困境的有效措施。在第二类患者中，很多男性因癌症在接受致畸剂量（生殖毒性和遗传毒性）的射线、药品治疗前预先保存精子。癌症的诊断结果会深刻地影响个人的一生，包括过去、现在、未来，以及认知、情感和社会功能，也会影响到他周围的人。最开始的表现包括恐慌、惊奇、忧郁、不确定。生活中充满了医院、医师、医学术语、药物以及治疗等等，正常活动都消失了，这部分患者更是深深地陷在心理困境中。总之，人类精子库服务的对象均面临诸多类型的心理问题需要解决，建立合格的心理咨询专业队伍、合理的心理学工作流程，应成为人类精子库工作的重要组成部分。

一、人格的遗传学基础

（一）人格的行为遗传学

行为遗传学（behavioral genetics）以遗传学、心理学、行为学和医学等学科为基础，以解释人类复杂的行为现象的遗传机制为目标，探讨行为的起源、基因对人类行为发展的影响以及在行为形成过程中遗传和环境之间的交互作用。人格的行为遗传学试图在分析人格特质的个体差异时，阐明遗传在何种程度上影响了人格差异。

20世纪90年代以来，行为科学越来越接受遗传影响的观点，相关的文献频繁出现在主流行为学杂志中。行为遗传学研究行为的遗传特征，特别是遗传力（指群体或个体的表现型差异能够归因于遗传差异的比例）。

人格的行为遗传学是研究个体差异的生物基础，即研究人特定的基因型是怎样使其在后天具有表现型的个体差异。行为遗传学认为个体的表现型差异主要来源于遗传和环境两方面的影响，即个体从亲代继承了系列不同的基因，其中包括对人格产生重要影响的遗传因子，这些基因的特定组合影响着个体的气质、人格和心理健康。同时认为环境和经验也影响着个性特质从基因型到表现型的实现过程。由于同卵双生子有100%相同的遗传组成，异卵双生子有50%相同的遗传物质，而养子与养父母之间没有相同的遗传物质，人格的行为遗传学的早期研究就是通过遗传力、环境来比较双生子和收养的人格改变，寻找遗传和环境影响人格差异的证据。目前的研究已经深入到发现并确定使行为和心理特质具有遗传性的特殊基因。人格的行为遗传学研究成果对于指导人类精子库供精者的心理健康筛选特别重要。

（二）变态人格的遗传学基础

变态人格（psychopathic personality）是一种介于正常人和精神患者之间的人格类型。这是由于生物遗传因素、环境因素共同作用下，自幼形成的人格障碍，是一种持久适应不良的行为模式，影响正常人际关系，使自己和社会蒙受损失。1984年，中华医学会的精神疾病分类中，将人格障碍分为8种类型：强迫型、暴发型、分裂型、情感型、偏执型、癔症型、悖德型和未定型。此外，还有一些人以异常行为作为满足性冲动，从而取代了正常性生活。这种人并不表现出其他的行为异常，故称为性心理障碍。无论是变态人格，还是性心理障碍都属于异常的人格类型。

研究表明变态人格可能是由于遗传和环境因素的不利，从而导致人格形成和发展中的迟缓。卡尔曼在考察了精神分裂症与亲族的关系中发现：①父母双方是精神分裂症患者，子女发病率为68.1%；②父母一方是精神分裂症患者，子女发病率为16.4%；③家庭无病史的，发病率为0.85%；④兄弟姐妹有患者，其他有关系的人发病率为14.2%；⑤一般人口中发病率为0.85%。可见，血缘相接近的，精神病发病率也高。同样，遗传学研究还发现，单卵双生儿成年后，同性恋行为发生的一致率显著大于双卵双生儿。由此我们得出结论，遗传因素确实影响了个体的人格形成，包括异常人格类型的形成，人类精子库在供精者招募和筛查过程中，应提供适度的志愿者心理状况调查，剔除有潜在变态人格或性心理障碍倾向的志愿者，规避供精-ART治疗后代的心理健康风险。

二、供精者的心理学咨询（psychological consultation）

《人类精子库基本标准》要求，精子库应对供精者进行严格的医学和医学遗传学筛查，并在《伦理原则》中要求精子库配备相应的心理咨询服务，为供精者和自精保存者解决可能出现的心理障碍，但在《供精者健康检查标准》中并没有明确要求对供精者进行心理筛查。目前，我国各精子库供精志愿者群体主要来自于大学生。研究显示，我国大学生群体中确实存在人格异常和人格障碍问题，且男生较女生更严重。凌辉等采用人格诊断问卷（Personality Diagnostic Questionnaire-4+，PDQ-4+）对全国西北、东北、华北、华东、华南、华中、西南七个行政区21个城市26所高校的4811名学生进行测查，以分量表记5~6分为人格障碍来计算阳性率。结果：①全体大学生样本12种人格障碍亚型的阳性检出率最高为表演型（27.6%），最低为分裂样型（1.2%）；②男生偏执型、分裂型、反社会型、自恋型、强迫型、被动攻击型的阳性率显著高于女生，依赖型阳性率显著低于女生。

美国生殖医学会（2013）强烈建议所有供精志愿者应由合格的心理健康专业人员进行评估和咨询。评估应包括临床交谈和恰当的心理学测验，内容包括潜在的心理学风险和捐精的动机，并确定是否知情同意和知情的程度。对有明显倾向的个人应通过心理咨询进行进一步评估。类似的建议还见于德国、英国和欧盟等。

我国人类精子库对供精志愿者心理评估与测验的研究数量有限。许凌等（2006）采用《症状自评量表-SCL90》（精神障碍和心理疾病门诊检查量表）对576名供精志愿者进行了心理健康测试，发现1例志愿者异常，主要表现在强迫、人际关系紧张、恐怖等指标异常。龙兴宇等（2013）同样用SCL-90对供精者和非供精者人群进行心理学分析，探索不同人群的心理学特点。结果显示，供精者组与非供精者组相比，躯体化、人际关系、恐怖、偏执及精神病因子均不存在显著性差异。供精者强迫因子、抑郁因子和焦虑因子得分高于非供精者，也高于全国青年常模，差异均存在显著性。而敌对因子得分低于非供精者。以上初步研究提示在我国开展供精志愿者心理健康研究和筛查工作是必要的。

三、供精志愿者的心理困境（psychological predicament）与应对措施

我国的婚姻家庭关系长期受社会伦理道德的约束，在传统保守观念中，性相关的行为始终是羞于启齿、私下进行。所以，采用第三方方式生育，被社会视为违背公序良俗，供精者自然会面临来自自身、家庭和社会的多重心理压力。作为一个有爱心的供精者，他可能是愿意为不能拥有自己后代的家庭带去天伦之乐的希望，但在捐精过程中，志愿者难免需要与陌生的精子库医务人员接触交流，从而让人类最隐私、最神圣的行为置于半公开的层面上。于是，决定精子捐赠成为一个艰难的心理过程，首先要说服自我。张凡等（2007）用自制供精志愿者心理状况调查表，对1168名供精志愿者的心理状况进行调查，在供精者供精完毕后进行调查，发现被调查供精志愿者主要存在以下心理担忧：

（一）个人信息泄密

人类精子库需要建立包含个人识别信息在内的供精者档案。由于当今社会对捐献精液还不能被广泛接受，大多数供精志愿者不愿意让其他人知道其捐精行为，害怕资料泄密后，同学、同事或亲戚朋友不理解，从而遭到他们的拒绝、疏远，影响日后生活，尤其是婚姻、家庭生活。

应对措施：精子库应建立严格的资料保密体系。为保护供精者和受者夫妇及所出生后代的权益，人类精子库伦理原则中规定供者和受者夫妇应保持互盲，供者和实施人类辅助生殖技术的医务人员应保持互盲，供者和后代应保持互盲；精子库的医务人员有义务为供者、受者及其后代保密，并成为其是否适合在精子库工作的基本要求之一。精子库应建立严格的保密制度并由项目负责人督促确保实施；冷冻精液被使用时一律用代码表示，使用冷冻精液的受者身份对精子库隐匿；受者夫妇以及实施人类辅助生殖技术机构的医务人员均无权查阅供精者真实身份的信息资料，供精者无权查阅受者及其后代的一切身份信息资料。

（二）对子代负有责任

我国传统伦理道德的亲子观念非常强调父母与子女之间的生物学联系，即血浓于水，而供精技术的应用却使父母与子女间的生物学联系发生了分离。许多供精志愿者看到有关西方国家允许人工授精的子代寻找生物学父亲的媒体报道，担心中国若干年后也会允许人工

授精的后代来找供精者,害怕承担做父亲的责任。

应对措施:认真履行告知义务,让供精志愿者清楚对其子代无任何权利及义务。人类精子库伦理原则中规定医务人员有义务告知供精者,对其供精出生的后代无任何的权利和义务。孩子究竟应该属于谁,涉及遗传学、生物学、伦理学和法学诸多方面的问题。从法律的角度看,对于社会学父亲来说,孩子的归属类似于收养和过继的情形;但对于孩子母亲来说,是具有完全意义上的母亲。即使根据我国的继承法,对领养子女或赡养人继承权的处理是根据抚养(赡养)原则确定的。也就是说,如果仅仅凭借生物学意义上的联系而未尽抚养义务,在道德和法律上是没有责任的。事实也是如此,养育比提供遗传物质更重要。父母与子女的亲子关系主要是通过长期的养育过程建立的,抚养是亲代对子代的义务,赡养也是子代对亲代的义务,因而都有相应的权利。我国传统道德是承认养育父母对收养和过继儿女的权利与义务的。当然,在具体操作上的保密也是为了避免这种伦理和法律上的麻烦。因此,目前多数国家都倾向于不让孩子了解其生物学的父母,这样有利于家庭的稳定。

(三)子代近亲结婚(consanguineous marriage)

由于1名供精者的精液可供多个受者受孕,而且供精者的身份资料是保密的,那么供精者的后代有可能在不知情的情况下彼此结婚及生育;另外,还有个别供精志愿者担心自己的后代以后不能生育而人工授精时用到自己的精子。

应对措施:人类精子库应建立完善的近亲结婚预防体系,告知志愿者子代近亲结婚的可能性几乎为零。为了防止供精者的后代发生近亲结婚,①现行国家技术规范规定每位供精者的精液只能供5名妇女受孕。精子库应建立严谨的精液供给部门和精液使用单位二级5例妊娠监控机制,严防超5例妊娠的现象发生。②防止同一位供精者在多处供精。国家卫生和计划生育委员会将建立中央信息库,要求各地精子库必须将供精者的主要信息如姓名、年龄、身份证号和生物学特性的标志上报精子库中央信息库,予以备案,以确保每位供精者只能在一处供精。另外,每个省最多只允许成立1个人类精子库、严禁私自采精和严禁将精子作为商品进行买卖,进一步确保避免超5例妊娠的现象发生。③实施供精人工授精的机构必须获得卫生行政部门批准,必须从持有《人类精子库批准证书》单位获得精源,并有义务向供精单位及时提供供精人工授精情况及准确的反馈信息;当1个供精者的精液已使5名妇女受孕后,剩余的冷冻精液将被全部封存,停止临床使用。按照每个供精者最多5例妊娠计算,所生子女近亲结婚的几率极小。现以城市人口为800万计算,成年未婚男女约占人口20%,约160万,那么近亲结婚几率约为(7~10)/1 600 000。在荷兰,每个供精者最多可有25个子代;而在加拿大,对于使用同一个供精者精液所致受孕的后代数是没有限制的。④我国国家卫生和计划生育委员会也规定人类精子库要建立完善的供精使用管理体系,特别是完整的纸质和电子资料档案,精子库有义务在匿名的情况下,为未来人工授精后代提供有关医学信息的婚姻咨询服务,这样就可以最大限度地减少近亲结婚的发生。

(四)捐精影响身体健康及学习工作

供精志愿者筛查合格以后,与人类精子库签捐精协议书。协议书中规定了双方的权利及义务,通常要求供精者3个月内至少捐精6~8次,捐精前禁欲3~7天,通常要求1周捐献1次,而捐精均通过手淫的方法进行。捐精结束6个月后人类精子库要进行艾滋病抗体检测。有些供精志愿者担心捐精过程中会影响身体健康以及学习、工作,此外,担心停止捐精6个月后因各种原因不能来精子库进行艾滋病抗体检测,从而违反供精协议。

应对措施:①做好健康教育,让供精志愿者了解适度手淫自慰对身体并无害处,手淫是仅次于异性间调情和性交而被大多数求偶者在婚前和婚后所采用的行为。因此,手淫是一种对男性和女性来讲都是有意义的性表达和宣泄方式,适度的手淫对身体是无害的。临床上常用手淫采集精液标本,正确对待就不会影响身心健康。②供精者确因工作调动原因,在停止捐精 6 个月后不能来精子库进行艾滋病抗体检测时,可以由就近人类精子库协助完成检疫。③供精者在心理、生理不适或其他情况下有权终止供精。

四、自精保存者的心理困境与应对措施

自精保存适应于接受辅助生殖技术时,有合理的医疗要求,如取精困难者和少、弱精症者;或出于"生殖保险"目的,包括:①需保存精子以备将来生育者;②男性在其接受致畸剂量的射线、药品、有毒物质、绝育手术之前,需保存精子准备将来生育等情况下要求保存精液。

自精保存者常常面临精液采集困难的窘况,特别是本身是不育症或罹患肿瘤的患者,其性功能也受到了一定程度的影响,尤其以癌症患者,还背负了癌症这个死亡疾病的沉重心理负担。精子库应提供必要的鼓励、心理咨询与方法指导,应提供舒适、温馨、宁静的取精环境,必要时给予医技的支持。

癌症治疗,至今还没有发现不影响男性生育力的药物或方案。采用烷化剂化疗方案,特别是含有丙卡巴肼或环磷酰胺的方案,90%~100% 的患者将出现无精子症,生育力受损(还包括治疗带来的生殖遗传毒性)成为肿瘤治愈后最常见而严重的并发症。目前,很多需要接受生殖毒性治疗的患者,生育力损害的影响日渐成为治疗患者关注的方面。医疗人员有义务一开始就及时告知患者生育力损害的长期影响。研究表明年轻的肿瘤幸存者对生育力保存是非常坚决的。正如 Pacey 等在其著作 *Sperm banking*:*theory and practice* 所写到的,生殖医学医师曾接诊了这样的患者,"当我告诉他已经是一个无精子症患者时,他立即在我的办公室哭泣了,他错过了保存其生育力的机会,手术、化疗、放疗结束,已经无能为力了!"维持生育力(包括生育健康的后代)使其将来能成为父母,是癌症治愈患者生命质量的基本问题与奢望。生存者情感满足最强的因素之一是让他们感到自己已健康得有资格成为一个好父亲。长期的随访研究表明,儿童肿瘤幸存者对生育力损害的担心随治疗后生存威胁减少而增加。2006 年,美国临床肿瘤学会建议癌症患者进行生育力保存,并提供了临床指南。强烈建议肿瘤治疗前收集精子,因为即使只经过一个疗程的肿瘤治疗,精液样本的质量和精子 DNA 的完整性可能会受到影响。虽然化疗计划可能会限制获取精子的次数,卵胞浆内精子注射(ICSI)技术使保存非常少量的精子也有成功妊娠的希望。

(一)癌症患者的心理困境

保存精子还能给患者带来未来的希望和治疗的信心,患者的心理是复杂而脆弱的,甚至,当他们来到精子库时,就已经受到了心理的打击。他们已经成为一个癌症患者,几乎每天出入在医院,看到或听到的是如何治疗肿瘤,会有什么并发症,如掉头发,身体也倍感不适和疲倦。对于年轻患者;这是他们第一次患重病,其恐惧难以形容。

保存精子的动机毫无疑问是为了保存成年后的生殖选择。几乎所有的人都希望在病倒前成为一个父亲。Schover 在研究了 132 名男性后发现,大多数幸存者非常渴望拥有后代,特别是当他们在得知癌症诊断结果的时候。Grinyer 也描述了同样的反应,"对于乔治来说,生育力在得知癌症诊断结果后变得成为一个大问题,他对未来没有孩子的介意远大于癌症诊断结果本身,因为他坚信他能战胜癌症,但是确定在治疗后会导致不育"。

所以，自精冷冻保存者，特别是因罹患癌症前来保存精子的患者，他们来精子库面对的心理困境不是是否冻存精子，而是他们已经受伤的心理和可能遇到的取精困难。

（二）自精保存者的心理困境应对措施

1. **缓解癌症的恐怖** 首先要关心患者，对患者的职业、文化、家庭、配偶以及个人生活境遇等都应有所了解，同时还应了解患者的治疗方案和具体治疗方法及其对男性生育能力的影响，在掌握全面情况的基础上，根据他们各自不同的职业、心理反应、社会文化背景，测知他们将要或者可能出现的心理变化和心理规律，从而制订出切实有效的预防措施和心理引导方案。

增强患者战胜病患的信念。癌症患者一旦获悉自己患了不治之症以后，生的欲望会降低，而死的恐惧会增强。这时，我们应当鼓励患者，唤起他们生的希望和信念。现代肿瘤医学的发展，特别是早诊断、早治疗和治疗药物及其方案的改善，癌症患者，特别是年轻癌症患者的生存已不再是一种奢求。通过精子冷冻保存生育力，描绘出未来天伦之乐的美好憧憬，其实更加能鼓励患者战胜癌症的决心。

其中要特别注重语言的作用。正如巴甫洛夫把语言所引起的有机体的反应称为“万能的条件反射”一样，语言是促进与患者相互交流信息与达成共识的重要工具。

2. **建立良好的医患关系** 精液的冻前检查与保存需要在医院内取精，患者采用手淫方法取得精液可直接送实验室检查备用，取得的精子不易受到外界影响，所以其精子活力、存活率、受孕率等均较院外取精高。但有些取精者没有手淫的经历及习惯，难以接受这种方法，感到羞耻，不知该如何取精，且手淫取精缺乏性交前语言交流、接触及行为等活动的引导，性刺激不强烈，性兴奋性较低，阴茎勃起不坚而影响射精。为消除患者的羞耻心理，医务人员应具备良好的职业道德，首先要仪表端正，态度和蔼亲近，应告知患者手淫是简单易行、最好的精液采集方法。性交中断法可能丢失精液中质量最好的部分，不宜用于采集精液。而普通的乳胶避孕套对精子的存活率有影响，所以，鼓励他们尽量采用手淫方法采集精液。

3. **鼓励患者树立信心** 对于男方因素引起的不育取精者，由于是自己的原因引起的不孕不育，他们会承载来自妻子的埋怨和家庭成员的压力，其所受到的心理压力沉重，所以患者常有不同程度的自卑心理。特别是当看到其他患者能取出精液而自己不能时，其自卑心理会进一步加重，对自身性功能产生怀疑，更加丧失信心，出现越急越取不出精液的恶性循环。医务人员应主动、耐心地与患者交流，取得患者的信任。鼓励妻子进取精室帮助取精。应以良好情绪和积极的态度鼓励和安慰患者。鼓励患者不要担心，即使一时无法手淫取精成功，还可以通过器械辅助取精或其他临床技术辅助取精。

4. **改善取精环境** 虽然医院设立了专门的取精室，但取精困难患者对取精环境不适应，且其空间可能狭小，或周围来往人员较多，声音嘈杂，取精者没有安全感，性行为常受到压抑，性兴奋无法达到高涨，不易产生射精。因此，应将取精困难患者安排到温馨、安静的取精室取精，取精室内应设有空调、沙发、视频播放器以便观看性感图画，提升性欲，宜装备有轻音乐播放系统，营造出家庭、性感的氛围，给患者创造出一个舒适的取精环境，能放松紧张情绪，消除恐惧心理。

5. **恰当的医技辅助** 见其他章节。

（范立青）

第八节　人类精子库的安全管理与防范

安全是一种状态，即通过持续的危险识别和风险管理过程，将人员伤害或财产损失的风险降低至并保持在可接受的水平，安全管理与安全防范是人类精子库正常运行的保证。人类精子库主要涉及四个方面的安全风险，包括生物安全、信息安全、设备安全和液氮安全的管理；安全防范是针对上述四项安全风险所采取的防范措施。

（一）人类精子库的安全管理

人类精子库的安全管理（security management）是一个系统的概念，包含供精志愿者（或自精保存者）的招募、筛选、体检、取精，实验室精液分析、精液分装、冷冻及储存，精液提供及使用信息反馈等过程所涉及的信息档案安全、生物性安全、设备安全及液氮安全等方面。

1. 人类精子库安全管理的基本目标　人类精子库的安全管理，以充分保障人类精子库工作人员及供精志愿者的生命安全，避免发生液氮损伤及生物性感染；确保外供冷冻精液的质量，避免液氮不足导致的冷冻精液质量下降及储存精液之间的交叉污染；保证人类精子库仪器、设备的安全运行；确保供精志愿者信息的安全，避免信息泄露、档案损毁及遗失。人类精子库的安全涉及方面众多，每个方面均可能存在风险。因此，要求制定人类精子库安全防范机制，每个环节尽可能地降低风险，使其达到最低风险水平。

2. 实现人类精子库安全管理的策略

（1）加强安全管理制度的建设：

1）熟悉和掌握有关实验室的生物安全（biosecurity）、信息安全（information security）、设备安全（equipment safety）和液氮安全（liquid nitrogen safety）的文件。国内有关实验室生物安全的文件有《实验室生物安全通用要求》、《生物安全实验室建筑技术规范》、《微生物和生物医学实验室生物安全通用准则》等，有关信息安全的文件有《计算机信息系统安全保护条例》、《信息安全等级保护管理办法》、《信息系统安全等级保护基本要求》、《信息安全风险评估规范》等。

2）建立和健全安全管理体系文件：针对各种潜在的安全问题，以相关条例或管理办法为基础，制定和完善一系列相应的人类精子库安全准则、细则、应急预案和实验室生物安全手册，具有针对性和实效性；严格按照操作规程推动人类精子库各个部门的常规检测工作，加强对体系文件的控制管理；定期开展内部审核，及时发现存在的问题；做好对体系文件的评审管理，使其持续改进。

3）完善人类精子库内部的规章制度：依据国家已有标准的要求，建立各部门质量及安全管理体系文件。体系文件分为四大层级，包括管理手册、程序文件、作业指导书和记录。

（2）强化人类精子库监督检查：监督检查（supervision and inspection）是一种发现安全隐患，查找管理漏洞，持续改进管理，推动安全管理工作发展的有效途径。监督检查的形式可以多样，包括外部监督检查、内部定期检查、不定期抽查等。在人类精子库，检查应该分为以下 4 个层面进行：

1）各部门工作人员岗位自查：安全关系到每一名工作人员的切身利益，做好安全工作是每位工作人员应尽的义务。自觉检查自己操作的规范性、精液样本的使用与操作、计算机系统的使用与备份、设备的安全等，发现问题应及时上报，是做好安全管理的最有效途径。

2）安全员检查：人类精子库设立专门的安全员，由安全员协助负责人对部门日常工作中技术规范及操作规程的落实情况进行检查。

3）人类精子库自查（self-examination）：自查包括各部门自查以及人类精子库全面自查，可分为定期和不定期检查。

4）上级或主管部门的检查：人类精子库要接受国家卫生和计划生育委员会专家组 2 年一次的校验检查，发现问题及时整改。

（3）加强人类精子库硬件设施建设：加大资金投入，适时购置和更新仪器设备，扩建及装修人类精子库场地，满足日益增长的工作任务和安全管理的需要，改善部分仪器、设备及线路老化的问题。

1）注重仪器、设备的运行维护：仪器设备应指定专人进行管理，日常运转中注意规范操作，并确保定期进行仪器设备的检修与维护，确保运行状态良好，延长仪器设备的使用周期。

2）实验室的建设及管理：要开展专项研究，加强技术支持。从环评、实验室设计、建设、运行、维护、管理、实验操作等多层次开展深入探索，逐渐掌握成熟的硬件设计、建设和维护技术，以及先进的管理运行经验。

（4）充分开展安全风险评估（security assessment）：对人类精子库的硬件、软件及运作过程进行全面的安全评估，制定应对策略，防患于未然。

1）评估内容不仅应该包括人类精子库各部门的运作安全，还应包括一些经常会被忽略的设施、仪器设备、人员、环境等因素的评估。

2）风险评估与安全管理相结合，在风险评估的基础上开展日常工作、个人防护、规章制度的制订等。

3）风险评估贯穿人类精子库工作流程的每个阶段。包括事前评估、事中评估、定期评估、事故评估等几个方面。

4）必须确保风险评估的落实。制定相应的风险评估规章制度，对风险评估作出具体规定，包括风险评估范围、时间、人员、内容、报告等。

（5）建立人类精子库安全应急预案制度（security emergency plan）：

1）制定人类精子库各项安全应急预案：按照国家有关法律法规和标准的要求，编制生物安全应急处置预案、信息安全应急处置预案和其他意外事件应急预案，如供精志愿者 HIV 阳性应急处理预案、液氮泄露应急预案、火灾或地震应急预案等。应急预案应该包括该预案实施的负责人与职责、预防与预警机制、具体的处置程序、应急保障措施、事后恢复与重建措施等。

2）开展应急培训及演练：通过应急培训和演练可以促使每一位工作人员熟悉应急预案，掌握应急技巧，提高应急能力，还可在意外事故真正发生前暴露预案和程序的缺陷，发现应急资源的不足（包括人力和设备等），提高应急人员的熟练程度和技术水平，进一步明确各自的岗位与职责，改善各应急部门、机构、人员之间的协调，增强应对突发重大事故的信心，提高整体应急反应能力。

（6）建立人类精子库安全监测及报告体系：应包括：

1）制定人类精子库相应的安全报告制度，明确规定哪些意外事件必须报告、在多长的时限内报告、向谁报告、报告内容是什么、谁来汇总和分析这些报告信息等等。

2）积极采取激励措施，鼓励工作人员主动报告，可有针对性地采取有效的预防和改进措施。

3）构建监测及报告网络。各部门应将各种安全事件快速上报至人类精子库负责人，负责人应及时进行汇总和分析，分析事故原因，评估事故处理措施，提出改进意见和建议。

（7）建立人类精子库计算机信息化管理系统：通过计算机软件实现管理方式自动化、智能化，进一步规范人类精子库的安全管理，避免人员管理的随意性。

（二）人类精子库的安全防范

人类精子库的安全防范主要涉及生物性安全、信息化安全、设备安全和液氮安全四个方面。人类精子库必须采取一系列的安全防范和管理措施，以确保人类精子库正常运行，防止供精志愿者信息泄密、精液储存罐液氮泄露等重大事故的发生，保证工作人员人身安全。

1. 生物安全性防范　人类体液，如精液，是潜在的传染源，应该小心操作，严禁随意丢弃。对于人类精子库实验室而言，最重要的感染性微生物是精液中的HIV病毒和乙型肝炎及丙型肝炎病毒（HBV和HCV）。实验室人员应将所有生物标本都视为具有潜在的传染性，操作时采用恰当的防范措施。

（1）强化工作人员生物安全意识：

1）进行上岗前生物安全知识培训：定期参加生物安全和实验室感染知识的培训，并了解精液处理过程及其潜在的风险，保证所有工作人员掌握个人防护、实验室操作技术规范、消毒与灭菌、废弃物处置、应急处置、生物安全柜等仪器设备的使用维护和管理、实际操作技能等，并建立相应的培训档案。

2）建立员工健康档案：对工作人员进行岗前健康检查，体检结果和病史归入工作人员健康档案。

3）加强个人防护意识：对身体出现开放性损伤、患发热性疾病、上呼吸道感染及抵抗力下降或其他原因造成过度疲劳的工作人员，不应进入精子库实验室工作；建立个人防护制度，按生物安全防护等级要求使用相应的防护用品和设备，做好实验人员手部、身体、面部、足部的保护，正确使用手套、口罩、帽子、护目镜、洗眼器、工作服等防护用品。

（2）规范有效的消毒与灭菌（disinfection）：

1）实验室环境消毒（sterilization）：定期对实验室进行消毒，实验室空气消毒可采用紫外线照射及加强通风的方法；地面和物体表面消毒可采用含氯消毒剂或过氧乙酸喷洒、擦拭。

2）生物安全柜消毒：每次使用前后用75%酒精或含氯消毒剂擦拭工作台面、四周以及玻璃的内外侧等部位。

3）离心机等仪器消毒：当离心管未封闭、试管破裂、液体外溢时，导致离心机、冰箱等局部轻度污染，应用75%医用酒精擦拭；当突发事故或意外泄露导致生物或化学材料污染设备时，应及时对每件设备用75%酒精或其他适当消毒剂浸泡，然后彻底消毒。必要时，关闭受污染房间，用臭氧发生器或紫外线照射消毒。

4）定期监测并作好消毒记录：每天用消毒剂浓度试纸检测消毒剂有效浓度，以验证消毒剂效果并进行记录。

5）尽量采用一次性无菌用品。其他无菌用品应由供应室统一灭菌，在规定有效期使用。

（3）实验室废弃物管理（waste management）：

1）对实验室废弃物进行分类收集和标识：实验过程中的感染性废物，如病原体的培养基、精液标本、使用过的一次性用品等应弃置于专用的有生物危险标识的黄色处置危险废物的容器内；实验中产生的损伤性废物，如针头、玻璃试管、载玻片等应直接弃置于耐扎的容器内，加盖密封。

2）对实验室废弃物进行处理：在实验室内所有弃置的精液标本、培养基和被污染的废物在从实验室中取走之前，应使用消毒液进行浸泡消毒处理；运出实验室后，废弃物应按规定统一存放，统一处理。

（4）工作人员的安全操作规程（safety rules）：

1）凡接触人类体液样本的实验室人员都应当接种乙型肝炎疫苗。

2）不允许任何人在人类精子库实验室进食、吸烟、化妆或存放食物。

3）不允许用嘴吹吸移液管，应当用机械移液装置进行液体的操作。

4）实验室所有人员在实验室内应当穿着实验室工作外套或者一次性工作服，并在离开时脱下。实验室人员应当佩戴一次性手套（橡胶、乳胶或乙烯树脂材质，有或无干粉），尤其是在操作新鲜的或冷冻精液或精浆或其他生物样本和任何接触过这些样本的容器时。当工作人员离开实验室或使用电话、电脑时，必须摘下并丢弃手套，手套不能重复使用。

5）实验室人员应当经常洗手，尤其是离开实验室之前、处理样本之后以及脱下实验服和手套之后。

6）实验室人员应采取预防措施防止由那些可能被精液污染的尖锐器械造成的意外伤害，并且避免精液接触到裸露的皮肤、破口、擦伤或病变部位。应当采取措施防止并在必要时清除精液、血液或尿液样品的溢漏。所有用过的尖锐物品（针头、刀片等）应放进一个有标记的容器里。该容器不等完全装满就加以密封，并以处理实验室其他危险品同样的方式处理掉。所有潜在的危险品（手套、精液容器）应收集到一起以适当方式处理。

7）所有实验室人员，在进行可能产生气雾或飞沫的操作时应戴面罩或医用口罩。例如，在对敞口容器涡旋混匀或离心时，不要强行排出移液管内最后残留的精液样本，因为这样可能造成飞沫或气雾。

2. 信息安全性防范 人类精子库信息主要为日常工作运行过程中产生的计算机数据及文本资料，按保存方式可分为计算机数据及纸质档案。信息内容主要包括供精者或自精保存者的身份信息、体检档案、精液处理信息、精液使用及用精机构的反馈信息等。人类精子库有义务为供精者的信息进行保密，所有资料应备份，并永久保存。信息安全主要涉及信息的泄露、资料遗失及损毁等。

（1）人类精子库计算机管理系统数据安全：人类精子库计算机管理系统是一个独立于互联网的系统，信息安全主要包括安全维护、身份认证、权限限制、数据备份等多个方面。这些方面相辅相成，任何一方面的漏洞都可能造成信息的泄露或损毁。

1）计算机管理系统硬件与数据库安全：至少应包括：

计算机机房的安全维护：机房作为精子库信息中心，要严格维护其工作环境，要根据机房内设备的要求，对室内温度、相对湿度进行严格控制；采取必要的门禁制度，控制人员流动；采用多路供电，配备后备的不间断电源，保证机房供电的稳定和连续。

管理系统服务器的安全维护措施：服务器作为管理系统的核心，应保证其稳定、可靠、高效地运行，需配置专门的服务器，并具备双硬盘同时对数据进行备份；其次，需要给服务器配备高质量、高可靠性、可长时间工作的UPS电源。

管理系统客户端的安全：客户端是精子库各部门的医师、技师、护士使用的终端计算机设备，每个客户端都可以作为信息系统的一个独立业务模块，不同的客户端本身不保存数据，均统一连接服务器的数据库。严格规范移动存储设备及光盘的使用，不安装光驱，屏蔽USB接口。

硬件接口设备的管理：交换机、路由器、集线器等设备都需置于机柜中加锁；禁止非精子库管理系统的计算机接入；对传输线缆的端口进行登记管理。

2）身份认证：管理系统最好采用“指纹”认证或“身份证”的身份认证方式。单一的身份认证方式已经不能充分满足信息系统保障安全性需求，增加了信息泄露和口令被破解的可能。

3）授权限制：按人类精子库各部门职责及每名工作人员的工作分工，分层次进行授权，这种层次化的授权策略可以更好地适应各部门不同级别的工作人员权限分配的需要，加强信息的保密性。

4）数据备份：服务器每天定时对精子库运行的数据进行双硬盘备份；管理人员定期对服务器的数据通过移动存储设备、光盘等方式进行数据备份，并放置于专用保险柜内；为防止火灾、地震等因素的影响，可以定期放置于银行的保险柜内进行保存。

（2）纸质档案资料的安全：纸质档案资料主要包括供精者或自精保存者的身份信息、体检档案、精液处理信息、精液使用及用精机构的反馈信息等。所有资料及时整理归入档案，档案资料由专人负责。

1）人类精子库档案室的要求：至少应包括：

档案室应远离水源、火源、污染源。

做好防盗措施：档案室应安装防盗报警、防盗门、防盗窗等设施。

做好防火措施：档案室应配备符合档案安全保管要求的灭火器材。

做好防渍、防高温措施：档案室应配备降温、去湿、温湿度测试等设备，温、湿度可控制面积应达到100%。温度应控制在14~24℃、相对湿度应控制在45%~60%。

做好防有害生物措施：配有防虫、防霉、防鼠等有害生物的药品，有效控制面积应达到100%。

2）档案室的管理要求：至少应包括：

定期进行档案室环境安全情况（水、电、门、窗等）检查并做好记录，发现问题及时汇报并采取相应措施。

消防器材应定期检查，过期消防器材应及时更换，防火安全应取得消防合格证；防盗报警装置应处于24小时工作状态。

定期对所有档案资料进行全面的清点登记。建立档案、人员出入库及档案资料借阅登记制度。

档案室及保存重要档案的箱、柜门锁的钥匙应指定专人负责保管。

（3）建立信息安全管理体系：

1）建立人类精子库信息保密制度、信息安全管理制度及自查制度。

2）除司法机关出具公函或相关当事人具有充分理由同意查阅外，其他任何单位和个人一律谢绝查阅供精者的档案。

3）确因工作需要及其他特殊原因必须查阅档案时，则应经人类精子库主任的签字批准，并隐去供精者的社会身份资料。

4）制定信息泄露、资料遗失或损毁的应急预案，使损失减至最小程度。

3. **设备安全防范**　人类精子库设备安全、可靠的运转，是保证精液标本质量的关键。确保设备的安全性，以杜绝由设备引起的突发事件、异常停机和对工作人员的伤害，防患于未然。人类精子库的关键设备主要包括：液氮储存罐、精子运输罐、程序降温仪、恒温箱、水浴箱、显微镜、计算机精液分析仪、恒温平台、冰箱、生物安全柜、离心机等。

（1）影响设备安全性的因素：主要包括设备的质量、设备的合理使用、设备的用电安全、设备的保养维护等方面。

（2）设备的用电安全：人类精子库的绝大多数设备均要使用电源，用电安全是设备安全运转的前提条件。基本用电安全检测主要包括：检查电缆，插头和连接器；测量接地的阻抗；测量机壳漏电流及绝缘测试；特殊设备根据该设备的操作手册进行检测。

（3）预防性维护和维修：预防性维护用来降低设备故障风险的周期性流程，是为确保设备正常连续运行的安全性而设计的，内容包括更换配件、电池，或者添加润滑剂和调整；预防性维修是指设备尚未发生故障时，暂停使用，对其性能、安全性、工作状态等进行检查，排除故障隐患或进行技术改造，以维持、改善或提高设备的质量。

（4）保障设备安全运行的措施：至少应包括：

1）建立设备档案：包括采购合同、仪器使用说明书、合格证、注册证、仪器检测报告（如离心机转速检测）、标准操作规程、使用记录、维护、维修记录等。

2）建立设备标识：每个设备应有唯一性标识（名称、生产厂家、型号规格、管理编号和使用人、使用日期、检定日期等）和状态标识（准用、限用、停用）及生物安全标识。

3）每个设备应由专人管理，定期清洁，做好使用、故障及维护记录。

4）加强对使用和维修人员的"双向"培训工作，确保每个使用人员能严格按照使用手册进行操作，提高维修人员对该设备的维护水平。

5）定期检查相关设备，并作详细记录。

6）主要设备的安全注意事项：应包括：

液氮储存罐及精子运输罐：定期检查罐体表面，是否发生损毁、"冒汗"等现象；定期测量液氮面高度，记录测量结果及液氮添加情况，并对每一液氮储存罐进行液氮挥发情况的评估；每个储存罐最好安装液氮安全报警装置；液氮储存罐或精子运输罐的使用必须在安全保质期内。

程序降温仪：至少每年一次对程序降温仪的温度探头进行校准；确保液氮使用安全，尤其是液氮补给罐的安全；检查每次冷冻过程的曲线图，确保降温过程按预先设计的降温速率进行。

恒温箱、水浴箱等温控设备：每天用温度计记录恒温箱及水浴箱的温度，并与其显示的温度进行核对，确保实际温度在可控范围之内；水浴箱的水需定期更换；长时间不使用应关闭电源。

生物安全柜：每次使用前应检查生物安全柜的正常指标，包括风速、气流量和负压在正常范围，若出现异常应停止使用，进行检修工作；生物安全柜性能应定期检测，内容包括生物学（气溶胶等）和物理学指标，以保证其可靠性，要及时更换 HEPA 滤器；生物安全柜的检测频度应按国家有关要求进行。

离心机、混匀器、振荡器：对生物标本处理的设备，要根据厂家提供的说明书进行操作，并制定标准操作程序；当使用混匀器、振荡器等处理具有传染性的标本时，应有防护装置并在生物安全柜内操作，以避免产生气溶胶和发生液体溅洒。

冰箱：要定期除霜和清扫，保存的物品应有科学命名、储存日期和储存人姓名，无标签的及过期的试剂、耗材应高压灭菌后丢弃，对于冰箱内的储存物应有详细的目录。

4. 液氮使用安全防范 人类精液标本的冷冻及储存均要使用液氮。液氮是危险品，为一种无色、无味、低黏度的液体，具有温度低、不自燃、不助燃、不易爆炸、来源丰富等特点，但极易蒸发，气化后体积迅速膨胀，引起空气中氧含量降低。

（1）液氮使用不当时可能对工作人员造成危害：

1）液氮冻伤：液氮是超低温液体，当液氮由液体变化为气体时，要吸收大量的热能，这就是液氮的致冷能力，当皮肤表面较长时间接触液氮后，会导致皮肤组织坏死。

2）缺氧窒息：在人类精子库实验室或储存室中，由于液氮泄漏或气化蒸发的氮气大量增加，使空气中氧的比例相对减少，当氧浓度低于17%时，一般人会因缺氧而感觉疲倦甚至昏迷，严重者可发生窒息，危及人员安全。

3）炸裂伤：液氮的密度远大于气体氮，液氮由液态转变成气态，会产生巨大的膨胀力，导致精液冻存管及一些不耐低温的容器炸裂，致使工作人员受伤。

（2）操作液氮时的安全措施：

1）液氮罐装，不要企图把罐口密封。用持物钳夹取浸在液氮中的物品。

2）用面罩或防护眼镜保护眼睛，用宽松干燥的皮革手套或隔热手套保护双手，穿高帮鞋保护脚部。

3）当液氮溢洒时会完全铺开，因此会冷却大片区域。通常在室温下柔软的物体遇液氮会变得又硬又脆。

4）极低的温度会造成严重损伤。液氮溅到皮肤上会造成灼伤样损伤。液氮蒸汽也极冷，脆弱的组织（如眼睛的组织）即使短暂暴露于液氮蒸汽也会受损伤。

5）避开沸腾和飞溅的液氮和蒸汽。往热的容器里加液氮或将物品置入液氮时总会发生沸腾和飞溅。因此这些操作要缓慢，尽量减小沸腾和飞溅。

6）避免触摸未绝缘的导管。身体任何未加保护的部位绝不能接触盛装液氮的导管或容器。极冷的金属会快速粘住皮肤，若试图分开，会撕裂皮肉。

7）在通风良好的区域工作。少量液氮就能产生大量的气体（室温下气态是液态体积的9倍）。如果在密闭房间内液氮气体蒸发，会使空气中的氧气百分含量减低，有窒息的危险。存放液氮的房间应安装氧探测器，当氧含量低于17%（v/v）时氧探测器会发出警报。

8）只能使用液氮冷冻时专用的冻存管或麦管。操作要时刻小心，因为在复温时仍有可能发生爆炸。

（姚康寿）

参考文献

1. 谷翊群，陈振文，卢文红.WHO人类精液检查与处理实验室手册.第5版.北京：人民卫生出版社，2011.
2. Chian RC. Fertility cryopreservation.Cambridge University Press，2010.
3. 潘天明，朱积川，李江源.男科实验室诊断技术.北京：人民军医出版社，2006.
4. 卢惠霖，卢光琇.人类生殖与生殖工程.郑州：河南科学技术出版社，2001.
5. 陈子江，主编.人类生殖与辅助生殖.北京：科学出版社，2005.
6. 中华医学会编著.临床操作技术规范-辅助生殖技术与精子库分册.北京：人民军医出版社，2009.
7. 中华医学会.临床诊疗指南辅助生殖技术与精子库分册.北京：人民卫生出版社，2009.
8. Pacey AA. Sperm banking：theory and practice. Cambridge University Press，2009.
9. The Practice Committee of the American Society for Reproductive Medicine and the Practice Committee of the Society for Assisted Reproductive Technology. Recommendations for gamete and embryo donation：a committee opinion. Fertil Steril，2013，(99)：47-62.
10. Benson JD. The cryobiology of spermatozoa. The riogenology，2012. 78：1682-1699.
11. Chian RC. Fertility cryopreservation. Cambridge：Cambridge University Press，2010：1-45.
12. 朱士恩.动物配子与胚胎冷冻保存原理及应用.北京：科学出版社，2012：1-9.
13. Morris GJ. Freezing injury：The special case of the sperm cell.Cryobiology，2012，64：71-80.
14. 中华人民共和国国务院.国发[2007]33号 国务院关于第四批取消和调整行政审批项目的决定.2007.

15. 中华人民共和国国家卫生和计划生育委员会．卫科教发〔2003〕177号 国家卫生和计划生育委员会关于印发人类辅助生殖技术与人类精子库评审，审核和审批管理程序的通知．2003.
16. 中华人民共和国国家卫生和计划生育委员会．人类精子库管理办法（卫生部令第15号）．2001
17. 乔杰．生殖工程学．北京：人民卫生出版社，2007.
18. 中华人民共和国国家卫生和计划生育委员会《人类辅助生殖技术规范》(2003年6月27日)．
19. 中华人民共和国国家卫生和计划生育委员会．人类精子库基本标准和技术规范 .2003.
20. 国家卫生和计划生育委员会．人类辅助生殖技术和人类精子库伦理原则 .2003.
21. 黄荷凤，现代辅助生育技术．北京：人民军医出版社，2005.
22. 庄广伦，现代辅助生育技术．北京：人民卫生出版社，2005.
23. Chung K, Irani J, Efymow B, et al. Sperm cryopreservation for male patients with cancer: an epidemiological analysis at the University of Pennsylvania. Eur J Obstet Gynecol Reprod Biol, 2004, 113(Suppl 1): S7-11.
24. Martin R. Human sperm chromosome complements in chemotherapy patients and infertile men. Chromosoma, 1998, 107(6): 523-527.
25. Frias S, Hummelen PV, Marvin L, et al. NOVP chemotherapy for Hodgkin's disease transiently induces sperm aneuploidies associated with the major clinical aneuploidy syndromes involving chromosomes X, Y, 18, and 21. Cancer Res, 2003, 63: 44-51.
26. McBride D. Fertility possible for male childhood cancer survivors. ONS Connect, 2011, 26(6): 20.
27. Hudson MM. Reproductive outcomes for survivors of childhood cancer. 2010, 116(5): 1171-1183.
28. Madanat-Harjuoja LM, Malila N, Lähteenmäki P, et al. Risk of cancer among children of cancer patients—a nationwide study in Finland. Int J Cancer, 2010, 126(5): 1196-1205.
29. 中国实验室国家认可委员会技术委员会医学分会．医学实验室质量管理与认可指南．北京：中国计量出版社，2004.
30. 郑家齐．医学检验质量控制．北京：人民卫生出版社，1998.
31. Pacey AA, et al. Sperm banking: theory and practice. Cambridge University Press, 2009: 41-57, 2012, 78: 1682-1699.
32. 凌辉．中国大学生人格障碍的现状调查．心理科学，2008，31(2)：277-278.
33. Thorn P, Wischmann T. German guidelines for psychosocial counselling in the area of gamete donation. Human Fertility, 2009, 12(2): 73-80.
34. The Practice Committee of the American Society for Reproductive Medicine and the Practice Committee of the Society for Assisted Reproductive Technology.
35. Recommendations for gamete and embryo donation: a committee opinion. Fertil Steril, 2013(99): 47-62.
36. 中华人民共和国国家卫生和计划生育委员会．卫生部关于修订人类辅助生殖技术与人类精子库相关技术规范，基本标准和伦理原则的通知（卫科教发[2003]176号）.2003
37. 中华人民共和国国家卫生和计划生育委员会．卫生部关于印发人类辅助生殖技术与人类精子库校验实施细则的通知（卫科教发[2006]44号）.2006.
38. 世界卫生组织，世界卫生组织人类精液检查与处理实验室手册．第5版．北京：人民卫生出版社，2011：142-147.
39. American biological safety association. Applied Biosafety. Journal of American biological safety association. 2009.
40. 张凡，张欣宗．浅谈人类精子库实验室人员的安全问题及防护对策．中国计划生育学杂志，2008，155(9)：520-521.
41. DAVID L, SEWELL. Laboratory-Associated Infections and Biosafety. CLINICAL MICROBIOLOGY REVIEWS, 1995, 7: 389-405.
42. 王全玉，谭璇光，韩迎辰．医疗设备的安全性及其相关因素与对策，医疗卫生装备，2001，1：28.
43. 中华人民共和国国家卫生和计划生育委员会．国家卫生计生委关于印发人类辅助生殖技术配置规划指导原则(2015版)的通知(国卫妇幼发[2015]53号).2015.

44. 中华人民共和国国家卫生和计划生育委员会.国家卫生计生委关于加强人类辅助生殖技术与人类精子库管理的指导意见(国卫妇幼发〔2015〕55号).2015

45. 中华人民共和国国家卫生和计划生育委员会.国家卫生计生委关于规范人类辅助生殖技术与人类精子库审批的补充规定(国卫妇幼发〔2015〕56号).2015

复习思考题

1. 人类精子库的适应范围和目前面临解决的问题?
2. 什么是玻璃化转变温度及其形成的条件?
3. 简述Mazur的“两因素假说”。
4. 人类精子的冷冻保护剂及其作用机制?
5. 人类精子库的管理至少包括了哪几个方面?
6. 供精者初筛中,需要通过家系调查排查的多基因遗传病包括哪些?
7. 试述精子冷冻的变换过程。
8. 人类精子库可提供冷冻精液的医疗机构的条件是什么?
9. 人类精子库的档案资料保存的年限是多少?为什么?
10. 人类精子库档案管理工作中最核心的问题是什么?
11. 应用计算机管理系统对精子库进行管理的优势是什么?
12. 人类精子库实验室检查分哪几项?
13. 供精者的初步筛查程序是什么?
14. 自精冷冻保存技术临床应用的适应证和禁忌证是什么?
15. 人类精子库质量手册应包括的内容有哪些?
16. 人类精子库质量控制体系中,精子存活试验的大致方法是什么?
17. 影响供精志愿者的主要心理困境有哪些?
18. 根据2003年版《人类精子库技术规范》的要求,人类精子库工作人员不得开展的工作包括哪些?
19. 供精者在捐精过程中的管理应包括哪些内容?
20. 人类精子库安全监测及报告体系至少应包括哪些内容?
21. 精液采集有哪些方法?
22. 微量精子有哪些冷冻方法?
23. 全面质量管理可分为哪几个不同层次?
24. 作业指导书的定义?请列出2个人类精子库的作业指导书。
25. 精液容器相容性试验的用途及方法是什么?
26. 试述质量控制的日程安排总则。
27. 如何管理供精者?
28. 正确使用精子库冷冻技术的原则?
29. 人类精子库安全管理的基本目标有哪些?
30. 人类精子库的安全主要涉及哪些方面?
31. 液氮使用不当时可能对工作人员造成哪些方面的危害?

复习思考题参考答案

第一章　男性生殖医学基础篇

1. 简述睾丸的组织结构。

答:睾丸为实质性器官,表面覆以被膜,支持和容纳睾丸实质。被膜由鞘膜脏层、白膜和血管膜三层组成。白膜是致密结缔组织,在睾丸后缘增厚形成睾丸纵隔,并呈放射状伸入睾丸实质,形成睾丸小隔,将睾丸实质分成许多睾丸小叶。

睾丸小叶呈长锥体形,大小不等,其底部朝向外周的白膜,尖端指向睾丸纵隔。每个睾丸小叶含有 1~4 条弯曲细长的生精小管,生精小管之间为疏松结缔组织构成的睾丸间质。生精小管在接近睾丸纵隔处变为短而直的直精小管。直精小管进入睾丸纵隔后反复分枝、吻合,形成睾丸网。由睾丸网又发出一些输出小管离开睾丸进入附睾头。

生精小管主要由生精上皮构成。生精上皮由支持细胞和 5~8 层不同发育阶段生精细胞组成,上皮下的基膜明显,基膜外侧有胶原纤维和一些梭形的肌样细胞,肌样细胞收缩时有助于精子的排出。

睾丸间质为疏松结缔组织,富含血管和淋巴管。间质内除有通常的结缔组织细胞外,主要含有间质细胞又称 Leydig 细胞,其功能是可分泌雄激素。

2. 简述人类精子发生过程。

答:精子发生是精原干细胞形成高度分化和特异的精子的全过程,包括:①精原干细胞的增殖分化;②精母细胞的减数分裂;③精子形成共三个阶段。

在增殖分化阶段,精原干细胞通过有丝分裂形成了大量的精原细胞,其中一部分(如 B 型精原细胞)确定了分化方向并分化为初级精母细胞;在减数分裂阶段,初级精母细胞进行了 2 次减数分裂,期间进行染色体配对和遗传重组,并形成单倍体的次级精母细胞和精细胞;在精子形成阶段,精细胞通过独特的形态演变过程,使一个圆球形精细胞拉长,逐渐变成一个形状各异的精子。

3. 试述睾丸支持细胞的结构及其在精子发生过程中的作用。

答:青春期前的支持细胞为未成熟型,细胞形态为立方形或柱状,核卵圆形。进入青春期后,支持细胞发生一系列成熟变化,形状复杂,因生精细胞嵌合其中而不能看清细胞的轮廓,但可见其细胞核呈三角形或不规则,染色浅,核仁明显。电镜下观察,支持细胞呈不规则锥体形,基部紧贴基膜,顶部伸达管腔,侧面和腔面有许多不规则凹陷,其内镶嵌着各级生精细胞。支持细胞胞质的电子密度较高,含有丰富的各种细胞器。

支持细胞有多方面功能,在精子发生过程中发挥重要作用。

(1) 选择性转运、供给精子发生过程所需的能源和营养。

(2) 帮助生精细胞从生精小管基底层向管腔面的移位和精子释放。

(3) 分泌液体进入生精小管的管腔组成睾丸液,帮助将精子从睾丸经直精小管、睾丸网输送到附睾的输出小管。

(4) 分泌雄激素结合蛋白、抑制素和激活素。前者使生精小管保持高浓度的雄激素支持精子发生,后两者可调节腺垂体远侧部合成和分泌 FSH。

(5) 吞噬精子发生过程中的凋亡细胞和精子变形过程中脱落的胞质残余体。

(6) 参与构成血-睾屏障,维持有利于精子发生的微环境。

4. 试述下丘脑-垂体-性腺轴在精子发生过程中的作用。

答:(1) 下丘脑弓状核和结节核的神经内分泌细胞分泌促性腺激素释放激素(GnRH),经血流运送至垂体前叶,与促性腺激素细胞膜表面的特异受体结合,促使后者分泌促卵泡激素(FSH)和黄体生成素(LH),FSH 促使睾丸支持细胞合成和分泌各种活性物质直接或间接参与精子发生过程,LH 与睾丸间质细胞膜表面的受体结合,促进细胞合成和分泌睾酮,维持精子发生。支持细胞和间质细胞分泌的激素和活性物质反馈调控下丘脑和垂体的分泌,使体内的内分泌维持动态平衡,稳定地支持精子发生过程。

(2) 下丘脑视上核和室旁核等处的神经内分泌细胞分泌垂体腺苷酸环化酶激活肽(PACAP)通过促进垂体激素和对睾丸的直接作用,参与调节精子发生过程。

5. 试述附睾管上皮细胞的组成。

答:附睾管的管腔整齐,上皮较厚,属假复层纤毛柱状上皮,纤毛长但不运动,又称静止纤毛。附睾管上皮由主细胞(principal cell)、基细胞(basal cell)、顶细胞(apical cell)、狭窄细胞(narrow cell)、亮细胞(clear cell)和晕细胞(halo cell)六种细胞组成。附睾管各段所含的几种细胞的比例不尽相同,表现出分布上的区域性差异。

6. 试述血-附睾屏障。

答:附睾管腔内的环境对于精子的成熟至关重要,血-附睾屏障(blood-epididymis barrier)是维持附睾内环境稳定的重要因素之一。这一屏障的结构基础是附睾上皮相邻主细胞之间的紧密连接。构成不同区域血-附睾屏障的连接复合体组成具有较大差异。如在大鼠的附睾起始区域,主细胞之间的紧密连接广泛分布,几乎没有桥粒;而附睾的其他区域中主细胞之间的紧密连接减少,桥粒数量逐渐增加。

7. 试述附睾管上皮的功能。

答:附睾管上皮的功能主要包括:①吸收功能:睾丸支持细胞产生大量的睾网液,大约有95% 的睾网液被附睾重吸收,输出小管和附睾起始段是附睾重吸收的最主要区域,内吞是附睾上皮细胞的一个重要吸收方式,包括很多由受体介导的特殊物质的吸收,及随后该物质在溶酶体内的降解和重新利用;②分泌功能:附睾管道上皮细胞(主要是主细胞)有旺盛的分泌功能,主要有局浆分泌和顶浆分泌两种方式;③浓缩功能:附睾头部远端和体部上皮细胞能摄取血中的卡尼汀并转运至附睾管腔内,使附睾液内的卡尼汀浓度由头部至尾部逐渐增加,并远高于血浆的卡尼汀浓度;④保护功能:附睾上皮可防止精子免受氧自由基及其他外在因素的破坏;⑤附睾管腔微环境的调节功能:附睾上皮中存在大量的生理转运系统,从而维持并调控附睾管腔内特殊的液体微环境,该微环境将有利于精子在附睾内的成熟。

8. 精囊分泌物功能,举 2 例说明。

答:精囊的分泌物呈白色或淡黄色,弱碱性,稍黏稠,富含果糖和抗坏血酸,这为射精时的精子提供营养和能源。射出精液的 70% 来自精囊腺。

如:果糖是葡萄糖在精囊中转变而来,它和精囊产生的少量葡萄糖、核糖、山梨醇等可以为精子中段的线粒体代谢,释放的能量供精子运动。

如:精囊腺含有某些“保护因子”,如蛋白酶抑制剂。这些抑制因子可稳定精子膜和防止释放有活性的顶体酶以保护精子的功能。

如:精囊对精液凝固功能的作用,人类精液射精后最初呈凝固状态,主要是由于精囊特异性分泌的凝固蛋白 Semenogelin-1。精囊功能减弱的患者,分泌的凝固蛋白 Semenogelin-1 减少,射精后精液无法出现凝固现象,往往造成精子活力的下降,造成不育。

如:精囊还分泌一些抗原物质,能抑制女性生殖道内的免疫系统对精子和受精胚胎的攻击反应。精囊分泌的抗 IgG-Fc 受体Ⅲ成分能保护精子免除抗体介导的免疫反应或抗体介导的细胞毒反应,精囊中也含有一些滋养层淋巴细胞交叉反应抗原(TLX)。目前已知精子表面有 3 种抗原来源于精囊:MHS-5 抗原、乳铁蛋白(80kDa)和 Ferriplan(15kDa)。

9. 前列腺特异性抗原(PSA)检测的意义和注意事项。

答:前列腺特异性抗原(PSA)是前列腺上皮细胞分泌的一种糖蛋白,常作为前列腺癌早期诊断的标志物。PSA 存在于正常前列腺组织、增生的前列腺组织中,亦存在于原发性前列腺癌组织、转移性前列腺癌组织中,但其他器官、组织缺乏 PSA。许多因素都会影响 PSA 的测定值,如良性前列腺增生、前列腺炎、急性尿潴留、前列腺按摩等都可使血清 PSA 升高,而经尿道前列腺切除手术、前列腺癌根治术、放疗或者内科治疗可使 PSA 下降;前列腺直肠指诊、膀胱镜检查、经直肠 B 超检查、穿刺活检均使血清 PSA 升高,而前列腺炎服用抗生素治疗、前列腺增生和癌的内分泌治疗可使 PSA 下降。因此,血清 PSA 测定应在前列腺按摩后 1 周、前列腺直肠指诊、膀胱镜检查、导尿等操作 48 小时后、射精后 24 小时、前列腺穿刺后 1 个月后测定。血清中的 PSA 以不同的分子形式存在,区分游离 PSA 与总 PSA 对鉴别诊断良性前列腺增生与前列腺癌有非常重要意义,测定游离 PSA 可以提高检测前列腺癌的敏感性和特异性。

10. 精子成熟过程的主要变化和效应是什么?

答:精子在附睾移行的过程中,质膜和细胞内部的生物化学、超微结构都发生了一系列深刻变化,尤其是与能量代谢、鞭毛运动和细胞识别有关的分子和功能的成熟变化。通过这些变化,使精子逐渐发育出能够进行强有力前向运动并能够与卵丘细胞层、卵透明带以及卵母细胞质膜相互作用的潜在能力,即具备了前向运动潜能和受精潜能。

11. 在受精过程中,精子经历了哪些阶段的变化?

答:精子在受精过程中主要经历了:①精子获能:质膜方面,主要是去除了在雄性生殖道吸附于其表面的某些成分,质膜的组成发生了改变,膜蛋白位移、分布和成分重组、胆固醇减少、酶和离子通道被激活等;代谢方面,精子由糖酵解改为主要靠有氧作用提供能量,同时,膜内离子及活性物质发生改变,进行着多种反应,为顶体反应提供条件;精子由线性的前向运动转变为超激活运动;卵子识别与顶体反应能力被激活;②顶体反应:顶体区质膜与顶体外膜融合,形成杂合膜泡,顶体内水解酶扩散至精子头表面,顶体内膜暴露了出来,但赤道段的顶体外膜仍然保留,使顶体内膜与质膜相连;③精卵细胞膜融合:精子与卵母细胞质膜上的多种分子相互识别,赤道段与卵膜相融合,并逐渐扩大,最终使精子的胞质和胞核进入卵母细胞。

12. 精子如何与卵透明带相互作用?

答:精子与卵透明带的相互作用包括“初次识别”和“二次识别”两个阶段。初次识别是指刚抵达透明带表面的精子与透明带发生接触时所发生的识别反应。获能精子顶体区质膜表面的 ZP3 互补分子(称为 ZP3 受体)与透明带 ZP3 蛋白的寡糖链相互识别并结合,从而使精子紧密结合在透明带上。同时,ZP3 的肽链部分诱导精子发生顶体反应,释放顶体酶,开始溶解局部透明带，精子开始穿越透明带。在初次识别过程中，精子顶体区质膜、顶体外膜形成膜泡，精子穿越透明带过程中摆脱膜泡，暴露出顶体内膜，启动二次识别机制。结合于顶体内膜上的与ZP2相互补的精子蛋白(称为ZP2受体)与透明带ZP2蛋白发生"二次识别"并与之结合，以便精子被锚定在透明带局部，继续水解透明带。最后，局部透明带被水解形成一条隧道，精子得以进入卵周腔。

第二章　男性不育的检查和诊断方法

1. 不育的定义？ 结婚一年妊娠的几率？

答：根据世界卫生组织（WHO）推荐的定义：不育是指夫妇同居、性生活正常、没有采取任何避孕措施，时间超过1年没有使配偶受孕。一般来说，夫妇同居、性生活正常、没有采取任何避孕措施，有85%左右的机会在1年内可以自然受孕。

2. 常用睾丸大小的测量工具有哪些？ 正常国人男子睾丸体积参考值是多少？

答：常用睾丸大小的测量工具有：睾丸体积测量器（prader orchidometer）；睾丸体积测量板。正常国人男子睾丸体积参考值是10~20ml，小于8ml为小睾丸，大于25ml为大睾丸。诊断为"小睾丸"的患者不一定就是不育症。诊断为"大睾丸"的患者需要认真追踪观察。

3. 临床上精索静脉曲张如何分度？

答：精索静脉曲张可以分为4个等级：

（1）Ⅲ度：在阴囊皮肤可以清楚看到呈蚯蚓状扩张的精索静脉丛。

（2）Ⅱ度：在阴囊皮肤肉眼看不到扩张的精索静脉丛，在阴囊内可以触及精索静脉丛扩张。

（3）Ⅰ度：肉眼看不到扩张的精索静脉丛，也不能触及扩张的精索静脉丛。但患者增加腹压时（Valsalva试验），可以观察到或触及扩张的精索静脉丛。

（4）亚临床型：上述方法不能发现精索静脉曲张，但使用阴囊温度红外线热像仪或彩色多普勒超声检查可以发现扩张的精索静脉丛。

4. 简述目前临床工作中常用于女性生育力评估的方法有哪些？

答：（1）女性年龄。

（2）卵巢储备功能检查：①基础FSH水平；②卵巢超声检查（AFC等）；③抗米勒管激素（AMH）检测；④抑制素B（INH B）检测；⑤卵巢刺激试验。

（3）输卵管通畅性检查：①输卵管通液检查；②子宫输卵管造影检查（HSG）；③腹腔镜探查。

（4）子宫生育潜能评估：①子宫超声检查；②宫腔镜检查。

（5）全身健康状况评估。

5. 男性实验室为几级生物安全防护实验室？

答：二级。

6. 精液常规分析的内容包括哪些？

答：精液常规分析的内容包括精液的液化、黏稠度、外观、体积、pH值、精子凝集、精子活力评估、精子存活率评估、精子浓度评估等。

7. 精液标本采集前应禁欲几天？ 推荐采用什么方法收集精液？ 不宜采用什么方法采集精液？

答:2~7 天;手淫的方法;性交中断法。

8. 简述精子聚集与凝集的区别?

答:不活动精子之间、活动精子与黏液丝、非精子细胞或细胞碎片之间黏附在一起,为非特异性聚集。

活动精子以头对头、尾对尾或混合型相互黏附在一起的现象为凝集。

9.《WHO 人类精液检查与处理实验室手册》第 5 版如何进行精子运动分级?

答:精子运动的分为 3 级,即前向运动、非前向运动和不活动的精子。

前向运动(PR):精子主动地呈直线或沿一大圆周运动,不管其速度如何。

非前向运动(NP):所有其他非前向运动的形式,如以小圆周泳动,尾部动力几乎不能驱使头部移动,或者只能观察到尾部摆动。

不活动(IM):没有运动。

10. 试述 Bland-Altman 的基本思想及评估方法?

答:Bland-Altman 分析最初是由 Bland JM 和 Altman DG 于 1986 年提出的,多用于两种检测方法、两种仪器的一致性分析。它的基本思想是计算出两种测量结果的一致性界限(limits of agreement),并用图形的方法直观地反映这个一致性界限。最后结合临床实际,得出两种测量方法是否具有一致性的结论。

Bland-Altman 方法是一种介于定量和定性之间的方法,其采用图示的方法使结果更加直观,结合多个因素判断结果,差值均数线越接近代表差值均数为 0 的线,说明两种测量方法(或两个结果)的一致程度越高;95% 一致性界限外的数据点越少,一致程度越高;结果的判断还应考虑到一致性界限内的最大差值在临床上的可接受程度。还可清楚地显示极端值,对数据的奇异值进行观测。本研究同时用双因素方差分析的方法证实了其对两名技术员精液分析结果一致性的评估是一致的。Bland-Altman 方法同时还可在外部质量控制时用于评价两个实验室对质控样本的分析结果。

11. 如何选用常用精液感染检查的方法?

答:对怀疑有感染的精液标本,可以使用以下的方法进行检测:

(1)针对精液白细胞的检测有两种:①"使用邻甲苯胺染细胞内过氧化物酶"的方法,主要检测带分叶核的中性粒细胞,急性细菌性感染时,主要是中性粒细胞增加,因此可以选用此检测方法,同时可以通过此方法区分中性粒细胞和各种生精细胞;②全白细胞(CD45)免疫细胞化学染色的方法,主要检测淋巴细胞、巨噬细胞、单核细胞等多形核白细胞。在慢性感染、病毒感染、支原体感染和其他感染时可以选用此方法。可以通过此方法区分白细胞和各种生精细胞。

(2)精浆弹性蛋白酶的检测:检测人精液中性粒细胞弹性蛋白酶可以确诊为生殖道感染,发现隐性生殖道感染和排除生殖道感染。检测精浆弹性蛋白酶水平对男性生殖道感染,尤其是隐形感染有较大的临床价值。

(3)精液的培养:为了解男性生殖道感染的情况,可以通过精液的培养确定是否有致病菌的存在。常见男性病原体有淋病奈瑟菌、支原体、衣原体、葡萄球菌、链球菌等,这些病原体较易培养鉴别。结核分枝杆菌和病毒的培养及鉴别比较困难。

临床上,对怀疑男性生殖道感染的患者,首先应该检测精液的白细胞和精浆弹性蛋白酶。如果上述检测阳性,应做精液的培养以便明确感染的病原体,进一步做药敏试验以便确定治疗的方案。

12. 常用精子顶体功能检查的方法及临床意义?

答:常用精子顶体功能检查的方法包括以下方法:

(1) 顶体状态荧光检测:通过精子染色观察精子顶体荧光结合的部位,判断精子顶体结构的完整性。用此方法对顶体完整性的评估可以预测男性的生育能力。荧光标记法操作简单,结果可靠,特异性强,可作为评价精子顶体状态的一项有效指标。

(2) 钙离子载体激发顶体反应试验:使用钙离子载体(A23187)诱导钙离子内流是检测已经获能精子发生顶体反应能力的一种手段。结果判断:正常 >10% AR(发生顶体反应精子);可能异常 10%~15% AR(发生顶体反应精子);异常 <15% AR(发生顶体反应精子)。决定实施辅助生殖技术前最好检测精子 AR 率,根据 AR 率决定选择男方精子人工授精,或常规的试管婴儿,或单精子胞浆内显微注射技术。特别是不明原因的不育者可以选用此实验明确诊断和决定治疗方案。

(3) 其他顶体功能检查的方法:

1) 去透明带仓鼠卵穿透试验:是一个生物学的实验,受许多因素的影响,如:精子质量,卵子质量,实验室培养的条件,人员操作,实验设计(加或不加钙离子载体激发顶体反应,精子培养获能时间的长短)等。由于精 - 卵的体外孵育没有在体生物学过程精确,体外孵育可能改变了多种生理状况,与生理状态所不同的是不存在卵透明带,因此可能会出现假阴性结果。

2) 人精子 - 卵母细胞相互作用试验:主要是评估精卵结合(计算紧密结合在卵母细胞表面的精子数)和顶体反应(获取结合在卵母细胞表面的精子,涂片后荧光染色,评估发生顶体反应的精子)两个过程。

3) 人卵透明带结合试验方法:主要评估精子与卵透明带结合的情况。

以上生物学检测方法的临床使用受到一定的限制,原因是人卵和鼠卵的来源有一定的困难以及培养的条件较为严格等。

13. WHO 推荐适合临床应用检测的抗精子抗体方法有哪些? 男性免疫不育的诊断标准是什么?

WHO 推荐适合临床应用检测的抗精子抗体方法主要有 3 种:①免疫珠试验(immunobead test,IBT):可以检测精液、精浆、血清、腹腔液、卵泡液和其他体液;②混合抗球蛋白结合试验(mixed antiglobulin reaction test,MAR):可以检测精液、精浆、血清、腹腔液、卵泡液和其他体液;③精子 - 宫颈黏液接触试验(sperm-cervical mucus contact test,SCMC):可以检测活动精子或宫颈黏液中的 ASAB。

其他可以提示抗精子抗体存在的实验室检查方法有精子 - 宫颈黏液穿透实验(Kremer)、性交后试验(PCT)等。

根据 WHO 男性免疫性不育诊断依据,必须是使用 IBT 或 MAR 方法,测定活动精子中黏附免疫珠的精子在 50% 以上,并用 SCMC、Kremer 或 PCT 等证实后才能作出免疫性不育诊断。

14. 无精子症患者和重度少精子症患者,一般要进行哪些遗传学检查?

答:外周血染色体核型分析,Y 染色体微缺失的检测。

15. 考虑患者存在射精管梗阻、精囊炎或精囊发育不良时,应使用哪些辅助检查技术?

答:应首选经直肠超声检查(TRUS),如果检查不清楚,可以进一步做盆腔的磁共振(MR)

检查。

16. 对于考虑存在睾丸生精功能低下的患者，睾丸活检标本应进行哪些检查？

答：采用双重评估法，将睾丸活检的标本分成2份，1份送病理学检查，1份将睾丸组织撕碎制成湿片，直接在显微镜下观察寻找头体尾完整的成熟精子，最终以湿片结果为准。

第三章　男性不育症的病因

1. Y染色体微缺失主要发生在AZF的哪一区？试述该区特点与缺失的临床表现？

答：AZFc区，微缺失频率约占Y染色体微缺失的79%；AZFc位于Y染色体远侧缺失区间interval 6内（子区间6C-6E），长度约3.5Mb，可分为近端AZFc（AZFb重叠区）、中部AZFc（DAZ）和远端AZFc（DAZ远端区），含有12个转录家族，如BPY2、CDY1、CSPG4LY、DAZ和GOLGA2LY等，其中最为常见的为*DAZ*基因的缺失。AZFc微缺失常见于回文结构之间，是精子发生障碍最常见原因，约13%无精子症和6%严重少精子症患者微缺失发生在AZFc区域。AZFc缺失临床症状复杂多样，从无精子、少精子甚至接近于正常精子。

2. 试述雄激素不敏感综合征的主要遗传异常基础。

答：主要为雄激素受体基因（*AR*）突变。约2%~3%的无精子或严重少精子患者是由*AR*基因突变引起，与男性不育相关的*AR*基因单核苷酸突变有15个之多。*AR*基因外显子1是主要突变热点，其编码的N-末端转录区含有受体正常活性所需的转录激活单位。外显子1突变会导致其转录激活效能降低，减弱*AR*对靶基因的表达调节，使精子发生过程改变。外显子1转录激活区含有两个影响*AR*基因转录激活功能的三联核苷酸多态性重复单位：CAG和GGC。CAG重复数范围约为8~35nt，主要编码多聚谷氨酰胺（Gln）n；而GGC重复数范围约为4~24nt，主要编码甘氨酸重复序列（Gly）n。有研究报道，当AR蛋白含有23个甘氨酸重复序列时，反式激活能力最强。近年来，CAG和GGC重复序列长度与男性不育的关系成为研究的热点，多数研究结果表明CAG和GGC重复序列的长度与男性不育并无关联，但亦有研究表明CAG重复单位个数对男性不育存在影响。

3. 试述FSH、LH影响精子生成的机制。

答：FSH是精子生成所必需的，它的不足或过高均可使精子不能生成或生成受阻。FSH主要作用于睾丸支持细胞上的FSH受体，影响支持细胞对抑制素的分泌和对精子生成的启动和维持，它还具有始动精原细胞分裂的功能。FSH与抑制素之间具有相对应的反馈调节关系。抑制素是由支持组织的曲细精管所分泌的，所以当曲细精管遭到破坏时，抑制素的生成受到抑制，FSH就会升高。所以测定FSH水平就能间接了解睾丸生精功能情况，如升高至基值的1倍以上时，常表示精子生成受阻，精细胞大多只能停留在初级精母细胞阶段；若FSH升高至基值的2倍以上时，常表示生精上皮已发生了不可逆的损害，但当FSH明显偏低时，则应考虑是由于下丘脑-垂体疾病所致的生精障碍。LH主要作用于睾丸间质细胞上的受体并调节T的生成。T是精子生成所必需的物质，故LH的过多或不足亦可通过对T的作用而影响精子的生成。LH升高的不育症常是睾丸功能受损所致，LH降低的不育症则多数是因下丘脑-垂体功能障碍所致。

4. 特发性低促性腺激素型性腺功能减退症如何诊断？

答：特发性低促性腺激素型性腺功能减退症（IHH）是一种遗传异质性疾病，其特点是由于不明原因的低促性腺激素释放而致不同程度的性腺发育成熟障碍。大多数患者在进入青春期后才出现症状，男性常表现为性器官呈幼稚型、小睾丸、性功能低下和不育等。IHH偶尔也存在其他异常表现，如镜像动作或连带运动、肾功能异常、面部中线缺陷、腭裂、牙齿发育不全、小脑功能障碍、耳聋、眼异常、肥胖和智力迟钝等。大多数患者表现为散发病例，但家族病例的比例可能被低估。家族病例的不同遗传方式包括X-连锁隐性遗传、常染色体显性遗传和常染色体隐性遗传等。IHH还需要与原发性性腺功能减退症区别。诊断IHH的要点是一个低血清T水平、低血清LH和FSH水平。在继发性性腺功能减退患者中至关重要的是评估其下丘脑-垂体-性腺轴，其中包括PRL水平等，以确保这种缺陷是孤立的下丘脑-垂体-性腺轴病变，通常应用GnRH刺激试验，目的在于检查垂体的功能。X线评价应包括骨龄测定、垂体和下丘脑区域的磁共振成像（MRI）检查、双能X线吸收谱（DEXA）扫描，以评估骨密度。嗅觉检查传统的方法是嗅觉评分，下丘脑嗅球区域MRI也越来越受到重视。还需要检测铁蛋白水平以排除血色素病。

5. 试述甲状腺激素异常对生育力的影响。

答：甲状腺激素（TH）可作用于身体许多组织和器官，研究表明，睾丸也是TH作用的靶器官。TH可启动Leydig干细胞分化增殖、促进成熟Leydig细胞分泌甾体类激素以及维持其细胞功能。取甲亢以及甲减大鼠的睾丸进行研究，发现甲亢会促进Leydig干细胞的分化与增殖，而甲减会抑制Leydig细胞再生。另外，体外实验发现TH作用于Leydig细胞，使细胞内甾体生成急性调节蛋白（StAR）大量表达，StAR介导了胆固醇向线粒体的跨膜运输，从而参与睾酮等甾体激素合成。因此，TH可影响雄激素的合成。

6. 为什么精索静脉曲张多发于左侧，且容易复发？

答：VC左侧高发的原因包括：人的直立姿势影响左侧精索内静脉回流。左侧静脉瓣膜缺损或关闭不全更常发生，左侧40%~50%；右侧仅23%。左侧精索内静脉行程长并几乎成直角汇入肾静脉，静脉内压高。左侧精索内静脉可能受乙状结肠压迫。可能发生“胡桃夹”现象：左肾静脉在主动脉与肠系膜上动脉间受压，影响静脉回流，或者右髂点动脉压迫左髂点静脉，使左输精管静脉回流受阻。

7. 试述精索静脉曲张引起不育的可能机制。

答：精索静脉曲张引起不育的可能机制包括：①下丘脑-垂体-性腺轴功能影响：由VC所致的睾丸损害随时间延长而加重，曲细精管及间质细胞受累程度随之加重，FSH反馈性升高，刺激间质细胞调节T水平维持在正常范围，这一机制随时间延长逐渐失代偿，直至睾丸曲细精管和间质细胞功能严重受损，FSH始终处于高值，而T则处于低水平。②血管活性物质的毒性作用：血管活性物质可能引起睾丸动脉血供异常，进而存在抑制生精的作用。VC患者的儿茶酚胺浓度明显高于正常人。③氧化应激机制：VC可致ROS产生增加，过量ROS可造成精子损伤。VC患者可能由于睾丸组织中NO、NOS增加，对睾丸组织产生细胞毒作用，影响生精过程。④睾丸血流动力学改变和微循环改变：VC会导致睾丸血流的重分布，出现一些区域静脉、毛细血管瘀血，动脉血流减少引起的局部曲细精管血供下降。睾丸温度变化。

8. 精索静脉曲张如何分型？什么是亚临床型精索静脉曲张？

答：体检VC的分度为：触诊不能触及或可以触及轻微迂曲扩张的静脉，嘱患者用力吸气并屏气（Valsalva试验）增加腹压后感到扩张程度增加的为Ⅰ度（轻度）；视诊不能发现，但触诊可以触及迂曲扩张的静脉丛的为Ⅱ度（中度）；视诊可以直接在阴囊表面看到迂曲扩张的静脉呈团或蚯蚓状凸出的为Ⅲ度（重度）。亚临床型VC，指即使Valsalva动作也不能检查到,但通过超声检查发现的VC。

9. 试述生殖道结核的临床特点。

答:临床上最明显的男性生殖系结核为附睾结核和睾丸结核。男性生殖系结核特别是附睾结核和睾丸结核临床表现呈非典型化,诊治困难。在活动性结核的患者中,结核性附睾炎的发生率高,约占男性生殖系结核的30.8%。发病早期约70%为单侧,表现为附睾增大、质硬、结节样变,表面不规则并有压痛,输精管呈“串珠样改变”。若病程长达一年以上则75%为双侧,病变多由附睾尾部开始转向附睾头部方向蔓延,可发生纤维化、干酪样坏死成破溃。因此,若双侧附睾结核者,往往由于整个生殖道的广泛破坏以及纤维化引起梗阻而造成梗阻性无精子症。

10. 诊断生殖道感染引起男性不育需要考虑哪些因素?

答:生殖道感染涉及生物、医学和社会等诸多因素,因此在诊治男性生殖道感染引起的男性不育时应考虑以下因素:①是否存在微生物:不同的微生物可能需要不同的检测手段,比如结核分枝杆菌、淋病奈瑟菌及L型细菌需要特殊培养或染色。②存在的微生物是否为致病菌:生殖道中常常定居着许多微生物,有病原性的、非病原性的及条件致病的。有一部分微生物在正常状态下并不引起疾病,但往往是潜在因素,一旦这些微生物增殖、传播和引起急、慢性感染炎症,则可能影响男性生育力,而有些细菌是正常情况下共生的,有些携带支原体的患者并无生育影响,甚至有些检测报告的结果是取样时外生殖器表面的杂菌,所以并非检测到微生物就可以诊断感染引起不育。③是否引起感染:男性生殖道感染可以有多种病原微生物同时感染,而同一种病原微生物也可引起多个器官的同时感染,需要个体分析。④是不是感染引起不育:男性生育力受很多因素影响,生殖道感染可能是其中之一,但必然不是唯一的因素,因此,是否由于感染引起不育尚需要综合临床和实验室指标判断。

11. 前列腺炎如何分型,各型前列腺炎的特点是什么?

答:根据1995年美国国立卫生研究院(National Institutes of Health,NIH)就当时对前列腺炎的基础情况和临床研究,制定的分类方法:①Ⅰ型:即急性细菌性前列腺炎。起病急,可表现为突发的发热性疾病,伴有持续和明显的下尿路感染症状,尿液中白细胞数量升高,血液或(和)尿液中的细菌培养阳性。②Ⅱ型:即慢性细菌性前列腺炎,约占慢性前列腺炎的5%~8%。有反复发作的下尿路感染症状,持续时间超过3个月,前列腺液/精液中白细胞数量升高,细菌培养结果阳性。③Ⅲ型:慢性前列腺炎/慢性骨盆疼痛综合征(CP/CPPS),是前列腺炎中最常见的类型,约占慢性前列腺炎的90%以上。主要表现为长期、反复的骨盆区域疼痛或不适,持续时间超过3个月,可伴有不同程度的排尿症状和性功能障碍,严重影响患者的生活质量;EPS/精液/VB3细菌培养结果阴性。根据EPS/精液/VB3常规显微镜检结果,该型又可再分为ⅢA(炎症性CPPS)和ⅢB(非炎症性CPPS)2种亚型:ⅢA型患者的EPS/精液/VB3中白细胞数量升高;ⅢB型患者的EPS/精液/VB3中白细胞在正常范围。ⅢA和ⅢB2种亚型各占50%左右。④Ⅳ型:无症状性前列腺炎(asymptomatic inflammatory prostatitis,AIP)。无主观症状,仅在有关前列腺方面的检查(EPS、精液、前列腺组织活检及前列腺切除标本的病理检查等)时发现炎症证据。

12. 简述精浆MAR法检测抗精子抗体的方法。

答:包被了人IgG的乳胶悬液或绵羊红细胞与被测精液在玻片上混合,然后加入抗人IgG抗血清,盖上盖玻片,在显微镜下检测,结果显示,没有包被抗体的精子可以在乳胶颗粒之间自由泳动,而乳胶颗粒自己相互黏附成团,如果精子上包被有抗精子抗体,活动精子就能与乳胶颗粒黏附，计数黏附有乳胶颗粒的活动精子百分率，当40%或更多运动精子黏附有这种颗粒时，可以诊断为免疫不育，10%~40%运动精子被黏附时，为可疑免疫性不育。这一方法是一项廉价、快速和敏感的筛查试验。

13. 简述抗精子抗体的实验室检查方法。

答：凝集试验；制动试验；免疫荧光检查；精浆和宫颈黏液的抗体测定等。

14. 免疫性不育的诊断要点是什么？

答：在估计免疫性不育时，应对夫妇双方进行检查，包括血清、精液及宫颈黏液的抗精子抗体测定。一般来说，精子凝集试验不像精子制动试验那样和不育有相关性。精子免疫荧光检查仅在学术研究中应用，临床意义不大。应该强调的是局部的免疫检查比全身性免疫检查更重要，这是由于生殖道局部抗精子免疫损害更易发生。虽然近来对精浆抗原的体液免疫有所关注，作为完整的检查，测定精浆抗原的免疫反应对不育夫妇的检查中可能是有用的。最后结论认为免疫因素可能在任何原因不育夫妇中都会存在，这必须对不育夫妇所作的各项检查进行仔细地分析。

15. 先天性精子运输障碍包括哪些，应如何诊断？

答：先天性因素是指从睾丸到输精管的整个输精管道中，任何部位的先天性发育异常均可造成输精管道梗阻，其中以附睾头部的异常最为多见，输精管中部和射精管的异常较少见。这些畸形包括：附睾发育不全，如附睾头位置异常伴附睾体尾萎缩、附睾管闭锁、附睾袢和附睾输精管袢的阻塞、附睾囊肿等；输精管发育不全，如先天性双侧输精管缺如或闭锁；精囊不发育或缺如等；前列腺和射精管发育不全，如射精管先天性闭锁或狭窄；米勒管（Müllerian duct）或中肾管（Wolfman duct）囊肿。

16. 精子运输障碍和生精功能障碍在体检时如何鉴别？

答：鉴别精子运输障碍和生精功能障碍，全身检查主要应了解毛发和皮下脂肪的分布，有无男性乳房发育等第二性征（可反映出整体激素的水平）。生殖器官的检查应仔细进行，包括生殖器官的发育，有无畸形、尿道下裂及阴囊的情况等，然后重点检查睾丸、附睾和精索。睾丸的大小和质地是生精功能的标志，若睾丸小于10ml且质地柔软，提示生精功能障碍。还应注意附睾的大小、硬度、完整性，有无缺如及囊肿、硬结和触痛等情况，以及与睾丸的解剖关系。精索的检查注意双侧输精管的情况，无精子症患者中双侧输精管缺如者约占2%，单侧缺如者少见。直肠指检了解前列腺和精囊的情况，注意感觉前列腺大小、硬度、结节等情况。若触及精囊肿大，考虑精囊炎或射精管水平梗阻。

17. 临床遇到精液量少、精液pH值6.5，多次检查后确诊为无精子症的患者，进一步如何处理？

答：准确、详细采集病史；男科体格检查，包括第二性征和外生殖器检查；应建议该无精子症患者完善超声检查，包括经直肠超声检查前列腺和射精管；精浆生化检查，包括果糖定性、定量试验；内分泌检查评估生精功能；完成其他检查后，必要时睾丸穿刺明确。

18. 试述睾丸扭转的病理生理改变及对生育力的影响。

答：睾丸扭转初期，睾丸动脉血供尚存在，而睾丸静脉和淋巴回流受阻，导致患侧睾丸、附睾和周围组织的淤血和水肿。扭转后早期出现阴囊水肿、睾丸及附睾体积增大，之后发生出血性梗死。随着扭转时间的延长，睾丸动脉血供逐渐减少直至完全阻断，加之睾丸内小动脉广泛发生栓塞，睾丸出现缺血性梗死，最终将导致患侧睾丸坏死和萎缩。睾丸生精细胞发生坏死、脱落，间质细胞损伤导致雄激素合成分泌减少，曲细精管局部微环境及外周血睾酮水平下降。精子生成过程发生严重障碍,甚至丧失。睾丸扭转的病理损害程度与扭转的程度和持续时间密切相关,主要决定于扭转后睾丸缺血时间。睾丸扭转在2小时以内病变多数仅累及静脉血管,动脉受阻轻微;扭转6小时以后动脉血管受阻逐渐明显,即使复位后血管再通仍然需要较长时间;当扭转超过12小时,动脉受累严重,即使复位睾丸的组织和细胞也难以存活。睾丸扭转所导致的睾丸组织损伤不仅发生在缺血期,也发生在再灌注期。

睾丸扭转对生育能力的影响主要取决于扭转睾丸是否坏死和萎缩。扭转睾丸发生萎缩可导致精液指标异常。有关睾丸扭转对健侧睾丸的影响尚不确定。有研究发现儿童期睾丸扭转患者健侧睾丸活检也表明睾丸生精过程受损。睾丸扭转还可以诱导抗精子抗体的产生而影响生育。因此,建议对睾丸扭转病史患者进行长期随访,并定期检测精液质量,必要时冷冻保存精液。

19. 试述睾丸外伤的临床特征。

答:睾丸外伤多由阴囊直接遭受暴力导致,可分为开放性损伤和闭合性损伤,以闭合性损伤多见,常见的致病因素包括阴囊踢伤、挤压损伤、骑跨伤、工作意外损伤等。闭合性损伤可分为睾丸挫伤、破裂、碎裂及睾丸脱位4种的病理类型。开放性睾丸损伤则多见于阴囊锐器刺伤、撕裂伤、烧伤。睾丸损伤轻者可表现为单纯挫伤,重者可发生睾丸鞘膜内积血和睾丸实质破裂出血,甚至白膜破裂。

睾丸损伤的临床特征是阴囊部位受到外部直接暴力、阴囊肿胀、睾丸肿大伴有剧烈疼痛、恶心呕吐等。睾丸外伤诊断较易,超声检查有助于判断单纯性睾丸挫伤、睾丸内出血和睾丸破裂。

严重睾丸外伤可导致睾丸萎缩,精液质量下降,甚至男性不育。临床研究发现睾丸外伤后患者血清FSH、LH、E_2水平升高,精子质量下降。有报道睾丸损伤后患者出现抗精子抗体。循证医学证据表明,睾丸损伤可导致男性生育能力下降,发生睾丸损伤后应当严密观察精液质量。建议必要时冷冻保存精液。

20. 简述药物影响精液质量的作用机制。

答:影响机制主要通过下述四种作用途径:①睾丸前靶点:作用于下丘脑-垂体-性腺轴,可通过影响下丘脑分泌的促性腺激素释放因子、垂体分泌的促性腺激素,导致睾酮合成和分泌紊乱,影响精子生成,进而影响精液质量。②睾丸靶点:一些药物具有睾丸毒性,可直接作用于睾丸生精细胞,影响精子生成与发育;或直接干扰间质细胞的内分泌功能,导致睾酮分泌减少;或损伤睾丸曲细精管支持细胞,抑制生精过程。③睾丸后靶点:有些药物影响附睾内精子成熟过程。④影响男性性功能,导致性欲异常、阴茎勃起障碍和射精异常等。

21. 简述可能影响男性生育力的手术或操作。

答:男性生殖系统以及邻近部位的手术或操作都可能造成阴茎勃起功能障碍、射精障碍、睾丸生精功能损伤和精子输送途径阻塞,导致男性生育力低下,甚至男性不育。常见的有直肠癌根治术、腰骶椎手术、睾丸/附睾肿瘤切除术、腹股沟区的手术、精囊囊肿手术、精囊镜探查术、前列腺摘除术和经尿道前列腺手术等。影响输精管和膀胱颈部神经传导的手术可能会导致不射精或逆行性射精,造成功能性梗阻,常见的有输精管和膀胱颈部手术造成的神经损伤。睾丸活检术有可能造成暂时性生精过程障碍,外科睾丸取精在睾丸较小时应特别慎重,可能造成持续的生精障碍。在选择外科取精方法时,除非存在不可逆的梗阻,通常应行睾丸取精,因附睾取精可能造成附睾继发性梗阻。输精管造影术也有可能造成输精管阻塞,作为有创的检查手段应该慎重选择。疝修补中应用修补片后可由于输精管周围的炎症反应导致输精管阻塞。

22. 简述环境雌激素的生殖毒性。

答:环境雌激素能对男性生殖器官造成损伤性影响。外源性化学物质通过与人体雌激素受体结合或通过影响细胞信号途径等方式,产生模仿或部分模仿雌激素的生理作用,这类物质被称为环境雌激素。

研究表明男性不育与DEHP有紧密联系。睾丸是雄性生殖系统重要的组成部分,是环境雌激素毒性作用的主要效应器官之一。DEHP可引起大鼠睾丸萎缩,精母细胞数量下降,精子数量减少,睾丸组织酶活力下降以及锌水平发生改变,对雄性大鼠生殖系统能造成一定损害。随着DEHP染毒剂量的增加,大鼠血及组织中SOD、GSH、GSH-Px活力明显下降,而MDA的水平则明显提高。长期低剂量DEHP可明显损害睾丸间质细胞的功能。实验结果显示,DEHP能诱导小鼠胚胎睾丸间质细胞凋亡,凋亡指数及凋亡细胞明显增加。随着DEHP剂量的增加,睾丸间质细胞的凋亡率逐渐上升。一些类雌激素样物质是通过模拟或封闭内源性激素,破坏内分泌系统的平衡,而导致对生殖系统的损害。隐睾、尿道下裂和睾丸肿瘤的发生就与胎儿时期母体接触类雌激素样物质有关。过多的雌激素干扰了胎儿睾丸和生殖管道的发育,而生殖系统发育障碍,尤其是隐睾,与睾丸肿瘤的发生有密切的关系。有研究表明,孕妇接触有类雌激素样作用和(或)抗雄激素作用的人工化合物增多,是导致男性后代生殖系统发育不良和睾丸肿瘤的危险因素。值得注意的是生活中有些不规范产品、药品或添加剂,如某些促进男性性欲的保健品可能会添加雄激素,生发产品添加雌激素,甚至一些不法商贩在养殖饲料中添加激素类制剂以提高产蛋量或缩短动物饲养周期等,这些有害物质在人体的积累,可导致生殖功能的损害。

23. 简述勃起功能障碍的分类。

答:通常根据ED发生的病因学机制将其分为3类:心理性ED、器质性ED(血管性、神经性、内分泌性和海绵体异常等)及混合性ED(器质性和心理性因素同时存在)。

心理性ED:心理性ED的发生机制是通过中枢神经系统释放抑制阴茎勃起的神经递质,如5-羟色胺等,作用于骶神经脊髓勃起中枢,并进一步影响控制阴茎勃起的副交感神经的兴奋性,而交感神经则过度兴奋导致阴茎海绵体平滑肌紧张性增加。

血管性ED:阴茎血管病变是导致勃起功能障碍的常见原因之一,临床根据阴茎勃起的动脉灌注机制和静脉闭塞机制,将血管性ED分为动脉性ED和静脉性ED。

神经性ED:阴茎勃起受中枢神经和周围神经的调控,反射弧的传入神经为来源于阴部神经的阴茎背神经,传出神经为骶副交感神经。脑、脊髓、脊神经根、阴部神经或海绵体神经损伤及病变均可导致这一反射弧传导通路的中断,导致勃起功能的减退或消失。

内分泌性ED:各种导致性腺功能减退的疾病可导致内分泌性ED,包括原发性性腺功能减退症和继发性性腺功能减退症。原发性性腺功能减退症指睾丸功能衰竭导致的性腺功能低下,表现为低T和高FSH,包括克氏综合征及双侧无睾症等先天性因素以及性腺损伤(创伤、阻塞性疾病、肿瘤、手术、放疗等)等后天性因素。继发性性腺功能减退指继发于低促性腺激素的性腺功能低下,表现为低LH和低T,包括IHH、选择性LH缺乏症、先天性低促性腺素综合征等先天性因素以及外源性或内源性激素(雄激素、雌激素、糖皮质激素、生长激素、甲状腺素)过多和高泌乳素血症(特发性、药物性和垂体肿瘤)等后天性因素。

代谢性病因:糖尿病是最常见的导致ED的代谢性疾病,发生率高达30%~70%。其血管性和神经性并发症共同导致了ED的发生。糖尿病性ED的病理常表现为微小动脉、静脉窦平滑肌、C类无髓神经纤维的变性。另外，糖尿病患者长期高血糖状态影响到下丘脑-垂体-性腺轴的功能，最终导致雄激素的合成能力下降可能也是男性糖尿病患者ED发生的原因之一。血脂代谢异常也是ED重要的危险因素。

24. 简述不射精和逆行射精的发病机制和诊断原则。

答：不射精是指性高潮丧失，缺乏射精过程，没有精液射出。其发病机制是精液从精囊、前列腺和射精管进入尿道障碍所致。部分不射精患者存在高潮感觉，少数情况下（例如不完全性脊髓损伤），高潮感觉可能会降低。不射精通常与中枢或外周神经系统功能障碍或应用药物（如抗精神类疾病药物）有关。神经性病因主要包括脊髓或马尾病变，手术并发症如腹膜后淋巴结摘除、结直肠手术等，另外如多发性硬化症、帕金森病及糖尿病等均可引起神经功能障碍。

诊断依靠详细的病史和体检。必须详细检查患者有无糖尿病、神经病变、外伤、手术史和用药史。尤其要注意患者的排尿和射精特点，包括原发还是继发、有无夜间遗精、特定环境下的射精情况和不射精变化史等，还应详细询问性生理情况，包括性教育、性伴侣间的感情、既往心理创伤及治疗情况。体格检查应包括生殖器检查、球海绵体肌反射和肛门括约肌张力等，另外神经反射检查如阴囊、睾丸和会阴部的敏感性，提睾肌和腹壁浅反射及腿部跟腱和足底反射等可以帮助判断其功能。应行性高潮后尿液离心查找精子，以与逆行射精鉴别。

逆行射精是由于精液通过膀胱颈进入膀胱而导致完全或部分无精液顺行射出。常由于膀胱颈部肌肉功能异常、局部神经支配失调和前列腺手术后等所致。诊断逆行射精时，应当详细了解病史，通常患者有性高潮但几乎无精液射出或射精少于0.5ml则可怀疑其为逆行射精，特别是有糖尿病史或前列腺手术史等。

25. 简述特发性男性不育临床特征。

答：没有明确致病因素的精液指标异常称为特发性男性不育，约占男性不育的25%~44%。特发性男性不育为描述性诊断，表现为少、弱或畸形精子症，甚至无精子症。大部分特发性男性不育同时表现为少、弱和畸形精子症，单独异常较少。一种少见的特发性男性不育是精液常规新鲜标本未见精子但离心沉渣中可见少量精子，称为特发性隐匿精子症。如离心沉渣中也未见精子，则为特发性无精子症。

临床上诊断特发性男性不育时，需要进行详细的询问病史和体格检查，并严格按照诊断规范要求进行实验室检测。包括勃起功能和射精功能评估，排除性功能障碍。行MAR/IBT检测排除免疫性不育。完成精浆生化分析判断是否存在单纯精浆异常。详细分析是否存在医源性病因及全身性病因导致的男性不育。通过细致体检和遗传学分析，排除先天性异常疾病。仔细询问是否有生殖系统外伤史，并检查外生殖器及生殖腺，了解是否存在后天性睾丸损伤。体格检查及超声波检查评估是否存在精索静脉曲张。详细了解生殖系统感染病史，必要时进行精液、前列腺液微生物培养，明确是否有附属性腺感染疾病。检测性激素水平、甲状腺功能、肾上腺分泌功能，明确是否存在内分泌病因导致男性不育。

第四章　男性不育症的治疗

1. 简述特发性男性不育药物治疗的基本原则。

答：男科医师在男性不育药物治疗的临床实践中应该遵循以下原则：配偶年龄决定治疗

方案的选择、经验性治疗广泛使用、综合治疗与个体化原则、安全第一、尽可能等待自然怀孕、夫妻同治。

2. 简述男性不育药物治疗的基本过程。

答：临床上治疗药物选择的主要依据是查体结果、实验室检查和辅助诊断技术结果，尤其是精液质量分析结果。针对精子发生、成熟和获能的多个环节，选择 3~4 种药物联合应用。根据精子生成周期，多数学者将疗程确定为 2~3 个月，如果获得了预期的治疗效果，则可以继续治疗，使精子质量达到理想指标或者妻子怀孕；反之则建议根据精液质量复查结果调整治疗药物，或者重新选择治疗方案。经验性药物治疗建议在 6 个月内，如果合理治疗 >6 个月无效，一般需选择进一步的治疗措施，经验性治疗不应该超过 6 个月。对于治疗无效的严重少精子症，经验性药物治疗也不应该超过 12 个月，建议尽早选择 ICSI。

3. 试述精索静脉曲张手术治疗的适应证、手术方式、并发症及临床效果评估。

答：精索静脉曲张手术治疗的适应证：

（1）精索静脉曲张伴有男性不育或精液质量异常者。

（2）睾丸生精功能下降（如果为无精子症伴有睾丸体积正常，FSH 正常范围，或无精子症伴有 FSH 升高，手术治疗对最终妊娠的益处有限）。

（3）女方生育能力正常，或可能治愈的不孕因素。

（4）精索静脉曲张所致阴囊或睾丸坠胀、疼痛明显，出现焦虑状态，保守治疗不能改善者。

（5）Ⅱ度、Ⅲ度精索静脉曲张，血睾酮水平明显下降，排除其他疾病所致者。

（6）青少年精索静脉曲张患侧睾丸体积明显缩小，积极治疗原发病后静脉曲张无缓解。

（7）对于一侧临床型，另一侧为亚临床型的精索静脉曲张患者，有手术指征时，推荐行双侧手术治疗。

精索静脉曲张手术治疗的手术方式：精索静脉曲张手术方式较多，主要包括经腹膜后精索静脉结扎术；经腹股沟精索静脉结扎术 / 阴囊精索静脉部分切除术；精索静脉结扎加分流术；显微外科精索静脉结扎术；经皮静脉插管精索静脉栓塞术；腹腔镜下精索内静脉高位结扎术及精索静脉栓塞术；外环精索静脉集束结扎术。

精索静脉曲张手术治疗的手术并发症：精索静脉结扎术后常见的并发症主要有术后水肿、睾丸动脉损伤和精索静脉曲张复发或未缓解。

（1）水肿：精索静脉结扎术后水肿是最常见的并发症，发生率为 3%~39%，平均为 7%，淋巴管损伤或被误扎是引起水肿的主要原因。理论上栓塞技术不会产生水肿，显微精索静脉结扎术水肿率较低。个别患者术后发生睾丸鞘膜积液，部分可于数月后自行消退，反之则需手术治疗。

（2）睾丸动脉损伤：术后睾丸萎缩的发生多数是由于手术时结扎或损伤睾丸动脉引起，总体睾丸萎缩的发生率约为 0.2%。由于睾丸血液供应还包括输精管动脉和提睾肌动脉，对于睾丸动脉的保留仍然存在争议。但美国泌尿外科协会明确推荐在精索静脉结扎术时采用放大技术以便更好地保护睾丸动脉。

（3）精索静脉曲张持续存在或复发：精索静脉曲张术后持续存在或者复发的原因被认为在于漏扎精索内静脉的分枝、精索外静脉以及引带静脉等。精索静脉结扎术后复发率为 0.6%~45%。

精索静脉曲张的手术治疗结果：精索静脉曲张手术治疗的临床效果依据以下几个指标

进行评估。

（1）睾丸生精功能：精索静脉曲张术前应对患者睾丸生精功能进行评估，睾丸生精功能是评估手术治疗效果的主要指标。相当一部分患者是考虑生育问题才接受手术治疗。睾丸生精功能的评估指标主要有：睾丸的容积、质地，精液质量，性激素水平（FSH、LH、PRL、抑制素 B），必要时行睾丸活检术。

（2）配偶妊娠率：配偶妊娠是伴有生育障碍的精索静脉曲张患者接受手术治疗的最根本的目的。

4. 简述射精管梗阻的手术方法、手术治疗效果。

答：射精管梗阻有多种治疗方法可以选择。射精管囊肿可行经尿道射精管切开术及射精管囊肿切除术。射精管口狭窄或梗阻可行经尿道射精管口切开加精囊镜探查术。由于临床报道不多，两种手术的长期治疗效果、并发症尚需要进一步研究。经尿道射精管电切术为不育男性提供了一种可能的治愈方法，并提供自然怀孕的机会。对于部分射精管梗阻和射精时有活动精子的人，宫腔内人工授精（IUI）或体外受精（IVF）或卵胞浆内单精子注射（ICSI）是可供选择的治疗方案。对于射精管梗阻的无精子症男性，附睾或睾丸取精配合 IVF / ICSI 是一个可以获得怀孕的选择。在进行射精管梗阻手术之前，应对女性伴侣进行完整的评估，以确定最合适的受孕措施。

经尿道射精管切开术约 50%~90% 的患者会改善精液参数，约 9%~43% 男性可以获得自然怀孕。如果术后精子数量和质量低下，建议实施辅助生殖技术。先天性原因造成的梗阻用经尿道射精管切开术处理比后天原因造成梗阻的成功率高。部分性射精管梗阻比完全性射精管梗阻会有更好的手术结果。

经尿道射精管切开术并发症发生率为 20%。射精管切开术后狭窄是最重要并发症，可能术后立即发生或迟缓发生。部分射精管梗阻的男性术前射精有精子，但经尿道射精管切开术后可由于狭窄致无精子。尿液反流到精囊腺可能是继发于切除了正常的射精管尿液抗反流机制，这可能会导致排尿后漏尿。此外，精液中尿液污染可能会损害精子的功能，并可以解释在男性精液参数改善后低于预期的怀孕率。最后，尿液反流入射精管导致梗阻复发或慢性附睾炎。

5. 男性因素不育行 ICSI 治疗的选择策略。

答：遵循从简单到复杂、侵入性从小到大的 ART 选择原则，ICSI 应是男性因素不育的最后选择方法。精子来源、精子质量和精子洗涤处理后的结果是男性不育症行 ICSI 治疗的主要决定因素。此外，可否获得其他有效的非 ART 的治疗、生殖中心的治疗策略也应是考虑因素。

6. 简述无精子症外科取精方法及其选择。

答：无精子症外科取精的方法主要包括经皮穿刺或开放手术行附睾或睾丸精子获取，开放手术又可结合显微外科技术。经皮附睾穿刺术操作简单，但可能会造成附睾纤维瘢痕导致以后复通手术的难度，因此，适用于不可能行外科复通或复通失败的梗阻性无精子症。经皮睾丸穿刺术适用于所有梗阻性无精子症和经皮附睾取精失败者，也可用于非梗阻性无精子症，但非梗阻性无精子症采用开放睾丸活检取精术或显微外科睾丸精子取精术有更高的精子获取率。

7. 先天性输精管缺如患者行 ICSI 治疗前的遗传咨询。

答：双侧先天性输精管缺乏（congenital bilateral absence of vas deferens，CBAVD）与囊性

纤维化（cystic fibrosis，CF）的基因（*CFTR*）突变有关。患者在治疗前的遗传咨询内容包括出生后代出现CF和CBAVD的风险。

对高加索人种，几乎所有男性CF患者有CBAVD，而50%~80%无CF的CBAVD患者有*CFTR*基因突变。因此，CBAVD患者的配偶应行*CFTR*基因突变检测，其配偶如为*CFTR*突变携带者，杂合子和纯合子CBAVD患者的后代患CF的几率分别为25%和50%，这些夫妇在选择ICSI前应慎重考虑，可以考虑行PGD以避免CF。如其配偶未检测到已知突变，其携带未知基因突变的几率仅约0.4%（人群中突变率），杂合子和纯合子CBAVD患者的后代患CF的几率分别为约0.1%和0.2%。出生后代CBAVD的风险则较难评估。理论上，杂合子和纯合子CBAVD患者的男性后代携带*CFTR*基因突变的风险分别为50%和100%。但CBAVD的发病机制仍未完全清楚，携带单拷贝突变男性后代是否会发生CBAVD仍未明确。

中国CBAVD患者的*CFTR*基因突变频率及热点与高加索人不同，如在白色人种中发生率最高的△*F508*缺失在国人中发生率极低。国人的CF发病率远较白色人种低，表明*CFTR*突变率较低。但国人CBAVD的发生率并不低，与白色人种的发生率相似。因此，国人CBAVD患者在治疗前的遗传咨询可能仅限于将目前有限的研究结果充分告知患者。部分CBAVD患者在治疗前可能要求行PGD作性别筛选。女性后代患CF的几率不会因性别筛选而降低，但女性后代有可能避免男性后代的生育难题。

第五章　人类精子库

1. 人类精子库的适应范围和目前面临解决的问题？

答：人类精子库是辅助生殖技术的重要组成部分，其适应范围包括：①接受辅助生殖技术治疗的少、弱精子症患者，可以通过在精子库多次冷冻保存精液，累积活动精子数量，满足治疗需求；②为了预防ART治疗当天取精困难或取不到精子可先行预保存精子备用；③为从事危险或影响生育力职业和将要接受可能损伤生育力的某些治疗的及其他有需求的男性提供生殖保险；④对于男方有严重遗传性疾病及家族史而不适宜生育的夫妇提供志愿者冷冻精液；⑤提供志愿者冷冻精液，满足男方为不可逆的无精子症、严重的少精症、弱精症和畸精症的夫妇生育后代的要求。

目前面临解决的问题包括青春期前儿童的生殖保险、精子冷冻DNA损伤和男性生殖遗传资源库开发等问题。

2. 什么是玻璃化转变温度及其形成的条件？

答：玻璃化转变温度（Tg）是指使某种物质处于非结晶固体（玻璃化）状态的临界温度，继续降温时会变成易碎的玻璃样状态，加热时则变软，这是物质或材料本身固有的重要特性参数。

玻璃化状态转变是通过超速降温产生的。随着降温达到某一温度，当分子的平均动能不超过相邻分子之间的结合能量时，组织形成的固体结晶开始生长。一个有序系统的形成需要相当多的时间，因为分子必须从现在的位置移动到能量匹配的晶体节点上，且随着温度的下降，分子运动会进一步变慢。如果冷却速率足够快，分子将不会到达它们的目的地——晶体节点，分子遭遇动力学阻滞，于是形成无序的玻璃化状态。深入地讨论Tg需要了解特定分子功能基团和分子重排的力学丢失机制。Tg值在某种程度上依赖于该物质晶体熔点温度相对应的时间尺度的改变，即在玻璃化处理时，时间和温度可以定量互换，这常常被表

述为时间 - 温度叠加原则。

3. 简述 Mazur 的“两因素假说”。

答:第一个因素是降温速度与细胞内冰晶形成间的相互作用;第二个因素是延长在高浓度盐中的暴露时间会引起不可逆的膜损伤。

在快速冷冻时,细胞冷却太快,细胞内液来不及脱水,因而在细胞内的水分形成冰晶。细胞内冰晶形成对细胞有着很大的破坏作用,冰晶形成的机械损伤将破坏细胞膜和细胞内超微结构,造成细胞死亡。这一现象称为“快速冷冻损伤”。反之,在慢速冷冻时,细胞外液中冰晶迅速大量形成,细胞外液渗透压突然升高,在尚未达到低温贮存温度前,细胞就可能由于过分地暴露在它们周围的高浓度的溶质环境中,或由于细胞严重脱水皱缩而死亡。这种现象称之为“慢速冷冻损伤”。

4. 人类精子的冷冻保护剂及其作用机制?

答:人类精子的冷冻保护剂分为渗透型和非渗透型两类:①渗透型的冷冻保护剂通常为小分子非离子复合物,在低温状态下易溶于水,这些复合物能透过细胞膜进入细胞内替代溶剂维持胞质中的电解质平衡,降低细胞内溶质的浓度以减轻高渗对细胞、蛋白质的损伤,同时,进入细胞内的保护剂就像溶剂水一样起作用,防止细胞过度脱水、皱缩,渗透型保护剂的凝固点比水低,因此在特定温度下可防止细胞内冰晶的形成,从而保护细胞内的细胞器和细胞膜,甘油是最常用的人类精子冷冻保护剂。②非渗透型冷冻保护剂是一类不能穿透细胞膜渗透至细胞内的冷冻保护剂,如蔗糖等。由于非渗透型冷冻保护剂不能进入细胞,所以在冷冻前能通过提高细胞外的渗透压,使细胞内水分外溢,细胞皱缩,从而减少细胞内冰晶的形成。

5. 人类精子库的管理至少包括了哪几个方面?

答:人类精子库的管理主要包括业务管理和质量管理两个方面:①业务管理:人类精子库必须对供精者的筛选、精液的采集、冻存、供精和运输制定规范的流程并做好详细记录。所有资料都用计算机设密码专人分级管理并录有备份,永久保存。严格控制每一位供精者所捐精液最多只能使规定的妇女数妊娠。要防止一位供精者在多处捐精。人类精子库要及时搜集外供精液的反馈信息,记录每一份精液的受孕情况和子代信息。②质量管理:人类精子库必须严格执行供精者的筛查程序及健康标准,保证所捐献精液的质量;要建立并完善各项规章制度并定期对规章制度的执行情况、精液质量、服务质量、档案管理进行自查;只向已批准开展辅助生殖技术的医疗单位提供冻存的精液;所提供的冻存精液必须检验合格,用精单位必须根据流程及时向人类精子库反馈精液使用情况和子代信息。

此外,还必须强调保密、社会公益和知情同意等伦理原则。

6. 供精者初筛中,需要通过家系调查排查的多基因遗传病包括哪些?

答:需要排除唇裂、腭裂、畸形足、先天性髋关节脱位、先天性心脏病、尿道下裂、脊柱裂、哮喘、癫痫症、幼年糖尿病、精神疾病、类风湿关节炎、严重的高血压、严重的屈光不正等疾病。

7. 试述精子冷冻的变换过程。

答:在以液氮蒸汽作为制冷剂的精子冷冻体系里,将经历 4 个阶段的变换过程。

(1) 温度休克:是指细胞不是由于直接的冷冻作用,而是由于温度急剧变化而造成的损伤。就细胞致死力而言,温度急剧变化的作用要比绝对温度值本身更为重要。相对于其他动物的精子而言,人类精子的冷冻相对容易一些,因为大部分人类精子对冷冻休克不敏感,可以1℃/min的降温速度通过温度休克阶段。

（2）结冰时的热效应：随着精液的冷却，在通过5~-5℃的温度阶段时，由于精浆内冰晶形成时放出热量，温度忽然升高。为了减少潜热的释放，温度的升高对精子的损伤，应快速通过这一阶段。

（3）临界温度范围：从-5℃至-30℃，尤其是-5~-15℃阶段时，精液作为一个整体从液态相转变为固态相，伴随着冰晶的形成及由此产生的温度急剧变化，精子往往被杀死。在添加冷冻保护剂后，以5~7℃/min的降温速度通过此阶段时，可获得较为理想的精子存活率。

（4）温度波动：在温度低于临界温度范围时，由于冰晶的生长和相互的结合，产生温度波动，再结冰则改变了细胞内电解质平衡，造成精子进一步的损伤，这种现象称为迁移性再结冰。为了尽量避免这种损伤，则需要快速地通过这个阶段，通常用2分钟的时间从-30℃降至-196℃。

8. 人类精子库可提供冷冻精液的医疗机构的条件是什么？

答：①获得批准开展供精人工授精或体外受精-胚胎移植技术的资质，提供医疗机构营业执照复印件、供精人工授精或体外受精-胚胎移植批准证书的复印件；②签订《供精合同书》等相关内容的文书；③承诺规范使用冷冻精液，并按时、准确反馈临床治疗的相关信息。

9. 人类精子库的档案资料保存的年限是多少？为什么？

答：不少于75年。主要是为了给供精的后代提供婚姻咨询，防止近亲结婚。按照我国《婚姻法》的规定，血亲三代以内为近亲结婚，每代平均按照25年估计，三代的时间大约为75年。

10. 人类精子库档案管理工作中最核心的问题是什么？

答：人类精子库档案管理工作中，除了要建立好的工作体系以利于改善工作、方便查询和统计分析外，最核心的问题是档案资料的安全和保密。

11. 应用计算机管理系统对精子库进行管理的优势是什么？

答：安全、方便、快捷、节约和高效。

12. 人类精子库实验室检查分哪几项？

答：①染色体检查；②性传播疾病的检查；③精液常规分析及供精的质量要求；④ABO血型及Rh血型检查；⑤冷冻复苏率检查。

13. 供精者的初步筛查程序是什么？

答：（1）病史筛查：①病史：供精者的既往病史、个人生活史和性传播疾病史；②家系调查：供精者不应有遗传病史和遗传病家族史。

（2）体格检查：①一般体格检查；②生殖系统检查。

14. 自精冷冻保存技术临床应用的适应证和禁忌证是什么？

答：适应证：①接受辅助生殖技术时，有合理的医疗要求，如取精困难者和少、弱精子症者。②出于"生殖保险"目的：从事高风险职业，需保存精子以备将来生育者；男性在其接受致畸剂量的射线、药品、有毒物质、绝育手术之前。③夫妻长期两地分居等情况下，要求保存精液。

禁忌证：①处于急性感染期的性传播疾病、泌尿生殖道炎症患者，淋病、梅毒、生殖器疱疹、软下疳、非淋菌性尿道炎、性病性淋巴肉芽肿和尖锐湿疣等治愈未超过6个月者；②处于发病期间的有关精神疾病，如精神分裂症、躁狂抑郁型精神病以及其他重型精神病；③不宜生育的严重遗传性疾病，包括由于遗传因素造成患者全部或部分丧失自主生活能力，子代再现风险高的疾病；④医学上认为不宜生育的其他疾病，包括一些重要脏器的疾病。

另外，HIV、HBV等长期病毒携带者，虽非禁忌证，但应单独冻存精液，以避免可能发生的交叉污染。

15. 人类精子库质量手册应包括的内容有哪些？

答：①应有关于质量方针的声明：包括负责人对其提供的服务标准的声明；建立、执行并维护质量管理系统的承诺；负责人对良好职业规范以及检测、校准、验证和确认工作质量的承诺；负责人对遵守这些指导原则的承诺；所有与检测和校准活动相关的人员应熟悉与质量、政策及工作程序有关的文件。②人类精子库建筑设计平面图。③与质量有关的活动和职能，明确职责范围和限度。④人类精子库质量管理系统用到的文件结构。⑤人类精子库内部质量管理程序。⑥针对具体工作操作的标准或资料。⑦工作人员应具备适当的资质、经验、能力的信息以及岗前及再培训等信息。⑧人类精子库内部和外部质量控制的政策。⑨实施并确认整改及预防措施的政策。⑩处理志愿者或用精机构投诉的政策。⑪人类精子库实施质量管理评审的政策。⑫选择、建立及批准检验方法的政策。⑬处理超标结果的政策。

16. 人类精子库质量控制体系中，精子存活试验的大致方法是什么？

答：大致方法为：设立对照组，为已证明无细胞毒性的试剂或材料；质控组为待测的试剂或材料。两组各加入 5×10^6/ml 处理后精子，室温下培养，48小时后观察，如果对照组精子存活率≥70%，质控组存活力达到对照组的80%或以上，则通过测试。延长培养时间至5天能够提高质量控制实验的灵敏度。

17. 影响供精志愿者的主要心理困境有哪些？

答：①个人信息泄密；②需要对其出生后代负责；③可能导致近亲结婚机会增加；④会影响身体健康。

18. 根据2003年版《人类精子库技术规范》的要求，人类精子库工作人员不得开展的工作包括哪些？

答：①向未取得国家或省（区、市）卫生计生行政部门人类辅助生殖技术批准证书的机构提供精液；②提供未经检验或检验不合格的精液；③提供新鲜精液或未过6个月检疫期并经复检合格的冷冻保存精液；④实施非医学指征的，以性别选择生育为目的的精子分离技术；⑤提供2人或2人以上的混合精液；⑥采集、保存和使用未签署供精知情同意书者的精液。

19. 供精者在捐精过程中的管理应包括哪些内容？

答：供精者在捐精过程中的管理至少应包括：①在捐精过程中供精者出现任何生殖道感染的症状（尿频、尿急、尿痛、尿血、血精、阴囊肿胀、睾丸或附睾疼痛等）和体征（包皮或龟头红斑湿疹、外生殖器疣、生殖器疱疹、生殖器溃疡、尿道异常分泌物等），应立即取消供精资格。②发现或了解供精者有新的性伴侣，应立即取消供精资格。③每隔6个月对供精者进行一次全面的体格和实验室检查。④精子库要和在供的志愿者保持联系，随时了解供精者的情况（生活习惯、抽烟、酗酒、夜生活、吸毒、近期的疾病尤其是传染病等）。一旦发现有不良生活习惯，应停止供精。⑤供精者精液冻存6个月后，须再次对供精者进行HIV检测，检测阴性方可使用该冷冻精液。⑥精子库应及时追踪受精者使用冷冻精液后是否出现性传播疾病的临床信息；一旦发现精液有污染的情况（特别是HIV感染），要通知有关用精单位，立即停止该份标本的使用，按程序在伦理委员会监督下销毁，并适当处理好其他相关事宜。

20. 人类精子库安全监测及报告体系至少应包括哪些内容？

答：①制定人类精子库相应的安全报告制度，明确规定哪些意外事件必须报告、在多长的时限内报告、向谁报告、报告内容是什么、谁来汇总和分析这些报告信息等等;②积极采取激励措施,鼓励工作人员主动报告,可有针对性地采取有效的预防和改进措施;③构建监测及报告网络,各部门应将各种安全事件快速上报至人类精子库负责人,负责人应及时进行汇总和分析,分析事故原因,评估事故处理措施,提出改进意见和建议。

21. 精液采集有哪些方法?

答:①常规方法采集,包括手淫法、电动按摩采集法、避孕套采集法、体外排精法;②从碱化后的尿液中收集逆行射精的精子标本;③附睾切开取精术、显微外科附睾精子获取术(MESA)或经皮附睾精子抽取术(PESA)来收集附睾精子;④开放性睾丸取精(TESE)、经皮睾丸抽吸术(TESA)来收集睾丸精子。

22. 微量精子有哪些冷冻方法?

答:(1) 空卵膜微量精子冷冻法。

(2) 冷冻环玻璃化冷冻法。

(3) 以麦管为载体的微量精子冷冻。

(4) 直接冷冻法。

(5) 显微注射针冷冻法。

(6) 藻酸盐微囊冷冻法冷冻环玻璃化冷冻法。

(7) 以球形团藻为载体的微量精子冷冻。

(8) 改良微量精子冷冻法。

23. 全面质量管理可分为哪几个不同层次?

答:(1) 质量控制。

(2) 质量保证。

(3) 质量体系。

(4) 质量管理。

24. 作业指导书的定义?请例出2个人类精子库的作业指导书。

答:(1) 作业指导书是某个具体操作的指导性文件,指导具体操作人员如何一步步操作的文件。作业指导书应说明使用者的权限及资格要求、设施设备的功能、具体操作步骤、防护和安全操作方法、应急措施等内容。

(2) 程序降温仪等仪器的操作规程、精液常规分析的操作规程、精液冷冻的操作规程、精液采集的操作规程等等。

25. 精液容器相容性试验的用途及方法是什么?

答:(1) 用途:该方法是检测与精液接触的容器对精子的毒性,如取精杯、冻存管、吸管等。

(2) 方法:选择数份精子浓度高和活力好的精液标本,将每份标本的1/2放在已知无毒性的容器内(对照组),另1/2放在待检测的容器内,在4小时内、室温或者37℃下每间隔1小时重复评估1次精子活力。如果每个时间点在对照组与测试组之间没有差异(配对t检验,$P>0.05$),即可认为待检测的容器对精子是无毒性的,达到精液采集容器的要求。

26. 试述质量控制的日程安排总则。

答:(1) 总是样本内部结果的监测和相关性。

(2) 每周或每月进行不同检测人员的重复测量值的分析,包括精子浓度、活力及精子形态等内容。

(3) 每月或每季度分析均值。

（4）每季度或每6个月参加外部质量控制。

（5）每6个月或一年校准加样器、计数池和其他设备。

27. 如何管理供精者？

答：精子库应加强对供精者在供精过程中的随访和管理。

（1）在捐精过程中供精者出现任何生殖道感染的症状（尿频、尿急、尿痛、尿血、血精、阴囊肿胀、睾丸或附睾疼痛等）和体征（包皮或龟头红斑湿疹、外生殖器疣、生殖器疱疹、生殖器溃疡、尿道异常分泌物等），应立即取消供精资格。

（2）发现或了解供精者有新的性伴侣，应立即取消供精资格。

（3）每隔6个月对供精者进行一次全面的体格和实验室检查。

（4）精子库要和在供的志愿者保持联系，随时了解供精者的情况（生活习惯、抽烟、酗酒、夜生活、吸毒、近期的疾病尤其是传染病等）。一旦发现有不良生活习惯，应停止供精。

（5）供精者精液冻存6个月后，须再次对供精者进行HIV检测，检测阴性方可使用该冷冻精液。

（6）精子库应及时追踪受精者使用冷冻精液后是否出现性传播疾病的临床信息；一旦发现精液有污染的情况（特别是HIV感染），要通知有关用精单位，立即停止该份标本的使用，按程序在伦理委员会监督下销毁，并适当处理好其他相关事宜。

28. 正确使用精子库冷冻技术的原则？

答：正确使用精子库冷冻技术应遵循以下的原则：

（1）精液的标准化分析技术必须按照世界卫生组织（WHO）精液分析标准程序。目前各家人类精子库都按照《WHO人类精液及精子-宫颈黏液相互作用实验室检验手册，第4版，1999年》的标准开展工作。原卫生部2003年制定的人类精子库相关技术规范，都以第4版的参考值为基础的。在2010年WHO发表了《世界卫生组织人类精液检查与处理实验室手册，第5版，2010年》，在实验室技术操作、结果的评估、参考值的制定等等都有了较大的变化，如果完全按第5版的规定评估供精者的精液，可能会导致供精者招募的困难。人类精子库精液分析如何由第4版向第5版过渡是值得认真探讨的问题。

（2）WHO第5版第六章提供了精子冷冻保存的技术规范，对精子库的运作有很大的帮助。应该按照WHO的规范，严格配置冷冻保护剂，执行标准冻融程序，特别是少精子症标本和手术取精的冻融方法。人类精子库工作人员必须掌握使用程序冷冻仪冷冻精液，同时也必须掌握精液的人工降温和冷冻技术。

（3）实验室的各种设备，如培养箱、显微镜、程序冷冻仪、纯水制作装置、计算机精液分析仪等的标准化使用，定期检测有关设备的状况，保证结果的可靠。

（4）各家精子库必须对上述精液的标准化分析技术、冷冻保护剂的研制、精液的冷冻保存技术、精液解冻精子复苏技术、各种仪器设备的使用保管维护技术等，制定每个技术细节的标准化操作文件（SOP文件），指导并规范每位工作人员的操作，以便保证实验结果的可信性、准确性、可重复性。严格执行WHO第4版和第5版推荐的实验室质量控制方法，制订本精子库的质控方案，发现问题及时纠正。

每个时期不同血型的精液应该以不同颜色显著标注，每位供精者的精液放置科学合理的地方。每次操作均有2人以上同时进行，做好核对、书面登记并及时录入计算机。

29. 人类精子库安全管理的基本目标有哪些？

答：（1）充分保障人类精子库工作人员及供精志愿者的生命安全，避免导致液氮损伤及生物性感染。

（2）确保外供冷冻精液的质量，避免液氮不足导致的精液质量下降及储存精液之间的交叉污染。

（3）保证人类精子库仪器、设备的安全运行。

（4）确保供精志愿者信息的安全，避免信息泄露、档案损毁及遗失。

30. 人类精子库的安全主要涉及哪些方面？

答：

（1）生物性安全。

（2）信息化安全。

（3）设备安全。

（4）液氮安全。

31. 液氮使用不当时可能对工作人员造成哪些方面的危害？

答：（1）液氮冻伤：液氮是超低温液体，当液氮由液体变化为气体时，要吸收大量的热能，这就是液氮的致冷能力，当皮肤表面较长时间接触液氮后，会导致皮肤组织坏死。

（2）缺氧窒息：在人类精子库实验室或储存室中，由于液氮泄露或气化蒸发的氮气大量增加，使空气中氧的比例相对减少，当氧浓度低于17%时，一般人会因缺氧而感觉疲倦甚至昏迷，严重者可发生窒息，危及人员安全。

（3）炸裂伤：液氮的密度远大于气体氮，液氮由液态转变成气态，会产生巨大的膨胀力，导致精液冻存管及一些不耐低温的容器炸裂，致使工作人员受伤。

中英文名词对照索引

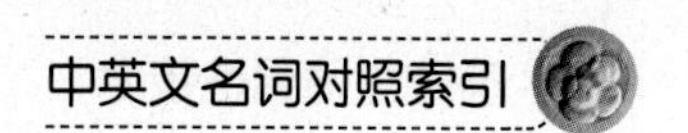

T

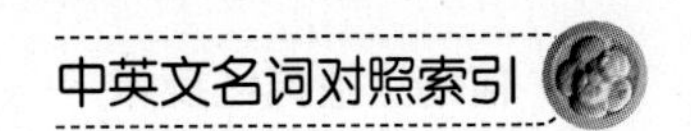

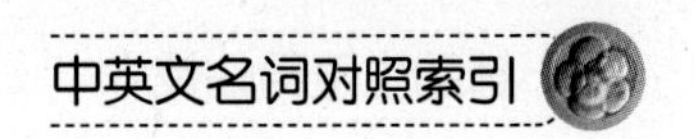

Y

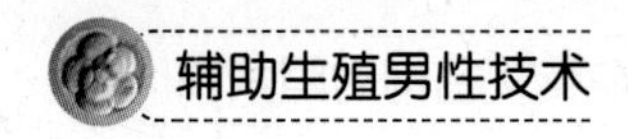

Z